물리치료사를 위한
신경재활

역자 권 미 지 외

Neurorehabilitation
for the Physical Therapist Assistant

Darcy Umphred, PT, PhD, FAPTA
Emeritus Professor
University of the Pacific
Stockton, California

Constance Carlson, PT, MS Ed
Mount St. Mary's College
Los Angeles, California

영 문 출 판 사

■ 옮긴이(가나다 순)

권미지 광주보건대학 물리치료과 교수
권혜정 동남보건대학 물리치료과 교수
김미현 인제대학교 물리치료학과 교수
김종만 서남대학교 물리치료학과 교수
김태호 대구보건대학 물리치료과 교수
김희권 목포과학대학 물리치료과 교수
박지원 대구가톨릭대학교 물리치료학과 교수
송명수 원광보건대학 물리치료과 교수
안창식 을지대학교 물리치료학과 교수
이건철 경남정보대학 물리치료과 교수
정형국 안산1대학 물리치료과 교수
주 민 안동과학대학 물리치료과 교수
채정병 마산대학 물리치료과 교수
최재원 경북전문대학 물리치료과 교수
황현숙 제주한라대학 물리치료과 교수

Neurorehabilitation for the Physical Therapist Assistant
by Darcy Umphred, PT, PhD, FAPTA & Constance Carlson, PT, MS Ed

물리치료사를 위한 **신 경 재 활**

2008년 3월 17일 초판인쇄
2008년 3월 21일 초판발행

지은이 : Darcy Umphred PT, PhD, FAPTA &
Constance Carlson PT, MS Ed
옮긴이 : 권 미 지 외
발행인 : 박 병 조
발행처 : 도서출판 영문출판사
등 록 : 1987년 12월 21일 제2-419호
주 소 : 서울시 강남구 삼성동 69-1
전 화 : (02)514-5590, 776-5590
팩 스 : (02)756-8943
E-mail : yeongmunsa@empal.com
정 가 : 30,000원
ISBN 978-89-7224-169-0 93510

• 파본은 교환해 드립니다.

헌정(DEDICATION)

"나의 바로 옆에서 지지해 준 가족에게, 그들은 항상 내가 이해하는 어떤 방법에서 나를 지지하고 격려했다. 건강치료서비스를 필요로하는 개인 권한의 중요성에서 나의 신념을 확고하게 해 준 나의 친구와 동료들에게"

~Darcy

"절대적인 사랑과 지지를 해준 나의 남편에게, 끝 없는 사랑과 격려를 해 준 나의 부모님에게, 그리고 물리치료사 교육을 위한 역할 모델이 되어준 Lynn Lippert에게"

~Connie

목차(CONTENTS)

감사의 글(ACKNOWLEDGMENTS)

이 책의 편집자는 이 책의 기술을 위한 기초를 제시한 모든 사람에게 감사하고 승인을 원한다. 먼저, 우리는 여정에 따라 선생님과 조언자에게 감사한다. 우리에게 임상 기술을 가르쳐주고, 물리치료사가 되기 위한 이유를 재강화시킨 모든 환자들은 우리의 발달에 의미있는 역할을 했다. 물론, 이 책을 만든 모든 연구자들에게 실로 감사하고 고맙다. 이 책의 깊이와 질적인 면으로 각 장을 쓰기에 필요한 시간과 헌신은 전문적인 견해뿐만 아니라, 앞으로의 연구자의 학습과 성장 그리고 물리치료를 위해 가지는 존경에 도움이 되기위해 각 작가의 바램이 보여진다.

책의 원고에 대한 생각에서 책이 진행되고 있을 때, 항상 부드럽게 지지하고 장려해 준 John Bond와 Carrie Kotlar에게 큰 감사를 드린다. 물론, 현재 승인이 필요한 쪽으로 원고 변화에도 열심히 일해 준 Slack의 모든 직원에게도 인사한다. 마지막으로, 우리의 노력을 지지해 준 가족에게도 감사한다. 그들의 지지가 없다면, 이 과제를 수행하는데 필요한 시간과 에너지는 발달하기 어려울 것이다.

저자 소개(ABOUT THE EDITORS)

Darcy Umphred 박사는 워싱턴대학의 물리치료 학사를 졸업하고, 보스톤 대학에서 관련된 건강교육으로 석사학위를, 시라큐스 대학에서 교육과 학습이론으로 박사를 받았다. 그녀는 미국전역에서의 물리치료와 작업치료 프로그램을 가르쳤다. 또한 종종 북반구 내에 그리고 북반구 외에서 교육 프로그램을 가르쳤다. 임상실행에 관한 그녀의 사랑은 운동기능과 기능장애에 대해 "왜"라는 질문에 도달했다. 그녀는 5번의 재발간되는 신경재활 책을 저술했다. 그녀는 2003년 Catherine Worthingham Fellow 뿐만 아니라, 그녀의 주 내에 그리고 APTA 부분에 많은 상을 받았다. 2004년에, 캘리포니아, Stockton의 퍼시픽 대학에서 물리치료과 학과장으로 퇴직했다. 그리고 지금은 명예교수로 있다. 물리치료사와 물리치료 보조사에 관한 그녀의 업적은 전 세계를 통해 물리치료 서비스 전달에서 전문적인 역할을 하는 책임감과 서비스의 참가에 의해 설명되어 진다.

Constance "Connie" Carlson 여사는 에반스빌대학에서 물리치료 보조사로, 심리학 학사로 졸업했다. 그녀는 후에 에반스빌대학으로 돌아가서 물리치료 학사로 졸업했다. Mount St. Mary's college에서 교육학 석사를 받았다. 12년간 Mount St. Mary's college에서 물리치료사 보조 프로그램의 지도자였고, 대학의 학사, 석사, 박사 신입 물리치료 프로그램을 가르쳤다. 그녀의 현재 전문적 관점은 지역사회에 기초하여 신경학적 장애가 있는 사람과 일하고 할 수 있음을 강조하는 건강프로그램을 제공하는 것이다. 물리치료 전문과 물리치료사보조에 관한 그녀의 사랑과 존경은 우리가 누구인가와 물리치료사와 물리치료사 보조가 환자와 고객 모두에게 어떤 서비스를 제공하는가의 전반적인 공공의 이해를 향상하도록 실행하였다.

공헌자(CONTRIBUTING AUTHORS)

Claire E. Beekman, PT, MS, NCS
Retired Physical Therapy Manager
Spinal Injury Service
Rancho Los Amigos National Rehabilitation Center
Downey, CA

Gordon U. Burton, OT, PhD
Professor Emeritus
San Jose State University
Past Chair and Professor
Department of Occupational Therapy
Consultant, Practitioner, International Lecturer
Partners in Learning Clinic
Sacramento, CA

Constance "Connie" Carlson, PT, MS Ed
Consultant, Practitioner
The Carlson Group
Culver City, CA
Former Director, PTA Program
Mount St. Mary's College
Los Angeles, CA

Kristine N. Corn, PT, MS, DPT
Owner and Clinician
Sierra Pediatrics
Granit Bay, CA

Carol Davis, PT, EdD, MS, FAPTA
Professor
Division of Physical Therapy
University of Miami School of Medicine
Miami, FL

Dennis W. Klima, PT, MS, GCS, NCS
Faculty-Department of Physical Therapy
University of Maryland-Eastern Shore
Princess Anne, MD
Former Director, PTA Program
Baltimore City Community College
Baltimore, MD

Rolando T. Lazaro, PT, MS, DPT, GCS
Assistant Professor
Department of Physical Therapy
Samuel Merritt College
Oakland, CA

Becky S. McKnight, PT, MS
Program Coordinator, PTA Program
Ozarks Technical Community College
Springfield, MO

Dale Scalise-Smith, PT, PhD
Chair and Professor
Department of Physical Therapy
Health and Human Studies Division
Utica College
Syracuse University
Utica, NY

Eunice Shen, PT, DPT, MS, PCS
Therapy Manager
California Children's Services
County of Los Angeles
El Monte, CA

James M. Smith, PT, MA
Assistant Professor of Physical Therapy
Utica College
Utica, NY
Former Director, PTA Program
Connecticut Community Colleges
Waterbury, CT

Darcy Umphred, PT, PhD, FAPTA
Emeritus Professor
University of the Pacific
Retired Chair and Professor
Department of Physical Therapy
Consultant, Practitioner, International Lecturer
Partners in Learning Clinic
Sacramento, CA

Christine R. Wilson, PT, PhD
Assistant Professor
Department of Physical Therapy
University of the Pacific
Stockton, CA

소개(INTRODUCTION)

이 책의 개념은 물리치료사(PT)와 물리치료보조사(PTA)의 역할과 기대에 관한 물리치료전문성내에서 발생한 모든 논쟁에서 시작되었다. 둘 다 서비스가 필요한 소비자에게 물리치료의 적절한 전달이 중요하다. 건강치료실내에서 적절한 역할정립은 이 책의 각 장내에서 초점을 두고 있다. 환자 집단은 인간의 신경계 내에서 병리/질병/외상을 누가 가지고 있는가가 포함될 지라도, 서술과정과 책임위임은 신경학적 재활에 특별하지 않다. 물리치료사는 환자 평가와 치료계획과 개입 프로그램 구성에 책임이 있다. PTAs는 검사과정에 참여할 기술을 반드시 가지고 있고 구성된 치료계획의 여러 면을 수행한다. 비슷하게, 많은 환자는 실행할 필요가 있고 이것은 가족구성원에 의해 보조받을 수 있고 PT나 PTA의 어떤 존재도 요구되지 않는다. PTA는 개인을 교육하고 환자 상호작용과 환자 변화의 관찰에 중요한 역할을 한다. PTA의 눈, 귀, 운동감각 시스템을 환자와 상호작용할 때 순간 순간에 기초하여 자료를 모은다. 그 정보는 개입관리에서 변화를 결정하고 물리치료 영역 밖의 환자문제를 결정하기 위해 협력된 방법으로 PT에 의해 분배되고 분석될 필요가 있다.

이 책의 첫 6개 장은 기초 개념과 신경재활 영역 내에서 특별한 임상적 문제에 그 정보를 적용하려고 노력하기 전에 PTA가 인지적, 운동, 심리사회적 능력을 발달해야 하는 영역을 포함하고 있다. 6장까지는 또한 전반적인 검사와 개입 개념에 중점을 두고 있고 PTA역할을 어느 영역에 참여할 때 가정될 것이다. PT에 의해 실행되는 적절한 위임과 부적절한 위임의 전반적인 영역 내에서의 논의는 특별한 역할을 더 잘 정의하기 위해 포함되었다. PTA가 학습되지 않거나 PTA 느낌이 실행 영역 밖의 어떤 검사 또는 개입절차 수행이 요구되어질 때, 그 정보는 PT와 상의할 필요가 있다. 이 개념은 PTA 실행영역 내에 있는 모든 복잡한 절차를 따라 책 전반에 역설하였다.

다음 6개 장은 물리치료에 의뢰되는 특별한 움직임 기능 장애를 만드는 병리의 전반적인 분류에 촛점을 두었다. 많은 병리/질병이나 외상 사고가 나이와 관련있을 지라도, 논의되는 검사와 개입은 아주 광범위한 틀을 가지고 있고 이 부분내에서 다른 모든 장과 뒤얽혀 있다. 마지막 2개의 장은 부가적인 생각과 환자결과에 영향을 줄 수 있는 영역 그리고 부가적인 방법이 제공되고 PTA가 PTA의 역할부분으로서 고려되길 원하거나 기대되는 개입을 제시하는 것과 혼합된다.

PT와 PTA의 역할은 움직임 전문가로서 사전 행동적 역할을 가정하고 더 자동적이 되는 전문가로서 포함된다. PT와 PTA는 전문가로서 정상 일상생활동작에 이르고 삶에 참여하는 개인의 능력에 영향을 주는 움직임 기능장애를 평가하고 치료한다는 것을 기억해야 한다. 많은 일상생활 움직임 제한은 신경학적 질병과 외상의 결과이다. 그러나 PTs와 PTAs는 이러한 질병이나 외상을 치료하지 않는다. 그것은 내과의와 다른 건강보호전문가의 역할이다. 우리는 움직임에 영향을 주는 인간 신체의 시스템과 하부시스템 내에서 손상을 정립함에 의해 움직임 기능장애를 치료한다. PTs는 일상생활동작의 문제를 정립하고 설명하고 이러한 제한을 일으키는 손상문제를 결정한다. 비슷하게, 환자 목표와 일상생활의 과거 참여는 개입 선택과 결과에 중요한 역할을 한다. PT는 기능적 활동을 결정하고 개입계획의 부분으로서 제시하기에 필요한 어떤 손상을 결정해야 한다. 그러나 PTA는 환자와 상호작용하고 움직임 중심이 환자에게 의미가 있음을 책임진다. 상호작용과 동기에서 PTA의 역할은 어떤 물리치료개입의 성공에 중요하다. 앞선 주장처럼, 물리치료 전문성은 PTs와 PTAs가 포함되고 이 실행자의 성공적인 상호작용은 전체로서 건강치료전달시스템 내에 가지는 각각의 기대와 역할의 이해와 서로간의 존경에 의존한다.

역자 소개

이 책은 신경학적 손상 결과로서 발생하는 임상적 문제를 정리하고, 물리치료에 의뢰되는 특별한 신경질환에 초점을 두어 병리적인 부분을 정리한 후에 물리치료 검사와 치료 개입을 자세히 언급하고 있으며, 각 검사와 개입 절차에서 물리치료사와 물리치료보조사의 역할을 잘 정리하고 있다.

환자의 문제를 정립하고 적절한 치료접근법을 선택하기 위한 물리치료사들의 문제해결 업무와 물리치료보조사에게 의뢰할 수 있는 치료개입부분과 물리치료사에게 교육과 훈련이 필요한 부분을 적절히 잘 설명하고 있다. 또한 물리치료사와 물리치료보조사 사이의 상호협력 관계의 중요성을 언급하고 있다.

따라서 신경계 재활을 공부하는 학생들에게 이 책은 좋은 교재로 활용될 수 있으며, 실습생과 물리치료보조사들을 교육하는 임상선생님들에게는 물리치료사와 물리치료보조사와의 업무역할을 잘 구분하고 자세하게 설명하고 있으며, 신경계 재활이 요구되는 환자를 치료하는 임상선생님들에게는 물리치료검사와 치료개입이 자세하게 설명되어 있으므로 신경재활을 위한 입문서로서도 손색이 없다고 할 수 있다.

이 교재를 번역하기 위해 수고하신 교수님과 자문을 해주신 임상의 여러 선생님들에게 감사의 말씀을 드리며, 훌륭한 교재를 소개해 주신 영문출판사 박병조 사장님과 이 책이 출판되기까지 수고하신 직원 여러분에게 진심으로 감사의 말씀을 드립니다.

2008년 역자 일동

제 1 장

물리치료 보조사를 위한 신경재활 소개

INTRODUCTION TO NEUROREHABILITATION FOR THE PHYSICAL THERAPIST ASSISTANT

주요용어(KEY WORDS)

장애(disablement)
가능함(enablement)
신경재활(neurorehabilitation)
물리치료 보조사(physical therapist assistant, PTA)
물리치료 진단(physical therapy diagnosis)
예후(prognosis)
시스템 모델(systems model)

목적(CHAPTER OBJECTIVES)

- 장애 모델과 가능함 모델 사이의 차이를 논의하기.
- 물리치료사에 의해 사용된 진단적 모델과 의료적 모델 사이의 차이를 논의하기.
- 어떤 검사, 측정, 개입이 물리치료 보조사에게 위임되는 것이 적절한지 물리치료사가 결정할 때 포함되는 요소를 논의하기.

소개
INTRODUCTION

신경 재활과 연관된 범위는 신경과학, 행동과학, 사회과학; 일생을 통한 발달의 이해; 그리고 신경계와 관련된 병리나 질병 모두를 포함한다.

잘 알려진 신경 병리나 질병을 위한 원인과 치료는 의료적 실행 영역 내에 있다. 물리치료사와 ***물리치료 보조사***는 병리를 이해하는 것이 검사 도구를 선택하고, 목표를 예상하고, 개입을 위한 변수, 운동조절, 운동 학습과 신경 가소성의 제한에 중요할 지라도, 이 질병을 치료하지는 않는다. 병리의 발달에 이르는 손상이나 기능적 제한은 건강과 복지 모델 아래 분류되며 대부분 치료사의 영역 내에 있다. 비슷하게 신경계의 병리나 질병과 개인의 앞선 건강 상태를 혼합하여 발달된 손상과 기능적 제한은 물리치료 영역이다. 전통적으로 말초와 중추신경계에 관한 실행의 후병리 또는 질병은 ***신경 재활***이 고려된다. 전반적으로 중추신경계 문제를 가진 환자는 의뢰과정을 통해 물리치료사에게 보내진다. 이 책의 초점은 의뢰가 이루어졌을 때, 물리치료사와 보조사의 전통적인 실행 영역과 역할에 주어진다.

신경 재활 내에서 보조사의 역할 차이는 종종 보조사가 졸업 후 바로 초심자로서 임상에 시작되기 때문에 미약하다. 그러나 학습 기간과 개입 기술 부가가 될 것이다. 대부분 보조사는 지속적인 교육 과정, 서비스 내의 교육, 정식 학원 프로그램, 건강 치료와 관련된 다른 지역에서 수료증이나 면허증을 통해 학습이 계속된다. 이러한 이유로 물리치료사는 보조 초임자에게 특별한 기본적 손상의 재평가와 어떤 개입을 위임할 것이고, 반면 더 경험된 보조사에게 물리치료사는 더 복잡한 개입, 기능적 기술과 더 복잡한 손상의 재평가, 퇴원 계획의 역할을 위임한다.

다양한 주제의 개념적 이해는 이 책에 제시된 특별한 신경학적 임상 문제의 전반적인 논의에 기초하고 있다. 일생을 통한 발달의 특별한 임상 문제는 위임되거나 그렇지 않음을 결정하기에 중요한 역할을 할 것이다. 보조사는 항상 특별한 나이 집단이 병리적 주제의 초점이 있을지라도, 많은 임상적 문제는 어느 나이에도 일어날 수 있음을 기억해야 한다. 명백하게, 태아, 출생시 유전적으로 발생하는 문제는 발달의 변형된 경로로 진행될 것이다. 뇌성마비의 초기 의료 진단을 가진 환자는 후에 뇌졸중, 척수손상, 머리 손상을 가질 수 있으며 성인이 될 때, 탈수초 질병이 발달할 수 있다. 그래서 임상적 문제 단락 내에 존재한 개입은 보조사의 영역이며 보조사의 담당건수에서 개인을 위한 치료계획의 일부로 위임될 것이다.

장애/가능성 모델
DISABLEMENT/ ENABLEMENT MODELS

전 세계의 많은 건강 전문가처럼 물리치료는 급성질병이나 병리로부터 단계적인 진행을 설명하는 이론적 모델을 분석하고 이행한다. 질병으로부터 발생하는 특별하고 전반적인 삶의 문제 시작을 통해, 그리고 이러한 잔여 문제가 개인의 삶에 어떻게 영향을 주는지 설명할 것이다. 1980년에 세계 건강기구(WHO)는 처음 광범위하게 받아들이는 ***장애***모델을 발달시켰고, 이것은 손상, 장애, 핸디캡의 국제 분류(ICIDH)로 잘 알려져 있다.[1]

이 모델은 질병분류를 도움으로써 세계의 의사들은 공통된 분류 체계를 가졌다. 비슷하게 WHO 모델은 손상으로 정립되는 특별한 시스템 문제를 위한 분류를 가졌다. WHO 모델 내의 세 번째 분류는 불능이며 이 부위는 개인이 더 이상 수행할 수 없는 일상의 활동으로 처리된다. 손상과 장애군은 건강치료 수행자에 의해 정립된다. 마지막 분류는 핸디캡이고 환자는 이 문제를 정립한다. 이 모델은 다른 나라에 의해 광범위하게 수락되었고, 지구 반대편에서도 상호 교류를 허용한다. 다른 장애모델은 1965년[2] 사회학자에 의해 발달되었고, 첫 번째 WHO 모델과 매우 비슷한 순서이다. Nagi 모델로 알려진 이 모델은 질병이나 병리로 시작되며 손상이 뒤따른다. WHO 모델과 달리 세 번째 분류는 기능적 제한이고 환자가 더 이상 수행할 수 없는 일상생활동작과 직접적으로 관련된다. 질병 후 네 번째 분류는 불능(disability)이라 불린다. 미국물리치료협회는 Nagi 모델을 받아들이고 ***물리치료 실습지침***[3]에 통합했다.

1990년대 후반에 WHO는 개인의 ***가능성***에 기초한 새로운 모델을 발달시켰고, ICIDH-2[4]로 알려졌다. 지난 질병 분류는 건강 상태 분류가 되었다. 손상은 신체 기능이나 구조가 되고 불능은 활동이 되었다. 마지막 분류는 가능성이라 했고 일상생활 동작을 더 이상 할 수 없는 것에 대해 환자가 할 수 있는 일상생활 동작에 참여함에 중점을 두었다. 표 1-1은 공통점과 차이점을 보여주는 세 가지 모델을 제시하였다.

Nagi 모델은 ***물리치료사 실습지침***[3]이 오직 물리치료사에게 가능한 지침이기 때문에 이 책을 통해 지속적으로 사용될 것이다. 물리치료사와 보조사는 물리치료 전문 분야에 의해 사용된 모델과 친숙하지 않을 다른 전문가와 정확하게 상호 교류할 수 있기 위해 WHO 모델과 Nagi 모델 사이의 차이점을 알아두어야 할 필요가 있다. 많은 물리치료사는 현재 건강 클리닉을 발달시키고 있고, 이것

표 1-1
세계를 통해 가장 광범위하게 받아들이는 장애/가능성 모델

정립된 모델	의료상태	구성부분 분류	일상생활동작	기능의 사회적 수준
세계건강기구 장애모델 (ICIDH)	질병/병리	손상	장애	핸디캡
Nagi 장애모델	질병/병리	손상	기능적 제한	장애(불능)
세계건강기능 가능성 모델(ICIDH-2)	건강상태	신체기능과 구조	활동	참여 또는 가능성

은 가능할 때마다 건강을 유지하는 책임에 관해 개인에게 강조하고 있다. 가능성과 건강 유지의 개념은 질병에 기초한 실습 모델로 이동하는 것이 어렵다. 물리치료 전문 분야가 질병 전(건강, 안녕, 질병 예방)과 질병 후(삶의 질에 관한 환자의 권한)을 받아들임으로써 모델은 물리치료사 또는 보조사와 서비스가 필요한 개인 사이의 관계에 더 좋은 영향이 있도록 변화될 것이다. 이 모델은 계속될 것이고, 물리치료사의 진단 과정에 사용될 것이다.

물리치료사 실행 지침
GUIDE TO PHYSICAL THERAPIST PRACTICE

이 책은 미국 물리치료 협회에서 발간된 *물리치료사 실행(지침)*에 이용된 용어의 정의와 용어화에 통합될 것이다.[3] 독자는 용어를 더 완전히 이해하며 ***지침***[3]과 환자/고객 관리의 관계에서 보조사의 역할을 이해하기 위한 용어의 상세한 설명과 제시된 환자/고객 관리모델을 위해 ***지침***[3]을 참고한다.

물리치료는 환자가 기능적 손실을 일으키는 시스템과 구성부분의 손상을 결정하고, 특별한 기능적 활동 문제를 정립하는 검사와 평가가 수행된다. *물리치료 진단*은 제한을 일으키는 손상과 기능적 제한을 정립한다.[3] 예후는 기능에서 예견된 적절한 향상을 정립하고, 존재한 제한이 환자가 수행할 수 있을 기능적 활동으로 변하는데 필요한 시간 요소를 정립한다. ***예후***는 또한 물리치료에 의해 확립된 치료계획이 포함되고, 이것은 특별한 환자/고객 관리와 합병된 목표, 결과 그리고 사용된 특별한 개입, 각각의 횟수와 기간이 포함된다.[3] 보조사에게 위임된 개입은 근력 훈련이나 가동범위 훈련과 같은 손상 훈련과 서기, 걷기, 앉기, 골프치기와 같은 기능적 제한 훈련으로 분류된다.

시스템 모델
SYSTEM MODEL

다양한 손상과 결과적인 기능적 제한의 가능한 신체적 원인을 구별하기 위해 개인은 어떤 신체 시스템 기능이 운동 수행이나 조절과 어떻게 관련되는지 이해해야 한다. ***지침***[3]은 그들의 실습에 공통적으로 중점을 두는 4가지 큰 시스템 실습 패턴을 정립한다. 이것은 다음과 같다; 외피(피부), 심폐(심장, 폐, 순환), 근골격계(근육, 관절, 뼈 구조), 신경근육계(감각과 운동 말초신경과 중추신경계 과정, 체성과 자율 포함) .이 책은 네 번째 실습 패턴인 신경 근육에서 발생되는 임상 문제에 중점을 둘 것이다. 독자는 환자가 하나의 실습 지역 이상에서 어려움을 가지고 있는 것을 깨달아야 하고, 상호 작용이 유용할 것이다. 그 이유로 중추신경 결함이 있는 환자에서 심폐문제 장은 포함되고(13장), 보조사에게 일차와 이차적 시스템 상호작용을 이해하도록 돕는다.

지침[3]은 물리치료사에 의해 사용된 네가지 실습 패턴을 명백하게 정립할 지라도, 물리치료사에게 의뢰되는 개개인의 행동이나 재활에 중요한 역할을 하는 부가적인 시스템이 있다. 기관 시스템은 물리치료 개입의 효과에 중요한 역할을 할 수 있다. 위와 장 시스템은 영양 흡수와 독성 물질의 제거에 일차적인 역할을 한다. 간, 신장, 방광 기관계는 원하지 않거나 필요하지 않은 화학물질과 과다용액을 걸러내는 생체 역할을 담당한다. 림프계는 액체 제거로 혈관계를 돕는다. 다른 시스템 중 하나는 심장, 평활 근육, 선조 근육의 대사와 기능에 극적으로 영향을 준다. 비슷하게 신경근과 같은 시스템은 기관계의 기능과 환자의 참여에 대한 의지 또는 가정 프로그램에 지지하는 참여도에 영향을 줄 수 있다. 예를 들어, 개인은 파킨슨 질병의 의료 진단으로 물리치료에 의뢰되어질 수 있다. 환자는 변비를 호소하나, 파킨슨병은 변비가 원인이 아니라고 의사가 말할 것이다. 물리치료는 복부에 강직을 일으키는 질병과 대장 움직임 부족 사이의 신경근 골격 상호작용을 진단할 수 있다. 체간 회전은 질병에 의해 발생된 복부근의 강직을 수정할 수 있음을 알 수 있고, 치료 추천은 방광 움직임을 갖는 일상적인 시간 몇 분 전에 앉은 자세에서 회전 패턴을 수행할 것이고, 강직 감소는 대장에서 잔해물의 더 정상적인 연동 움직임을 허용할 것이다. 강직을 감소하는 것은 횡격막 호흡에 자극적으로 보조할 것이고, 그래서 앞으로 심폐 문제를 감소시킬 것이다. 물리치료에 의한 객관적 세트는 위장 문제에 관련되지 않을 것이다. 그러나 명백하게 결과는 신체 기능을 통해 부과적인 조절을 갖도록 환자의 요구와 능력을 주는데 영향을 줄 것이다.

물리치료사와 물리치료 보조사의 역할

ROLE OF THE PHYSICAL THERAPIST AND PHYSICAL THERAPIST ASSISTANT

임상 내에서 보조사의 역할은 각 주의 면허에 의해 제시될지라도, 위임의 특별한 형태는 물리치료사의 책임 아래에 있고, 환자 요구와 직접적으로 관련될 것이다. 보조사는 물리치료 보조이고 자율적으로 또는 물리치료사의 감독없이 실행되지 않는다. 언제나 물리치료사는 보조사에 전달된 것이 사실과 관계없이 환자에게 제공된 물리치료에 법적인 책임이 있다.

이론적 틀(Theoretical Framework)

저자는 신경학적 장애가 있는 환자/고객과 물리치료사의 역할을 이해하도록 도와주는 이론적 틀을 선택했다. 보조사에 의해 수행되는 개입의 이론적 틀 개요는 Nagi 장애모델, 환자/고객 관리 모델, 효과적인 위임 원리의 주요 구성요소로 나열되었다(그림 1-1).

위에서 제시된 것처럼 Nagi 모델 관점으로부터 신경학적 질병을 살펴보면, 결과적인 병리는 근육 약화, 운동조절문제, 범위부족, 가능한 인지 장애와 같은 넓은 손상일 것이다.[2] 이 손상은 결국 침대 운동성, 이동, 보행수행, 유산소 능력에서 기능적 제한에 이르게 될 것이다. 그러므로 연관된 장애는 환자가 사회 환경에서 기능적 과제를 수행할 수 없을 때 극대화될 것이다. 신경학적 병리로부터 회복된 환자의 개입구성은 손상, 기능적 제한, 장애 수준에서 대상적 개입을 통해 환자의 기능적 상태를 직접적으로 향상시키는 것이다. 게다가 보조사는 환자의 인지적, 근골격계, 신경근 요구를 다루는데 효과적인 단계에 고용되어야 한다. 환자/고객관리 모델에서 보조사는 최종적으로 선택개입에 위임될 것이다.[3] 위에서 논의된 것처럼, 이 개입의 결정은 물리치료사에 의해 충분한 검사가 뒤따른다. 물리치료사는 평가에서 검사 자료를 정리하고 이 자료에 기초해서 진단과 예후를 형성할 것이다. 구

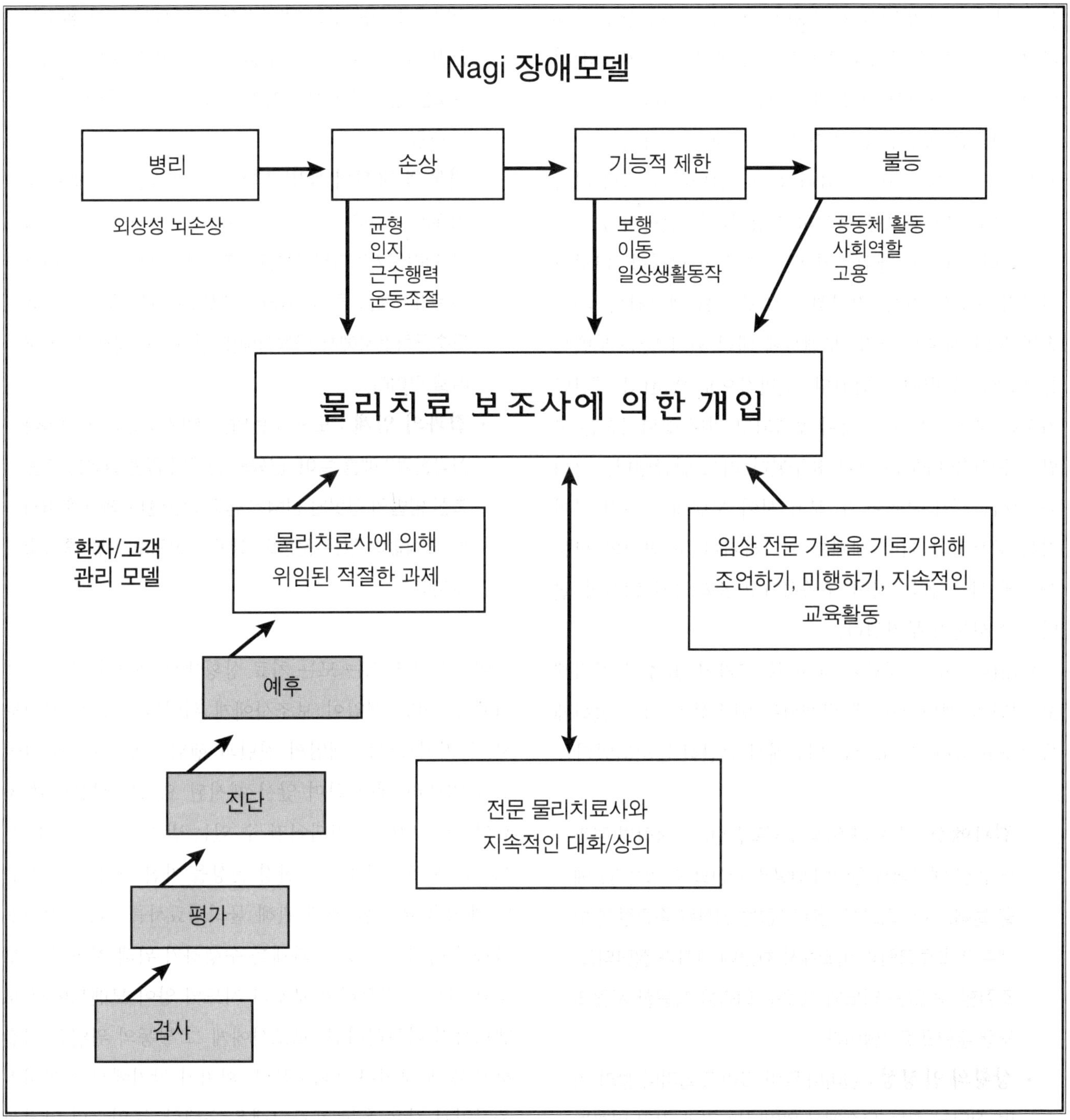

그림 1-1. 물리치료 보조사에 의해 제공된 개입의 이론적 틀.

성된 개입은 치료 계획에서 제시될 것이고 보조사는 물리치료 감독관과 계속적인 대화와 결합하여 선택 기입 활동을 수행할 것이다.

효과적인 위임 단계는 1972년 Nancy Watts에 의한 논문에서[5] 보조사의 몇 년간의 발달 내에 우리의 전문성이 표현된다. 개입을 포함하여 과제를 결정하는 것은 물리치료사의 책임이고, 보조사에게 위임될 수 있는 것은 복잡한 문제이다. Watts는 진단과 실행하는 것을 기술하는 정도와 구성요소가 분리될 것인지 정도를 결정하는 고려하여 아래 개입에 포함된 물리치료 과제를 분석하는 것을 포함한 결정 방법을 제시했다. 그녀는 둘 다 상호 작용하고 둘 다 질적 치료에 필요하다고 제시했다. 치료의 진단적인 면은 평가와 치료 계획 기술이 요구된다.

이 기술은 복잡한 문제 해결, 물리치료 과학의 새로운 지식, 가장 좋은 선택을 합리적으로 선택하기 위해 다양한 출처로부터 정보를 분석하고 합성하는 철학적 능력이 요구된다. 치료의 행위적인 면은 기술의 탁월함, 다양한 치료적 개입의 지식, 정확한 치료 순서를 생각하는 능력, 손과 몸의 예술적 조작, 모멘트에 대한 환자 반응 모멘트를 느끼는 능력이 포함된다. 전반적으로 Watts는 "진단기술은 자료를 다루는 것이 포함되고 반면 행위기술은 사람과 물건을 다루는 것이 요구된다"라고 언급했다.[5] 그러나 그녀는 "기술의 이 두 분류 사이 모델에 그려진 차이점은 중요성의 어떤 체계를 의미하거나 두 범위의 활동 사이에 서로 돕는 것이 부족하다고 오해하지 않아야 한다."[5]로 서둘러 부가했다.

Watts는 또한 치료에 제시되는 **5가지 요소**를 정립했고 진단과 행위 사이에 발생되는 연속성을 더 적절하게 특징짓고 있다. 이 요소는 다음에서 간단히 논의되었다:

- **결과예견 :** 상황이 어떻게 불확실한가? 동작의 결과에 관한 예견에서 진단이 어떻게 확신할 수 있는가? 예를 들어, 다른 의료적 상태가 없는 염좌된 족관절에 보행훈련 프로그램과 비교해서 최근에 하지가 절단되고, 조절할 수 없는 당뇨와 새로운 의족을 착용한 사람의 보행 훈련프로그램이다.[5]
- **상황의 안정성 :** 얼마나 많이 그리고 얼마나 빨리 어떤 진단을 하는 요소에서 일어나는 것과 같이 변하는가? 예를 들어, 완전한 척수손상을 가진 사람의 매트운동 프로그램은 불완전한 척수손상을 가진 사람의 매트 프로그램과 비교해서 비교적 적게 변할 것이다. 불완전한 척수손상 환자는 짧은 기간 내에서 그들의 능력이 매우 변화할 것이다.
- **기본적 지시의 관찰 :** 어떤 결정에 기초해서 현상을 이끌어 내는 것이 얼마나 어려운가? 이 현상을 지각하거나 관찰하는 것이 얼마나 쉬운가? 예를 들어, 필수적인 반사는 관찰하기가 쉬울 것이다. 반면 최대 수의적 수축은 환자의 완전한 참여가 요구되며 이끌어 내기가 더 어렵다.[5]
- **기본적 지시의 불명료함 :** 주요 현상을 판단하는 것이 얼마나 어려운가? 다른 현상과 판단하는 것이 얼마나 어려운가? 다른 현상과 혼돈되어지는 것이 얼마나 쉬운가? 예를 들어, 뇌졸중(CVA)의 신전 증상은 근육도수근력검사에서 근육상태를 판단하는 것보다 더 어려울 것이다.[5]
- **결과의 임계 :** 도구의 빈약한 선택의 결과가 얼마나 심각한가? 예를 들어, 근육의 반응이 없는 결과를 주는 촉진 방법의 잘못된 선택은 심장 손상 환자에게 주어지는 휴식없이 많은 운동의 잘못된 선택보다 덜 중요할 것이다.[5]

이 5가지 요소는 모든 치료 상황에서 다양한 강도로 제시된다. 어떤 개입이 보조사에게 위임될 것인지 결정해서, 물리치료사는 개입의 진단과 행위 측면 사이의 차이점을 명백히 해야 하며 앞서 제시된 요소를 사용하여 치료의 두 측면이 분리되어질 수 있는 범위를 결정한다. 이 요소는 보조사에게 중추신경 손상을 가진 환자를 위한 선택 개입을 위임할 때에 관해 물리치료사를 이끌 것이다. 환자가 특별한 기능적 과제를 수행하기 위해 지속적인 보호와 지도가 필요하며 보호와 지도의 양이 모멘트에서 모멘트까지 다양하다면, 보조사에게 그 활동의 위임은 적절하지 않게 보인다. 다른 한편, 환자가 앉기에서 일어서기 움직임과 같은 운동 프로그램은 수행할 수 있으나 안정성 한계 범위 또는 균형 요소 내에서 안정을 위한 지도가 필요하다면, 보조사에게 개입의 위임은 매우 적절하다. 환자가 지도가 필요하지 않고 단지 기능적 제한을 극복하기 위해 실행이 필요하다면, 일반적으로 가족 구성원이나 보조자가 보조할 수 있고, 이것은 보조사의 적절한 이용이 아닐 것이다. 물리치료사와 보조사가 개입의 책임이 있을 때 결정하는 변수가 겹칠지라도, 서비스를 제공하는데 가지는 시간은 이유가 되지 않을 것이다. 보조사가 시간이 있기 때문에 누군가를 치료하도록 요구되어지며 보조사가 환자의 요구에 주어진 최대제공자이기 때문이 아니라면, 그 위임은 부적절하며 임상 내에서 보조사의 잘못된 사용이다.

효과적인 위임 전략은 치료 궤도에서 보조사에 의해 수행된 적절한 개입을 위해 물리치료 감독과 계속적인 대화에 의해 향상된다. 개입이 보조사에게 위임되고 기술이 보조사가 학습한 범위를 넘어선다면, 항상 물리치료사에게 도움이나 지시를 요구하도록 하는 것이 보조사에게 적절하다. 위임된 것이 보조사가 금기증으로 학습한 것을 부정하는 것처럼 보인다면, 보조사는 항상 치료 시작 전에 설명을 위해 물리치료사에게 물어볼 것이다.

사업 모델로부터 물리치료사와 보조사 사이의 임상적 상호 작용을 볼 때, 역할은 변할 것이다. 발달된 한 시나리오는 물리치료사와 보조사 누구를 고용할 것인지 내에서 물리치료 실행은 보조사를 인정한다. 대부분 주의 물리치료 면허는 이 사업 모델의 실행 관계를 정립하고 있다. 보조사가 실습을 책임진다면, 그 상태 내에서 보조사로서 기능할 수 없다. 물리치료사에게 감독자의 역할과 같은 개인에게 보조하는 것 사이의 관심 충돌은 설명이 필요없고 물리치료 실습을 지배하는 대부분 주 규정에 의해 법으로 조절된다.

임상에서 수행되어지는 보조사의 다른 역할은 Feldenkrais practitioner, a Rolfer, a craniosacral therapist(부가적인 정보를 위해 14장 참고)처럼 보충적 접근에서 증명서나 자격증을 받는 것이다. 이 경우에 보조사는 물리치료 기술 밖의 개입 기술이 발달될 것이다. 희망적으로, 열린 관계는 물리치료사와 보조사 사이에 환자에게 이익을 줄 수 있는 모든 개입의 수행을 장려하는 것이 존재한다. 그러나 다시 보조사는 물리치료사가 어떤 개입이 사용되고 어떤 개입이 보조사에게 위임될 것인지를 결정하는 책임이 있음을 기억해야 한다. 보조사는 항상 물리치료사가 도와줄 수 있는 개입 단계를 깨달아야 하나 이미 치료 계획 내에 제공되지 않았다.

보조사는 물리치료 실행영역과 물리치료사의 감독 밖에서 독립적으로 보완치료사로서 실행한다면, 그들은 보조사로서 실행하지 않음을 기억해야 하며 제공된 것은 물리치료가 아니고 그렇게 청구될 수 없다. 부가적인 증명서를 가진 보조사는 보완치료사로서 실행되는 면허증이 있는 보조사로서 그들에게 제공되어지는 법적 책임 문제를 깨달아야 한다. 이 문제의 논의는 이 책 범위 밖이다.

앞으로의 역할
FUTURE ROLES

물리치료는 그 개념이후로 발전되어진 전문가이다. 물리치료사와 보조사의 역할은 앞선 세대를 통해 변한 것처럼 앞으로도 변할 것이다. 그러나 기능적 회복과 삶의 더 높은 질적인 면으로 환자를 이끄는 것이 누구의 책임인지는 두 임상가로서 상호작용이 존재해야 한다. 물리치료사가 더 건강적 임상과 질병 예방 프로그램을 발달시킴으로써 보조사의 역할은 이 실행영역에서 광범위해질 것이다. 만성 질병과 삶을 변화시키는 기능적 기술 소실을 다루는 나이 집단으로서 삶의 질을 유지하는 것과 기능을 재획득하는 것은 실습의 확장 영역의 일부가 될 것이다.

명백하게 보조사의 역할은 개입 전략과 환자 치료의 책임에서 확대된 잠재성을 가진다. 역할이 변함으로써 신입 실행자들을 위해 교육적으로 요구될 것이고, 물리치료사를 위해 마지막 학년으로서 전문적 의료인 쪽으로 물리치료 교육단체의 빠른 움직임이 보여질 수 있다. 명백하게 보조사의 교육적 요구는 앞으로 변할 가능성이 있다. 오늘날 보조사는 과거에 학사로 졸업하는 물리치료사처럼 같은 딜레마에 직면할 것이다. 젊은 졸업자는 현재 실습자가 가진 것보다 더 높은 학위를 가질 것이다. 이것은 단지 젊은 치료사가 익숙한 임상의를 가르치기에 지식을 가졌음을 의미하며 단지 임상의는 신참자를 가르칠 기술을 가졌음을 의미한다. 실습 변수에서 제한점을 깨우치지 못하는 요소는 전문성이 되는 학위를 받는 문제가 아니라 그들의 학습을 지속시키는 것이다. 이 책은 학생으로서 공부하는 동안 도움이 되는 것뿐만 아니라, 보조사로서 현재 실습 분야로 이동하는 것을 제공하고 도와주는 역할을 제공할 것이다.

감사의 말
ACKNOWLEGMENTS

작자는 이론적 틀 부분에 기여하고 그림 1-1에 제시된 이론적 틀의 발달을 위해 Dennis klima, PT, MS, GCS, NCS 에게 감사를 표하고자 한다.

참고문헌(REFERENCES)

1. *International Classification of Functioning, Disability, and Health*. Geneva, Switzerland: World Health Organization; 2001.
2. Nagi S: *Disability Concepts Revisited: Implication for Prevention*. Washington, DC: National Academy Press; 1991.
3. *Guide to Physical Therapist Practice*. 2nd ed. Alexandria, Va: American Physical Therapy Association; 2001.
4. Wood, PH. Application of the international classification of diseases. *World Health Statistics Quarterly*. 1990;43(4):263-268.
5. Watts NA. Task analysis and division of responsibility in physical therapy. *Journal of Physical Therapy*. 1972;51(1):23-35.

제 2 장

일생동안의 정상 운동 발달

NORMAL MOVEMENT DEVELOPMENT ACROSS THE LIFESPAN

주요용어(KEY WORDS)

인지(cognition)
발달(development)
역동적 시스템 이론(dynamic systems theory)
선천적 운동 행동(innate motor behaviors)
이동(locomotion)
운동 발달(motor development)

목표(CHAPTER OBJECTIVES)

- 운동행동 수행에서 다양한 시스템 사이의 상호 작용 인식하기.
- 일생동안 발생하는 운동 변화와 개인 사이의 운동 수행의 다양성을 설명하기.
- 운동 기술 수행에서 일생동안 지속되는 건강과 피트니스 신체활동의 영향 검사하기.
- 운동과 훈련 프로그램에서 나이와 관련된 변화의 영향을 논의하기.

소개
INTRODUCTION

유능한 치료사는 일생동안의 운동 발달 과정을 인식한다. 인간의 운동시스템은 700개 이상의 근육과 근육에 공급된 신경이 포함된다. 운동 행동은 움직임을 만들기 위해 이것과 다른 신체 시스템 사이의 협응된 노력이 요구된다. 1960년대 후반까지 운동발달 연구는 유아와 어린이에 집중되었다. 1970년대에 운동행동에서 변화가 청소년기에 끝나지 않는다는 증거가 있고, 운동 발달이 일생을 통한 지속적인 과정임을 인식하게 되었다. 그래서 운동 발달의 모델은 일생을 통해 일어나는 변화가 포함되어 확대되었다. 그 결과로서 일생동안의 운동 발달은 현재 초기 유아부터 나이든 성인을 통한 움직임을 검사한다. 운동발달은 유아(출생~1세까지)와 어린이(1세~10세) 동안 운동 기술의 획득에 의해 특징화되고, 청소년기(10~19세)부터 초기와 중간 청소년기(20세~59세)를 통해 안정 시기가 뒤따르고, 마지막으로 후기 청년기(60세에서 죽음)동안 움직임의 실행이 감소되어진다.

이 장은 독자에게 (1) 일생동안의 운동행동에서 전형적인 것과 비전형적 변화를 인식하고, (2) 운동 발달에 영향을 주는 요소를 평가하고, (3) 개입전략을 위해 운동 발달의 지식을 제공하는 것을 돕기 위해 운동 발달의 개요를 제공한다.

일생동안의 운동 발달은 태아기부터 나이든 성인기를 통해 관찰된 운동 행동에 영향을 준다. 운동 기술의 획득과 보유는 일생동안의 어느 한 부분에 한정되지 않는다. 초기 유아기 동안 자세조절과 잡기의 획득은 일차적인 초점이다. 유아 후기에 운동성과 물체 조작은 일차 목적이 된다. 어린시절 동안 초기에 획득된 기술은 정제되고, 복잡한 운동 행동을 만들기 위해 연합된다. 청년기와 성인기를 통해 다른 환경적 전후 관계에서 운동 행동을 실행하는 기회가 확대되고, 운동 기술은 성숙되어진다. 나이가 들수록 운동 기술을 수행하는 능력은 감소되어진다. 이 감소 기울기가 노화, 사용하지 않음 또는 질병에 따라 두 가지의 합병 때문인지 논쟁한다. 운동발달의 전후 관계 내에서 운동 기술의 다양한 신체 시스템의 영향은 개인적으로 그리고 집단적으로 고려되어질 것이다.

발달이론
THEORIES OF DEVELOPMENT

발달은 "임신부터 죽음에까지 삶에서 일어나는 변화"로 정의된다.[1] 인지, 운동, 언어, 사회 - 감정적, 신체적 특성을 포함하여 인간 행동의 많은 면이 시간에 따라 변한다.

운동 발달의 초기 연구는 중추신경기관의 성숙모델에 기초한다.[2,3] 이 연구는 자세획득의 훌륭한 설명과 기술 발달을 위한 계획을 제공한다. 대부분 연구 발달은 인지와 정서적 행동의 출현에 초점을 두고, 운동 과제 학습에 포함되는 과정과 기전을 무시한다.[4] 발달은 고정된 순서로 일어난다고 생각했고, 관찰된 행동은 내적 기전의 성숙에 직접적인 영향이 있다.[5]

발달의 전통적인 모델은 유아와 어린이에서 능력 수준을 평가하기 위해 운동 이정표에 의지한다. 운동 이정표가 어린이의 실제 운동 기술 수행의 평가에 제공되는 동안, 그들은 달성된 운동 기술의 과정에 관한 정보제공에 실패한다.

연구자들은 행동 변화 속의 힘을 강조하는 운동 발달의 제시된 이론을 가지고 있다. 몇몇 과학자는[2,3] 발달적 변화는 내적 요소로부터(유전적 그리고 성숙) 발생한다고 이론화했고, 반면 다른 연구자들은 외적 변수(환경, 경험 그리고 학습)와 연합되어 변한다고 했다.[6,7] 충분한 증거가 어떤 예정된 과정이 발달에서 비교적 비슷한 지점에서 일어난다는 생각을 지지하기에 존재하는 반면, 모든 운동 행동이 각 개인에서 같은 생물학적, 연대적, 심리적 나이에서 나타나는 것은 아니다. 발달과 성숙에서 전통적 이론은 인간 운동 발달에서 고유 변수를 적절히 다루는데 실패했다.

유아와 젊은 어린이에서 운동기술 획득을 위한 새로운 모델 발달에 초점을 두는 연구자들은 Heriza, Thelan, Zelazo 등이다.[8-10] 운동 발달에서 변화를 측정하고 결과를 평가하기 위해 전통적 방법을 사용하는 것보다 오히려 이 연구자들은 운동 기술 획득 과정을 검사한다.[11,12] 현대 발달학자들은 내적, 외적 변수가 운동 기술의 발달과 획득에 영향을 준다는 운동 발달의 상호 활동적 모델을 지지한다(그림 2-1). 이 모델의 근본적인 기초는 역동적 시스템 이론이다.

역동적 시스템 이론은 개인은 과제를 달성하기 위해 모든 가능한 전략을 사용한다고 주장하고, 생리학적 시스템이 수정됨으로써 운동행동은 변한다고 주장한다.[13] 시스템 이론가들은 운동 행동에서 수정은 근골격, 신경근, 심혈관, 폐, 인지시스템 사이의 역동적 상호작용의 결과라 의미한다. 전달체계와 사회감정적 측면도 똑같이 고려된다. 상호작용, 다방면적인 시스템은 같은 나이로서 조직화와 행동적 능력에 변화하기가 쉽다.[14] 개인이 기술을 획득함으로써 행동의 조작이 변할 것이고, 그로 인해 효과적인 기능을 위해 가장 효과적인 전략을 정립하도록 할 것이다.

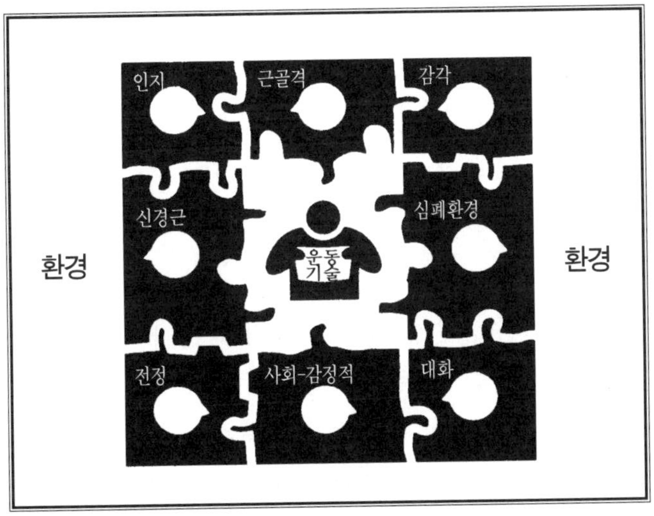

그림 2-1. 운동 발달의 내적, 외적 요소

어떤 하부 시스템에서 작은 변화는 운동행동에 변화를 일으킬 것은 명백하다. 예를 들어, Thelan과 동료들은 8주된 유아에서 발 떼기(Stepping)를 검사했다.[13] 이 연구의 기초 단계동안 유아의 발은 체간이 똑바로 선 자세로 유지되고 트레드밀에 놓여진다. 트레드밀이 작동될 때, 유아는 발을 뗀다. 그 후 즉각적으로 체중은 각 다리에 적용되고 유아는 다시 트레드밀에 놓여진다. 트레드밀이 작동되나 유아는 발을 떼지 않는다. 이 경우에 하나의 하부 시스템 근골격계에서 작은 변화는 전체 행동, 발 떼기에 변화를 일으킨다고 결론짓는다. 이 증거는 특별히 결정적인 시기동안, 복수 구성 요소 시스템의 한 면이 수정되는 것은 행동에서 변화를 일으킨다는 전제를 지지한다.

노화됨에 따라, 신체 시스템의 조직적 변화는 공동적 시스템의 복잡성을 증가시키고, 더 큰 적응력과 더 효과적인 기능을 허용한다. Scott는 ***결정적인 시기***로서 기관이 가장 쉽게 변하거나 수정될 때 발달 동안 빠른 차별이나 변화시기로 정의했다.[14] 이 기간은 생리적 시스템이 가장 상처입기 쉬운 때이고, 시스템에 작용하는 내적, 외적 요소에 의해 심각하게 영향을 받을 것이다(그림 2-1). 이 기간은 신체를 통해 다른 시스템을 위해 다른 시기에 일어난다.

시스템 이론과 결정적인 시기의 개념을 이해하는 것은 운동 발달의 모든 측면에서 중대하다. 이 이론은 발달의 복잡성과 일생동안 운동행동 수행에 영향을 주는 변수 정립과 운동 기술이 절충될 때, 사용하는 가장 효과적인 치료 정립의 어려움을 나타내고 있다.

노화
AGING

발달에서 초기에 생리적 시스템의 변화는 단지 움직임에 영향을 주고, 노화는 또한 운동 수행에 영향을 준다. 나이는 *연대적 나이*와 *생물학적 나이* 용어로 정의된다.[15] ***연대적 나이***는 사람이 출생에서 시작하여 살아가는 시간대이다. 유아에서 이것은 일, 주, 개월로 측정되고, 성인에서는 년으로 표현된다.

연대적 나이와 달리 생물학적 나이는 달력에 의해 측정되지 않는다. 대신 ***생물학적 나이***는 연대적 나이에 관하여 다른 신체 시스템에서 기능적 나이를 측정한다.[16] 예를 들어, 마라톤에서 경쟁하는 사람은 달리지 않은 같은 나이 동료보다 심혈관과 폐 시스템이 생물학적으로 더 젊을 것이다. 다른 예로서, 여성은 조숙하게 갱년기를 경험할 것이다. 갱년기 후 여성은 에스트로젠 수준이 감소함을 경험하고, 다시 말해서 골밀도를 측정함으로써 뼈 강도에 부정적인 영향을 준다. 이 여성은 후에 갱년기를 경험하게 된 같은 연령의 동료보다 덜 조밀한 뼈를 갖는다. 생물학적 나이를 측정하기 위해 확립된 일관된 방법은 없다. 그러나 개인 사이에 존재하는 생물학적 나이의 광범위한 다양성은 전반적으로 동의한다.

어떤 변화는 나이-의존적이라 생각되고 다른 것은 나이와 관련되었다고 생각한다. 나이-의존적 행동은 비슷한 나이에서 모든 개인에서 관찰되는 변화이고, 반면 나이-관련성 행동은 비슷한 연대적 나이에서 많이 관찰되나 모든 개인에게는 아니다. 행동이 나이-의존성보다 오히려 나이-관련성으로서 구성되어지는 한 이유는 같은 연대적 나이의 개인은 같은 생물학적 나이가 아니라는 것이다. 유전학적 관점으로부터 전반적인 구조적 그리고 기능적 변화는 나이의 결과라 생각하고, 생리적 시스템과 교차하여 예견되고 지속된다. 수명의 유전적 잠재력에 영향을 주는 것은 독성, 방사, 산소유리기처럼 환경적 요소의 강한 영향을 받는다. 세포가 음식과 산소를 에너지로 바꿀 때, 고도로 반응하는 분자가 생성된다.[17] 결과적으로 연대적 나이보다 오히려 생물학적 나이 사용은 생물체계에서 변화의 더 정확한 반영일 것이다.

연구자들은 노인에서 운동 행동의 얼마만한 감소가 생리적 시스템의 퇴보 때문인지 또는 실행과 상황이 감소되었기 때문인지 확신하지 못한다.[18] Rowe와 Kahn은 "나이가 진행됨으로 유전적 요소와 관련된 기여는 줄어들고 비유전적 요소가 증가한다"는 것을 발견했다.[18] 삶의 방식 요소를 포함하여, 나이-관련성 요소는 변화되어지고 성공적으로 나이가 될지 그렇지 않을지 정립하는데 사용되어질 것이다. 비유전적 위험요소는 조사를 통해 정립될 수 있고, 임상적 개입과 환자 교육을 통해 다루어진다. 행동적 그리고 사회적 요소뿐만 아니라, 다이어트, 신체활동, 다른 건강 습관을 포함한 생활 방식 선택은 노화 과정에 유력한 영향을 가진다.

일생동안의 신체 시스템에서 생리적 변화 PHYSIOLOGICAL CHANGES IN BODY SYSTEM ACROSS THE LIFESPAN

역동적 시스템 이론 후에, 일생동안의 운동 행동을 검사하는 연구자들과 임상의들은 많은 생물학적 시스템이 운동 기술의 실행과 그들의 연합된 행동이 포함되는 것을 안다. 이 논의는 일생동안의 운동 행동에서 근골격, 심혈관, 폐, 신경근육, 인지 시스템의 영향에 제한될 것이다.

근골격계(Musculoskeletal System)

근골격계는 근육, 뼈, 연골, 건, 인대로 구성된다. 근골격계의 역할은 움직이며 내부기관을 보호하기 위해 신체의 구조적 틀을 제공하는 것이다. 근육계의 발달은 자궁에서 시작되고, 섬유의 숫자와 크기에서 성장의 직접적 결과로 젊은 성인에 지속된다.

태아 5~8주 사이가 근골격계를 위한 빠른 발달 기간이다.[19] 사실, 근육계의 대부분 발달은 출생 전에 일어난다.

근육은 5개월에서 3세까지 뼈보다 2배 빠른 비율로 성장한다.[20] 근골격계의 발달을 통해 변화는 근육길이, 넓이, 둘레에서 일어나지만 전체적인 외관 형태는 변하지 않는다. 이 성장에서 고려할 변수가 있다. 유아의 근육계의 구조적 기능적 능력은 성인과 다르다. 유아와 성인 사이의 구조적 차이의 한 예는 근섬유 형태이다. Ⅰ형 근섬유의 높은 보급률은 Ⅰ형과 Ⅱ형 섬유를 포함하는 성인 근육과 비교해서 유아 근육에 나타난다. 기능적으로 Ⅰ형 섬유의 유아의 우세한 영향은 오랜 기간 수축보다 높은 속도 근육 수축을 생산하기에 더 쉽게 할 수 있다. 반면 성인은 근수축의 두 가지 형태를 산출할 수 있다.

노화됨에 따라, 섬유크기, 근섬유 동원, 빠른-연축 섬유의 양이 줄어든다.[21] 50세 이후 근육의 횡단면이 감소하기 시작하고, 80세에 40%까지 감소한다.[22] 근육에서 이 구조적 변화는 근력 상실을 일으킨다. 초기에, 이것은 60세 이상의 많은 개인이 빠른-연축 섬유의 비슷한 소실을 가지고, 섬유 크기가 감소하기 때문에 나이-의존적으로 생각했다. 현재 증거로는 근육 시스템에서 변화는 나이보다도 오히려 감소된 운동 활동으로 기여할 것이라 생각된다.[21] 그래서 노인으로 진행하는 동안 신체적 활동을 유지하는 것은 기능적 독립을 유지하는 일차 열쇠일 것이다.

남자와 여자에서 일어나는 근골격계 변화에서 연대적 나이의 차이가 존재한다. 남자는 태어나서 2세까지 근육 발달의 차이가 빠른 시기이다. 그리고 10~16세 사이 근섬유 수의 배가 나타난다.[23] 반대로, 여성은 3~5세부터 10세까지 섬유 크기에서 더 점차적인 증가를 보인다. 다른 차이는 전체적인 섬유 크기 증가가 두 달과 16세 사이 남자에서 14배이며 반면 여성 증가는 10배이다. 느린 속도가 있지만, 남여 모두에서 중년기까지 근섬유 증가가 계속된다.

골격계는 근육계처럼 성장, 안정성, 변성의 비슷한 경

로를 거친다. 어린이와 성인 골격계 사이 근본적인 차이점은 어린이에서 복잡한 성장판이 존재하는 것이다. 골화 중심은 출생부터 골격 성숙을 통해 나타난다.[24] 일차 골화는 자궁에서 시작되고, 출생 시 완전해진다. 반면 골막에서 2차 골화 중심은 연골로 존재한다. 그때 골단판은 골화되고, 길이에서 뼈성장은 완전해진다. 길이에서 뼈 성장은 아이가 골격 성숙에 도달할 때 전반적으로 여아에서 14세, 남아에서 16세에 완전해진다.

뼈 길이가 완전해진 후라도, 뼈는 표면에서 성장이 지속된다. 이것은 ***병렬 성장***이라 하고, 삶의 대부분을 통해 지속된다. 어린이와 청소년기 동안, 새로운 뼈 성장은 뼈 흡수를 넘어서고, 뼈 밀도는 증가한다. 30세가 될 때까지 뼈 밀도는 대부분 사람에서 증가하고, 뼈 성장과 흡수는 중년기를 통해 안정화된다. 성인의 후반에 흡수는 새로운 뼈 성장을 넘어서고, 골 밀도는 기울어진다. 여성은 남자보다 뼈 부피의 소실이 더 크게 존재한다. 여성에서 감소된 골밀도는 전반적으로 호르몬 생성 형태와 수준에 차이를 가져온다. 차이는 갱년기동안 가장 의미있는 반면, 갱년기 전 여성은 남자 동료보다 더 높은 비율로 뼈 밀도 소실이 있다. 노인에서 관찰되는 뼈 밀도의 점차적인 소실은 일반적으로 ***골다공증***으로 정의된다. 골다공증은 남자보다 여성에서 더 일반적이고 남여 모두에서 골절의 중요한 원인이고 자세 변화의 중요 원인이다.[26]

전체적으로, 근골격계에서 대부분 성장은 시스템에 놓여진 요구와 관련된다. 전형적으로 그리고 비전형적으로 발달하는 아이는 그들의 근골격계에 가해지는 많은 내적, 외적 힘을 가지고 있다. 움직임 패턴은 운동 발달에서 비전형적으로 정의된 것으로부터 전형적으로 발달하는 특징을 가진 아이와 다르다. 결과는 근골격계가 다르게 발달하는 것이다. 노인에서 나이와 관련된 변화는 감소된 활동 수준과 연관될 것이다. 더 활동적인 삶을 유지하고 근골격계에 더 큰 요구가 있는 노인은 활동적이지 않은 그들의 동료보다 뼈 밀도와 근육 부피가 향상되어 있는 더 좋은 결과를 가진다.

근력과 유연성은 물리치료사가 검사하는 근골격계의 두 부분이다. 근력은 특별한 저항이나 관절에서 생성된 토크에 대해 힘을 생성하는 근육의 능력으로서 정의된다.[25] 유연성은 구부러지는 능력이다.

근력은 근 수축동안 단계적으로 적용되는 저항의 높은 수준 때문에 증가한다. 근섬유의 횡단면이 과영양됨으로써 힘을 산출하는 능력이 증가한다. 결론적으로 근육의 횡단면에서 변화는 주어진 근육의 힘 산출에 직접적으로 영향을 준다. 반대로 근육의 횡단면이 감소함으로서 힘 생산하는 능력이 감소한다. 노화됨에 따라, 근섬유의 숫자와 크기가 감소하고 근력에 감소를 일으킨다.[26] 근력이 근골격 기능에 중요한 반면, 유연성은 중요성에서 똑같다.

Dutton에 의해 유연성은 관절을 지나 조직의 연장력과 관절 동작을 합동한다.[25] 유연성에서 변화는 삶을 통해 일어난다.[7] 태아 후 삶의 초기에 유아는 자궁 환경의 환경적 제한 때문에 제한된 유연성이 존재한다. 유아가 나이 듦으로써 유연성은 증가된 관절 활동과 주위 조직의 연장력에 직접 연관하여 증가한다. 유연성은 초기 어린 시절을 통해 남여 모두에서 증가한다. 소년에서 10세 그리고 소녀에서 12세에, 유연성은 감소하기 시작한다. 그러나 이것은 운동선수, 무용가, 유연성 훈련과 합병되는 활동에 참여하는 다른 사람에게는 그렇지 않을 것이다. 활동 수준이 감소할수록 유연성도 감소한다. 유연성은 수행된 운동 활동의 크기, 횟수, 다양성과 직접적으로 관련된다. 나이가 듦으로써 운동 활동의 감소된 수준이 종종 존재한다. 그 결과 나이가 들어감에 따라 근력과 유연성이 감소한다는 것이다. 이것이 나이-의존성으로 나타나는 반면, 나이-관련성이 더 비슷할 것이다.[21] 근력과 유연성을 직접적으로 향상시키는 쪽으로 규칙적으로 수행되는 운동 활동(운동)은 대부분 개인에게 비활동의 효과와 반대된다. 심지어 90세 이상 노인에서도 똑같다.[21] 젊은 성인이나 어린이보다 근력과 유연성 획득에 노인이 더 오래 걸릴지라도, 근골격 조직은 수정 가능하다. 노인의 근력과 유연성 수정은 다른 시스템이 근골격계의 증가된 요구와 만나기 위해 수행 수준을 수정할 수 있는 것이 요구된다. 훈련과 시스템 분석은 물리치료사의 근본적인 역할이다. 훈련을 위한 보조사에게 위임은 매우 적절하다. 운동에 대한 심혈관과 폐 시스템의 생리적 반응은 개인의 나이와 직접적으로 관련된다. 운동에 대한 생리적 반응은 노인에서 감소된다. 반대로 유아와 어린이의 심혈관과 폐 시스템의 생리적 수행은 성장과 발달에 대한 반응에 향상된다.

심혈관과 폐 시스템 (Cardiovascular and Pulmonary System)

심혈관계는 심장과 혈관으로 구성된다. 폐 시스템은 폐와 외적 환경에 연결되는 구조로 구성된다. 심혈관과 폐 시스템은 산출물을 제거하는 것과 신체를 통해 산소와 영양분을 전달하는 책임이 있다. 산소는 폐 시스템을 통해 혈액에 의해 전달된다. 조직에 영양분과 산소의 전달과 조직으로부터 산출물 제거는 혈관계에 의해 관리된다.

심혈관계의 발달은 태아기의 3주 동안 시작된다. 심장 구조는 8주에 형성된다. 심혈관계의 모든 다른 구조는 출생 후 바로 완전히 발달되고 기능화된다. 출생 시, 왼쪽과 오른쪽 심실은 비슷한 크기이나 2개월에 왼쪽 심실 벽 근육은 오른쪽 심실보다 두껍다. 왼쪽과 오른쪽 심실 벽 근육 사이 두께 차이의 의미는 기능과 관련된다. 왼쪽 심실은 신체 전반에 혈액을 보내는 책임이 있고, 반면 오른쪽 심실은 단지 폐에 혈액을 보내는 책임이 있다. 심장은 유아의 첫 생일에 크기가 두 배가 되고, 5세까지 4배로 증가한다. 대부분 심장 성장은 어린이 시절동안 발생한다. 심장 크기가 증가함으로써 심박동은 감소하고 혈압은 증가한다. 신생아의 심박동률은 분당 120~140회이고, 6세에 80회, 10세에 70회이다. ***수축기 혈압***(왼쪽 심실 수축동안 동맥에서 최대 압력으로 정의한다.)은 신생아에서 40~70mmHg에서 5세에 95mmHg까지 증가한다. 혈압은 청년기까지 증가가 계속된다. 오랜 시간과 더 큰 강도로 운동을 유지하는 능력은 초기 어린 시절을 통해 증가한다. 적절한 유산소 운동과 영양 섭취의 기회를 가지지 못한 5세 정도 아이는 심혈관 질환의 위험이나 증상을 보일 것이다.[27]

호흡계의 대부분 발달은 태아 후반기 발달 동안과 유아기에 발생한다. 폐의 무게는 1세까지 3배가 된다. 폐 크기는 성장이 계속됨으로써 폐 능력과 효율성이 증가하고 호흡률은 감소한다. 5세의 생체 능력은 성인의 1/5이나 이것은 일반적으로 운동동안 제한된 요소는 아니다. 전체적으로 유산소 능력은 어린 시절동안 증가하고, 여성보다 남자에서 약간 높다. 어린이의 전체적 일 능력은 6~12세에 가장 활발하게 증가한다.[28] 최대 산소 소비는 성인기의 초기에 획득되고, 활동 수준과 직접 관련하여 변한다. 노인에서 활동이 감소함에 따라 심혈관과 폐 시스템의 구조적 탄력성, 구조의 감소된 효율성, 증가된 일에 대한 감소된 능력 때문이다. 기능적 변화는 젊은 성인을 통해 200+ bpm부터 65세 170 bpm까지 최대 심박동률의 감소가 포함된다. 노인은 적은 탄력성 혈관을 가지고 혈액량에 대한 저항이 증가한다. 결과적으로 노인은 젊은이보다 낮은 수준에서 최대 심박출에 이르게 된다. 이 심혈관 변화는 비활동의 높은 수준에 의해 만들어질 것이다. 그리고 그 결과 대사성 요구가 증가하고 산소전달을 위한 요구가 증가하는 활동 수행 능력이 감소될 것이다.[29] 그러나 정상 노화 반응은 유산소 능력을 통해 감소될 수 있다.

삶을 통해 운동 활동과 일상생활동작의 수행은 개인의 심폐와 심혈관계의 통합에 아주 의존적이다. 초기 어린시절동안 유산소 능력의 노화가 심폐와 심혈관계의 수행과 효율성에 영향을 주는 반면, 유산소 운동은 심혈관과 심폐계의 능력과 효율성을 향상시킬 수 있다. 심혈관과 폐 시스템의 이 모든 변화는 다른 시스템에 의미 있는 영향을 가지고 결과적으로 전체 신체 기능에 영향을 준다. 심혈관과 폐 시스템으로부터 정보는 (예, 혈압과 산소포화율) 신경계를 통해 전달된다. 다시 말해, 신경계는 자율신경계를 통해 심혈관과 폐 시스템의 반응을 조절한다.

신경계(Neurological System)

신경계는 중추와 말초 신경계로 구성된다. 중추신경은 뇌와 척수를 포함하고 모든 신체 기능을 관리한다. 말초

신경계는 자율신경과 체성신경을 포함하고, 중추신경으로부터 자극을 전달하는 책임이 있다. 발달은 태아 3주 동안 시작되고, 출생전 발달을 통해 지속된다. 중추신경 발달의 가장 중요한 시기는 출생후 첫 일년이다. 이때 유아의 뇌는 성인 뇌의 1/4에서 1/2크기로 발달한다. 이 시기동안 대부분 성장은 (1) 신경교 세포의 수 (2) 뇌의 미엘린 (3) 신경원의 크기 증가와 관련된다. 뇌에서 관찰된 이 구조적 변화는 삶의 첫 몇 년 동안 관찰된 운동 행동과 인지발달과 직접적으로 관련된다. 중추신경 성장은 2세 후에는 느리나 성인까지 지속된다. 신경계가 성숙됨에 따라 대단위와 소단위 운동 기술의 복잡성과 인지 발달이 증가한다. 청소년기에 뇌는 성인 크기에 도달하나, 수초화와 분화는 성인까지 지속된다.

신경계의 퇴보는 전반적으로 30세 후에 시작한다. 퇴보는 수천 개의 신경원 죽음과 뇌의 감소된 무게로 제시된다. 감각 정보, 장기 기억, 관념적 추론, 감각운동 정보의 협응을 조절하는 중심에서 신경원의 소실은 부정적으로 기능에 영향을 준다. 몇몇 사람에게, 이것은 의미있는 결과를 가지지 않을 것이다. 다른 사람에게 중추신경 변화는 심각한 결과를 가진다. 중추신경의 변화는 자세 불안정과 손상된 감각 역할을 하고, 이 변화는 낙상을 일으킬 수 있다.[30]

다른 시스템처럼 중추신경은 노화와 관련된 몇 가지 변화에 대상 능력이 있다. 운동 활동의 반복은 앞서 손상된 신경원 가까이에 위치한 수상돌기에 새로운 성장 활동을 자극할 것이다. 새로운 경로의 활동은 향상된 기능적 능력을 일으키거나 그렇지 않을 것이다(3장 참고, 특별히 운동 학습과 신경 가소성을 참고). 많은 기능적 활동 수행에 필요한 것은 인지이다. 인지에서 변화가 다른 시스템의 변화와 함께 존재한다면, 이것은 잠재된 원인을 정확하게 해석하는 것이 어려울 것이다.

인지 시스템(Cognitive System)

인지계는 정보를 진행하고, 해석하고, 저장하고, 회복하기 위해 5가지 감각(보고, 냄새 맡고, 소리, 접촉, 맛)을 이용한다. ***인지***는 문제해결과 정보 진행과정과 직접적으로 관련된다. 종종 인지는 직접적으로 측정하지 못하고 오히려 추리한다.

유아가 삶의 초기에 학습한 가장 중요한 기술 중 하나는 친숙한 사람과 친숙하지 않은 사람을 구분하는 것이다. 환경에 작용하는 유아의 능력은 원인 – 결과의 이해가 향상됨으로써 향상된다. 발달 초기에, 유아와 어린이는 정보가 진행될 때 적절한 실마리를 인식할 수 없고, 저장을 위한 정보를 던질 수 없다. 결과적으로 유아와 어린이는 나이든 어린이처럼 효율적으로 정보를 사용하거나, 해석하지 못할 것이다. 예로, 어린 어린이에게 교육을 하는 부모가 될 것이다. 어린 어린이가 한 가지 교육 이상이 주어진다면, 정보과정이 지연되거나 정확하게 진행되지 않을 것이다. 결과적으로 어린이는 부정확한 반응을 만들어 낸다.

어린이 시절 동안, 높은 수준 인식 과정 기술은 관련된 실마리를 정확하게 정립하고, 관련없는 정보를 걸러내고 빠르게 정보를 진행하는 능력으로 나타난다. 적절한 진행은 청소년기를 통해 중년 성인까지 일어난다.

노화됨에 따라 정보는 더 느리게 진행되고, 운동 기술을 수행하는데 필요한 시간은 증가한다. 게다가, 학습은 나이에 따라 더 느리게 일어나는 반면, 일단 행동이 학습되면 젊은 사람보다 보존은 어렵지 않다. 과제를 수행하는데 필요한 시간이 증가하는 반면, 노인은 사건없이 많은 과제를 실행할 수 있다. 다른 운동 과제는 진행 때문에 변화될 것이다. 한 예는 자동차 운전이다. 70세 이상에서 지연된 진행은 과제 실행이 의미있게 지연될 것이고, 운전자, 승객, 보행자, 다른 차를 운전하는 사람에게 위험에 빠지게 한다. 운전이 노인의 오랜 활동이었을지라도, 손상된 인지와 운동 능력은 불안전한 운전이 될 것이다. 스스로와 다른 사람에게 손상의 연합된 위험은 지역사회 독립을 유지하기 위한 개인의 요구보다 중요할 것이다.[31]

일생을 통해, 신체적 성장과 많은 시스템의 발달은 운동 기술의 획득과 수행에 영향을 준다. 한 가지 시스템에서 변화와 모든 다른 시스템에 상호 활동적 영향은 전체로써 운동 수행에 해로운 변화에 이를 수 있다.

운동 발달
MOTOR DEVELOPMENT

Haywood는 움직임의 생체역학적 원리를 통합하고, 기술을 정확하게 하는 단계적 과정으로 운동 발달을 의뢰했고, 그러한 결과는 지속적이고 효과적인 운동 행동을 일으킨다.[7] 효율성은 개인 내부의 다양성을 감소하고 수행의 안정성을 향상하는 행동의 실행을 통해 획득된다.

전통적인 발달 연구자들은 유아를 환경에서 외적 힘에 의해 작용되는 (자극된) 더 종종 능동적으로 산출되는 목적있는 움직임보다 외적 자극에 의해 반응하는 수동적인 것으로써 중시했다. 유아는 사실상 전형적이고 원시적이고, 자세 반사로 언급되는 반응을 일으킨다고 생각했다.

현대 연구는 유아는 수동적이라는 전제를 반박했다. 오히려 유아는 출생 시 시작되는 복잡한 상호작용적 행동의 충분한 능력을 가진 것으로 보인다.[32,33] 출생 시 목적있는 상호작용을 일으키는 유아 능력의 한 예는 유아가 머리를 엄마의 목소리 쪽으로 돌릴 때 관찰된다.[34]

원시적인 반사는 수동적인 것으로 유아를 분류하는 유아 행동의 예를 나타낸다. 지금은 ***선천적 운동 행동***으로 언급되는 이 반사들은 중추신경 조직화와 운동 발달 이론의 전통적 모델에 기초한다. 더 최근에 연구자들은 이 행동이 중추신경에 단독으로 의존하는 것이 아니라 내적, 외적 요소의 상호작용과 상호 의존적 결과라는 증거를 가졌다.[34] 선천적 운동 행동의 한 예는 빨기이다. 유아는 자극이 유아의 입에 전략적으로 놓여진다면, 일반적으로 빨 것이다. 그러나 유아가 최근에 먹었고 만족스럽다면, 자극에 비슷한 반응을 일으키지 못할 것이다. 출생 시 나타나는 선천적 운동 행동은 수정되고, 매우 어린 유아에서 관찰되는 기능적 행동을 나타낸다.

운동발달에서 광범위한 문헌은 모든 개인은 같은 연대적 나이에 같은 운동 기술을 획득하지 않고, 모든 개인이 활동의 고정된 순서에서 운동행동이 존재하지 않음을 제시한다.[5, 33] 게다가, 대부분의 어린이가 어느 정도 고정된 순서에서 기술을 획득하는 반면, 운동 행동이 나타나는 순서는 또한 다양할 것이고, 삶의 후반부에 기능적 독립에 영향을 주지 않는다.

질적으로 양적으로 측정된 운동 수행에서 변화는 삶을 통해 증거화된다. 이 변화는 순수하게 나이 - 의존적이라 생각하지 않고 오히려 나이 - 관련적이다. 반복을 통한 기술의 실행은 운동 수행을 향상시킨다. 비슷하게 노화됨에 따라, 수행되는 활동의 감소된 횟수는 운동 기술의 감소에 가장 공헌하는 요소가 될 것이다. 운동 기술의 획득은 복수 요인의 뒤섞인 성숙과 경험이다. 운동 기술에서 퇴화는 노화 과정의 일부로 일어나는 변화에 기여할 것이다. 이 행동에서 변화는 어떤 두 사람을 위한 정확하게 같은 시간에 일어나지 않는다.

노화는 지구상의 모든 종에서 보여지는 과정이고, 그것은 개인 내에서 그리고 개인 사이에 다양하다. 이 다양함은 생리적 시스템의 성숙과 같은 내적 요소와 환경과 같은 외적 요소에 의존한다. 운동 행동에서 변화로 보여지는 운동 발달은 일생을 통해 인식되어질 수 있다(표 2-1).

출생 전(임신 0~40주)
(Prenatal (o to 40 Weeks Gestation))

출생 전 발달 동안, 태아는 자궁에서 뻗기, 잡기, 엄지빨기, 차기가 관찰된다. 이러한 복잡한 행동은 출생 시, 유아는 충분한 것이라는 이론에 증거를 제시한다. 출생 후에 외적 자궁 환경은 신생아에게 아주 다르다. 초음파를 통해 자궁에서 관찰된 행동은 출생 후에 즉각적으로 관찰되지 않을 것이다. 신생아는 이 새로운 환경에 적응해야 하고, 중력에 의해 가해진 새로운 힘에 주어진 움직임을 수정해야 한다. 결과적으로 신생아는 다른 환경적 제한아래 이러한 과제 수행을 학습해야 한다.

표 2-1
운동 발달

나이	엎드린 자세	똑바로 누운 자세	앉기	이동	손
0~1 개월	머리를 든다. 옆으로 돌린다.	머리는 옆에서 옆으로 돌린다. 물체를 따라 간다. 머리를 한쪽으로 유지하려한다.	머리를 1~2초간 똑바로 유지한다. 지지된 앉기에서 넘어진다.	배밀이 움직임이 일어난다.	팔은 움찔거리며 움직인다.
2~3 개월	90°까지 머리를 든다. 가슴을 거상시킨다. 팔에 체중 부하한다. 구르기를 시작할 것이다.	손으로 발을 잡고 논다.	머리는 중간으로 움직인다. 머리는 앉은 자세 쪽으로 떨어뜨린다. 앉기위해 지지가 요구된다. 둥근 등.	엎드린 자세에서 30° 축회전한다.	손에 놓여진 장난감을 잠시 붙잡는다. 손을 입에 가져간다. 밝은 물체에 눈을 깜박거린다. 손을 중앙에 가져간다.
4~6 개월	엎드린 자세에서 손발을 뻗는다. 신전된 팔로 일어난다.	똑바로 누운 자세에서 옆으로 누운 자세로 구르기 시작한다.	독립된 앉기로 유지된다(그림 2-2).	엎드린 자세에서 축회전한다.	팔을 뻗은 범위 내에서 물체를 찾아 가지고 온다. 두개의 물건을 잡는다. 두 손으로 물체를 잡는다. 장난 감을 입으로 가져간다.
7~10 개월	손과 무릎을 흔든다. 앉기로 이동한다.	앉기에서처럼 머리를 든다.	앉기에서 엎드린 자세 또는 사지기기로 움직인다. 물체를 찾기 위해 앉기에서 회전한다.	복부로 앞으로 움직인다. 손과 무릎으로 일어선다. 서기까지 잡아 당긴다. 독립적으로 잠깐 선다.	외측 패턴을 위한 요골에서 하방으로 잡기가 진행된다. 자발적으로 물체를 놓는다.
11~12 개월	서기위해 엎드린다 (그림 2-3).		옆으로 - 앉는다.	걷기-한 손은 잡는다. 혼자 선다. 서기에서 앉기로 움직인다.	도구로서 물체를 사용하기 시작한다.
13~14 개월	반 무릎서기를 이용하여 서기로 움직인다.			지지 없이 걷는다. 물체를 찾기 위해 등을 굽히고 다시 선다. 뒤로 걷는다. 먹기는 보조한다.	같은 손에 두개의 주사위를 잡는다. 엄지와 첫 두개의 손가락으로 잡는다. 책에 그림을 두드린다.
15~18 개월	계단을 기어 오른다. 보조로 계단을 걸어간다.			걷는 동안 물체를 운반한다. 옆으로 걷는다. 미성숙된 달리기를 한다.	세개의 주사위를 쌓는다. 공을 몰고 간다. 손가락으로 찌른다.
19~22 개월				몸을 굽히고 물체를 찾는다(그림 2-4). 걸음 패턴으로 계단을 올라간다.	5~6개의 주사위를 쌓는다.
24 개월				공을 찬다. 공을 앞으로 던진다. 낮은 계단을 뛰어 넘는다.	
30 개월				한 발을 계단을 뛰어 넘으려 앞선다. 세발자전거에 올라탄다.	8개 주사위를 쌓는다. 크레용으로 원과 수평 줄긋기가 시작된다.

표 2-1
운동 발달

나이	엎드린 자세	똑바로 누운 자세	앉기	이동	손
3~3.5세				세발자전거에서 스스로 추진한다. 한 발로 순간적으로 균형을 잡는다. 팔은 달리기에서 상호교대적이다. 세발자전거 활동이 독립적이다. 한 발로 3초이상 균형잡는다.	9개 주사위를 쌓는다. 단추를 풀고 채운다. 자르기를 시도한다. 우성 손이 나타난다. 블럭으로 다리를 만든다. 큰 구술을 줄에 매단다.
4~4.5세				2~3번 뛴다. 발끝으로 걷는다. 팔을 흔들면서 달린다. 큰 공을 잡는다. 8~12인치 공을 던진다. 두발로 2~3인치 점프한다.	삼각연필잡기, 선따라가기 시도. 우성손이 확립된다. 항아리에 건포도를 넣는다. 종이를 모양대로 자른다.
5~8세				앞으로 그리고 옆으로 뛴다. 6~8인치 물체를 뛰어넘는다. 깡충깡충 뛰고, 질주하고, 큰 공을 튀기고, 뛰어넘는다.	문자, 그림, 숫자를 그린다. 핀보드에 작은 핀을 끼운다. 잘 색칠한다. 작은 단추를 채운다.
9~12세				달리기, 뛰기, 던지기에서 성숙된 패턴이다.	손으로 쓰는 것이 발달한다. 얻는 것을 배운다.

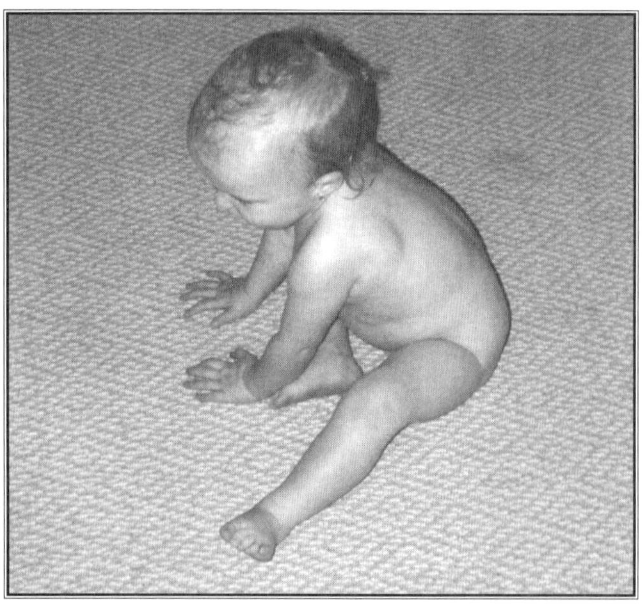

그림 2-2. 앉아 있는 유아.

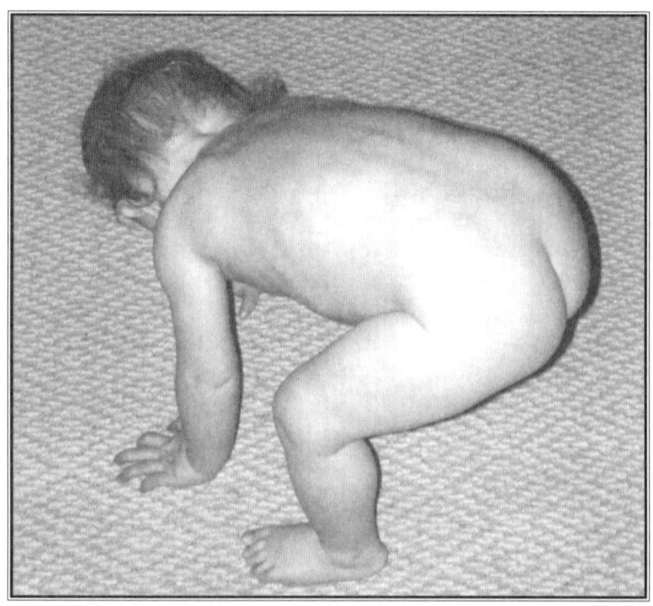

그림 2-3. 엎드린 자세에서 서기로 이동하는 유아.

유아(출생에서 12개월까지) (Infancy(Birth to 12 Months)

운동 행동의 출현은 어떤 다른 시기보다 삶의 첫 일 년 동안 가장 빠르다. 출생 시, 유아는 목적있는 움직임의 상호 활동적, 충분한 조직 능력이 있다. Brazelton은 심지어 출생 시 유아는 엄마의 목소리 쪽으로 돌리고, 시각적으로 초점을 맞추고, 얼굴에서 8~12인치 물체를 따라간다고 기록했다.[32]

첫 3개월 동안, 유아 운동 행동은 움직임의 모든 면에서 머리 조절 획득에 초점을 둔다. 머리 조절 획득은 유아가 시각적으로 사람과 물체를 따라가게 하고, 닿기 활동 동안 눈-손 활동을 협응시킨다. 이 시기동안 획득된 조작적 기술은 6~8인치 떨어진 물체에 닿고, 유아의 손에 주어진 물체를 잡는 것이 포함된다. 초기에 잡기와 닿기는 비효율적이다. 실습으로 효율성과 정확성이 향상된다.

4~6개월에, 유아는 지지된 앉기 동안 똑바른 자세를 유지하기 시작하고, 곧바로 앉아서 버티기가 시작되고서 독립적으로 앉는다(그림 2-2 참고). 엎드린 자세에 있을 때 유아는 주관절로 버티고 구를 수 있다. 이 운동 행동은 똑바로 유지하고 움직임 패턴 동안 요구되는 중력을 유지하기 위한 힘과 범위를 통합하는 자세 프로그램의 출현을 나타낸다(그림 2-3참조).

앉기는 대부분 일상생활동작 수행에 중요한 행동이고 대부분 직업적이고 여가 활동에 요구된다. 유아의 독립적 앉기가 향삼됨에 따라 전망도 향상된다. 이 운동 행동은 자세 프로그램이 요구될 뿐만 아니라, 새로운 균형 전략이 통합된다. 4~6개월에 나타나는 조작 기술은 닿기 범위 내에 놓여진다면 물체를 되찾고(그림 2-4), 두 물체를 잡고(한 손에 하나씩), 물체(병)를 잡기 위해 두 손을 사용하고, 한손에 장난감을 잡고, 다른 손으로 다른 장난감을 찾는 것이 포함된다.

6개월에서 1년까지 일차적인 초점은 구르기, 배밀이, 사지기기, 돌아다니기, 독립적 이동에서 보여지는 것처럼 운동성이다. 운동성 과제의 일부로서, 균형과 자세는 시

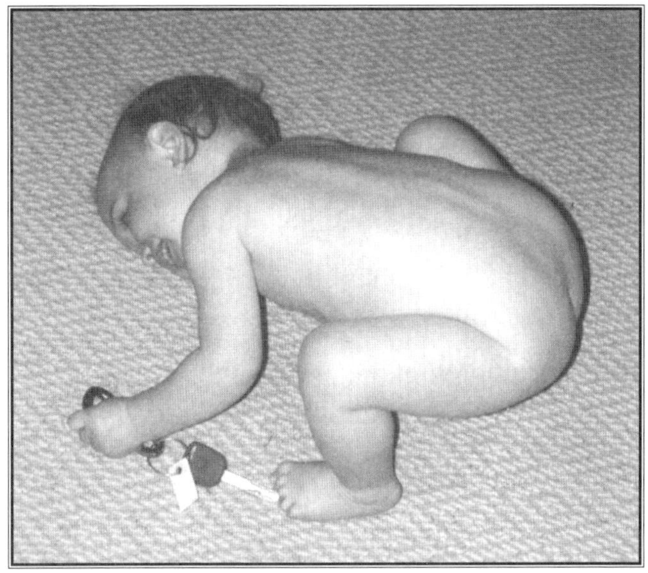

그림 2-4. 유아는 몸을 굽히고, 물체를 찾는다.

각, 전정, 체성감각계를 포함하여 감각입력과 운동 활동이 통합된다.

유아는 8개월의 조작 기술로서 물체를 정확하게 되찾기 위해 닿기와 잡기를 조절하는 시각 입력을 사용한다. 9개월에, 유아는 숟가락을 잡을 수 있고 높은 의자에서 쟁반을 두드리나 아직 숟가락으로 혼자 먹을 수는 없다. 이 패턴은 체간과 축 자세와 운동성 조절의 발달을 설명하나 계획적인 소단위 운동 활동을 수행하기 위해 소단위 운동, 피질 척수 시스템의 연결이 필요하다.

초기 어린시절(1~5세) (Early Childhood(1 to 5 Years))

2살 초기에, 독립적 이동이 나타나고 일차적 초점을 두 발로 똑바로 선 자세에서 동적 균형이다. 유아가 이동에서 독립이 발달됨으로써 그들은 골반의 작은 회전과 상지의 작은 상호적 움직임으로 기저면이 넓은 보행 패턴이 나타난다. 똑바로 서 있는 동안 유아는 앞으로 움직이는 것과 옆으로 뒤로 독립적으로 움직이기 시작한다. 이것은 외측 고관절 조절뿐만 아니라, 주어진 지지면 내에 중력 중심을 유지하는 것을 허용한다. 이 시기 동안 관찰된 조

작적 기술은 두개 블록을 함께 두드리고, 갈퀴를 사용하여 작은 물체를 되찾고, 손가락 - 엄지 또는 집게 잡기, 상자에 물체 놓기가 포함된다.

이 시기동안 나타나는 운동활동은 달리기, 올라가기, 뛰기가 포함된다. 아장아장 걷는 아이는 공을 던지고, 차고, 받는 것에 특별히 즐거움이 보인다. 게다가, 아장아장 걷는 아이는 장난감에 올라와서 스스로 밀기 시작한다. 아장아장 걷는 시기의 초점은 독립이다.

이 시기 동안 나타나는 소단위 운동 기술은 기구(일반적으로 숟가락)로 먹기, 전보다 더 많이 엎지르기가 포함된다. 게다가, 유아는 작은 블록을 쌓아올리고, 크레용으로 색칠하고, 큰 버튼을 누르고, 문고리를 돌리고, 작은 병을 열고 닫는다. 이러한 소단위 운동 기술은 인지적 공간 능력과 움직이는 사지 요구뿐만 아니라, 축과 체간 대단위 운동 패턴에 통합되어진다.

자세조절은 이 시기동안 향상이 계속된다.[35] 학령기 전 아이는 좁은 지지면을 이용하여 걷는다. 그들은 더 성숙된 보행 패턴이 나타나기 시작하고, 발뒤꿈치-발가락 보행 패턴으로 상호적인 팔 흔들림이 포함된다. 어린이는 진짜 달리기를 흉내내나 효율적으로 시작하고 멈추는 것이 어려운 것은 계속된다. 게다가, 모든 형태와 크기의 공을 받고 던지는 것이 질적으로 향상된다.

어린이가 가위로 자르기 시작하고, 원이나 십자가를 따라 쓰고, 원에 크레용으로 칠하고, 색깔을 맞추는 것처럼 소단위 운동 기술은 이 시기 동안 의미있게 확대되고, 손을 더 좋아하는 것으로 묘사될 것이다. 이러한 특별한 기술은 선천적 능력, 환경적 요구, 반복, 어린이에 의해 계속되는 동기에 영향을 받는다.

어린시절(5~10세)
(Childhood(5 to 10 Years))

5~8세의 학령기 아이는 이 시기 동안 얻은 체중을 계산함으로 근육 성장의 빠른 증가를 경험한다. 소녀는 소년보다 더 생리적으로 성숙이 지속된다. 이 시기의 어린이는 근육과 인대 구조가 뼈에 확실히 부착되지 않은 사실 때문에 극도로 유연하다. 항상 이 기술의 발달은 직접적으로 실습과 요구와 관련됨을 기억해야 한다. 일년에 6개월을 스키타는 아이는 매일 파도타기를 하는 아이보다 다른 프로그램이 발달한다.

이 시기 동안 나타나는 기술은 갤럽, 10번 뛰기 위한 한발 들고 뛰기(돌차기 놀이), 줄넘기, 향상된 조절로 공차기(축구), 큰 콩 튀기기(농구)가 포함된다. 운동성, 균형, 소단위 운동 기술이 극적으로 향상된다. 소녀와 소년은 7세까지 성장속도에서 비슷한 능력이 존재하나, 8세에 소년은 소녀보다 뛰어나기 시작한다.

질적인 변화는 앞서 획득된 기술을 수행하는 동안 협응, 균형, 속도, 근력에서 관찰된다. 운동 기술의 이러한 질적 향상은 체간보다 더 빨리 어린이의 사지 성장 때문일 것이다. 결과적으로 그들은 더 좋은 지레가 존재한다. 존재하는 운동 기술은 더 섬세해지고, 더 조절적이고, 더 효율적이고 더 복잡해진다.[36]

운동 기술은 소년과 소녀가 학교와 지역 사회에서 조직화된 스포츠 팀에서 실행하기 시작하는 것처럼 사회분야에서 강하게 영향을 준다. 스포츠 내의 경쟁은 어린이가 운동 기술을 실행하도록 동기화하거나, 조직화된 스포츠를 꾸준히 지도하는 강한 힘이 된다. 유전적으로나 기회 때문에 약하게 발달된 운동 기술을 가진 어린이는 팀 활동에서 제외되고, 사회적 외로움을 경험한다.[36]

5~8세 사이, 조작적 기술은 지수적으로(exponential-ly) 증가한다. 손 우선권은 이 나이에 확실해진다. 어린이는 유치원을 다닐 때의 경험에서 많은 조작적이고 소단위 운동-기술이 획득되고 실행된다. 극적으로 향상된 조작적 기술은 스스로 옷 입기, 특별히 단추가 있거나 없는 옷; 벽돌 쌓기; 크레용으로 색칠하기; 글씨쓰기와 색칠하기가 포함된다. 어린이가 청소년 전 단계로 움직임으로써(9~12세), 조작적 기술은 질적으로 향상된다. 어린이는 흘려쓰는 글씨로 진행되고 더 복잡한 그리기로 진행된다.

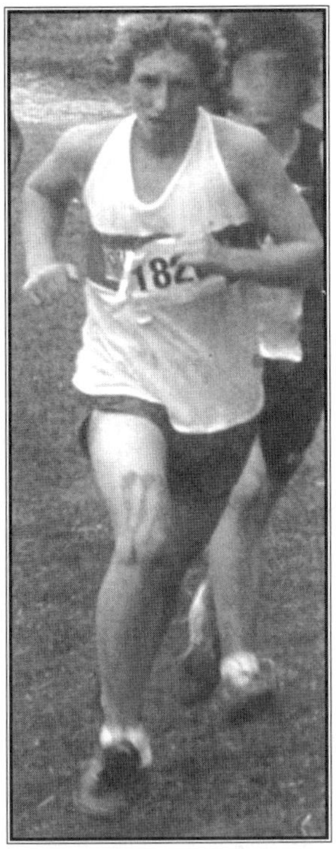

그림 2-5. 고위 수준의 운동 기술을 수행하는 청년 운동 선수.

청소년기(11~19세) (Adolescence(11 to 19 Years))

청소년기 초기에 운동 기술은 섬세해지고 대부분의 사람에서 성숙이 고려된다. 균형기술, 협응, 눈-손 협응, 지구력이 정점이 된다. 성인까지 운동 기술의 향상이 계속되는 뛰어난 운동 선수는 제외될 것이다.

운동 기술은 12세까지 발달이 계속된다. 그때까지 성인의 90% 운동성과 반응 시간을 획득한다. 대부분의 운동 기술이 어린이 시절을 통해 획득되는 반면, 능숙함은 근골격 성장에 일관되어 청소년기까지 지속되고, 증가된 근력, 지구력, 협응에 이르게 한다. 달리기, 뛰기, 던지기와 같은 앞서 획득된 기술은 속도, 거리, 정확성, 힘에 대하여 질적으로 진행된다. 청소년기에, 경쟁적 스포츠 동안 운동 수행은 기본적 기술이 더 역동적 환경에서 통합되고 수행되는 것이 요구된다(그림 2-5). 이 시기동안 유전학적으로 높은 수준 운동활동을 수행하기 쉬운 어린이는 운동 능력에서 덜 적당한 어린이처럼, 그들의 동료와 별문제로 한다. 성공적인 실행과 동기는 결과 수행에 의미있는 역할을 하는 것을 항상 기억하라. 비슷하게, 환경적 제한은 또한 운동 행동에 영향을 준다. 예를 들어, 유전적으로 스키타기는 쉬우나, 따뜻한 기후에 사는 어린이는 결코 스키를 탈 수 없어서, 그 능력이 실제적이지 않다.

청소년기에 조작적 기술은 복잡해지고 성인에서 관찰된 기술과 닮는다. 미술, 재봉, 수공업, 뜨개질, 음악적 수행을 포함한 더 복잡한 과제를 위한 손가락의 더 큰 세밀함은 청소년에게 더 큰 정확성과 능숙함으로 이러한 운동 과제를 수행하도록 한다.

성인기(20~39세) (Adulthood(20 to 39 Years))

성인기에 운동 수행은 여가활동이거나 높은 수준의 운동 경쟁이 제시된다. 운동은 아마 개인의 건강과 복지에 영향을 주는 가장 쉽게 수정되는 행동 중 하나이다. 성인은 신체적으로 적합하며 변성질환의 위험이 감소하는 운동의 다양한 형태를 수행한다. 정기적으로 운동하지 않는 사람에게 비만과 연합된 증후가 일차적 건강 문제로서 나타난다. 여가 활동의 일부로서 적합한 훈련이 통합되는 많은 젊은 성인에서 적합성(피트니스)은 삶의 방법으로 지속된다.

근력의 정점은 남여 모두 25세와 30세 사이에 나타난다.이 시기 후에 근력은 근육 섬유의 숫자와 크기에서 축소 결과로서 감소된다.[37] 소실은 유전적 요소, 영양 섭취, 운동양상, 일상활동과 관련된다.

중년기(40~59세) (Middle Adulthood(40 to 59 Years))

나이가 듦에 따라 신경근, 근골격, 심혈관, 폐 시스템에 변화가 온다. 이 시스템에서 변화는 비록 영향의 크기가 개인적으로 특별할지라도, 운동 수행에 크게 영향을 준다. 30~70세 사이에 근력 소실은 전체 근력 소실의 약 10~20%로 중간정도로 생각되고, 이것은 대부분 활동을 통해 개인에게 무의미하고 탐지되지 않는다.[30,37] 근육 위

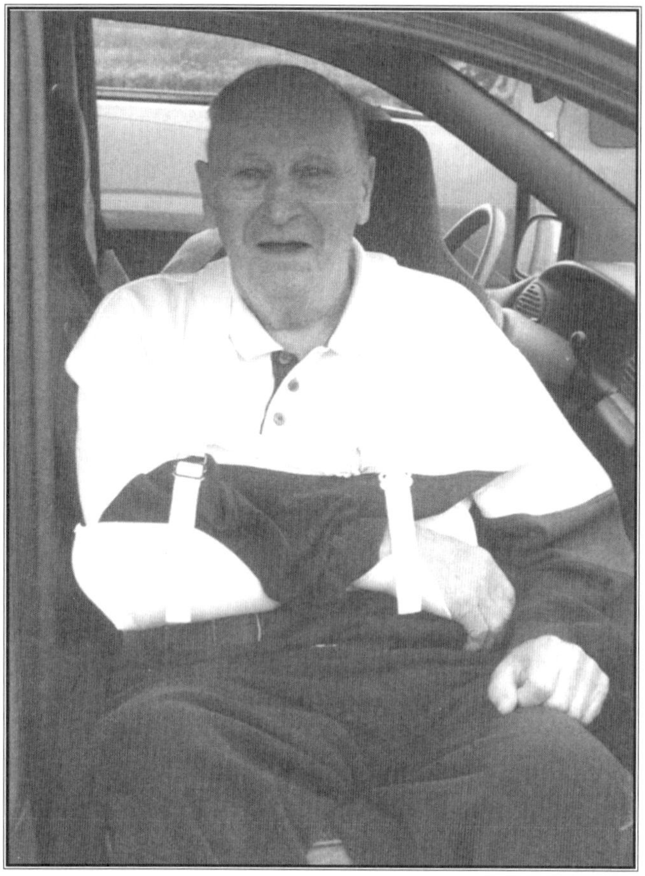

그림 2-6. 앉아 있는 노인

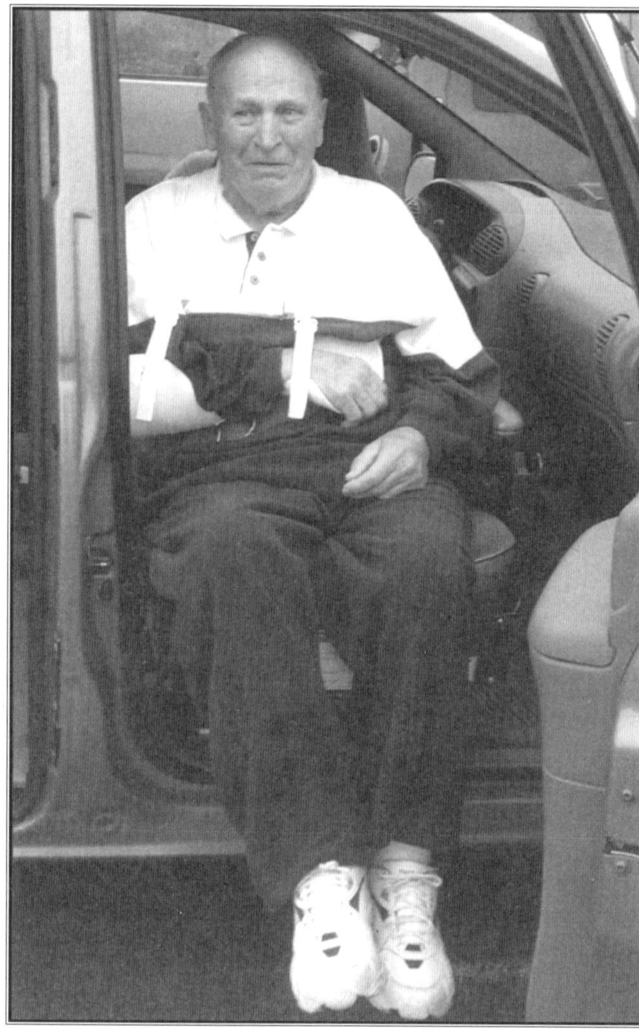

그림 2-7. 앉기에서 서기로 움직이는 노인

축을 반대하고 근력 강화를 도와주는 기전은 유산소와 근력 강화 활동을 강조하는 운동 양생이 포함된다.

노년기(60세이상) (Older Adulthood(60+Years))

대부분 노인 기능은 급성 질병, 낙상처럼 외상성 사고, 작은 사고의 혼합이 운동 기술이나 연합된 기술의 변형을 일으킬 때까지는 적당히 좋다(그림 2-6과 2-7).[30]

어떤 영향은 나이 - 연합성이고 규칙적 운동과 증가된 운동 활동으로 강조되어질 것이지만, 모든 것이 수정가능한 것은 아니다. 시간은 운동 기술 수행에 영향을 주는 것으로 나타난다. 개인이 나이가 듦으로써 그들은 수축과 이완 단계동안 근육의 시간을 조절하는 능력이 적게 나타난다. 결과는 운동 기술이 더 느리게 수행되고, 주동근 - 길항근 움직임이 성인 초기보다 더 약하게 협응되는 것이다. 움직임 생성에 덜 효과적인 것을 제외하고, 운동 기술 수행에서 다양성은 증가한다. 이러한 나이 - 관련성 변화는 이러한 변화가 낙상의 증가된 위험에 그들을 놓아두기 때문에 노년에게 심각한 암시를 준다.

65세 이상인 사람의 30%가 최소한 매년 한번의 낙상을 경험한다.[38] 낙상과 연합되는 것으로 생각되는 요소는 손상된 균형, 근육 약화, 약이 포함된다. 낙상과 연합된 위험은 나이 그리고 연합된 위험 요소의 숫자에 따라 증가한다. 운동 기술 수행을 위한 암시로서 노인에게 가장 의미있는 내적 변화는 신경근, 근골격, 심혈관, 폐, 감각 시스템의 기능이 악화될 때 일어난다.

Jette 등은[39] 노인의 조작적 기술을 검사했다. 그들은 근육 약화와 감소된 가동범위와 연합된 손기능의 변화는 일상생활동작 수행에 부정적으로 영향을 주는 것을 발견했다.

나이 - 관련성 변화는 운동 기술 수행에 포함되는 다른 시스템 사이와 시스템 내에서 변화에 반응한 신경 기전에 보상적으로 기여할 것이다.[40] 통합된 효과는 운동 생성의 느림과 주동근 - 길항근 근육군의 증가된 활동이 포함된다. 주동근 - 길항근 활동의 예는 역동적 균형 활동 동안 나타난다.[41] 70세 이후, 대부분의 사람은 다음 10년간 30%까지 근력의 소실이 초래된다고 말한다. 전체적으로, 성인기동안 근력의 소실은 80세에 도달한 시기에 40~50%만큼 될 것이다.[30] 다시, 백분율은 움직임의 반복을 위한 개인 요구와 관련될 것이다. 예를 들어, 매일 테니스, 달리기, 골프, 스키를 계속한다면, 소실 백분율은 의미있게 적을 것이다.

치료적 환경에서 운동 기술 발달 촉진하기
PROMOTING MOTOR SKILL DEVELOPMENT IN A THERAPEUTIC ENVIRONMENT

이동, 닿기, 잡기, 똑바로 선 자세를 유지하기와 같은 운동 기술은 계속적으로 매일 실행하기 때문에 환경에 상호작용하는 기술을 획득하고, 섬세하게 하고 유지하는 것을 모든 나이의 유아, 어린이, 성인에게 허용한다.

고객이나 환자를 개입하기 전에, 임상가는 유아에서 노인까지 전형적으로 일어나는 운동 행동과 이러한 행동 수행에 영향을 주는 요소를 인식해야 한다. 개인을 고려하는 포괄적인 접근은 개입을 위한 적절한 전략이다. 가장 좋은 실행은 환자에게 포함된 각 전문가의 복합된 조망과 독특한 기여가 통합되는 것이다. 개입은 운동 학습 쪽으로 제시되며 과제를 실행하도록 그들을 동기화하고 도전하는 활동으로 조직화한다. 활동은 나이와 활동 수준에 적합하고 기능적이어야 한다. 움직임과 활동은 프로그램의 강조가 될 것이다. 실행은 운동 기술의 획득과 섬세함에 중요하다(3장 참고). 이 사실과 연합된 딜레마는 실행이 반복적이 되고 지루해지며 이것이 감소된 동기에 이른다는 것이다. 이것은 과제를 실행하고 섬세하게 하는 동안, 어린이나 성인의 흥미를 유지하기 위해 환경적 관계를 변형하는 횟수에 의해 과제를 다양하게 하는 것이 중요하다. 물리치료사는 보조사에게 환자의 일상 쪽으로 운동 기술을 맞추도록 노력하라는 전략을 제시할 수 있다. 물리치료사와 보조사는 일생동안 신체적 피트니스가 정신과 신체의 건강과 복지를 촉진하는데 노력할 것이다. 각 치료 단계동안, 보조사는 환자(구두, 시각 그리고 근운동감각)로부터 피드백을 찾아야 하고, 환자의 반응에 따라 환자나 고객에게 그들의 피드백을 수정해야 한다.

초기에, 전문가는 결과와 수행에 관해 개인에게 피드백을 제공한다. 목표는 개인에게 임상에서 제시함이 없이 움직임에서 실수를 찾고, 교정하는 능력을 발달시키는 것이다. 거울과 비디오로 시각 피드백은 운동 수행에 관한 정보를 제공한다. 청각 피드백은 구두 명령 피드백이나 청각 스위치를 통해 제공될 것이다. 물리치료사는 환자나 고객의 특별한 지각적 기술과 장애 쪽으로 보조사를 이끌 것이다.

치료로서 놀이
PLAY AS THERAPY

어린이는 어떤 특별한 목표없이 그들 자신의 선택의 즐거운 활동에 참여하는 기회로써 놀이 시간을 깨닫는다.

성인은 요구된 결과를 성취하기 위해 사용된 어린이 - 지도적 활동으로서 놀이를 깨닫는다. 어린이와 성인은 모두 운동 기술의 획득을 촉진하기 위해 사회적 관계로서 놀이를 사용한다. 유아와 어린이가 성장함으로써, 사용되는 놀이의 기술은 어린이의 인지와 운동 기술 수행과 사회적 기술로 지속적으로 수정되어야 한다. 성인은 어린이의 특별한 성에 특별한 놀이를 제시하는 것이 아님을 주의해야 한다. 특별한 성의 아이에게 제시된 놀이의 예는 단지 여성에서 소꿉놀이와 남자에서 트럭게임이 포함된다. 어떤 성적 차이가 남자와 여자 사이 선호하는 놀이가 존재하는 반면, 성 - 중립 활동은 놀이가 보조사나 가족에게 위임되어지는 놀이단계 동안 장려될 것이다. 모든 단계는 과제와 환경을 다양하게 하여 운동 기술을 실행하는 아이에게 동기화하는 활동으로 아이의 흥미와 발달적 능력에 제시되어질 것이다. 이 방법에서 아이는 동기가 지속되고 새로운 운동 기술 수행에 열중한다. 놀이는 비경쟁적 환경에서 운동기술의 발달을 긍정적으로 강화한다. 성인은 전반적으로 일상생활동작 기술에 종사한다. 선택을 허용하기, 자가 - 동기 활동 내에 실수 교정은 더 좋은 일상생활 동작 기술에 이르게 될 것이다.

결론
CONCLUSION

운동 기술의 발달은 환경에서 특별한 운동 문제를 해결하기 위한 필요 때문에 일어난다. 효과적인 실습자는 환경에서 문제를 해결하고, 기능적으로 상호작용을 촉진하는 발달 전략과 운동 전략과 운동 문제를 정립하기 위해 환자나 고객과 협력적으로 일한다. 유전학과 환경적 요소가 운동 기술 획득에 역할을 하는 반면, 이 요소의 관계있는 중요성은 일생동안 변한다. 운동 행동의 초기 획득 동안 유전은 큰 역할을 한다. 삶의 후반부에는 환경적 요소가 더 강하다.

시스템 이론은 개인이 왜 다른 생물학적 나이에서 운동 기술이 존재하는지 그리고 운동 행동의 질이 왜 다양한지에 관한 모델을 제공한다.[42] 다른 시스템이 발달의 다른 지점에서 어떻게 영향을 끼치는지 이해를 제공하기 위해 운동 발달에서 감각, 근골격, 신경근, 전정, 인지 시스템의 영향을 검사하는 것은 물리치료사의 책임이다. 특별한 개입의 위임은 확실히 보조사의 역할 내에 있다. 인간은 복잡하고 상호 작용과 상호 독립 시스템으로 구성되어 있다. 시스템 이론의 기초를 이루는 이론적 구성은 전통적 이론보다 발달을 더 완전히 설명하는 것이다. 인간 시스템은 한 방향으로 기능하지 않고 일생동안 협력적으로 기능한다. 모든 개인이 같은 시간에 앉기, 기기, 걷기와 같은 운동 행동이 존재하지 않고 같은 생물학적, 연대적 또는 심지어 심리적 나이에서 어떤 과제 수행을 위한 (예, 운전하기 또는 독립적으로 개인 치료 수행)능력이 소실되는 것은 아니다.

한 이론도 복잡한 운동 행동의 발달을 완전히 설명하지 못하며 노화에서 개인 내의 그리고 개인 간의 다양성의 본질을 포함하지 못한다. 이론적인 면은 통합된 전망은 노화의 더 정확한 반영일 것이라는 증거를 제공한다. 다이어트, 신체적 활동, 다른 건강 습관을 포함한 삶의 방식 선택과 행동적 사회적 요소는 노화 과정에 잠재적 영향을 가진다.

개입에 통합된 접근은 삶을 통해 관찰된 운동 행동의 복잡한 성질을 제출한다. 여기에 논의된 모든 시스템은 운동 행동의 획득, 섬세함, 보존에 의미있는 역할을 한다. 개별적으로 각 시스템의 조심스런 고려와 시스템 사이 상호작용적 영향은 운동 행동을 이해하는데 중요하다. 어린이, 성인, 노인이 기능에서 제한된 전형적 움직임을 반복적으로 실행한다면, 그것은 개인에 의해 사용된 프로그램이 될 것을 기억하라. 그래서 개입은 환자나 고객의 기능적 기술을 제한하고 확대할 수 있다.

질문
CHAPTER QUESTION

1. 왜 운동 프로그램이 성인과 아이에서 다른지 설명하라.
2. 운동 발달에서 인지의 역할을 설명하라.
3. 근골격 요소에서 노인이 젊은 성인과 어떻게 다른지 설명하라.
4. 균형 훈련이 아직 걷지 못한 어린이와 낙상 경험이 있는 노인에서 어떻게 다른지 논의하라.
5. 정상 노화에서 심폐 변화를 정립하라. 이 심폐 변화가 개입에 어떻게 영향을 주는지 논의하라.

답은 www.slackbook.com/neuroquestions에 제시되었다.

참고문헌(REFERENCES)

1. Short-DeGraf M. *Human Development*. New York, NY: John Wiley; 1988.
2. Gesell A. *The First Five Years of Life*. New York, NY: Harper and Brothers Publishers; 1940.
3. McGraw MB. *Neuromuscular Maturation of the Human Infant*. 2nd ed. New York, NY: Hafner; 1943.
4. Singer RN. The readiness to learn skills necessary for participation in sport. In: Magill RA, Ash MJ, Smoll FL, eds. *Children in Sport: A Contemporary Anthology*. Champaign, Ill: Human Kinetics; 1978.
5. Smith LB, Thelan E. *A Dynamic Systems Approach to Development*. Cambridge, Mass: MIT Press; 1993.
6. Gibson JJ. *The Ecological Approach to Visual Perception*. Boston, Mass: Houghton Mifflin; 1979.
7. Haywood KM. *Lifespan Motor Development*. Champaign, Ill: Human Kinetics; 1986.
8. Heriza CB. Motor development: traditional and contemporary theories. In: MJ Lister, ed. *Contemporary Management of Motor Control Problems*. Alexandria, Va: Foundation for Physical Therapy; 1991.
9. Thelan E. Developmental origins of motor coordination: leg movements in human infants. *Dev Psychobiol*. 1985;18:1-22.
10. Zelazo PR, Weiss MJ, Leonard EL. The development of unaided walking: the acquisition of higher order control. In: Zelazo PR, Barr R, eds. *Challenges to Developmental Paradigms: Implications for Theory Assessment*. Hillsdale, NJ: Erlbaum Associates Incorporated; 1976.
11. Bradley, NS. Animal models offer the opportunity to acquire a new perspective on motor development. *Phys Ther*. 1990;70:776-787.
12. Thelan E. The role of motor development in developmental psychology: a view of the past and an agenda for the future. In: Lockman J, Hazen N, eds. *Action in Social Context: Perspectives in Early Development*. New York, NY: Plenum; 1990.
13. Thelan E. The (re) discovery of motor development: learning new things from an old field. *Dev Psych*. 1989;25:946-949.
14. Scott JP. Critical periods in organizational processes. In: Faulkner F, Tanner JM, eds. *Human Growth*. New York, NY: Plenum Press; 1986:181-196.
15. Chodzko-Zajko WJ. Biological theories of aging: implications for functional performance. In: Bonder BR, Wagner MB, eds. *Functional Performance in Older Adults*. 2nd ed. Philadelphia, Pa: FA Davis; 2001:28-41.
16. Karasik D, Hannan MT, Cupples AL, Feslon DT, Kiel DP. Genetic contributions to biological aging: the Framingham study. *J Gerontol: Series A: Biological Sciences and Medical Sciences*. 2004;59A:218-226.
17. Goldstein S, Gallo JJ, Reichel W. Biologic theories of aging. *Am Fam Physician*. 1989;40:195-200.
18. Rowe JW, Kahn RL. Successful aging. *T Gerontol*. 1997;37:433-450.
19. Sadler TW. *Langeman's Medical Embryology*. Baltimore: Williams and Wilkins; 1984.
20. Ashburn SS. Biophysical development during infancy. In: Schuster CS, Ashburn SS. *The Process of Human Development: A Holistic Life-span Approach*. Philadelphia, Pa: Lippincott; 1992:118-140.
21. Lieber RL. *Skeletal Muscle Structure, Function, and Plasticity: The Physiological Basis of Rehabilitation*. Philadelphia, Pa: Lippincott, Williams and Wilkins; 2002.
22. Thompson LV. Physiological changes associated with aging. In: Guccione AA, ed. *Geriatric Physical Therapy*. 2nd ed. St Louis, Mo: Mosby; 2000:28-55.
23. Wilder PA. Muscle development and function. In: Cech D, Martin S, eds. *Functional Movement Development Across the Lifespan*. Philadelphia, Pa: Saunders; 1995:137-157.
24. Sullivan JA. Introduction to the musculoskeletal system. In: Sullivan JA, Anderson SJ, eds. *Care of the Young Athlete*. American Academy of Orthopedic Surgeons and American Academy of Pediatrics; 2000:242-258.
25. Dutton M. *Orthopedic Examination, Evaluation, and, Intervention*. New York, NY: McGraw-Hill; 2004.
26. Lewis CB, Kellems S. Musculoskeletal changes with age: clinical implications. In: Lewis CB, ed. *Aging The Health-Care Challenge*. 4th ed. Philadelphia, Pa: FA Davis; 2002:104-126.
27. Overbay JD, Purath J. Self-concept and health status in elementary-school-aged children. *Issues in Comprehensive Nursing*. 1997;20:89-101.
28. Stout J. Physical fitness during childhood and adolescence. In: Campbell S, ed. *Physical Therapy for Children*. 2nd ed. Philadelphia, Pa: Saunders; 2000:141-169.
29. Dean E. Cardiopulmonary development. In: Bonder BR, Wagner MB, eds. *Functional Performance in Older Adults*. 2nd ed. Philadelphia, Pa: FA Davis; 2001:86-120.
30. Wagner MB, Kaufman TL. Mobility. In: Bonder BR, Wagner MB, eds. *Functional Performance in Older Adults*. 2nd ed. Philadelphia, Pa: FA Davis; 2001:61-85.
31. Ekelman BA, Mitchell S, O'Dell-Rossi P. Driving and older adults. In: Bonder BR, Wagner MB, eds.

Functional Performance in Older Adults. 2nd ed. Philadelphia, Pa: FA Davis; 2001:448-477.

32. Brazelton TB. *Neonatal Behavioral Assessment Scale.* London, England: Blackwell Scientific Publications, Ltd; 1984.

33. VanSant AF. Motor control, motor learning and motor development. In: Montgomery PC, Connolly BH, eds. *Clinical Applications for Motor Control.* Thorofare, NJ: Slack Incorporated; 2003:26-50.

34. Montgomery P, Connolly B. *Clinical Applications for Motor Control.* Thorofare, NJ: SLACK Incorporated; 2003.

35. Shumway-Cook A, Woollacott MH. *Motor Control: Theory and Practical Applications.* Philadelphia, Pa: Lippincott, Williams, and Wilkins; 2001.

36. Owens KB. *Child and Adolescent Development: An Integrated Approach.* Belmont, Calif: Wadsworth; 2002.

37. Ashburn SS. Biophysical development during early adulthood. In: Schuster CS, Ashburn SS. *The Process of Human Development: A Holistic Life-span Approach.* Philadelphia, Pa: Lippincott; 1992:556-577.

38. Tinnetti ME, Baker DI, McAvay G, et al. A multifactorial intervention to reduce the risk of falling among elderly people living in the community. *N Engl J Med.* 1994;331:821-827.

39. Jette AM, Branch LG, Berlin J. Musculoskeletal impairments and physical disablement among the aged. *J Gerontol.* 1990;45:M203.

40. Patten C, Craik RL. Sensorimotor changes and adaptation in the older adult. In: Guiccone AA, ed. *Geriatric Physical Therapy.* 2nd ed. St Louis, Mo: Mosby; 2000:78-109.

41. Benjuva N, Melzer I, Kaplanski J. Aging-induced shifts from a reliance on sensory input to muscle cocontraction during balanced standing. *J Gerontol. Series A: Biological Sciences and Medical Sciences.* 2004;59A:166-171.

42. Adolph KE. Babies' steps make giant strides toward a science of development. *J Infant Beh and Dev.* 2002;25:86-90.

제 3 장

운동학습, 운동조절, 신경가소성

MOTOR LEARNING, MOTOR CONTROL AND NEUROPLASTICITY

주요용어(KEY WORDS)

외적 피드백(extrinsic feedback)
내적 피드백(intrinsic feedback)
운동학습(motor learning)
운동조절(motor control)
신경기전(neuromechanisms)
신경가소성 (neuroplasticity)
실행상황(practice context)
실행시간표(practice schedule)
운동학습단계(stages of motor learning)

목표(CHAPTER OBJECTIVES)

- 운동학습, 운동조절, 신경가소성 사이의 차이점을 정립하기.
- 실행상황과 실행시간표 사이를 구별하기.
- 운동학습단계와 외적 피드백의 등급과 실행에 필요한 이 단계의 관계성을 논의하기.
- 외적 그리고 내적 피드백 사이 구별점을 논의하기, 그리고 어떤 피드백 시간표가 운동학습의 환자 단계에 적절한지 정립하기.
- 인지적으로 실행되는 움직임과 중추신경 CNS에 의해 조절된 자동/피드포워드 운동프로그램 사이를 개념적으로 구별하기.
- 어린이에서 보여진 것처럼 새로운 운동학습과 CNS기능장애를 가진 환자에서 보여진 움직임 패턴의 재학습 사이의 차이점을 논의하기.

소개
INTRODUCTION

운동학습, 운동조절, 신경가소성은 중추신경계에 질병이나 외상으로 진단된 다양한 연령의 환자를 다루는 물리치료사에게 흥미로운 영역이다. 신경생리학 영역의 연구 발달, 운동학습과 운동조절의 가설, 손상 후 신경계의 적응(신경가소성)은 물리치료사에 의해 직접적으로 평가되고 치료된다. 그래서 치료는 물리치료 보조사에 위임된다. 치료구성의 각 요소를 위한 특별한 이론적 설명은 물리치료사의 책임일지라도, 세 영역 내의 이론의 일반적인 이해와 치료의 관계는 물리치료 보조사의 지식을 향상시키고 특별한 환자를 위한 특별한 치료를 할 것인지, 하지 않을 것인지의 이유를 설명한다.

표 3-1
운동조절, 운동학습, 신경가소성 사이의 차이점

	조절기능	신경기전
운동조절	현재의 연접 연결과 현재의 프로그램을 이용.	신경전달: 반응에 대한 백만 초의 10~100번째. 신경펩티드: 연접으로 전달하기 위한 시간 또는 날짜; 반응은 시간, 일, 몇 개월 또는 평생일 수 있다.
운동학습	현재의 운동프로그램과 연접 활동패턴의 수정.	새로운 운동형태의 실행 반복은 몇 개월, 몇 일 또는 몇 주가 걸리며 지속적인 실행이 필요하다.
신경가소성	일차적 기능을 재형성하고, 다른 기능을 포함하고, 감각과정과 운동프로그램의 조절을 재획득하기 위해 잔존한 세포구조의 수정.	신경가소성을 위한 조직의 잠재성과 조직에 주어진 환경적 요구에 기초한다. 실행 반복은 몇 주, 몇 개월, 몇 년이 걸리며 지속적인 환경 요구가 필요하다.

비슷하게 어떤 실습 환경이 수행자나 가족 구성원의 책임이 왜 필요한지 이유를 설명할 수 있다. 표 3-1은 중추신경계 기능의 세 개념적 영역사이의 차이점뿐만 아니라, 환경의 운동 요구에 조절되고 학습되고 적응하는데 중추신경계에 요구되는 시간을 정립하였다.

운동학습, 운동조절, 신경가소성 영역 내에게 가설은 이 장에서 소개될 것이다. 발달이론과 그것이 어떻게 학습단계에 영향을 미치는지에 대해서는 2장을 참고하라. 이론이 어떻게 치료결정을 이끄는 지를 논의하기 전에, 각 주제의 정의와 기능적 운동에서의 특별한 역할이 소개될 것이다. 일단 각 주제가 논의되면, 각 이론의 상호활동이 선택된 치료순서와 요구한 치료변화를 위한 설명으로 사례 예를 통해 보여줄 것이다. 특별한 치료기술이 물리치료 보조사에게 적절히 위임되기 위해 5장을 참고하라. 이 장의 목표는 이론을 논의하고, 물리치료 영역에 적용되는 것을 논의하는 것이다.

물리치료사와 보조사의 역할은 기능적 움직임 제한에 직접적으로 관여하는 것이다. 이러한 제한은 특별한 시스템에 영향을 주는 미리 존재하는 삶의 경험, 질병, 병리, 외상과 관련되고 심폐, 피부, 근골격계, 신경계의 기능사이의 상호작용과 관련될 수 있다. 특별한 시스템 손상과 관련없이 새로운 운동 선택을 학습하는 개인의 능력(운동학습), 기능적 활동에서 움직임 조절(운동조절), 직접 또는 간접 중추신경계 손상 후에 운동기능 재획득(신경가소성)은 학습을 위해 창조된 환경에 의해 그리고 개인의 잠재력에 의해 조절된다. 이 장은 정립된 보조사는 중추신경계 문제를 가진 개인에 맞추어 질 지라도, 물리치료사와 보조사는 이 장 내에 설명된 이론이 정립된 의료적 문제 또는 질병이 무엇이든지간에 운동 산출과 기능적 제한과 관련되어 있음을 기억해야 한다.

이 장의 구성체계는 역사적 조망으로 시작하고 운동학습, 운동조절, 신경가소성으로 이어진다. 이 순서는 치료철학이 어떻게 발전되었는지를 이해하는 것을 돕고, 중추신경계 과정과 일치하는 순서를 강조하기 위해 선택되었다. 행동순서 또는 운동 프로그램의 학습은 운동패턴이나 행동의 조절에 대한 개인의 능력 전에 일어나야 한다. 어떤 운동 학습은 태아에서 일어나고, 이것을 반사적 또는 미리 존재하는 운동프로그램이라 부른다. 임신연령 6개월의 미성숙 태아에서, 심장근육과 대부분 자동 평활근 조절은 이미 확립되었다. 그러나, 관찰된 골격근 긴장 특성은 근육 조절현상이 없는 이완성일 것이다. 관찰된 이 형태는 치료사에게 운동 학습은 태아발달의 아주 초기에 일어남을 이해시키는 것을 돕는다. 운동학습은 환경이 변하는 한 삶을 통해 지속될 것이고, 중추신경계는 유연하게 그리고 그렇게 되고자 한다.

역사적 조망
HISTORICAL PERSPECTIVES

치료적 운동을 통해 운동기능을 재획득하는 것은 전문적인 시작 이후, 물리치료 영역의 중심주제였다. 다양한 기능적 활동에서 운동 기술을 학습하거나, 재획득하는 가장 좋은 방법의 결정은 항상 그 시대의 가장 좋은 과학이론에 기초하였다. 20세기 초부터 중반까지 운동은 재강화, 현재 근생리, 현재 근육의 최대와 아최대 근력과 관련된 실행 순서 이론에 기초한다. 20세기 중반에는, 신경재활 영역에서 치료기술이 신경생리, 신경해부, 유아발달 이론을 이용하여 설명하기 시작했다. 받아들여진 신경생리는 생리학자 Sherrington[1]에 의해 연구한 것에 기초한다. 신경계에 대한 그의 이해는 마취된 동물반응에 기초하고, 신경기전 프로토콜 연구를 받아들이고, 어린이의 운동발달을 관찰했다. 이 이론은 기능적 운동은 신경계 내의 강한 계층적 조절 아래 있다는 가정에 기초한다. 이 기간동안 PNF[2], Bobath[3], Rood[4], Ayers[5], Johnstone[6], Brunnstrome[7]과 같은 치료 접근이 발달되었다. 다양한 접근에 발달된 치료사는 공통적으로 하나를 가지고 있다. 그들은 모두 신경계가 어떻게 조절되는지에 관한 이론 사용에 노력하였다. 그들은 정상과 비정상 운동의 매우 민감한 관찰자였다. 그 시대의 기본과학 지식이 오류가 있고 이론변화가 필요할지라도, 운동조절, 운동학습, 신경가소성의 이해에 발달 때문에, 그 시대 동안 치료사에 의해 관찰된 움직임은 오늘날 치료사에 의해 관찰된 움직임과 같다. 이론은 과학 분석의 새로운 방법을 여는 새로운 연구로서 변화될 것이다. 그러나 기능적 움직임의 민감한 시각적 관찰과 제한은 항상 물리치료사의 비평적 기술에 존재할 것이다. 앞서 언급된 많은 접근은 여전히 사용되고, 비슷한 치료적용이 사용된다. 그러나, 각 접근의 치료 비율은 더 최초의 연구를 사용하고, 타당성을 설명하기 위해 기본 과학을 이용한다. 1970년대와 1980년대에 몇몇 치료사는[8, 9] 더 전통적인 Sherringtonian/계층적 순서 모델. 계층적 순서 모델에 대해 시스템 모델과 기능적 훈련에 기초한 통합된 접근을 가르치고 있다. 생리학자와 신경해부학자가 동물이 깨어있는 동안 움직임을 분석하기 시작하자마자 그들은 Sherrington 모델이 앞서 존재한 Berustein의 모델[10,11]만큼이나 정확하지 않음을 깨달았다. 20세기 후반 이후, 치료사들은 중추신경계 조절과 학습을 위한 계층적 모델에 대해 시스템을 공부하였다. 단지 최근 10년 내에 발달된 신경 가소성 개념이 확립되고 중추신경계 손상 후 환자 치료에 관한 진단에 중요한 부분이 되었다.

운동학습
MOTOR LEARNING

운동학습은 기능적 활동 동안 프로그램이 사용되고, 재사용되고, 수정될 수 있는 운동 기억패턴이 개인에게 어떻게 획득되고, 수정되고, 보류되는 지를 연구한다. 이러한 기능적 운동 기억 패턴의 예는 구르기, 움직이는 모든 면에서 머리조절, 일어서기, 화장실 훈련, 먹기, 걷기, 달리기, 스키타기, 등산, 동굴탐험, 단체게임, 운동 작업에 성공적으로 수행하기 위해 간단한 것에서 복잡한 운동 행동의 혼합 등이 포함된다.

운동학습의 원리는 "(1) 학습은 숙련된 활동을 위한 능력이 획득되어지는 과정이다; (2) 학습은 경험이나 실습의 결과이다; (3) 학습은 직접적으로 측정될 수 없다.– 대신, 그것은 행동에 기초해서 추측되어진다; (4) 학습은 행동에서 비교적 영구적인 변화를 일으킨다, 그래서 단기간 변형은 운동 학습으로 생각하지 않는다.[11 12]"로 요약될 수 있다. 운동 학습은 작업을 수행하기에 필요한 것과 작업이 수행되어지는 환경사이의 상호작용으로부터 나타나는 작업 - 특별 활동에 신경계의 반응이 영향을 주는 복잡한 과정이다.[13,14,15] 단기간 행동변화와 운동학습사이의 차이점은 물리치료사가 똑바로 누운 자세에서 옆으로 누운 자세로 구르는 환자 치료 시 설명될 수 있다. 치료 시작에서, 환자는 작업을 수행하기 위해 명령과 신체적 도움 둘 다 필요할 것이다. 그러나 치료 끝부분에서는 독립적으로 구르기가 가능할 것이다. 다음 날, 환자는 구두 명령이 있어도 똑바로 누운 자세에서 옆으로 눕기와 구르기가 독립적이지 않고 보조없이 더 빨리 구를 것이다. 이것은 단기간 변화의 예이다. 영구적인 운동 학습은 일어나지 않았다. 환자는 시간이 지나도 독립적으로 구르기가 지속적으로 수행될 때(비교적 행동에서 영구적인 변화), 운동학습은 일어난다.

많은 요소가 운동학습에 영향을 준다. 그래서, 운동이 어떻게 표현되는가는 모든 요소의 상호작용의 일람표이다. 어떤 운동 프로그램이 실행되는 것, 속의 상황, 실행순서, 행동의 운동학습단계, 피드백이 어떻게 적용되는지, 적용된 피드백의 형태는 운동학습의 중요한 요소이다. 각각은 분리해서 설명한다.

실행상황(Practice Context)

실행상황은 치료사가 운동 활동을 가르치기 위해 선택된 방법으로 정의된다. 여기에는 4가지 상황분류가 있다: 전체학습, 순수한 부분학습, 진행/순차적 부분학습, 전체학습을 위한 부분에서 전체.

전체학습(Whole Learning)

전체학습은 전체적으로 행동이나 작업을 수행하는 것이다. 침대에서 구르기, 앉기에서 일어서기, 머리 긁기와 같은 간단하고 구별된 운동 작업은 일반적으로 전체학습이 요구된다. 개인에게 의자에서 일어서기를 요구하는 것은 전체프로그램이다. 같은 사람에게 앞으로 숙이기를 요구하는 것, 두발을 6인치 떨어뜨려 놓기, 발 위에 체중 이동하기, 그리고 일어서기는 4단계 또는 4요소가 요구된다. 그러므로 개인에게 일어서라고 요구하는 것은 모든 요소가 합병된 한 프로그램이 요구되나 전체 활동으로서 수행된다. 근력, 가동범위 균형과 같은 특별한 손상이 정립되었을 때, 물리치료사는 손상 또는 손상훈련치료가 요구된다(예, 근력강화, 가동범위, 특별한 환경 속에서 균형훈련, 특별한 공동작용 운동부분 실행 등). 그러나 활동은 운동학습이 일어나기 위한 전체 프로그램으로 실행되어야 한다. 의자에서 일어서기와 같은 기능 기술을 수행할 수 있는 개인에 근육 근력 강화가 자동적으로 앞서 수행될 것이라는 가정은 문헌에 입증된 것을 봐도 환자에서 관찰되지도 않는다.

순수한 부분학습(Pure-Part Learning)

순수한 부분학습은 구성요소가 운동 프로그램 내부와 그 자체에서 구별되는 복잡한 활동에 사용된다. 테니스 서브 학습 때, 개인은 (1) 공을 비 우성팔을 사용하여 특별한 높이로 수직으로 던지는 방법과 (2) 라켓의 특별한 각도와 힘으로 라켓의 면으로 머리위의 공을 치기 위해 라켓을 들고 있는 동안, 우성팔을 넘기는 방법을 학습할 필요가 있다. 먼저 어떻게 던지고, 다음 라켓을 어떻게 넘길지 배우는 순서는 상관없다. 결과적으로, 두 가지가 학습에 필요하고 전체 활동으로써 함께 실행한다. 어느 부분을 먼저 가르치는 것이 중요하지 않을지라도, 운동학습이 일어나기 위해 함께 수행되어야 한다. 임상적 예에서, 물리치료사는 일어서기와 의자로 앉기를 가르친다. 수직으로 똑바로 선 패턴을 획득하고 멈추기 위해 활동의 첫 부분은 근력, 가동범위, 자세조절, 한발씩 체중을 이동하기에 필요한 균형; 자세, 균형, 움직임 패턴을 이용하여 앉은 자세에서 일어서기의 집중적인 연결; 공간에서 수직에 대한 지식이 요구된다. 이 운동프로그램의 두 번째 구별된 부분은 서기에서 앉기가 요구된다. 같은 패턴에서 원심성 조절이 요구된다; 그래서, 두 가지 움직임이 프로그램에서 독특하다. 동시에 물리치료사는 환자에게 서기가 요구될 것이고, 패턴의 두 가지 부분의 1/4이 수행된다.(예, 조금 앉고서 일어서는 조절). 물리치료사는 환자에게 두 패턴의 1/4씩 실행할 것이고 (두 가지 독특한 프로그램), 천천히 활동 범위를 증가한다. 최종목표는 환자가 두 부분이 학습된 후, 전체 프로그램을 실행하는 것이다. 이것은 단지 두 패턴의 1/4이 초기에 수행될지라도 순수한 부분 학습의 예이다. 일어서기에서 시작 결정은 물리치료사에 의해 결정될 것이다. 일어서기에서 시작하는 많은 이유가 있을 것이다. 그럼에도 불구하고, 특별히 언급되지 않는다면, 치료 시작 전에 질문한다. 앉기 또는 일어서기에서 시작은 전체로서 앉기 일어서기 앉기 프로그램에 환자가 독립적이 되는 것이다. 그러나 한 가지 방법이 환자가 학습하기에 쉬울 것이다. 그래서 치료시간을 줄인다.

진행/순차적 부분학습
(Progressive/Sequential Part Learning)

진행/순차적 부분학습은 성공적으로 수행하기 위해 특별한 순서로 수행되어져야만 하는 많은 단계가 요구되는 중간 기술과 순서적 과제를 가르칠 때 사용된다. 실행시, 학습은 항상 같은 시작 단계로 시작되고, 그 다음 단계 순서가 이어진다. Line Dancing은 순서적 과제의 예이다. 춤의 구성요소가 독특한 부분으로 개인에게 가르쳐졌다면, 다른 집단은 다른 순서에서 이 부분을 맞출 것이다. 그래서 춤 경연에 합창을 만든다. 치료적 환경에서, 물리치료사는 의자차에서 어떻게 일어서는지 환자를 가르치도록 요구될 것이다. 이 과제는 3가지 활동으로 구성된다: 의자차 브레이크 잠그기, 발판 접기, 그리고 일어서기. 이 세가지 활동이 전체의 분리된 부분일지라도, 특별한 순서로 수행하기 위해 환자를 가르치는 것은 환자에게 활동을 학습하는 것뿐만 아니라, 수행해야 하는 것에서 순서 또한 도울 것이다. 이것은 환자가 인지 손상의 특별한 형태일 때 특히 사실이다. 그래서 교육되지 않는다면, 다시 물리치료사는 운동학습의 이 형태가 특별한 환자에게 적절한지 질문해야 한다. 모든 물리치료사는 일어서고서 브레이크를 잠그거나 발판을 제거하는 환자를 치료할 것이다. 종종, 그 결과는 환자가 넘어지기 때문에 사고 기록으로 표현된다.

전체학습을 위한 전체에서 부분으로
(Whole to Part to Whole Learning)

전체학습을 위한 전체에서 부분은 가장 종종 임상에서 사용된다. 개인은 먼저 전체 과제 수행이 요구된다; 그리고서 임상가는 분리된 구성요소로 과제를 분류하고 전체 프로그램을 재구성한다. 목적은 환자가 전체과제를 실시하게 함으로써 물리치료사는 과제 분석을 완성한다. 과제 분석에서 물리치료사는 과제의 어떤 부분이 실패하는지, 움직임의 어떤 요소가 기능적인지 어떤 부분의 기능이 중단되고, 공간에서 범위 또는 자세가 제한되는지 인식해야 한다. 이 분석으로부터, 물리치료사는 어떤 구성요소가 실행에 필요한지 언제 또는 어떤 순서에서 직접 판단할 수 있을 것이다. 그리고 주어진 향상이 전체 과제 실행을 다시 시작할 때 제시된다. 전반적으로 실행 형태는 손상 훈련과 일치하고, 전체로서 프로그램에 일치할 필요가 있다.

치료 시작 전에 전체, 순수한 부분, 순서적 부분, 전체학습에서 전체에서 부분으로 어느 것을 할지 설정해야 한다. 이 분석 형태가 구두설명에서 임상결정과정과 일치하도록 학습되지 않았다면, 이 장에서 설명한 구두 명령이 도와줄 것이다. 많은 임상가들은 경험이나 직감에 기초해서 결정한다. ***실행효과***는 받아들여진 용어로 임상가들은 실행 표준을 고려하는 용어를 사용하여 그들이 무엇을 하는지를 구두로 표현할 필요가 있다.

실행시간표(Practice Schedule)

이 운동학습 요소는 종종 어떤 환자가 과제를 수행하는지에 언급된다. ***실행시간표***에는 3가지 분류가 있다: 대단위, 다양한, 무작위 실행.

대단위 실행(Mass Practice)

대단위 실행은 일상생활동작에 필수적인 기술 학습에 사용된다. 간단하거나 복잡한 기능적 과제와 상관없이,

초기에 개인은 전체 과제가 대단위 실행에 필요하다. 그래서, 과제의 부분이 분리된 요소로서 학습할 필요가 있다면, 그들은 순수한 부분, 순서적 부분, 전체학습을 위한 전체에서 부분을 사용하여 가르칠 수 있다. 그러나, 운동학습을 획득하기 위해, 전체 패턴/운동프로그램은 종종 중추신경계를 위해 전체로써 패턴을 학습하기에 충분히 실행되어져야 한다. 물리치료사는 전체 과제 또는 전체 활동 그 자체의 어떤 요소를 대표할 것이다 그러나 초기에 학습을 유지하기 위해 학습자를 위한 순서에서, 실행은 필수적이다. 입원환자 재활에서, 환자는 대단위 실행 임상 환경 내에서 기능적 숙련을 실행하기 위해 하루에 한 번, 두 번, 세 번 물리치료실에 온다. 물리치료사는 물리치료 보조사에게 개입을 위임하는 것이 적절한 지를 결정하기 위해 환자가 어떤 것을 수행하는 것의 기술 수준을 결정할 필요가 있을 것이다. 환자가 과제를 수행할 수 있는 유일한 방법이 실수의 부단한 수정과 끊임없는 도수 접촉이라면, 물리치료 보조사에게 과제의 위임은 부적절하다. 다른 한편으로 환자가 운동 프로그램 내에서 유기하기 위한 지침으로 실행되거나 특별한 요소나 손상에서 일할 필요가 있다면, 물리치료 보조사에게 위임은 매우 적절하다.

실행과정에서 대단위 실행은 운동 패턴이나 기능적 움직임을 약간의 방해로 반복적으로 수행한 환자에게 적합하다; 이것은 가르쳐진 프로그램을 기억하는 것으로부터 중추신경계를 방해할 수 있는 산만함 제한을 돕는다. 2장에서 설명한 것처럼, 정상운동발달은 기능적 움직임의 어린이 발달에서 대단위 실행의 역할을 잘 표현하고 있다. 예를 들어, 어린이는 구르기와 같은 움직임 과제에 성공하기 위해 노력할 것이다. 일단 성공을 경험하면, 아이는 반복적으로 이 활동을 실행할 것이다. 부모는 아이가 목욕하거나 기저귀를 바꿀 때, 구르려고 노력하거나 침대로 되돌아 눕기를 하는 것 때문에 매우 좌절하게 된다. 아이의 중추신경계는 그 운동프로그램을 학습하기 위해, 이러한 실행 형태가 중요하다는 것을 안다. 일단 운동프로그램이 중추신경계 내에 확립되면, 개인은 외부 환경이 변하지 않는 한 대단위 실행이 필요하지 않을 것이다. 예를 들어, 개인이 딱딱하고 편평한 면을 걷도록 대단위 실행을 통해 학습되었다면, 그 사람은 그 환경 내에서 그 프로그램을 자동적으로 사용할 수 있다. 사람이 풀밭이나 언덕아래 위로 걷기를 원한다면, 걷기 위한 환경이 바뀌고 대단위 실행은 다시 자동적응으로써 보행의 다양함을 학습하기 위해 필요할 것이다. 개인은 일상 활동 동안 운동이나 움직임 프로그램에 자동적으로 참여함으로써, 필요한 많은 실행이 줄어든다. 비슷하게, 운동이거나 인지이거나 중추신경계가 하도록 요구되는 많은 과제는 특별히 기능적 움직임 실행사이에 증가하게 된다. 운동학습은 대단위 실행이 요구된다. 그러나 물리치료사는 개인이 작업수행을 멈춘다면 학습은 나빠진다는 것을 명심해야 한다. 그래서 입원환자 재활 후에, 환자는 종종 외래 재활 시간표를 짠다. 매일, 일주일에 3번 등, 실행 시간표의 두 번째 형태는 간헐적/ 순차적 실행이라 한다.

간헐적/순차적 실행
(Intermittent/Scheduled Practice)

간헐적/순차적 실행은 프로그램이 환자의 중추신경계에 유효할 때 사용되나, 손상 에러가 일어나고 실행은 장기간 운동 기억을 지키는 것이 필요하다. 이 형태의 실행은 전반적으로 외래 재활, 개인 실행, 가정건강 방문에 사용된다. 물리치료 보조사는 종종 3가지 환경 모두에서 일하게 되고, 그래서 특별한 손상 훈련과 특별한 기능적 과제 실행은 매우 적절하다. 물리치료사에 의해 정립된 치료와 실행의 특별한 횟수는 환자의 요구와 관련되고, 환자의 독립적인 진행에 따라 더 많은 횟수에서 작은 횟수로 진행한다. 불행하게도, 이 상황에서 환자가 받는 많은 방문은 종종 보험회사, 병원 이용도, 치료사 이용도에 의해 제한된다. 이 제한은 환자들에게 이익을 주는 것이 아니라, 오늘날 건강 관련기관의 실상이다. 많은 수의활동이 실행했을 때 조차, 어떤 운동 프로그램의 학습에 순수하게 끼워두기엔 너무 제한된 시간으로, 환자는 전반적으로 장기 독립을 얻지 못한다. 환자들에게 더 큰 독립은 환자가 실행하기에 높은 동기를 가지는 프로그램이나 활동뿐만 아니라, 독립에 중요한 프로그램을 선택하고 실행함에 의해 획득된다. 어떤 것을 실행할 것인지에 관한 결정은 물리치료사에 의해 만들어진다; 실행 그 자체는 물리치료 보조사에게 위임될 수 있다. 환자가 대단위 실행을 하는 어떤 기능적 활동이 될 것이고, 반면 다른 것은 구분된 실행시간표이다.

무작위 실행(Random Practice)

무작위 실행은 실행의 짜여진 횟수없이 독립적으로 행하는 실행으로 언급된다. 결국, 무작위 실행은 환자 또는 치료제공자의 책임이다. 환자가 독립적으로 또는 대기자 보조로 실행할 수 있다면, 활동은 그 사람의 일상 생활 기술의 부분이 될 수 있다. 전반적으로, 물리치료사나 물리치료보조사는 무작위 실행동안 존재하지 않는다; 그러나 퇴원 방문자가 실행이 환자의 삶에 병합되도록 격려하기 위해 제시될 것이다. 일상생활 무작위 실행시간표 또는 가정프로그램의 배열은 물리치료사의 책임이지만, 물리치료보조사는 이것을 주시할 책임이 주어질 것이다. 예로, 환자는 독립적으로 의자에서 나와서 화장실이나 부엌으로 걸어갈 것이다. 동시에 의료상태 때문에, 그는 매 시간 물을 마셔야만 한다. 환자는 매 시간 물을 먹기 위해 일어나서 부엌이나 화장실로 가야한다고 말한다면, 그는 자동적으로 앉기에서 일어서기, 일어서기에서 앉기, 어떤 거리를 걷기가 실행될 것이다. 환자는 물을 마시는 능력이 있으나, 전체 활동은 일상적인 부분으로서 자동적으로 실행되는 기능적 움직임과 통합된다.

운동학습단계 (Stages of Motor Learning)

운동학습의 3단계 가 있다. 복잡한 운동 활동은 다양한 운동 프로그램으로 구성되어 있음을 기억하라. 뇌손상 후에, 각 프로그램의 기억은 물리치료사에 의해 평가될 필요가 있다. 전체 프로그램의 어떤 면을 수행할지는 물리치료사의 결정이다. 그 활동의 위임은 물리치료보조사에게 주어질 수 있다. 예를 들어, 외상성 뇌손상을 가진 환자는 과제의 특별한 요소를 재학습할 필요가 있을 것이다. 물리치료사는 오른쪽 하지를 이용하여 환자가 설 수 있는 지를 보조사에게 물을 것이다. 두 다리를 사용한다면, 그리고 왼쪽 다리가 고관절 신전과 내전, 슬관절 신전, 족관절 내반과 저측굴곡과 같은 강한 신전 패턴이 있을 것이다. 그래서 오른쪽 다리는 설 수 있으나, 왼쪽은 그렇지 않다. 물리치료보조사는 환자가 서는 것을 교육하고서 왼쪽 하지를 슬관절 굴곡하고, 의자에 왼쪽 슬관절을 둘 것이다. 이 방법에서, 오른쪽 하지는 서기의 모든 요소를 실행할 수 있고, 왼쪽 하지는 강한 신전근 패턴이 일어남이 없이 고관절의 자세조절 실행이 계속 될 수 있다. 물리치료보조사의 위임이 적절한 동안 물리치료사는 가장 좋은 치료에 관해 결정할 것이다.

1 단계(Stage 1): 인지단계/운동기술의 획득 (Cognitive Stage/ Acquisition of a Motor Skill)

1 단계는 환자가 새로운 기술을 학습할 때 또는 전체 활동으로서 오래된 것을 재학습할 때이다. 이 단계에서 개인은 종종 실행이 필요하고 성공하기 위해 실행자로부터 많은 외적 피드백이 필요하다. 그러나, 환자가 실행하고, 스스로 교정하는 것은 초기 단계 동안 중요하다. 예를 들어, 환자가 일어서서 체중을 발 외측면으로 이동시킨다면, 낙상의 큰 가능성이 있다. 그러나 스스로 교정된다면, 활동 경계선이 실행되고 학습된다. 외적 피드백이 제공되기 전에 스스로 교정하는 시간이 주어지는 것은 중요하다. 환자가 일어서기를 교육받을 때, 운동 학습의 두 번째 단계로 옮겨가기 위해 이러한 실수를 만들 필요가 있다. 실수로 프로그램을 실행하는 것은 교육된 과제 내에서 실행을 의미한다. 물리치료사가 환자에게 일어서기를 요구한다면, 그리고 환자가 과제를 실시함으로써, 그는 낙상이 시작되고, 더 이상 서기 패턴을 실시하지 않는다. 그리고 그는 낙상을 실행한다! 이 예에서, 환자는 실수를 자가 교정하지 않았고 일어서는 방법을 학습하지 않았다.

패턴 내에 머무르도록 격려하는 몇 가지 방법이 있고 물리치료사는 필요하다면, 특별히 물리치료 보조사에게 교육해야한다. 신체내로부터 고유의 /내적 피드백에 대한 반응을 환자에게 가르치는 것은 학습의 이번 단계의 중요한 요소이다. 운동학습의 획득 단계일 때, 실행을 위해 사용된 환경은 지속적이어야 하고, 실행형태는 일반적으로 대단위 실행이다. 환자가 적절한 운동 프로그램의 사용에 의해 외적 환경의 요구에 자동적으로 반응하기 시작한다면(예, 체중이 발 이동 반응을 일으키기에 충분히 발 앞으로 옮길 때 자동적으로 발 이동이 있다), 프로그램 자체는 종종 feed-forward 패턴으로 실행된다. 이 feed-forward 패턴은 보행을 알기 위해 중추신경계에 피드백이 더 이상 필요하지 않는 사람에게 적절한 반응이다. 예로, feed-forward 기전은 DVD플레이어와 비슷하다. 장비가 영화를 보도록 한다면, DVD플레이어는 영화가 끝날 때까지 영화실행을 계속할 것이다. 비슷하게 외적환경이나 내적환경(동기, 인지력 등) 어느 것 때문에 운동시스템은 보행에 관여한다. 그 운동 시스템은 중추신경의 어떤 면이 그 결정을 바꿀 때까지 근골격계를 걷도록 할 것이다. 중추신경에 피드백은 종종 프로그램을 바꾸기 위한 중추 신경 결정의 중요한 요소이다. 그래서 물리치료 보조사가 운동 학습 단계를 이해하기 시작할 때 피드백의 다양한 고려는 적절한 단계로 통합하는데 필요할 것이다.

2 단계(Stage 2) : 연합단계/정밀함 (Associative Stage/Refinement)

2 단계는 환자가 특별한 환경적 억제 속에서 프로그램을 실행할 때이고, 활동 동안 실수가 감소하게 될 것이고 수행동안 노력이 적게 제공될 것이다. 전반적으로, 특별한 요소에서 다양함이 존재할지라도, 수행동안 사용된 환경은 지속적이다. 예를 들어, Y가 20° 이상 도달하거나 불안하게 하지 않는 한 단단한 면에 앉아 있을 수 있다면, Y는 프로그램을 학습하게 되나 그 범위를 넘어서 불안하게 할 때 범위, 힘, 균형이 제한된다. Y는 정밀한 단계이다. 물리치료사는 표시된 20° 를 넘어 가볍게 공간에서 물체에 닿는 활동을 요구할 것이다. 물리치료 보조사는 환자가 움직임과 자가 교정을 재확립하는 동안 같은 환경(예, 단단한 면) 재훈련을 교육받을 것이다. 이 단계에서, 환자는 특별한 환경 내에서 조절이 확대된다.

3단계(Stage 3) :자동단계/정체 (Autonomous Stage/Retention)

3단계는 환자가 다른 환경의 다양함에서 움직일 때이고, 전체 프로그램의 조절을 계속 사용한다. 물리치료사는 프로그램에서 변화에 관해 물리치료 보조사에게 교육해야 한다. 앞선 예에서, 물리치료사는 환자가 단단한 면에 앉기 프로그램을 학습하도록 결정한다면, 물리치료 보조사는 공과 같은 부드러운 면에서 움직이는 것을 요구할 것이다. 학습의 진정한 증명은 다른 장치로 기술이 이동되고, 기술이 유지되는 능력이다. 동시에, 실행은 일반적으로 매일의 부분이고 무작위이다.

피드백(Feed-Back)

두 가지 형태의 피드백이 있다: 내적과 외적. 피드백은 감각 입력에 의존한다. 환자가 감각 상실이 있을 때, 종종 피드백 기전은 상실되거나 지속적이지 않고, 변형된 감각 시스템을 통한 대상작용이 지시된다.[16-18]

내적 피드백(Intrinsic Feedback)

내적 피드백은 요구된 움직임 자체의 일부분으로 환자 신체에 고유한 감각 반응에 기초한다. 예를 들어, 근육과 관절은 체간과 사지가 공간 어디에 있는지 사지가 열린 또는 닫힌 사슬인지를 중추신경에 전한다. 내이속의 전정계는 머리가 공간 어디에 있는지 중추신경에 전한다. 두 가지 감각기전은 유전적이고 정밀함을 위한 일차 입력이고, 자세와 움직임 프로그램을 유지한다. 물리치료사는 고유한 피드백에 충돌이나 소실이 있는지 결정한다. 결함이 있다면, 물리치료사는 활동 동안 적절한 감각 자극을

재획득하거나, 다른 감각계를 지속시킬지 특별한 활동을 위임할 것이다. 적절한 내적 피드백의 부족이나 대상 작용 입력 시스템은 교정하지 못하는 실수에 이르게 되고 그래서 기능적 독립 획득에 실패한다. 운좋게도, 운동학습은 종종 심각한 감각 결함이 있을지라도, 신경 가소성을 통해 획득한다. 이것은 후에 논할 것이다.

외적 피드백(Extrinsic Feedback)

외적 피드백은 피드백을 제공하는 외적 요소에 의존한다. 바이오 피드백, 치료사 목소리로부터 청각 피드백, 거울사용, 도수 기술 동안 치료사가 사용하는 고유수용성 입력 피드백은 물리치료사에 의해 사용되는 많은 외적 피드백 기전 중 일부이다. 이러한 피드백 형태는 운동 활동 동안 더 좋은 수행에 이르게 하나 환자가 고유 피드백을 이용한 자가-교정이 될 때까지 독립은 확립되지 않는다. 두가지 형태의 외적 피드백이 있다.[19] 수행지식(KP)피드백은 움직임 패턴의 질적이든 효율성이든 획득되기 위해 환자에게 정보를 주는 감각시스템(예, 치료사 목소리)을 이용한다. 물리치료 보조사는 말할 것이다. "당신은 B군을 찾으세요 그러나 발로 균형을 유지할 필요가 있다", "당신은 보행기를 누를 필요가 있다" 또는 "당신의 발을 더 앞으로 놓아라". 결과 지식(KR) 피드백은 환자에게 과제를 수행하거나, 과제 수행을 위해 움직임을 어떻게 근접할 것인지를 제공한다. 물리치료 보조사는 말할 것이다. "J씨 당신은 나의 도움없이 설 수 있다", "당신은 단지 M군을 감추기 때문에 보지 않고 앉을 수 없게 된다". 피드백의 두 형태는 학습자에게 실수에 관한 정보를 제공한다. 지속적인 피드백은 즉각적인 행동 수행에 이르게 되나, 환자는 외적 피드백에 따라 학습하게 되고, 독립적으로 과제를 학습하기에 필요한 고유정보 진행 필요성이 발달하지 않을 것이다. 예로, 물리치료보조사의 구두로 보행의 많은 면을 교정하고, 환자는 아침시간 끝 지점에 매우 잘 수행하게 된다. 오후에, 환자가 다시 걷도록 할 때, 그의 수행은 아침 시작과 같고 아침 끝지점에서 행한 변화가 보이지 않는다. 명백하게, 환자는 물리치료 보조사로부터 외적 피드백에 의존하고, 독립적으로 과제 수행을 학습하지 않는다.

외적 피드백의 3가지 시간표가 사용될 수 있다: (1) 합쳐진 피드백, 과제의 많은 세트 시도 후에 피드백이 제공된다(예, 격일 또는 3일마다 시도 후에); (2) 쇠퇴한 피드백, 초기에는 매번 시도 후 피드백이 제공되고 격일로, 3일 간격, 4일 간격 등으로 시도가 줄어든다; (3) 대역폭(band width)피드백, 오직 과제 수행이 오차 범위를 넘어설 때, 피드백이 제공된다. 다양한 외적 피드백에 대한 다른 방법은 지연된 피드백을 제공하는 것이다. 이것은 단기간(예, 5초 지연) 물리치료 보조사가 피드백을 보류하는 것이다.[20] 운동 학습을 위한 가장 효과적인 피드백 시간표는 쇠퇴한 피드백이고, 외적 피드백은 환자가 시도하는 동안 점점 간헐적이 된다. 지연된 피드백은 또한 자가 평가 수행을 위한 시간이 제공됨에 의해 운동 학습을 향상하게 된다. 그러나, 특별한 피드백 시간표는 환자와 학습되고 실행되는 과제에 의존한다. 물리치료 보조사가 수행에 관해 의심이 있을 때는 부가적 방향에 대해 물리치료사에게 질문하는 것이 매우 적절하다.

운동 조절
MOTOR CONTROL

운동조절은 개인이 이미 획득된 움직임을 어떻게 조절하느냐의 연구이다.[21-23] 운동조절의 이해를 위한 과학 학습은 신경생리학, 신경해부학, 운동역학, 움직임 과학, 운동생리, 활동 동안 운동시스템과 관련된 신체 시스템학(예, 심장, 순환, 소화, 호흡)이다. 이것은 병변의 어떤 형태, 병변의 위치, 병변의 상태와 관련된 어떤 움직임 기능장애인지에 대한 지식은 물리치료보조사의 책임은 아니다. 그러나 물리치료 정보와 패턴이나 기능적 기술의 조절에 변화는 인지할 책임이 있다. 이것은 변화가 기능장애나 기능 쪽으로 흐를 때, 중요한 건강 주제가 될 수 있다. 운동조절을 이해하는 연구 중 하나는 환자 신체로 물리치료사의 운동조절이 환자에게 피드백 영향을 주는지

깨닫는 것이다. 과제를 수행하는 환자의 능력은 환자 자신의 고유한 기전에 의존하고, 중추신경 병변의 치료사 견해로부터 다양해질 것이다. 가장 확실한 차이는 아마 인체측정이다. 치료사의 키, 몸무게, 유연성, 근력, 지구력 등은 환자에게 피드백을 통해 재강화시킬 수 있는 동작에 영향을 준다. 게다가, 같은 신체 측정은 환자가 움직임을 어떻게 수행할 수 있는 지에 영향을 준다. 관절 동물에 가장 쉬운 예는 작은 사람 대 큰 사람이 의자에서 일어나는 방법을 관찰하는 것이다. 학급에서 찾아보고 그 차이점에 놀랄 것이다. 운동조절은 각 개인의 독특한 특성이 주어지는 조절을 의미한다. 차이는 손상이나 질병 후 뿐만 아니라, 질병 전에 일어난다. 이것은 환자의 기능적 회복을 적절하게 하기 위해 물리치료보조사의 치료를 이끌어 주는 것이 중요하다.

특별한 움직임, 걷기와 같은 운동조절을 분석할 때, 치료사는 동시에 작용하는 많은 운동 프로그램을 볼 것이다. 이 프로그램은 다음을 포함한다. 자동적 보행, 머리의 자세적 조절, 열린 그리고 닫힌 사슬 환경에서 축 근육과 체간의 자세조절, 두 다리의 발 뒤꿈치 닿기까지의 균형 프로그램, 환자가 걷는 동안 환경(예, 나무바닥, 보풀이 있는 천, 시멘트 보도, 경사진 풀길). 이 프로그램의 각각은 중추신경에 의해 조절되는 움직임 순서이다. 중추신경은 치료사에게 특별한 환경 내에서 정상 보행을 관찰 하도록 하는 동시에 이 프로그램의 전체를 조절하고 수정해야 한다. 어떤 환자는 프로그램의 많은 것 중 하나를 잃을 것이다. 그래서 물리치료 보조사는 현수장치로 체중부하와 같은 조절된 환경 아래 보행과 같은 복잡한 프로그램을 실행하도록 교육받을 것이다. 현수장치와 트레드밀은 적절한 자세 프로그램을 수행하기에 개인의 필요성을 줄이고, 보행 주기 동안 사용된 다양한 힘 생산을 줄인다. 걸음 횟수는 외적으로 조절될 수 있고, 발 위치는 임상가에 의해 보조받을 수 있다. 환자가 자세조절; 보행, 균형 힘, 걸음 횟수, 체계적 발걸음 길이를 획득함으로써 현수양은 줄어들고, 환자에 의해 더 많은 운동조절이 요구된다.

신경가소성
NEUROPLASTICITY

신경가소성은 어떤 시기에 외상이나 질병에 의해 죽은 세포 때문에 앞서 소실된 기능을 학습하거나, 재학습하도록 세포적응을 사용하고, 적응하는 뇌의 능력으로 정의된다. 변화는 개인의 중추신경에 있는 다양한 외적, 내적 요구에 반응하여 일어난다. 적절한 치료 환경 내에서, 결과적 행동은 기능적 회복을 이끌고, 더 높은 삶의 질을 얻거나 회복하도록 한다. 실제로, 신경가소성은 삶을 통해 일어난다. 키, 몸무게, 지구력, 정상과 만성 질병, 삶 동안 세포 죽음에 대한 중추신경의 내적 적응은 우리의 신체 변화로서 기능을 유지하기 위해 이 모든 것을 허용한다. 비슷하게 기후, 운동수준, 식사요구, 습관 변화와 외적환경은 삶을 통해 다양하다. 중추신경은 앞서 효과적인 운동프로그램을 수정하고 변화할 필요가 있고, 유연성, 적응, 질병에서 자유롭기 위해 이 요소를 수정한다. 외상이나 질병이 행동에서 뚜렷하게 관찰되는 변화를 일으킬 때, 주변의 모든 것은 이 변화를 깨닫게 된다. 20세기 초반에서 중반까지 이론은 치료사에게 일단 세포가 죽으면, 대상작용을 제외하고 행할 수 있는 것이 아무것도 없다고 믿었다. 이것은 중추신경 내에 가소성이 가능하지 않다고 믿는 것이다. 중추신경질병이나 외상을 가진 환자를 치료하는 치료사는 질병이나 외상 후에 이론과 환자 회복사이에 불일치를 받아드리지 않는다. 치료사는 기능을, 외과의는 병리에 관여한다. 종종 외과의나 기초 과학자에 의해 병리는 기능을 불가능함을 지시한다. 그러나 치료사는 소실된 운동 기능을 향상하거나, 재획득하는 환자 행동을 다루게 된다. 지난 20년간, 살아있는 동물 모델로 더 좋은 측정 도구와 연구의 향상으로, 과학자와 연구자들은 뇌가 앞서 생각한 것보다 더 가소성이 있음을 발견했다. 학습을 위한 적절한 환경이 주어지면, 뇌는 세포손상에도 불구하고 ***학습*** 또는 ***재학습***될 수 있음을 발견하였다.[14,15,24-28]

신경가소성은 치료사가 전문성이 시작된 이후, 관찰된

행동을 위한 기초과학 효율성을 제공한다. 앞서서, 임상가 특히, 전문 임상가는 환자가 어떻게 기능을 재획득하는지 설명하지 못하거나 어려워한다; 그러나, 그들은 이러한 행동을 관찰하고 측정할 수 있다. 신경가소성은 왜 환자가 할 수 없다고 말한 의료시스템에도 불구하고, 기능을 재획득할 수 있는지 설명하는 것을 돕는다. 이 이론은 치료사에게 치료 윤곽을 이끄는 것을 돕는다. 중추신경은 항상 개인이 성공에 대한 동기가 있는 한, 존재하는 과제에 성공적으로 노력할 것이다. 과제를 가르치는 데 사용되는 환경이 너무 어렵다면, 환자는 과제를 성공하기 위해 다른 프로그램으로 대체할 것이다. 예를 들어, 환자가 발 끝 떼기에서 고관절을 굴곡할 수 없다면, 사지를 앞으로 옮겨가기 위해 어떤 변형된 움직임 패턴을 변형하여 사용하거나, 고관절을 원회선(circumduct)할 것이다. 이 변형은 쉽게 정립된다. 그리고 실행된다면, 환자에게 새로운 프로그램이 될 것이다; 그러나 덜 효과적이기 때문에 에너지가 더 요구될 것이다. 그것은 시너지 패턴, 자세조절, 균형, 범위를 통해 필요한 힘에 영향을 줄 것이다. 그러므로 어떤 대상작용 해결을 선택하기 전에 환자의 정상 보행 패턴은 자극하도록 노력하는 것이 더 좋을 것이다. 복잡한 이론과 기능과의 관계는 물리치료보조사의 책임은 아니지만, 눈과 귀로 감각입력과 역학적 느낌은 환자의 기능 회복에 해결되지 않음을 의미하는 것은 아니다. 그래서 기능적 움직임을 관찰하고 물리치료사에게 이러한 행동의 변화를 보고하는 것은 물리치료 보조사의 업무이다. 환자의 움직임이나 자세 문제는 일반적으로 환자의 운동 반응에 의해 답이 된다.

결론
CONCLUSION

환자가 정상 운동 프로그램을 학습하지 못한다면(예, 태어나면서 외상이 있는 경우), 움직임 패턴은 성공 가능하고, 재강화가 정확하고, 잠재적인 실행이 있는 환경에서 대단위 실행이 있어야 한다. 개인이 이미 움직임 전략(예, 걷기)을 학습했다면 그리고 외상(예, 익사), 외상성 뇌손상이나 뇌졸중을 경험한다면, 앞서 학습된 패턴을 재획득하거나, 치료사의 치료 환경에서 새로운 것을 학습하는 것이 잠재적으로 존재한다. 개인은 먼저 패턴이나 특별 과제 프로그램을 학습해야 하고, feed-forward 운동프로그램에서처럼 그 프로그램이 자동적이 되도록 조절하기에 충분한 실행이 있어야 한다. 학습된 프로그램은 기록장치가 있는 비디오와 비슷하다. 중추신경은 패턴을 결정하고 중추신경이 그것을 바꾸라고 하지 않는 한 프로그램 (또는 비디오 테잎)을 실행할 것이다. 예로, 치료사는 환자의 중추신경이 보행이 실행되기에 적절한 프로그램이라고 결정하는 환경에 환자를 두어야 한다. 관찰된 보행 형태는 치료사에게 어떤 프로그램이 환자에게 상호작용하고 조절되는지를 말한다. 그 환자는 중추신경이 그 밖의 것을 행하도록 명령하거나, 그 개인의 운동조절이 실수를 자가 교정하지 않을 때까지 보행의 운동조절을 실행하고서 환경은 새로운 프로그램을 강화한다. 대상할 수 없는 지면 변화 때문에 낙상한 사람은 프로그램의 변화를 일으키고 걷기 위한 운동조절의 소실이 있는 외적 환경 변화의 예이다. 운동학습을 이해하고 중추신경의 어떤 패턴이 요구된 움직임에 대해 운동 시스템의 반응을 조절하는데 사용될 수 있는지는 중추신경의 손상 후에 움직임 기능장애가 있는 환자의 진행에 엄청난 견해를 제공할 수 있다. 지도를 함께 맞추는 방법은 물리치료사, 물리치료보조사, 환자가 학습하는 환경에 의해 영향을 받을 것이다. 다음 사례는 이 장에서 설명한 치료적 원리 이해를 도울 것이다.

사례연구
CASE STUDIES

다음의 특별한 사례는 다음 장에서 설명되는 것과 비슷한 환자 예이다. 물리치료 보조사는 이 장을 숙지한 후에 이 임상 질문에 답할 수 있는 것을 기대하지 않는다. 대신, 물리치료보조사는 다음의 임상문제 장에 있는 정보로 이 장에서 설명한 정보를 통합하는데 이 경우를 사용할 수 있다. 학습자는 이 장, 사례 예를, 환자 치료와 관련된 운동학습, 운동조절, 신경가소성에 관한 적절한 질문을 정립하기 위한 문제가 추천된다. 몇몇 임상적 문제 장을 읽고, 분석한 후에 물리치료보조사는 이 장으로 되돌아와서 적절한 사례를 찾고, 임상적 치료 결정 쪽으로 이 문제를 더 잘 해결하기 위한 질문과 답을 통해 진행된다.

사례 1(Case #1)

이 환자는 경련성 사지마비(Spastic diplegia)로 진단된 6개월된 아이이다. 8주 미성숙으로 태어났고, 그 당시에 극도로 이완성(flaccid)이었다. 아이의 태아 나이는 4개월이었고, 8주간 자궁에 있었다. 그러나, 어린이의 긴장도 특성은 체간과 하지에 신전근이 우세했다. 어린이는 다리보다 팔이 더 조절할 수 있으나, 많은 체간 안정을 요구하는 앉기 또는 서기에서 발에 압력이 주어지는 자세에 놓여졌을 때, 팔 기능은 소실된다. 어린이는 적절한 머리 조절을 할 수 없고, 구르기를 할 수 없고, 앉기나 독립적인 앉기를 할 수 없다. 물리치료사는 물리치료 보조사에게 먼저 옆으로 누운 자세에서 체간 회전을 도수 치료할 것을 요구한다. 물리치료 보조사는 구르기를 촉진하기 위해 상부 체간에서 하부체간을 회전하고, 초기에 환자 하지 중 하나를 고관절과 슬관절 굴곡시킨다(발의 볼을 유지하지 않고). 두 번째로, 아이는 머리를 수직으로 하여 물리치료 보조사의 무릎에 놓고, 체간의 작은 범위 변화로, 물리치료 보조사는 머리의 작은 움직임을 촉진하고 머리조절을 얻도록 아이를 보조한다.

질문(Questions)

1. 왜 물리치료사는 물리치료 보조사에게 이 활동을 하도록 요구하였는가?
2. 물리치료보조사의 영역 내의 요구사항인가?
3. 아이는 운동학습의 어떤 단계에 있는가?
4. 실행 상황에서 어떤 형태를 선택할 것인가? 반응은 전체, 순수한 부분, 순차적 부분, 전체 학습에서 전체에서 부분과 연관된다.
5. 어떤 실행시간표 형태가 물리치료 보조사에게 사용되기를 희망하나? 실행시간표를 고려할 때, 피드백의 어떤 형태가 초기에 사용될 것이고, 그 피드백이 환자가 향상됨으로써 어떻게 바뀔 것인가?
6. 왜 변하기를 기대하는가? 그리고 무엇이 비슷한가? 위임된 치료에 변화가 있는지? 물리치료사에게 언제, 왜 질문할 것인가?

사례 2(Case #2)

환자는 물에 빠져 무산소 사고를 당한 5세 남자이다. 사고 전에 그는 유치원에서 활달하고 건강하였고, 매우 잘 자랐다. 아이는 1주일간 혼수상태였고, 3주간 식물인간 상태였다. 지금은 안정되었고 물리치료를 위한 신경재활에 보내졌다. 환자는 구를 수 있고, 체간 긴장도가 감소하면 앉을 수 있다. 그는 움직임이 없는 한, 독립적으로 앉을 수 있으나 앉기에서 일어설 수는 없다. 물리치료사는 먼저 물리치료 보조사에게 환자가 앉도록 요구하고, 물리치료보조사는 뒤에서 환자 체간을 지지하기 위해 자신의 다리를 사용하고, 몸을 수직 자세 패턴으로 가져간다. 그리고 물리치료 보조사는 아이에게 장난감을 잡도록 요구하고 엄마에게 그것을 건넨다. 다음, 큰 공을 이용하여 물리치료 보조사는 아이를 그의 무릎에서 수직자세로 구르게 하고, 장난감을 이용하며 공을 조작한다. 물리치료 보조사는 아이가 놀이를 하는 동안 똑바로 선 자세를 유지하거나, 재획득하도록 요구한다.

질문(Questions)

1. 왜 물리치료사는 물리치료보조사에게 이 활동을 요구했나?
2. 물리치료보조사 영역내의 요구사항인가?
3. 아이는 학습의 어떤 단계인가?
4. 환경적 상황의 어떤 형태를 선택할 것인가?
5. 재강화 시간표의 어떤 형태가 물리치료보조사에게 사용할 것인지 기대하는가?
6. 왜 변하기를 기대하고 무엇이 비슷한가? 위임된 치료에 변화가 있는지 물리치료사에게 언제, 왜 질문할 것인가?

사례 3(Case #3)

환자는 안전 벨트 없이 차를 운전하는 동안 머리 충돌 후에 외상성 뇌손상을 가진 27세 남자이다. 그는 4일간 집중치료실에 있었고, 오늘 재활병동에 왔다. 물리치료사는 환자를 평가했다. 그 당시, 그는 의식이 있었으나 극도로 낮은 긴장도를 가졌다. 독립적으로 앉거나 일어설 수 없었고, 독립적으로 앉기에 충분한 긴장도를 가지지 않았다. 물리치료사는 물리치료 보조사에게 먼저 침대 머리를 올리고, 환자가 앉도록 하여 발로 지지하여 침대 끝에 앉도록 요구했다. 물리치료 보조사는 공 위에 환자 무릎과 팔을 두고, 침대에서 환자 뒤에 무릎 꿇거나, 환자 앞에 앉아서 보조사 어깨에 환자 팔을 두어 환자 골반 위로 앞으로 체중을 이동시킬 수 있다. 목표는 환자가 반 독립적으로 앉을 수 있는 시간을 증가시키는 것이다. 환자가 조절과 근력을 획득함으로써, 체간과 골반 조절이 유지되는 동안, 컵이나 공과 같은 실제 목표물에 도달할 수 있게 된다. 목표는 절반 또는 완전 독립 앉기 시간을 늘리는 것이다. 이것은 닿기 동안 고관절 위로 체중을 동요시키는 훈련을 통해 확립된다.

질문(Questions)

1. 왜 물리치료사는 물리치료보조사에게 이 활동을 요구했나?
2. 물리치료 보조사 영역내의 요구사항인가?
3. 환자에게 고려된 앉기는 학습의 어떤 단계인가?
4. 물리치료보조사는 새로운 학습 또는 오래된 프로그램 재학습에 노력하는가?
5. 환경적 상황의 어떤 형태를 선택할 것인가(조용하거나 시끄러운, 단단한 또는 부드러운)?
6. 재강화 시간표의 어떤 형태가 물리치료보조사가 사용될 것인지 기대하는가?
7. 왜 변하기를 기대하고 무엇이 비슷한가? 위임된 치료에 변화가 있는지 물리치료사에게 언제, 왜 질문할 것인가?

사례 4(Case #4)

파킨슨 질병으로 진단된 59세 남자 환자이다. 그는 어떤 비율로 모든 기능적 활동을 수행할 수 있으나, 앉기에서 일어서기 그리고 서기에서 걷기와 같은 변화를 시작하는 것이 실수하고 어렵다면, 균형을 재획득하는 것이 아주 어렵다. 특별히 회전하기(예, 화장실로 회전이나 식당으로 걸어가기) 문제를 호소한다. 먼저, 물리치료사는 물리치료보조사에게 환자를 다양한 면에서 앉기에서 일어서기, 앉기를 실행하고 다양한 높이의 의자로 실행하도록 요구한다. 물리치료사는 환자가 트레드밀에 있기를 위임하고, 먼저 환자의 정상보행패턴에서 그리고 보행속도와 경사 높이의 동요에 적응하기 위해 세트를 바꾼다. 물리치료보조사를 위한 4번째 과제는 환자를 위해 각 모서리에서 회전하도록 요구하는 보행으로 미로를 만드는 것이다. 초기에 환자는 단지 걷는 것을 교육받고 특별한 방향을 만나는 미로를 통해 걷기가 진행될 것이다. 이것이 독립적으로 할 수 있으면, 활동은 가정 운동 프로그램이 될 것이다. 그것은 가능한 한 오래 기능을 유지하도록 실행되어야 한다. 부가적으로, 물리치료사는 환자가 지속적으로 실행할 필요가 있으나, 동시에 이 기능으로 물리치료보조사가 필요하지 않기 때문에 환자에게 유용한 다른 사람에게 위임할 다른 활동이 있다.

질문(Questions)

1. 왜 물리치료사는 물리치료보조사에게 이 활동을 요구했나?
2. 물리치료 보조사 영역내의 요구사항인가?
3. 고려된 걷기는 학습의 어떤 단계인가?
4. 물리치료보조사는 새로운 학습 또는 오래된 프로그램 재학습에 노력하는가?
5. 물리치료사는 왜 특별한 환경적 상황을 선택할 것인가? 그리고 왜 그것을 작업하는가?
6. 재강화 시간표의 어떤 형태가 물리치료보조사가 사용될 것인지 기대하는가?
7. 왜 변하기를 기대하고 무엇이 비슷한가? 위임된 치료에 변화가 있는지 물리치료사에게 언제, 왜 질문할 것인가?

사례5(Case#5)

왼쪽 편마비를 가지는 경증 오른쪽 뇌혈관 사고로 진단받은 71세 남자 환자이다. 그는 독립적으로 앉을 수 있으나, 왼쪽 고관절에 똑같은 체중부하를 하지 못한다. 보조로 그는 오른쪽 하지에 대부분의 체중으로 설 수 있다. 물리치료사는 앉기에서 체중 이동 활동을 물리치료보조사에게 위임한다. 특히 물리치료보조사는 환자가 가능한한 멀리 왼쪽 면 위로 오른팔이 닿도록 하고, 환자가 향상됨으로써 그 범위를 증가시킨다. 환자가 같은 활동을 위해 왼쪽 팔을 사용할 수 있다면, 물리치료보조사는 그 사지를 포함시킨다. 두 번째로, 물리치료보조사는 환자를 트레드밀에서 체중부하를 지지하기 위해 멜빵 착용을 돕는다. 환자가 이 자세에서 물리치료사가 체중지지 정도와 속도를 결정하면, 물리치료보조사는 환자가 걷기 실행을 위해 왼쪽 하지를 보조할 것이다.

질문(Questions)

1. 왜 물리치료사는 물리치료보조사에게 이 활동을 요구했나?
2. 물리치료보조사 영역내의 요구사항인가?
3. 고려된 걷기는 학습의 어떤 단계인가?
4. 물리치료 보조사는 새로운 학습 또는 오래된 프로그램 재학습에 노력하는가?
5. 물리치료사는 왜 특별한 환경적 상황을 선택하는가?
6. 재강화 시간표의 어떤 형태가 물리치료보조사가 사용될 것인지 기대하는가?
7. 왜 변하기를 기대하고 무엇이 비슷한가? 위임된 치료에 변화가 있는지 물리치료사에게 언제, 왜 질문할 것인가?

답은 www.slackbook.com/neuroquestions에 제시되었다.

참고문헌(REFERENCES)

1. Liddell EG. Cajal and Sherrington. *Lect Sci Basis Med.* 1956-1958;6:100-115.
2. Knott M, Voss DE. *Proprioceptive Neuromuscular Facilitation.* New York, NY: Harper and Row; 1968.
3. Bobath B. *Abnormal Postural Reflex Activity Caused by Brain Lesions.* 3rd ed. Frederick, Md: Aspen Publications; 1985.
4. Rood M. The use of sensory receptors to activate, facilitate, and inhibit motor response, autonomic and somatic, in developmental sequence. In: Scattely C, ed. *Approaches to Treatment of Patients with Neuromuscular Dysfunction.* Third International Congress, World Federation of Occupational Therapists. Dubuque, Iowa: William Brown Group; 1962.
5. Ayers AJ. *The Development of Sensory Integration Theory and Practice.* Dubuque, Iowa: Kendall/Hunt Publishing; 1974.
6. Johnstone M. *Restoration of Normal Movement after Stroke.* New York, NY: Churchill Livingstone; 1995.

7. Brunnstrom S. *Movement Therapy in Hemiplegia*. 2nd ed. Philadelphia, Pa: JB Lippincott; 1992.

8. Carr JH, Sheperd RB. *Movement Science: Foundations for Physical Therapy in Rehabilitation*. Frederick, Md: Aspen Publishers; 1987.

9. Umphred, DA. *Neurological Rehabilitation*. 1st ed. St Louis, Mo: CV Mosby; 1985.

10. Bernstein N. *Coordination and Regulation of Movement*. New York, NY: Pergamon Press; 1967.

11. Tuller B, Turvey MT, Fitch HI. The Bernstein perspective II: the concept of muscle linkage or coordinative structure. In: Kelso JAS, ed. *Human Motor Behavior. An Introduction*. Hillsday, NJ: Erlbaum; 1982.

12. Shumway-Cook A, Wollacott M. *Motor Control: Theory and Practical Applications*. Philadelphia, Pa: Lippincott, Williams, and Wilkins; 1995:24.

13. Candia V, Weinbruch C, Elbert T, Rockstroh B, Ray W. Effective behavioral treatment of focal hand dystonia in musicians alters somatosensory cortical organization. *Proc Natl Aca Sci USA*. 2003;100(13):7425-7427.

14. Nudo RJ. Functional and structural plasticity in motor cortex: implications for stroke recovery. *Phys Med Rehabil Clin N Am*. 2003;14:S57-76.

15. Ward NS, Brown MM, Thompson AJ, Frackowiak RS. Neural correlates of motor recovery after stroke: a longitudinal fMRI study. *Brain*. 2003;126:2476-2496.

16. Kuo AD. The relative roles of feedforward and feedback in the control of rhythmic movements. *Motor Control*. 2002;6(2):129-145.

17. Sullivan KJ, Knowlton BJ, Dobkin BH. Step training with body weight support: effect of treadmill speed and practice paradigms on poststroke locomotor recovery. *Arch Phys Med Rehabil*. 2002;83(5):683-691.

18. Winstein CJ. Knowledge of results and motor learning: implications for physical therapy. *Phys Ther*. 1991;71:140-149.

19. Schmidt RA, Lee TD. *Motor Control and Motor Learning: A Behavioral Emphasis*. 3rd ed. Champaign, Ill: Human Kinetics; 1999.

20. O'Sullivan SB. *Physical Rehabilitation: Assessment and Treatment*. 4th ed. Philadelphia, PA: FA Davis; 2001.

21. Horak FB, Henry SM, Shumway-Cook A. Postural perturbations: new insights for treatment of balance disorders. *Phys Ther*. 1997;77(5):517-533.

22. Shumway-Cook A, Patla A, Stewart A, Ferrucci L, Ciol MA, Guralnik JM. Environmental components of mobility disability in community-living older persons. *J Am Geriatr Soc*. 2003;51(3):393-398.

23. Woollacott M, Shumway-Cook A. Attention and the control of posture and gait: a review of an emerging area of research. *Gait Posture*. 2002;16(1):1-14.

24. Das A, Franca JG, Gattass R, Kaas JH, Nicolelis MA, Timo-Laria C, Vargas CD, Weinberger NM, Volchan E. The brain decade in debate VI. Sensory and motor maps: dynamics and plasticity. *Braz J Med Biol Res*. 2001;34(12):1497-1508.

25. Hashino O. Neuronal bases of perceptual learning revealed by a synaptic balance scheme. *Neural Comput*. 2004;16(3):563-594.

26. Jackson PL, Lafleur MF, Malouin F, Richards C, Doyon J. Potential role of mental practice using motor imagery in neurological rehabilitation. *Arch Phys Med Rehabil*. 2001;82(8):1133-1141.

27. Kandel ER, Schwartz JH, Jessel TM. *Principles of Neural Science*. 4th ed. New York, NY: McGraw-Hill; 2000.

28. Sapolsky RM. Stress and plasticity in the limbic system. *Neurochem Res*. 2003;28(11):1735-1742.

제 4 장

검사 절차

EXAMINATION PROCEDURES

주요용어(KEY WORDS)

균형검사(balance examination)
신경근검사(neuromuscular examination)
감각검사(sensory testing)

목표(CHAPTER OBJECTIVES)

- 신경근 검사 목적을 논의하기.
- 특별한 신경근 검사 절차 수행을 위한 이유를 정립하기.
- 물리치료에 의뢰된 환자와 고객의 검사에서 물리치료보조사의 역할을 논의하기.
- 신경근 검사 절차가 물리치료보조사에 의해 언제, 어떤 것이 수행될 것인지 정립하고 논의하기.

소개
INTRODUCTION

어떤 환자나 고객의 효과적인 물리치료 관리의 구성요소는 정상적인 검사와 평가의 기초이다. 완전한 검사는 물리치료를 통해 적절히 관리될 수 있는 문제 정립을 허용한다. 게다가, 검사는 환자의 증상, 증후, 재활 진행과 관련된 다양한 신체 시스템의 상호작용을 정립함으로써 적절한 건강과 안녕의 환자 성취를 향상시킨다. 이 검사 과정은 또한 잠재적인 삶의 치료나 응급 상태를 정립함으로써 환자를 보호하고 환자 치료를 더 잘 관리할 수 있는 다른 사람에게 의뢰하는 것이 요구된다.

검사는 "대상작용검사와 진단적 분류에 이르는 특별한 검사 과정 또는 적절하게 다른 실행자에게 의뢰하기"처럼 ***'물리치료사 실습 지침**(Guide to Physical Therapist Practice)'*[1] 에 의해 정의되었다. 평가는 "검사동안 모아진 자료에 기초해서 물리치료사가 임상적 판단을 하는 역동적 과정"으로 정의된다.[1] 물리치료보조사는 물리치료 방향 아래 검사 부분을 수행하기 위해 적합하다.

검사와 평가 결과의 지식은 물리치료보조사에게 손상, 기능적 제한, 물리치료에 의한 치료를 포함한 임상 진단을 더 잘 이해하게 한다. 그러나 검사 결과를 분석하여 증후나 집단군(물리치료 평가로 용어된 [1])으로 분류하고, 목표, 치료계획, 특별한 치료 사용을 포함한 진행 확립에 관한 다른 타당한 임상 결정은 물리치료사의 책임이라는 것을 기억하는 것은 중요하다. 물리치료 보조사는 검사, 진행, 치료 디자인 사이의 상호작용을 경험을 통해 확실히 학습할 것이나, 각각의 책임은 물리치료사에게 있다. 이러한 관점에서 물리치료 보조사는 재검사와 다른 중요한 정보를 위해 사용된 검사와 측정 결과를 물리치료사와 효과적으로 상의하는 것이 중요하다; 이것은 물리치료사에게 환자 치료에 관해 가장 좋은 결정을 하도록 한다. 전형적으로 환자가 물리치료를 받을 때 사용되는 "형식화된"검사와 평가의 3가지 형태가 있다: (1) 초기 검사와 평가 (2) 중간 검사와 평가 (3) 퇴원 검사와 평가. 검사의 모든 요소가 검사의 두 번째 두 가지 형태에 반복되지는 않는다. 이 장은 초기 검사와 평가 과정에 초점을 둘 것이고, 중간과 퇴원검사에서 물리치료보조사의 역할을 논의할 것이다. ***지침***에 따르면, ***신경근 검사***는 환자나 고객 병력, 시스템 검사, 치료사에 의해 정립된 진단과 움직임 기능 장애에 적절한 검사와 측정으로 구성된다.[1]

많은 교재[2,3]는 근골격계 검사의 대상적 논의를 제공하고, 물리치료보조사는 이 검사 요소와 친숙하고 특별히 이 검사와 측정은 종종 물리치료보조사에게 위임된다. 신경근 검사는 전형적으로 근골격 검사 동안 사용된 검사와 측정을 포함하나, 신경근 시스템의 평가쪽으로 더 전체적으로 찾아낸다. 신경근 환자에게 사용된 공통된 근골격계 검사와 측정의 예는 신체 측정(예, 둘레와 길이 측정), 가동범위와 유연성 측정, 관절 통합과 움직임 측정, 통증 측정, 자세평가, 근 수행력 평가(예, 근력, 힘, 지구력)이 포함된다. 이 장은 이러한 검사와 측정은 논의 하지 않으나 신경근 시스템에 초점을 둔 것을 강조할 것이다.

환자 병력
THE PATIENT HISTORY

환자 병력의 전체적 조사는 호소의 연대 이해를 돕고 환자의 앞으로의 치료에 타당한 중요한 정보를 제공한다. 이 정보는 부분적으로 환자의 의료 기록지, intake form, 다른 의료 기록지로부터 얻을 수 있다. 물리치료보조사는 물리치료사가 환자를 관찰하기 전에 환자의 병력을 기록하기 위해 환자나 가족에게 지시하도록 질문 할 것이다. 이 정보는 일반적으로 임상에 표준화되고 환자의 의료병력에 특별한 intake form에 기록한다. 물리치료보조사가 병력을 얻는데 도움을 받기 위해 질문이 있을지라도, 그 병력의 해석은 물리치료사의 책임이다.

환자 병력의 다른 중요한 면은 특별한 환자 목표를 정립하는 것이다. 병력의 이 요소는 치료사에게 병이나 질병의 원인을 환자가 이해하고, 치료에 관한 환자의 기대를 조사하는 것을 돕는다. 예를 들어, 물리치료사나 보조사는 단단한 면에서 보조도구를 이용한 이동은 실제적인 기대이나 환자는 집에 돌아갈 때 골프를 치기를 기대한다. 골프 대신에 이동을 획득하도록 환자를 이끄는 방법을 찾는 것이 효과적 모델이다. 환자, 가족, 외과의, 치료사의 목표를 아는 것은 특별히 전체 질병-질환-불행 연속에 적용되기 때문에 환자의 문화와 종교시스템의 효과를 고려할 때 중요하게 된다.

환자 병력의 인터뷰는 환자가 치료사의 질문에 호감스럽게 답하고, 대답을 다른 사람이 들을 수 없는 독립된 공간에서 이루어져야 한다. 물리치료사는 검사가 이루어지는 환경 내에서 환자의 비밀을 지킬 의무가 있다. 사적인 것을 책임지는 것은 환자와 치료사 사이에 신뢰를 허용하고 적절한 치료에 중요하다.

시스템 검사
SYSTEMS REVIEW

환자 검사의 다음 부분은 시스템 검사이다. 이것은 임

상가가 환자의 수행이나 진행에서 잠재적으로 포함되거나, 관련된 몇 가지 시스템을 "명백하게" 하는 과정이다[1]. 시스템 검사를 수행하는 다른 이유는 의료 의뢰에 필요할 잠재적 시스템 비정상을 정립하는 것이다. 물리치료사는 ***시스템*** 수준에서 시스템 검사를 수행해야 하는 것을 기억하는 것이 중요하다. 의학적 질병이나 병리를 진단하는 것은 물리치료사의 책임이 아니다. 그러나 특별한 신체 시스템(GI, 요도, 심폐 등)이 문제가 있는지를 결정하는 것은 중요하며 상태를 진단할 수 있는 건강 보호 종사자에게 평가가 필요하다.

시스템 검사(그리고 치료 동안)에 관해 기억해야 할 다른 중요한 면은 물리치료사와 보조사는 의료적 응급의 증상과 증후를 인식할 수 있어야 하고, 환자를 필요한 치료를 받기 위해 다른 건강보호 종사자에게 의뢰해야 한다. 복잡한 의료 병력이 증가하거나 물리치료를 받는 이차적 병리가 많을수록, 잠재적 의료 응급의 인식범위는 필수적이다. 시스템 검사는 물리치료 보조사의 영역 밖이다; 그러므로, 물리치료 보조사에게 위임은 중간이나 퇴원 재검사에 적절하지 않다.

검사와 측정
TESTS AND MEASURES

환자 검사의 세 번째 부분은 환자의 움직임 기능장애에 가장 정확하게 반영하여 물리치료사에게 제공될 정확한 검사와 측정의 선택이 포함된다. 적절한 검사와 측정의 선택은 물리치료사의 권한이다. 중간검사와 퇴원 검사 수행에서 물리치료사를 돕기 위해, 물리치료 보조사는 물리치료사에 의해 위임된 검사와 측정을 수행한다. 검사와 측정의 적절한 선택을 위해 물리치료사와 보조사 사이의 대화는 중요하고, 이것이 환자 치료를 더 잘 이끌게 된다. 예를 들어, 보조사가 위임된 검사와 측정을 수행할 때 부가적인 증상과 증후가 정립된다면, 물리치료사가 부가적인 검사가 수행되는 것을 결정하고, 누가 수행할 것인지에 대해 물리치료사와 상의해야 한다.

참고로, ***지침****(Guide)*은 현재 실행되는 패턴에 기초해서 환자에게 수행되는 일반적인 검사와 측정을 나열한 것이다. 그러나 *지침*은 *지침*일 뿐이다: 동시에 물리치료사와 보조사에게 가능한 일반적인 실행 ***지침***을 반영한다. 독자는 각 신경근 실행 패턴을 위해 사용되어지는 검사와 측정 형태와 종류를 세밀하게 한 지침에 의뢰된다. 검사와 측정 분류 모두가 모든 신경근 장애 환자에게 적절하지 않음을 주시하는 것이 중요하다. 각 신경근 장애 환자를 위해 사용되는 검사와 측정을 모두 제시하는 것은 이 책 영역 밖이다. 다음은 신경근 장애환자에게 적절한 가장 공통적으로 사용되는 검사와 측정이다. 그리고 재검사와 재평가의 요소로 자료 수집을 위해 물리치료 보조사에게 종종 위임된다.

생체 징후(Vital Signs)

이 책은 생체 징후 평가 절차를 다루지 않고 신경 장애 환자에게 이 평가의 중요성을 제시할 것이다. 생체 징후의 평가는 환자 검사의 매우 중요한 면이다. 평가는 환자의 기초 심폐 기능의 완전함을 확립하고, 물리치료기간 동안 일어나는 어떤 잠재적인 응급상황을 주시한다. 특히 노인환자나 다발성 의료 상태 환자에서는 혈압, 맥박, 호흡은 평가되고 기록되어야 한다. 맥박 산소 농도는 환자의 산소 수준의 증거를 위해 평가될 것이다. 생체 징후는 또한 종종 각 치료 단계에 수행된다.

관찰(Observation)

관찰은 시각적인 측정 동안 잠재적 비정상을 정립하는 것이다. 초기 검사 동안, 관찰은 물리치료사의 책임이다. 보조사는 치료와 재검사 동안 환자 진행에 영향을 주는 임상적으로 뚜렷한 관찰을 물리치료사와 상의해야 한다. 보조사는 매일 치료와 재검사의 요소로 이것을 기록하고, 수행된 관찰을 직접적으로 포함해야 한다. 이 제목 아래, 보조사는 환자의 일반적인 움직임 패턴을 주시해야 하고 대화를 위해 환자의 전반적인 노력과 능력뿐만 아니라, 환자가 쉽게 움직이는 것을 주시한다. 보조사는 부종, 위축, 피부상태, 구축, 골격근이나 관절 비정상 부위를 기록해야 한다. 이것이 관찰되면, 더 세밀한 검사 절차가(예, 둘레 측정, 상처평가, 관절 각도기) 수행될 것이다.

각성, 주의, 인지 (Arousal, Attention and Cognition)

환자의 각성(의식수준), 주의, 인지의 정확한 평가는 중요한 정보를 임상가에게 제공할 것이다. 이 정보는 환자 진행에 영향을 주는 다른 요소(예, 기억이나 다음 방향으로의 능력)뿐만 아니라, 치료에 자의적으로 참여하는 환자의 능력이 포함된다.

각성은 활동을 위한 개인의 생리적 준비이고, 자극에 대한 반응에 의해 특성화된다.[4] 의식 수준 용어에서 공통된 서술은 경계(alert-깨어있고 주위가 있는), 기면상태(lethargi-졸리거나 잠에 빠져있게 보임), 완화(obtunded-깨어 있을 때 혼돈되고 잠을 깨우기가 어려움), 혼미(stuporous-강하고 유해한 자극에만 반응), 혼수(comatose-어떤 자극 형태에도 무반응) 그리고 지속적인 식물인간 상태(불규칙적인 수면/깨어있는 주기로 무의식적인 상태와 자극에 대한 불연속적인 반응)[4,5] 이다.

주의는 주의산만함이 없이 특별한 자극에 집중하는 능력과 환경의 깨달음이다.[4,5] 지남력 용어에서, 개인은 사람, 장소, 시간, 상황에 대한 지남력에 관해 평가된다. 지남력의 기록은 종종 4가지 영역에 대해 "지남력 × 4"로 약어화된다. 환자가 하나 또는 그 이상 영역에 지남력이 없을 때, 괄호 속에 제시된 손상 지남역의 영역으로 기록된다. 예를 들어, "지남력 × 2(장소, 상황)."[4]

단기 기억 손상이 물리치료 관리의 성공적 결과에 큰 영향을 가진다 하더라도, 단기와 장기 기억은 종종 둘 다 평가된다. 단기 기억은 숫자배열(7가지) 또는 환자에게 단어로 5~7 또는 짧은 문장을 구두로 제공함으로써 평가된다. 즉각적으로 배열을 반복하도록 함으로 5분 후, 30분 후 다시 배열을 회상하도록 한다. 정상 기억은 5분 후 전체 배열을 회상하게 하고, 최소한 30분 후에는 2가지 정도 기억하게 한다. 장기 기억은 태어난 날짜와 장소, 결혼날짜, 역사적 요소와 같은 것을 질문함으로써 평가된다.[4]

치료사는 또한 다음 방향성에 (한 단계 또는 다단계 명령)에 대한 환자의 능력을 검사할 것이다. 특별한 인지 검사와 측정은 물리치료사에 의해 수행되고 위임되지 않는다. 그러나 보조사는 환자 상태나 의식수준에 변화를 인식하며 회상수준, 환자 지남력 수준을 인식할 수 있어야 하고, 명령에 진행하고 반응하는 환자의 능력을 결정한다. 게다가 모든 검사와 측정 결과의 효과를 이해하고 그것이 치료에 어떻게 성공적인 영향을 주는지 이해하는 것은 보조사에게 중요하다. 예를 들어, 물리치료사가 2단계 명령 이상을 환자가 이해할 수 없다면, 휠체어를 잠그기, 의자 앞으로 나오기, 앞으로 기울이기, 일어서기는 환자가 수행할 수 있는 것보다 두 개 더 많은 단계가 포함된다. 의식 수준에서 변화는 항상 물리치료사나 적절한 의료 전문가에게 상의되어야 한다.

감각(Sensation)

환자의 감각 평가는 치료사에게 특별한 병리나 손상에 의해 가져오는 감각계의 손상 범위를 정립하도록 한다. 감각 소실이나 비정상의 특별한 패턴과 위치를 찾음으로 인해, 물리치료사는 신경계의 특별한 요소가 손상되고 정확하게 어느 것이 진행되고 있는지를 가설을 세운다. 치료사는 또한 기능 소실에서 감각 소실의 영향을 관찰하고 감각 손상 때문에 잠재적인 2차 위험요소를 관찰할 것이다. 최근에, 감각 손상의 지식은 적절한 진행, 목표, 치료계획 확립에 도움을 준다. 보조사는 재검사를 위해 환자의 일부분 또는 전체 감각 검사를 수행할 것인지를 질문할 것이다. 그러나 이 정보의 해석은 물리치료 평가 과정의 부분이어야 한다.

검사되는 감각은 다음과 같다:

- **외재성과 고유수용성 감각** : 가벼운 접촉, 표재성 통증, 온도, 압박, 진동, 관절위치(고유수용기), 움직임 감각(운동학).
- **복합 감각(피질감각)** : 2점 식별, 촉각위치, 질감인식, 입체감각, 서화감각, 질량감.

감각 평가를 시작하기 위해, 임상가는 환자가 어떤 감각이 있는지 (또는 감각이 없고) 설명하고, 감각 비정상 부위를 설명하기를 요구한다. 임상가는 검사하기 위한 피부 위와 정상 감각 부위와 상응하는 피부 위에 치료사의 이완된 손가락을 이용하여 감각의 "빠른 검색"을 수행한다. 이 단계는 임상가에게 환자가 정립하지 못한 감각 비정상 부위를 정립하도록 하고, 피부자체의 색깔, 질감, 가소성을 검사하도록 한다. 그리고 임상가는 그 부위나 의심쩍은 부위에 더 상세한 검사를 수행한다. 모든 검사를 위해, 환자는 눈을 감고, 시각은 눈가리개로 차단되거나 아래로 보는 것을 방지하기 위해 환자 턱 아래 칸막이를 둔다. 환자는 각 자극에 가능한한 빨리 반응하도록 한다.

감각 검사 절차: 외재성과 고유수용성(Sensory testing Protocols: exteroceptive and Proprioceptive)

- **가벼운 접촉** : 피부를 가볍게 쓰다듬기 위해 면조각이나 면봉 끝을 사용한다. 환자에게 요구한다. " 내가 당신에게 접촉함을 느낄 때, 나에게 말하시오"[4] (그림 4-1).
- **표재성 통증** : 설압자를 반으로 잘라서 클립 양쪽에 무디고 날카로운 끝이 되도록 한다. 자극의 각 적용 시 일정한 압력을 제공한다. 무작위로 날카로운 자극과 둔한 자극으로 변경시킨다. 환자에게 요구한다 "날카로운 느낌인지, 둔한 느낌인지 나에게 말하시오."[4]
- **온도** : 검사관 하나는 뜨거운 물로, 다른 하나는 차가운 물로 가득 채운다. 검사관으로 피부에 접촉하고 환자에게 요구한다. "따뜻하고 차가운 느낌을 또는 말할 수 없는지 나에게 말하시오."[4]

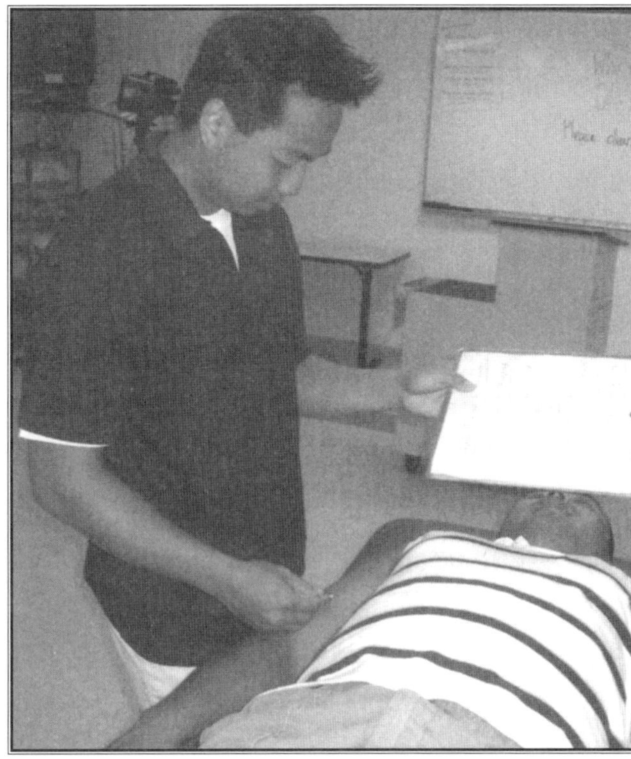

그림 4-1. 가벼운 접촉 감각 검사하기.

- **심부압박** : 이것은 일반적으로 정신상태가 변화된 환자에게 사용된다. 흉골을 손가락 관절(knuckle)을 사용하여 문지르거나, 아킬레스 건을 쥐어짜거나(squeeze), 엄지와 둘째 손가락 사이의 면을 쥐어짠다. 통증이 있는 자극에 대한 반응을 관찰한다.
- **압박** : 엄지나 손가락 끝을 이용하여, 피부에 자극이 날 정도로 충분한 압력을 제공하고, 환자에게 요구한다. "자극이 느껴질 때, '지금' 이라고 나에게 말하시오."[4]
- **진동** : 128Hz에 진동하는 소리쇠를 치고(strike) 흉골, 주관절, 족관절처럼 뼈가 돌출 된 곳에 둔다. 환자에게 요구한다. "진동을 느낄 때, 진동이 사라질 때 나에게 말하시오."[4]
- **고유수용기** : 외측 관절 면의 뼈 돌출부 위를 손가락 끝으로 꽉쥔다. 가동범위 위치(예, 시작, 중간, 마지막 범위)를 정립하기 위해 단어를 사용하도록 환자에게 명령한다. 가동범위를 통해 관절을

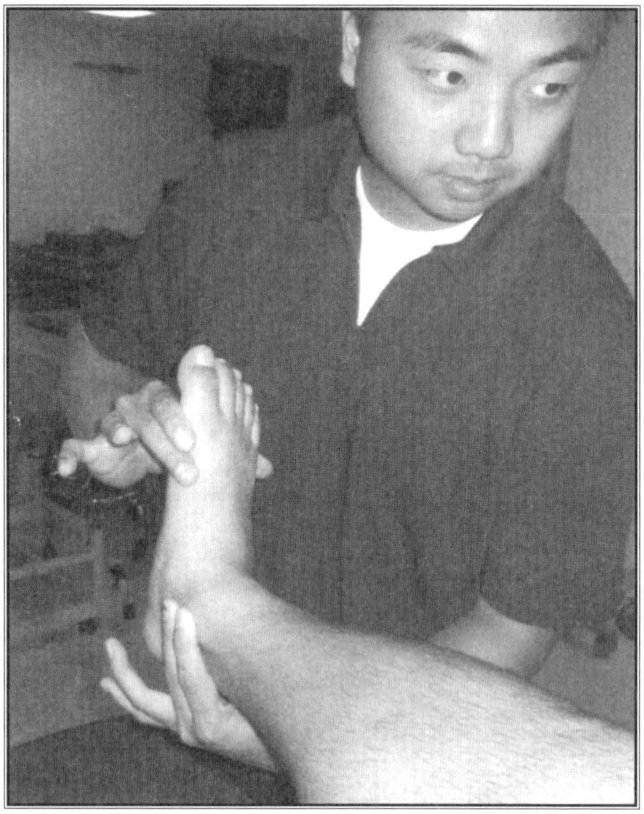

그림 4-2. 고유수용기 검사하기.

움직이고 정적 자세로 유지한다. 환자에게 구두로 자세를 설명하거나, 반대편 사지로 관절 위치를 똑같이 만들어 보도록 요구한다[4](그림 4-2).

- **움직임 감각:** 외측 관절면의 뼈 돌출부를 손가락 끝으로 꽉 쥔다. 관절을 수동적으로 위와 아래로 또는 내측과 외측으로 작은 크기로 증가시키고 환자에게 움직임 방향을 지시하도록 한다: "위 또는 아래?" 또는 "안쪽 또는 바깥쪽?" 변형은 같은 쥐기를 사용하고, 수동적으로 사지를 움직이고, 환자에게 움직임과 일치하도록 다른 사지를 움직이도록 한다(이것을 거울 검사라 한다).[4]

감각 등급(외재성) *(Grading Sensation(Exteroception))*

물리치료사는 신체 도표 검사지에 감각 정보 기입을 보조사에게 요구함으로써 앞으로 검사는 감각 주의와 구별에서 진행이나 변화에 영향을 준다. 환자가 단지 한쪽이 손상되거나 사지에서 사지로 다양하게 최소 손상이 있을 때, 감각은 신체 정상 쪽으로 느끼는 감각과 비슷한 강도로 감각을 받아들일 때, 정상(Normal)등급이다. 환자가 50%이상 그러나 100% 정확성보다 떨어지게 감각을 받아들이거나 반응에 비정상적으로 긴 시간이 요구될 때, 감각은 손상(Impaired)등급이다. 환자가 50% 정확성보다 떨어질 때, 감각은 소실(Absent)등급이다.

감각 검사 절차: 복합겉질(피질) 감각 *(Sensory Testing Protocols: Combined(Cortical Sensations))*

- **이점 식별 :** 몇 가지 도구가 이점 식별 평가에 사용된다. 일반적인 것은 캘리퍼와 비슷하고, 두 점을 서로 가까이 또는 멀리 움직이는 것이 가능하다. 치료사는 캘리퍼 두 끝을 따로 환자 피부에 접촉한다. 성공적인 적용에서, 치료사는 끝을 가까이 가져오고, 환자에게 두 점이 하나로 받아질 때 이야기하도록 요구한다. 신체 다른 부분에 이점 식별의 정상 값을 제시한 몇 가지 표는 O' Sullivan과 Schmitz의 책 *Physical Rehabilitation* : ***평가와 치료***에서 찾아볼 수 있다.[4]
- **촉감위치:** 치료사는 환자 신체 다른 부위에 접촉하고, 환자에게 치료사가 접촉한 위치를 묻는다.[4]
- **질감인식:** 치료사는 환자에게 다른 질감의 직물을 주고, 주어진 직물을 설명하도록 환자에게 요구한다.(부드러운지, 거친지, 두꺼운지, 얇은지, 등)[4]
- **입체감각:** 일반적인 항목(예, 종이클립, 열쇠, 주사위, 동전)을 환자의 손에 놓아두고, 그것을 만지고 느껴서 물체를 인식하도록 요구한다.[4]
- **서화감각 :** 치료사는 환자의 피부에 문자나 그림을 "그리고" 환자는 각 문자나 그림을 알아 맞춘다.[4]
- **질량감각:** 치료사는 환자에게 다른 무게의 물체를 주고, 어느 것이 가장 무거운지 맞추도록 요구한다.[4]

촉감 위치, 질감 인식, 입체감각, 서화감각, 질량감각의 등급은 외재성과 고유수용성 감각과 같다.

표 4-1
수정된 Ashworth 척도

0	근긴장도 증가가 없다.
1	근긴장도의 가벼운 증가, 손상된 부분을 굴곡이나 신전으로 움직일 때, 가동범위의 끝에서 최소저항이 있고, 잡기와 놓기에 의해 나타난다.
1+	근긴장도의 가벼운 증가, 가동범위 나머지(반이하)를 통해 최소저항에 따른 잡기에 의해 나타난다.
2	대부분의 가동범위를 통한 근긴장도의 더 현저한 증가 그러나 손상된 부분은 쉽게 움직인다.
3	근긴장도의 상당한 증가 : 수동 움직임이 어렵다.
4	손상된 부분이 굴곡과 신전에서 강직된다.

발췌: Bohannon RW, smith MB(1997). Interrater reliability of a modified Ashworth scale of muscle spasticity. Phys Ther. *1987;67(2):206-7.*

운동 검사(Motor Examination)

치료사에게 신경학적으로 손상된 개인에게 운동 시스템의 완전성을 결정하는 몇 가지 평가 영역이 있고, 이러한 검사의 일부분이 다음에 언급된다.

근육 긴장도 평가 (Assessment of Muscular Tone)

근육 긴장도는 다양한 방법으로 정의되었으나[6-9], 이 책의 목적을 위해 수축하기 위한 근육의 능력이나 준비로 정의되고, 척수의 운동 방출에 의존한다. 공동적, 적절한 근력과 강도, 효율, 목적성 있는 움직임을 수행하도록 허용하기 위해 적절한 양의 긴장도가 존재해야 한다. 신경학적으로 손상된 환자에서, 긴장도 범위를 볼 수 있다. 이완성은 긴장도 소실을 의미하는 용어이고, 반면 저긴장은 감소된 근긴장 상태이다. 범위의 다른 면인 과긴장은 증가된 긴장도 상태이고, 반면 강직은 사지의 움직임을 수동적으로나 능동적으로 일으키지 않고 모든 방향의 제한으로 심각한 과긴장 상태이다. 경직은 근 긴장도의 비정상적 속도-의존이다; 사지가 빠르게 움직이고 근육이 길어질수록 더 많은 저항이 근육에서 느껴진다. 경직으로, 저항량은 근육 길이의 크기와 속도가 증가하므로 증가되어 느낀다.[9] 긴장도를 평가하기 위해, 치료사는 사지를 느리게 수동적으로 움직이고, 움직임에 대한 저항이나 감소된 저항을 느낀다. 경직을 평가하기 위해, 사지는 다양한 속도로 움직이고, 움직임에 대한 저항을 다시 평가한다. 수정된 Ashworth 등급[10]은 긴장도의 객관적인 평가로 사용될 수 있고 표 4-1에 제시되었다.

근력평가(Assessment of Strength)

도수근력검사는 신경계 손상이나 운동 피질이나 운동 정보를 전달하는 신경로 손상 때문에 근력의 감소를 정립하는데 수행된다. 적절한 도수 근력 검사 절차는 Hislop과 Montgomery[11]와 Kendall과 McCreary[12]에 의한 책에서 찾을 수 있다. 보조사는 근골격계 때문에 근육 약화와 말초신경 손상과 중추신경 손상 때문에 발생한 약화 사이의 차이점을 이해해야 한다. 말초시스템의 약화는 신경을 따라, 근육/신경 연접에서 또는 근 조직 자체에 문제를 의미한다. 중추신경손상 때문에 발생한 약화는 척수나 뇌의 문제에 의해 발생하고, 척수나 뇌골격 시스템 쪽으로 일어난다. 약화는 또한 사용하지 않아서 발생되고, 이것은 병리가 아니라 활동하지 않음에 의한 손상이다.

근 신장 반사 평가(또는 깊은힘줄반사(심부건반사)(Assessment of Muscle Stretch Reflexes(or Deep Tendon Reflexes))

근 신장 반사는 반사궁 완전성을 평가한다. 이 검사는 반사 반응을 이끌어낼 목적으로 몇가지 근육건을 두드리

표 4-2
사지의 공동작용 패턴

사지	굴곡 공동작용 구성요소	신전 공동작용 구성요소
상지	견갑골 후축, 거상, 과신전. 견관절 벌림(외전), 외회전. 주관절 굴곡.* 전완 뒤침(회외). 손목과 손가락 굽힘(굴곡).	견갑골 폄(전인). 견관절 내전,* 내회전. 주관절 폄(신전). 전완 엎침(회내). 손목과 손가락 굴곡.
하지	고관절 굴곡,* 벌림(외전), 외회전 슬관절 굽힘(굴곡) 족관절 등쪽굽힘(배측 굴곡), 내반 발가락 등쪽굽힘(배측굴곡)	고관절 신전, 모음(내전),* 내회전 슬관절 신전 족관절 발바닥굽힘(저측 굴곡),* 안쪽번짐(내반) 발가락 발바닥굽힘(저측 굴곡)

발췌: O'Sullivan SO. Assessment of motor function. In: O'Sullivan SB, SB, Schmitz TJ, eds. Physical Rehabilitation: Assessment and Treatment. 4th ed. Philadelphia, PA: FA Davis: 2001.

는 반사망치를 사용하여 수행된다. 자극에 대한 매우 강한 반응은 과활동 근신장 반사(과반사)를 지시하고, 전형적으로 상위 운동 신경원 병변을 제시한다. 자극에 대한 감소된 반응을 저활동근신장반사(저반사)로 지시되고, 전형적으로 하위운동신경원 병변을 제시한다. 이 검사는 물리치료사에 의해 시행될지라도, 이 절차의 결과를 아는 것은 환자를 이해하고 재활과정을 더 잘 이해하도록 돕는다.

공동작용 평가(Assessment of Synergy)

공동작용은 신경 손상 환자에게 존재하고 이끌어 낼 수 있는 전형적인 움직임이다. 굴곡이나 신전근 공동 작용 패턴의 전형적인 모습은 표 4-2에 제시되었다.[13] (*)가 표시된 요소는 일반적으로 가장 강하거나, 가장 우선 요소이다. 보조사가 비정상 패턴을 정립하고 정상 움직임 촉진 용어에 영향을 주는 것을 이해하는 것은 중요하다. 예를 들어, 하지에 굴곡 공동작용의 존재는 환자의 체중부하 능력을 억제하고, 그로 인해 이동과 보행과 같은 기능수행이 매우 어려워진다.

발달적 반사와 반응평가(Assessment of Developmental Reflexes and Reactions)

발달적 반사와 반응은 어린이의 발달 단계를 결정하고 어떤 지연이 있는지 결정하기 위한 유아 평가이다. 성인에서, 이 반사는 일반적으로 나타나지 않으나, 피로나 노력 상태 아래 또는 중추신경의 손상 후에 나타날 것이다.[9] 이것에 예외적인 것은 정위, 보호, 평형 반응과 같은 고위수준 반응이 있고, 이것은 정상인의 일생동안 지속된다. 뇌손상 환자는 (뇌졸중이나 외상성 손상으로) 다음 반사가 존재할 것이다: 굴곡 움츠림, 신전 뻗기, 교차신전, 파악, 대칭성 긴장성 경반사, 비대칭성 긴장성 경반사, 대칭성 긴장성 미로, 양성지지, 연합반응. 이 반사들의 존재는 통합되는 나이를 지나 존재할 때, 비정상으로 고려한다.

물리치료사는 적절할 때, 초기 평가의 부분으로 발달반사와 반응의 존재 또는 소실에 대해 초기 평가를 수행할 것이다. 물리치료 보조사는 특히 소아환자를 위해 중간 검사로 선택된 반사와 반응 평가가 위임될 것이다. 소아 환자에서 발달적 반사와 반응의 존재 또는 소실을 인식하는 중요성은 7~8장에 설명한다. 이 반사들의 하나 이상의 재현이나 성숙된 어린이나 성인에서 고위수준반응의 소실은 근 긴장도, 독립된 움직임 능력, 균형, 먹기와 이동과 같은 기능적 숙련에 의미있는 손상을 가질 수 있다.

물리치료사와 보조사가 이 반사와 반응의 정확한 평가를 수행하기 위해 염려해야 할 몇 가지 요소가 있다. 이 요소는 다음을 포함한다:

1. 예상되는 움직임 반응을 위해 환자를 적절하게 위치시킨다.
2. 검사 자극의 적절한 크기와 기간.
3. 예민한 움직임 변화와 비정상 반응을 발견하기 위해 예리한 관찰 능력.
4. 쉽게 관찰되지 않는 근육 긴장도에서 변화를 정립하는데 도움을 주기 위해 사용된 촉진기술.[9] O'Sullivan과 Schmitz[9]에 의해 제시된 반사 점수표는 다음과 같다:

 0+ 소실
 1+ 긴장도 변화 : 사지의 움직임이 없이 가볍고, 일시적
 2+ 눈에 보이는 사지의 움직임
 3+ 사지의 과장되고, 완전한 움직임
 4+ 필수적이고 지속된 움직임, 30초 이상 지속된다

반사검사 절차는 다양한 작가에 의해 효과적으로 제시되었다. 그리고 상세한 설명은 Barnes[14]와 Fiorentino[15]에 의해 제시되어 있다. 표 4-3은 발달적 반사 평가의 개요를 제시한다.

협응(Coordination)

협응은 적절한 속도, 거리, 방향, 시간, 근긴장에 의해 특징되는 부드럽고, 정확하고, 조절된 운동 반응을 수행할 수 있는 능력이다.[16] 협응 평가는 임상가에게 부드럽고, 협응되고, 목적있는 움직임을 만들기 위해 협력된 근육군의 능력 평가를 허용한다. 협응검사는 비체중부하와 체중부하 자세에서 수행된다. 가동범위와 근력이 충분할 때 검사 수행의 불능은 협응 문제를 제시한다.

비체중부하 협응 검사 예는 다음과 같다:

- **코 · 손가락 · 코 :** 치료사는 환자에게 둘째 손가락을 사용하여 자신의 코를 지적하고, 치료사의 손가락, 다시 환자의 코를 지적하라고 명령한다. 부드럽고 협응된 움직임으로 이 검사 수행이 어려우면, 측정 장애(지점지나치기)라 한다(그림 4-3).
- **빠른 교대 움직임 :** 치료사는 환자에게 주관절을 90° 굴곡하여 몸에 붙이고서 전완을 교대로 회내와 회외를 수행하도록 요구한다. 빠른 교대적 움직임의 불능은 상호교대 운동장애라 한다.
- **발뒤꿈치에서 정강이 :** 환자는 똑바로 누운 자세이다. 한쪽 하지를 위로 들어올리고, 그 다리의 발뒤꿈치를 이용하여 반대편 다리의 슬개골을 지적하고, 정강이 아래로 발뒤꿈치를 미끄러뜨린다.

체중부하자세에서 수행할 수 있는 협응 검사의 예는 다음과 같다:

1. 환자는 좁은 기저면(발을 붙이고)에 선다.
2. 환자는 한발의 발가락이 다른 발 뒤꿈치에 닿도록 한발이 다른 발 앞에 놓고 선다.
3. 환자는 서고, 치료사에 의해 바닥에 놓여진 발자국을 따라 발걸음을 옮긴다.
4. 환자는 바닥에 그려지거나 붙여진 똑바른 선을 따라 걷는다.
5. 환자는 옆으로, 뒤로 또는 교차 발걸음을 사용하여 걷는다.

협응 평가를 위한 검사를 더 알기 위해 O'Sullivan 과 Schmitz[16] 의 책을 참고한다. 협응 검사 결과를 설명하는 용어에서, 몇 가지 등급이 협응의 객관적 평가를 제공하는데 사용될 것이다; 그러나, 이 등급의 타당도나 신뢰도는 제공되지 않는다. 다음은 "기본적인" 협응 등급 방법이다:

- 정상(Normal) 등급은 부드럽고, 정확하고, 조절된 동작 검사 수행으로 특징된다.

표 4-3
발달적 반사와 반응평가

반사	검사 자세와 자극	반응
굴곡 회피	똑바로 누운 자세 또는 앉은 자세. 발바닥에 유해한 자극(뾰족한 핀으로 찌르기).	발가락 신전, 발 배측굴곡, 전체 다리 자연스러운 굴곡.
교차 신전	똑바로 누운 자세. 한쪽 다리는 신전으로 고정시킨다. 신전된 다리 발볼에 유해한 자극을 준다.	반대편 다리가 굴곡되고 그리고 내전되고 신전된다.
견인	똑바로 누운 자세에서 시작. 전완을 잡고 똑바로 누운 자세에서 앉은 자세로 잡아 당긴다.	견관절, 주관절, 손목, 손가락 굴곡.
모로	앉은 자세. 체간에 관하여 머리 위치의 갑작스런 변화: 환자는 앉은 자세에서 뒤로 떨어진다.	팔의 신전, 외전, 손 펼침, 팔을 가슴으로 굴곡, 내전에 따른 울음.
깜짝 놀람	어느 자세에서나, 갑작스런 큰소리 또는 귀에 거슬리는 소음.	팔의 갑작스런 신전이나 외전; 울음.
장측 잡기	어느 자세에서나 손바닥에 지속적인 압력	손가락의 지속적인 굴곡.
저측 잡기	똑바로 누운 자세 또는 앉은 자세. 발가락 아래 발볼에 지속적인 압력.	발가락의 지속적인 굴곡.
비대칭성 긴장성 경반사 (ATNR)	어느 자세에서나(일반적으로 똑바로 누운 자세에서 검사한다). 한 쪽으로 머리를 회전한다.	두개 쪽의 팔과 다리의 굴곡, 턱 쪽의 팔과 다리의 신전("활과 화살" 또는 "펜싱자세"). 반응은 다리보다 팔에서 더 강할 것이다.
대칭성 긴장성 경반사(STNR)	어느 자세에서나(일반적으로 똑바로 누운 자세에서 검사한다). 머리를 굴곡 또는 신전한다.	머리 굴곡 시: 팔 굴곡, 다리 신전, 머리 신전 시: 팔 신전, 다리 굴곡.
대칭성 긴장성 미로 (STLR or TLR)	엎드린 자세 또는 똑바로 누운 자세.	엎드린 자세에서 : 모든 사지의 굴곡 또는 굴곡 긴장 증가. 똑바로 누운 자세에서 : 모든 사지의 신전 또는 긴장 증가.
양성지지	똑바로 선 자세. 발볼을 접촉한다.	다리의 강직성 신전(협력 수축).
연합운동 또는 반응	어느 자세에서나 신체의 어느 부분에 저항된 수의적 움직임.	휴식하는 사지에 불수의적 움직임 또는 긴장성 근육에 장력증가.
몸에 대한 목 정위(NOB)	똑바로 누운 자세. 한쪽으로 머리를 수동적으로 회전시킴.	신체와 머리가 일직선이 되어 전체로서 신체가 회전한다(통나무 구르기).
몸에 대한 체 정위(BOB)	똑바로 누운 자세. 상부 또는 하부 체간 분절을 수동적으로 회전시킴.	신체 분절이 나란하게 회전되지 않는다.
미로 머리 정위	똑바로 선 자세(서기 또는 앉기). 눈을 가린다; 모든 방향에서 몸을 기울임으로써 신체 자세를 바꾼다.	머리는 수직 자세로 위치하고, 입은 수평이 된다.

표 4-3 (계속)
발달적 반사와 반응평가

반사	검사 자세와 자극	반응
시각 정위	똑바로 선 자세(서기 또는 앉기). 모든 방향에서 몸을 기울임으로써 신체자세를 바꾼다.	머리는 수직 자세로 위치하고, 입은 수평이 된다.
상지 보호신전 (PE) 전방, 측방, 후방	앉기, 무릎서기, 서기 자세. BOS 밖으로 COG를 이동시킨다.	*전방:* 손가락과 주관절이 신전된다. 견관절은 지지하기 위해 굴곡되고, 낙상으로부터 몸을 보호하기 위해 굴곡된다. *측방:* 손가락과 주관절이 신전, 견관절은 외전된다. *후방:* 손가락과 주관절, 견관절이 신전된다.
하지 보호교차 전방, 후방, 측방	서기. BOS 밖으로 COG를 이동시킨다.	*전방:* 대상자는 균형이 앞으로 이동될 때, 앞으로 한 발 내딛는다. *후방:* 대상자는 균형이 뒤로 이동될 때, 뒤로 한 발 내딛는다. *측방:* 대상자는 균형이 옆으로 이동될 때, 다른 쪽 발을 지나 한 발을 교차하거나 옆으로 내딛는다.
평형반응 : 기울기	균형판이나 공처럼 움직이는 물체에서 똑바로 누운 자세, 앉기, 또는 선 자세. 지지면을 기울이거나 움직이게 함으로써 COG를 이동시킨다.	위쪽 사지의 신전, 외전과 함께 위쪽으로 체간의 곡선; 아래 쪽에는 보호 신전.
평형반응 : 자세 고정	앉기 또는 선 자세. BOS에 관하여 COG를 이동시킨다. 그러나 BOS 밖으로는 아니다. 자발적 활동 동안 또한 관찰되어 질 수 있다.	*측방 힘:* 힘이 적용되는 쪽에 사지의 신전, 외전과 외적 힘쪽으로 체간의 곡선. *후방 힘:* 체간 굴곡, 견관절 굴곡으로 주관절 신전, 족관절의 저측 굴곡으로 서기. *전방 힘:* 체간 신전, 팔 신전, 족관절 배측 굴곡.

출처: Barnes MR, et al. The Neurophysiological Basis of Patient Treatment, Vol II: Reflexes in Motor Development. Atlanta, Ga: Stokesville publishing; 1978.

- 손상(Impaired) 등급은 움직임이 느리거나 움찔거릴 때이다.
- 소실(Absent) 등급은 환자가 검사를 수행할 수 없다면 사용된다.

물리치료사는 기초 측정값을 얻기 위해 첫 번째 검사 동안 환자에게 적절한 검사를 수행한다. 환자가 초기검사에서 검사를 완전히 수행할 수 없다면, 물리치료사는 재검사에서 그것을 관리한다. 물리치료 보조사는 다른 검사 형태에 익숙해지는 것이 중요하고, 치료기간 동안 치료에 각 검사 속의 개념을 통합할 수 있어야 한다. 환자 협응에

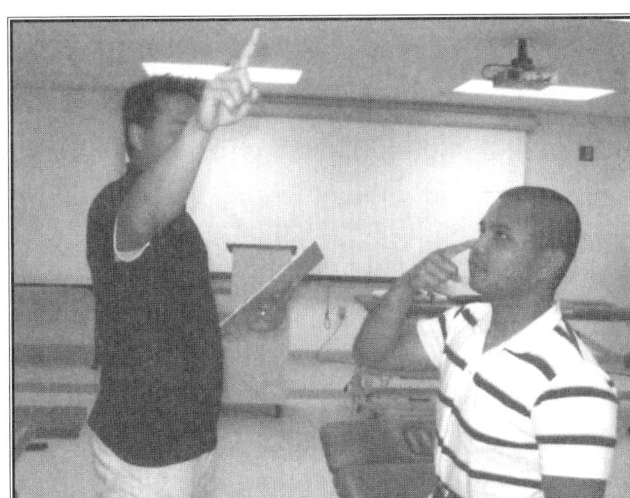

그림 4-3. 코-손가락-코 협응 검사

어떤 변화가 있는지 결정하기 위해, 물리치료 보조사는 물리치료사에 의한 초기 평가 후에 이 협응 검사의 어떤 것을 관리할 수 있다. 물리치료사는 물리치료 보조사에게 협응 활동을 관찰할 것과 중간 평가 전에 변화가 일어나는지 물리치료사에게 보고할 것을 요구한다.

뇌신경평가(Cranial Nerve Assessment)

신경학적 검사의 다른 중요한 요소는 뇌신경의 완전성을 평가하는 것이다. 이 신경은 뇌간에서 기시하고 머리, 목, 얼굴을 지배한다. 이 평가는 임상가에게 특별한 신경근 질환이나 병리가 환자의 기능에 어떻게 영향을 줄 것인가 뿐만 아니라, 특별한 움직임 장애가 중추 또는 말초신경계 비정상에 의해 일어나는지를 구별하여 진단하는 것을 허용한다. 뇌신경 검사는 물리치료사에 의해 초기 검사 동안 수행되고, 재검사에서는 일반적으로 반복되지 않는다. 물리치료 보조사는 물리치료에 참여하는 환자의 능력에 영향을 주는 어떤 손상의 기본적 개념을 갖기 위해 이 검사의 목적과 결과에 친숙해져야 한다. 물리치료 보조사는 또한 뇌신경 기능에 변화가 주시된다면, 물리치료사에게 알려야 한다. 뇌신경 검사의 예는 다음과 같다.[17,18]

- I **뇌신경 : 후각신경(후신경)** — 환자는 눈을 감는다. 한쪽 콧구멍을 막고 유해하지 않은 냄새(예, 커피, 레몬, 바닐라)가 나는 물체에 면 조각을 담그고, 환자에게 냄새를 맞추라고 요구한다.
- II **뇌신경 : 시각신경(시신경)** — 시각 예민함을 검사하기 위해 환자는 한쪽 눈을 가린다. 약 2~4피트 떨어진 곳에 잡지책을 두고, 환자에게 특별한 부위를 읽으라고 요구한다. 시각 범위를 검사하기 위해, 환자 앞에 앉는다. 환자는 한쪽 눈을 가리고 다른 쪽 앞으로 똑바로 본다. 검사자는 범위 밖으로 손가락을 두고, 점차적으로 범위 안으로 가져오고 환자는 처음 물체를 봤을 때를 말한다.
- III, IV, VI **뇌신경 : 눈돌림신경(동안), 도르래신경(활차신경), 갓돌림신경(외전 신경)** — 검사자는 환자 얼굴에서 약 12인치 높이로 연필을 유지하고 환자에게 연필에 눈을 유지하도록 한다. 그리고 검사자는 연필을 위와 아래로(III 뇌신경), 아래와 안쪽(IV 뇌신경), 두 눈을 모아서 보기위해 코 쪽으로(III 뇌신경), 그리고 양쪽으로(VI 뇌신경) 움직인다. 똑같이 그리고 적절하게 눈이 움직이는 능력이 검사 동안 관찰된다.
- V **뇌신경 : 삼차신경** — 검사자는 얼굴의 가벼운 자극과 예리한/둔한 감각을 검사하거나, 저작근의 근력을 검사한다.
- VII **뇌신경 : 얼굴신경(안면신경)** — 검사자는 얼굴 표정 근육의 도수근력 검사를 수행한다.
- VIII **뇌신경 : 속귀신경(전정 내이신경)** — 청력 검사를 위해, 검사자는 환자 귀 가까이에 손가락을 비비고, 환자가 그것을 들을 수 있는지 검사한다. 전정요소를 평가하기 위해 검사자는 눈을 감고, 거품 지면에 서고, 과도한 흔들림을 관찰한다.
- IX **뇌신경 : 혀인두신경(설인신경)** — 검사자는 혀를 아래로 움직이고, 입 뒤로 움직임에 의해 구토반사를 평가하고, 구토를 체크한다.
- XII **뇌신경 : 혀밑신경(설하신경)** — 검사자는 속상수축(Fasciculation)을 검사하기 위해 혀를 내밀도록 하고, 혀 표면에 이상하고 불수의적 움직임이 있다. 다른 검사는 혀를 내밀도록 하고, 빠르게 옆으로 움직일 수 있는지 관찰한다.

균형(Balance)

균형평가는 신경근 검사의 중요한 요소이다. 균형은 자세 안정성이나 기저면(BOS) 내의 무게 중심(COM)을 유지하는 평형 유지에 필수적이다.[13] ***안정성 제한(LOS)***은 "균형 소실없이 유지될 수 있는 수직에서 최대각도"로 정의된다.[19]

앉기에서, COM이 LOS 넘어 움직일 때 사용되는 운동이나 균형 전략은 고관절 위의 체간 움직임을 포함한다. 혼동이 후면에서 일어날 때, 고관절, 체간, 목의 신전근은 앞으로 떨어지는 것을 예방하기 위해 활동할 것이다. 고관절 굴곡근, 대퇴사두근, 복부근, 목 굴곡근은 혼동이 앞에서 발생할 때 작용한다. 혼동이 옆으로 일어난다면, 체간과 목의 외측 굴곡근이 작용할 것이다.[13] 혼동 힘이 충분히 강하다면, 힘의 반대면에서 상지의 보호 신전이 보일 것이다.

서기에서, LOS에 도달하고 반면, COM의 혼동이 있을 때 정립되는 3가지 균형전략이 있다. 이것은 족관절, 고관절, 한발 전략이다. 처음 두 가지 전략에서, BOS는 고정되고 반면 COM은 혼동된다. 족관절 전략에서, COM은 진자처럼 *족관절* 위에서 앞으로 또는 뒤로 이동되고, 균형 혼동이 작을 때 사용된다.[13] ***고관절*** 전략이 이용될 때, COM 혼동은 전형적으로 크고 빠르다. COM은 혼동 힘 방향에 따라 고관절 위에서 앞으로, 뒤로, 외측으로 이동된다.[13] 세 번째 전략, 한발 전략은 크고, 빠른 균형 혼란이 있을 때 사용되고, COM 아래 BOS의 재정렬을 가져온다. 혼동의 반대 방향에서 빠른 한발이나 뛰기가 설명될 것이다. 혼동이 뒤에서 발생한다면, 앞으로 한발 또는 뛰기가 일어날 것이다; 힘이 앞으로 올 때, 한발은 뒤로, 힘이 옆으로 발생할 때, 옆으로 또는 교차해서 한발을 옮길 것이다.[13] O'Sullivan과 Schmitz[13]의 책은 자세조절, 균형, 균형 전략의 더 상세한 설명을 제공한다.

균형 시스템의 완전성을 결정하고 다른 기능적 과제(예, 앉기, 서기, 이동, 걷기)에 적용하는 것은 중요하다. 균형유지는 다양한 시스템의 상호작용을 포함하기 때문에, 이 시스템의 완벽한 평가는 다른 시스템(예, 근골격이나 심폐)에 연결되어야 하고, 그래서 물리치료사에 의해 초기에 검사될 것이다. 균형요소(예, 균형전략, 균형에 필요한 근육 힘, 혼동에 대한 반응 시간, 균형 반응에 필요한 범위)를 위한 검사와 측정의 위임은 종종 앉기, 서기, 이동 동안에 수의적이고 예상하지 못한 혼동에 대한 환자의 반응에서 변화 검사가 물리치료 보조사에게 주어질 것이다.

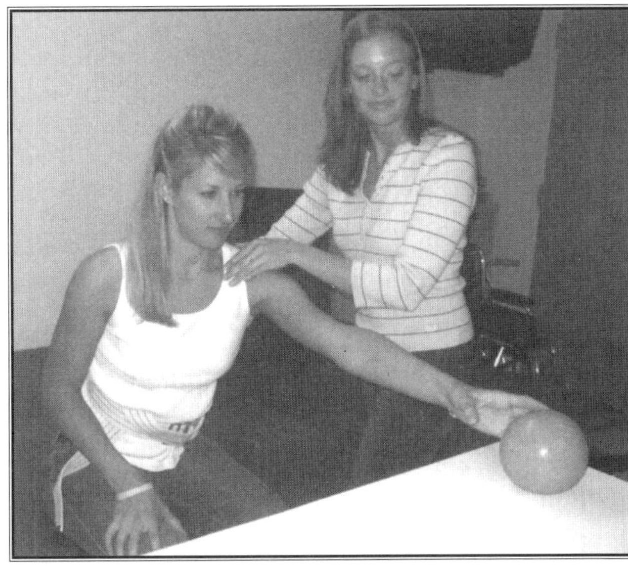

그림 4-4. 역동적 앉기 균형의 평가.

임상가는 환자의 기능적 균형 등급을 결정하기를 원할 것이다. 임상 환경에서, 중요한 정보는 *정적, 동적* 균형 평가로부터 획득된다. 정적 균형은 안정되고, 움직이지 않는 상태에서 똑바로 선 자세를 유지하는 환자의 능력이다. 반면 동적 균형은 COG 내에서 또는 BOS 밖에서 움직이는 활동을 수행하는 동안 똑바로 선 자세를 유지하는 환자의 능력이다(그림 4-4). 몇가지 교재가[13,20] 균형의 기능적 등급을 지정하기 위한 도구를 제시한다; 그러나, 이 검사의 신뢰도와 타당도는 평가되지 않았다. 그러한 기능적 등급은 지지할 근거 중심연구가 부족함에도 불구하고 임상에서 일반적으로 사용되고 있다.

정적 균형 검사를 위해, 환자는 앉거나(앉기 균형), 서기(서기균형)가 요구된다. 적절한 보호는 이 활동을 수행할 때 환자가 안전하도록 하는데 필요하다. 동적 균형을 검사하기 위해, 환자는 앉거나 서고 BOS 밖의 COG를 움직이는 활동을 수행한다(예, 앞으로 또는 옆으로 닿기). 균형 등급표 예는 다음과 같다:

- **정상**(Normal) — 환자는 지지없이 안정된 균형을 유지할 수 있고(정적), 최대로 변화가 있는 후에 안정된 자세를 유지할 수 있다(동적). (변화는 혼동 형태이거나, BOS 밖으로 COG를 떨어뜨리는 활동

을 수행하는 것이다).

- **좋음**(Good) — 환자는 지지없이 균형을 유지할 수 있고(정적), 중간정도의 변화 후에 자세를 유지할 수 있다(동적).
- **나쁨**(Fair) — 환자는 손잡이로 자세를 유지할 수 있고(정적), 최소의 변화를 받아들일 수 있다(동적).
- **약함**(Poor) — 환자는 자세를 유지하기 위해 손으로 잡거나, 임상가의 지지 보조가 요구되며(정적) 어떠한 도전도 수행할 수 없다(동적).
- **할 수 없음**(Unable) — 환자는 자세를 유지하기 위해 최대 보조가 필요하다.

균형의 다른 검사는 앉은 자세나 선 자세에서 환자의 안정성을 측정함으로써 사용될 수 있다. 롬버그 검사에서,[21] 환자는 눈을 뜨고 발을 모아서 서고, 눈을 감는다. 양성롬버그 증상은 환자가 눈을 뜨고 똑바로 선 자세를 유지할 수 있으나, 눈을 감으면 과도한 흔들림이나 균형 소실이 보인다면 제시된다. 수정된 롬버그 검사는 발을 앞뒤로 놓는 자세를 제외하고, 같은 자세에서 행한다.[21] 이 두 가지 검사는 증가된 흔들림을 결정하는데 사용되고, 이 흔들림은 체성감각, 시각, 전정계 내에서 문제 때문이거나 소뇌 손상 증상으로 설명될 것이다. 균형에서 감각 상호작용을 위한 임상검사(CTSIB)는 균형을 책임지는 다양한 시스템의 완전성을 평가하는 다른 검사이다(그림 4-5). 이 검사는 각 상황의 시도를 수행함으로 6가지 감각 상태가 포함된다. 검사장비는 두꺼운 스펀지 패드와 수정된 일본식 등이 포함된다. CTSIB는 Umphred가 쓴 신경 재활 책에서 전체적으로 설명된다.[22] 균형의 다른 검사는 표준화된 기능적 검사 아래 발달되어지고, 분류될 수 있다(55쪽 참조).

기능적 능력(Functional Ability)

모든 환자들에게서처럼, 신경학적 병리가 있는 환자의 기능적 능력을 검사하는 것은 중요하다. 가장 일반적인

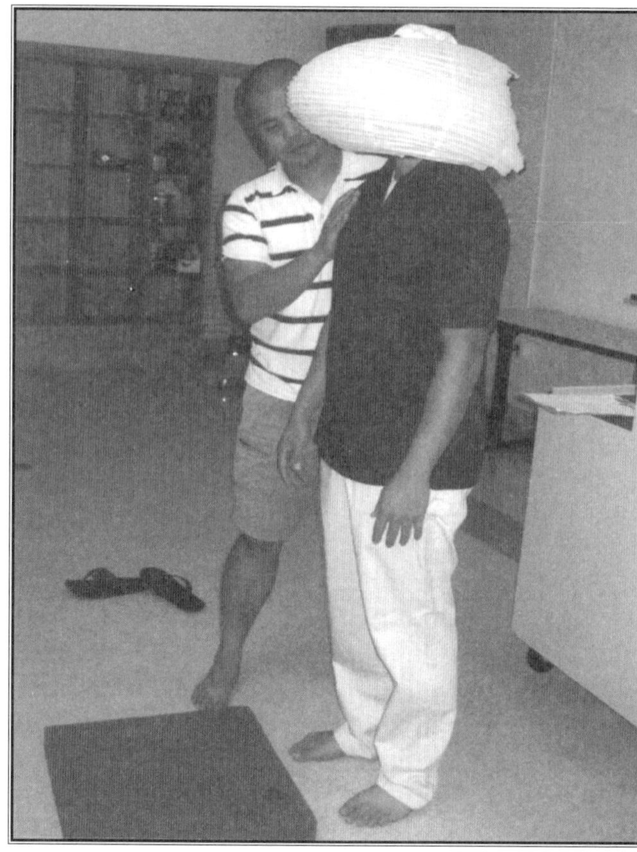

그림 4-5. 균형에서 감각 통합의 임상적 검사를 위한 전형적인 장치.

기능적 움직임 기술 평가는 다음을 포함한다: 옆으로 구르기, 똑바로 누운 자세에서 앉기와 앉기에서 똑바로 눕기로 이동하기, 앉은 자세 유지하기, 이동, 앉은 자세에서 서기와 선 자세에서 앉기로 이동하기, 선 자세 유지하기, 보행이나 의자차 추진하여 이동하기. 소아환자 치료할 때, 다른 자세와 움직임 기술은 또한 평가되어야 한다. 똑바로 누운 자세에서 엎드린 자세로 구르기; 다른 자세 쪽으로 이동하기(예, 주관절 복와위, 사족자세 무릎서기, 반 무릎서기), 바닥에서 서기 등. 물리치료사와 보조사는 다양한 패턴이 움직임 기술을 수행하는데 사용될 수 있음을 깨달아야 하고 이 모든 패턴이 "정상"으로 고려된다. 예를 들어, 똑바로 누운 자세에서 오른쪽으로 구를 때, 사람은 몇 가지 방법으로 구르기를 시작할 수 있다; 왼쪽 어깨 사용, 왼쪽 팔을 가로질러 닿기, 골반사용, 왼쪽 고관절과 슬관절 굴곡하고, 슬관절을 가로질러 닿기 또는

표 4-4
보조 수준의 용어와 정의

용어	정의
독립	환자는 하나의 문제없이 알맞은 방법으로 안전하게 기술을 지속적으로 수행한다. 보조도구가 필요하다면, 도구의 이름이 포함된다.
감독 또는 장치	환자는 과제의 100%를 수행하나 구두지시, 어떤 사람이 대기하기 또는 어떤 사람이 필요한 요소를 장치해야 함이 요구된다.
접촉지도	환자는 과제의 100%를 수행하나 보조하는 사람이 환자에게 완전한 집중을 하고 가능하다면 보조 또는 균형 소실에 대해 지지한다.
최소보조	환자는 과제를 위해 75% 또는 그 이상의 노력이 소비된다.
중등도 보조	환자는 과제를 위해 50 ~ 75%가 소비된다.
최대 보조	환자는 과제를 위해 25~50%가 소비된다.
의존	환자는 과제를 위해 25% 이하가 소비된다.

발췌: Guide for the Uniform Data Set for Medical Rehabilitation (Adult FIM). Version 4.0. Buffalo, NY: State university of New York at Buffalo; 1993.

머리 사용하기. 이 모든 패턴은 구르기를 위한 정상 패턴으로 고려되어진다.

기능적 능력을 평가할 때, 움직임 기술이나 과제의 양적 평가를 수행하는 것과 (1) 정상이나 비정상으로 동작을 설명하기(비정상이라면 관찰된 것을 설명), (2) 가능하다면, 얼마나 많은 보조가 기술 수행에 필요한지 설명, (3) 환자가 과제를 완전히 수행하는데 소요된 시간 측정에 의해 모아진 것을 설명하는 것이 중요하다. 불행하게도 보조 수준을 설명하기 위해 보편적으로 사용되는 용어는 없다. 보조 수준을 설명하기 위한 용어의 예는 기능적 독립 측정(FIM, Uniform Data System for Medical Rehabilitation, Amhersi, NY)[23]에서 발췌 했고 표 4-4에서 설명한다. 적절한 용어가 선택될 때, 물리치료 보조사는 보조사의 노력이 아닌 과제를 위해 환자가 노력한 양에 초점을 두는 것이 필요하다. 건강치료 학생이 저지르는 일반적인 실수는 환자 노력양이 아닌 그들이 과제에 수행된 노력양을 설명하는 것이다.

표준화된 손상과 기능적 검사 사용(Use of Standardized Impairment and Functional Tests)

표준화된 검사는 환자의 손상이나 기능적 수행의 객관적인 평가를 제공하는 목적을 가진 도구로써 발달되었다. 물리치료 영역에서 가능한 많은 검사가 있고, 이 검사들은 환자의 수행을 평가하기에 진심으로 중요하고, 타당하고, 신뢰성이 있음을 정립하는 것이 중요하다. 몇 가지 검사가 노인 환자에게 발달되었지만, 신경학적 병리를 가진 성인 환자에게 사용되어진다. 이 검사들의 예는 다음과 같다.

버그균형척도(Berg Balance Scale)

Berg Balance Scale[24]은 매일 몇 가지 과제 수행을 통해 환자의 균형 평가가 포함된다. 이것은 노인 환자 수준의 균형을 검사하도록 발달되었다. 이 검사는 14가지 균형 항목이 포함되고, 환자는 이 과제를 수행하기 위한 그들의 능력이 등급화되고, 0, 1, 2, 3, 4 점수가 주어진다. 이 검사는 완전히 수행하는데 15~20분이 소요된다. 과제의 예는 앉기에서 일어서기, 지지없기 서기, 서있는 동안 뻗친 팔로 앞으로 닿기, 바닥에 있는 물체잡기, 360° 회전하기가 포함된다. 측정 시, 전체 점수가 높을수록 환자는 독립적이다.

기능적 닿기 검사(Functional Reach Test)

기능적 닿기 검사[25]는 노인환자에 사용되고, 서 있는 동안 넘어지지 않고 앞으로 닿는 환자 능력이 포함되며 Duncan에 의해 발달되었다(예, 얼마나 많이 앞으로 닿을 수 있는가). 수량화된 값이 결정되고 낙상 위험은 특별한 수준 이하로 검사된 환자에게 제시된다. 이 검사는 5분이 소요된다.

목적화된 움직임 수행평가 검사 (Performance Oriented Mobility Assessment)

목적화된 움직임 수행평가 검사[26](Tinetti 평가도구로써 잘 알려졌다)는 노인환자에게 사용되도록 발달되었고 균형과 보행 요소가 있다. 이 검사는 16가지 항목이 포함되고, 어떤 것은 0이나 1점으로, 다른 것은 0, 1, 2점으로 계산된다. 이 과제는 완전히 수행하는데 10~15분 소요된다. 환자는 어떤 방법에서 수행에 대응한 점수가 주어진다(예, 서기, 초기 선 자세 균형, 회전하기, 초기보행, 대칭적 한걸음, 보행동안 체간 흔들림). 컷오프(cutoff) 점수는 낙상 위험을 제시하는데 사용된다.

타임 업 앤드 고우 검사(Timed Up and Go)

Timed up and go(TUG)[27]검사는 팔걸이가 있는 단단한 의자에 앉아서 일어서기, 3m를 걷고 다시 돌아와서 앉는데 소요된 시간을 측정하기 위해 시계 사용이 포함된다. 수량화된 값이 증가된 낙상 위험을 제시한다. 완전히 수행되는데 소요된 시간은 환자에 의존하며 전형적으로 5분 이내이다.

Fugl-Meyer 신체수행평가 (Fugl - Meyer Assessment of Physical Performance)

Fugl-Meyer Assessment of Physical Performance[28,29]는 뇌졸중 환자에게 사용되도록 발달되었고, 운동 회복, 균형, 감각 동작을 관찰하므로 운동손상을 평가한다. 이것은 측정에 30~40분이 소요되는 긴 검사이다. 항목은 0, 1, 2점이 주어지고, 상지와 하지에서 감각, 공동 작용의 움직임, 앉기와 서기 균형이 포함된다.

운동평가척도(Motor Assessment Scale)

Motor Assessment Scale(MAS)[30]는 Carr와 Shepherd에 의해 발달되었고, 뇌졸중 환자에게 사용되고, 9가지 항목이 포함되고, 기능적 움직임과 긴장도에 대응한다. 이것은 환자에 따라 15~30분이 소요된다. 항목은 똑바로 누운 자세에서 옆으로 눕기, 똑바로 누운 자세에서 침대 한쪽에 앉기, 걷기, 상지기능, 전반적인 긴장도가 포함된다. 각 항목은 0, 1, 2, 3, 4, 5, 6점이 주어진다.

바텔지표(The Barthel Index)[31]

Barthel indexs는 40년 전에 물리치료사에 의해 발달되었고, 10가지 항목의 움직임과 자가-치료 일상생활 동작에 의해 요구된 보조량을 측정한다. 이것은 어떤 진단이 있는 성인에게 사용되도록 발달되었다. 5~20분이 소요되고, 각 항목은 0, 5, 10, 15점이 주어진다. 항목은 먹기, 옷 입기, 씻기, 화장실 이동하기, 휠체어에서 침대로 이동하기, 걷기, 계단 오르기가 포함된다.

기능적 독립측정 (Functional Independence Measure)

Functional Independence Measure(FIM)[23]은 재활 시작과 끝에서 환자에 의해 요구된 보조량을 평가하도록 구성되었다. Uniform Data System for Medical Rehabilitation(UDMR)의 일부분이고, 재활에 참여함으로 자료가 모아지고 모아진 자료의 합을 계산한다. 신체적, 정신적, 사회적 기능을 측정하는 18가지 항목으로 구성된다. 이 항목은 1, 2, 3, 4, 5, 6, 7로 점수화 된다. 신체적 항목은 자가 치료 활동; 침대, 화장실, 욕실 이동; 이동하기; 휠체어 움직이기가 포함된다.

결론
CONCLUSION

이 장은 임상가에게 물리치료 보조사에게 위임될 수 있는 일반적인 검사를 수행하기 위한 절차를 포함하여 검사 과정의 개요를 제공한다. 평가 과정이 물리치료사의 책임일지라도, 물리치료 보조사는 초기 검사에 따른 부가적인 정보를 얻을 수 있다. 환자에게 존재하는 움직임 기능장애에 관해 평가할 수 있다. 이 정보는 진단 과정을 더 향상시키고, 향상된 결과에 이르는 치료의 적절한 수준을 허용한다.

질문
CHAPTER QUESTIONS

1. 신경근 검사의 목적은 무엇인가?
2. 신경학적 병리가 있는 환자 검사에서 물리치료 보조사는 언제 참여하는 것이 적절한가?
3. 어떤 신경근 검사 절차를 물리치료 보조사가 수행하는가?
4. 다음의 각 검사절차를 설명하라:
   a. 주의
   b. 단기기억
   c. 가벼운 접촉
   d. 표재성 통증
   e. 고유감각
   f. 입체감각
   g. 근육긴장도
   h. 롬버그 검사
5. 균형 평가에 사용될 수 있는 3가지 검사는 무엇인가?
6. 이동을 위해 환자에게 필요한 보조양은 언제 기록되나? 중간정도 보조란 무엇을 의미하나?

답은
www.slackbook.com/neuroquestions에 제시되었다.

참고문헌(REFERENCES)

1. *Guide to Physical Therapist Practice.* 2nd ed. Alexandria, Va: American Physical Therapy Association; 2001:679.
2. Magee DJ. *Orthopedic Physical Assessment.* 4th ed. Philadelphia, Pa: WB Saunders; 2002.
3. Richardson JK, Iglarsh ZA. *Orthopedic Physical Therapy.* Philadelphia, Pa: WB Saunders; 1994.
4. Schmitz TJ. Sensory assessment. In: O'Sullivan SB, Schmitz TJ, eds. *Physical Rehabilitation: Assessment and Treatment.* 4th ed. Philadelphia, Pa: FA Davis; 2001.
5. Bottomley JM. *Quick Reference Dictionary for Physical Therapy.* 2nd ed. Thorofare, NJ: SLACK Incorporated; 2003.
6. Allen DD, Widner GL. Tone abnormalities. In: Cameron MH, ed. *Physical Agents in Rehabilitation: From Research to Practice.* 2nd ed. St Louis, Mo: Saunders; 2003.
7. Giuliani V. Spasticity and motor control. In: Montgomery PC, Connolly BH, eds. *Clinical Applications for Motor Control.* Thorofare, NJ: SLACK Incorporated; 2003.
8. Shumway-Cook A, Woollacott MH. *Motor Control: Theory and Practical Applications.* 2nd ed. Philadelphia, Pa: Lippincott, Williams, and Wilkins; 2001.
9. O'Sullivan SO. Stroke. In: O'Sullivan SB, Schmitz TJ, eds. *Physical Rehabilitation: Assessment and Treatment.* 4th ed. Philadelphia, Pa: FA Davis; 2001:532.
10. Bohannon RW, Smith MB. Interrater reliability of a modified Ashworth scale of muscle spasticity. *Phys Ther.* 1987;67(2):206-207.
11. Hislop HJ, Montgomery J. *Daniels and Worthingham's Muscle Testing: Techniques of Manual Examination.* 7th ed. Philadelphia, Pa: WB Saunders; 2002.
12. Kendall F, McCreary EK. *Muscles: Testing and Function.* 4th ed. Philadelphia, Pa: Lippincott, Williams, and Wilkins; 1993.
13. O'Sullivan SO. Assessment of motor function. In: O'Sullivan SB, Schmitz TJ, eds. *Physical Rehabilitation: Assessment and Treatment.* 4th ed. Philadelphia, PA: FA Davis; 2001.
14. Barnes MR, Crutchfield CA, Heriza CB. *The Neurophysiological Basis of Patient Treatment, Vol II: Reflexes in Motor Development.* Atlanta, Ga: Stokesville Publishing; 1978.
15. Fiorentino M. *Reflex Testing Methods for Evaluating CNS Development.* 2nd ed. Springfield, Ill: Charles C Thomas; 1981.
16. Schmitz TJ. Coordination assessment. In: O'Sullivan SB, Schmitz TJ eds. *Physical Rehabilitation: Assessment and Treatment.* 4th ed. Philadelphia, Pa: FA Davis; 2001.

17. Tan JC. *Practical Manual of Physical Medicine and Rehabilitation*. St Louis, Mo: Mosby; 1998.

18. DeMyer W. *Technique of the Neurologic Examination*. 4th ed. New York, NY: McGraw Hill; 1994.

19. Nahser L. Sensory neuromuscular, and biomechanical contributions to human balance. In: Duncan P, ed. *Balance*. Alexandria, Va: American Physical Therapy Association; 1990:5.

20. Mahoney F, Barthel D. Functional evaluation: the Barthel index. *Md State Med J*. 1965;14:61-65.

21. Lanska DJ, Goetz DG. Romberg's sign: development, adaptation, and adoption in the 19th century. *Neurology*. 2000;55:1201-1206.

22. Allison L, Fuller K. Balance and vestibular disorders. In: Umphred DA, ed. *Neurological Rehabilitation*. 4th ed. St Louis, Mo: Mosby; 2001.

23. *Guide for the Uniform Data Set for Medical Rehabilitation (Adult FIM)*. Version 4.0. Buffalo, NY: State University of New York at Buffalo; 1993.

24. Berg K. Measuring balance in the elderly: validation of an instrument. *Physiother Canada*. 1989;41:304.

25. Duncan PW, et al. Functional reach: a new clinical measure of balance. *J Gerontol*. 1990;45:M192.

26. Tinetti ME. Performance-oriented assessment of mobility problems in the elderly. *J Am Geriatr Soc*. 1986;34:119-126.

27. Podsiadlo D, Richardson S. The timed "up and go": a test of basic functional mobility for frail elderly persons. *J Am Geriatr Soc*. 1991;39:142.

28. Fugl-Meyer A, Jaasko L, Leyman I, et al. The post-stroke hemiplegic patient: a method for evaluation of physical performance. *Scand J Rehab Med*. 1976;7:13.

29. Duncan PW, Propst M, Nelson SG. Reliability of the Fugl-Meyer assessment of sensorimotor recovery following cerebrovascular accident. *Physical Ther*. 1983;63(10):1606-1610.

30. Carr JH, Shepherd RB. Investigation of a new motor assessment scale for stroke patients. *Physical Ther*. 1985;65(2):175-180.

31. Montgomery PC, Connolly BH. *Clinical Applications for Motor Control*. Thorofare, NJ: SLACK Incorporated; 2003.

제 5 장

개입 절차

INTERVENTION PROCEDURES

주요용어(KEY WORDS)

기능적 훈련(functional training)
손상훈련(impairment training)
운동프로그램(motor programs)
감각재훈련(sensory retraining)

목표(CHAPTER OBJECTIVES)

- 균형 손상 문제와 기능적 활동을 위한 운동 패턴을 훈련하기 위해 실제적인 지침, 기능적 훈련과 재훈련, 손상훈련을 실행하는 치료분류 차별화하기.
- 치료가 요구한 목표를 향상하지 못할 때 정립하기.
- 환자가 보조나 지도없이 기능적 활동을 성공적으로 수행될 때 정립하기.

소개
INTRODUCTION

물리치료 실행 지침에 정의된 것처럼, 치료는 "물리치료사와 환자의 목적있고 숙련된 상호작용"이다.[1] 치료 정의가 물리치료사의 역할을 규정지을 지라도, 치료는 물리치료 보조사의 역할에 얽혀 있다. 물리치료사를 위해, 치료는 (1) 협응, 의사소통, 서비스의 제시, (2) 환자나 고객과 관련된 교육, (3) 직접적인 환자 교육과 상호작용한다. 이 세 가지 분류 내에서 서비스의 협응은 단지 물리치료 보조사에 위임되지 않는 영역이다. 그러므로 물리치료 보조사는 물리치료사와 다른 건강 치료종사자, 환자, 수행자와 의사소통 기술을 발달시킬 필요가 있다. 적절하게 위임되었을 때, 기록기술은 공인된 기관과 세 번째 수행자처럼 외부기관과 환자의 팀에서 다른 사람과의 의사소통의 판단 형태이다. 재검사가 물리치료 보조사에게 위임된 책임의 일부분이 되었을지라도, 물리치료사가 환자 검사 결과와 관련하여 변화를 포함한 치료계

획을 명백하게 정립하지 않는 한 검사결과를 해석하는 것은 물리치료보조사의 역할은 아니다. 물리치료사가 기술이나 프로그램을 명백하게 정립하는 책임이 있다면, 단지 기능적 기술, 가정프로그램, 퇴원프로그램을 환자와 가족에게 가르치는 것은 물리치료보조사의 영역이다. 물리치료보조사가 환자의 초기평가를 하고, 결과를 해석하고, 치료절차를 확립하거나, 서비스가 더 이상 필요한 것인지를 결정하고 퇴원 정보 기록이 요구된다면, 그 물리치료보조사는 물리치료보조사의 영역 밖에 있게 되고, 환자는 위험과 스스로의 책임에 놓이게 된다. 앞선 시나리오가 주어지면, 물리치료보조사는 잘못 사용하게 되고, 환자는 제공되는 서비스의 똑바르지 못한 인식이 주어진다. 특별한 영역과 발생되는 문제는 청구 거절, 부정치료, 보험사기 영역이 된다. 실행과 기술의 자기 영역을 정립하는 것은 물리치료보조사의 역할이고 치료요소가 위임될지라도, 환자를 결코 위험에 두어서는 안된다. 치료적 상호관계 내에서 물리치료보조사의 일차역할은 환자의 직접적인 치료이다. 물리치료보조사의 서비스가 환자 진행에 긍정적으로 영향을 줄 때, 물리치료사나 보조사의 역할이 비슷하게 진행을 향상시킬 때, 물리치료보조사에게 치료개입 위임은 매우 적절하다.

물리치료개입은 심폐, 피부, 근골격계, 신경근계와 상호작용하는 기법의 광범위한 영역을 포함한다.[1] 내과의에 의해 정립된 특별한 병리나 질병이 이러한 신체 시스템 분류의 하나에 있을 지라도, 물리치료사와 보조사는 질병이나 병리를 치료하지 않는다; 그들은 이러한 질병이나 병리에 의해 일어나는 기능적 제한을 치료한다. 그 이유로, 비슷한 물리치료 기법은 다양한 의료 진단을 위해 사용될 것이고, 다양한 물리치료 개입은 하나의 특별한 질환을 가졌을지라도, 환자의 치료계획에 통합될 것이다. 물리치료보조사가 개입동안 환자에 의해 노출된 위험 요소나 금기 증상을 정리하기 위해, 해부, 생리, 질병 과정의 지식은 항상 물리치료보조사의 교육 일부분이다. 개입 시작, 중간, 결론에서 환자의 어떤 질문적 행동을 물리치료사에게 보고하는 것은 물리치료보조사의 책임이다. 보조사가 환자의 건강과 개입자체의 적절함에 관한 고려사항이나 질문을 가지고 있다면, 그 보조사는 가능한한 빨리 물리치료사에게 그 문제를 상의하도록 법과 규약으로 정해져있다. 이러한 이유로, 보조사는 종종 심박동률, 혈압, 피부색깔, 통증정도, 호흡 깊이와 비율, 의식정도, 인지 반응 패턴을 검사하도록 요구된다. 이 평가는 개입을 진행하는 일부분이 된다. 환자 개입이 위임되기 전에, 물리치료사는 환자가 안전하게 치료를 받을 수 있도록 보충하기 위해 모든 금기증과 위험요소를 검사할 법적 책임이 있다. 이 검사가 보조사가 개입에 의해 위험하지 않고 안전함을 느낄지라도, 환자 증상을 주시하는 것은 안정성 변수를 유지하기 위해 중대한 요소이다.

이 장은 중추신경계 질병, 병리, 다양한 형태의 운동기능 장애를 가진 환자를 설명한다. 특별한 의료적 진단을 위한 특별한 개입 추천은 7~13장에서 찾을 수 있다. 특별한 의료적 진단과 물리치료개입의 논의에다가, 운동기능장애에서 심폐 손상 단락은 개입의 상호작용, 전략, 환자 수행을 향상시키는 방법의 수단으로 보조사를 이끌 것이다. 직접적인 환자 접촉을 통한 개입의 개념이 이 장의 주요부분이다.

개입의 분류
CATEGORIES OF INTERVENTION

보조사에게 위임된 개입은 4가지 분류 중 하나이다. 각 분류는 약간씩 다른 주제를 가지고 있다. 이 분류는 (1) 기능적 활동 훈련, (2) 손상훈련, (3) 치료사에 의한 실제적 지침, (4) 체성감각 재훈련이다. 첫 3가지 분류는 기본적으로 환자의 운동기능장애를 설명하고 4번째 분류는 운동기능 장애로 인한 감각이나 진행적 문제가 있는 환자가 포함된다. 물리치료 목표가 목적이 있고 의미있는 기능적 움직임 활동이라면, 모든 치료 프로그램의 최종목표는 가능할 때마다 각각의 환경 내에서 독립적인 기능적 조절을 수행하도록 환자를 격려하는 것이다.

기능적 훈련
FUNCTIONAL TRAINING

일상생활동작이나, 그룹 스포츠(예, 야구, 농구), 개별 스포츠(예, 골프, 수영, 달리기, 낚시)와 같은 여가시간 활동, 그리고 그룹이나 개인 신체 향상 활동(예, 무술훈련, 수중에어로빅, 트리드밀이나 타원형 훈련)에 초점을 둔 개입은 ***기능적 훈련*** 분류 내에 속한다. 개입이 특별한 활동에 초점을 둘 때, 환자는 활동을 수행하기에 필요한 기능적 운동 단계에 의해 정립됨으로써 움직임 표현에 기술을 재획득하거나 유지하기 위해 실행이 필요하다. 개입 프로그램 목적이 이러한 기술 중 어떤 하나의 수행이 포함된다면, 기능적 운동 계획은 환자에게 이용될 수 있고 단지 실행과 다양함이 기술에 필요하다. 이 경우에, 물리치료사는 보조사에게 이 활동을 한정적으로 위임할 수 있다. 환자가 이 활동에서 기술이 향상됨으로써, 위임은 이 사람들이 이용되고 자발적일 때, 가족이나 보호자에게 주어질 것이다. 일상생활동작에서 기능적 훈련은 침대이동, 다양한 면에서 앉기와 일어서기, 여러가지 의자로 이동하기(예, 휠체어나 변기), 샤워장이나 욕조로 이동하기, 다양한 시각 환경이 있는(예, 정상 불빛, 어두운 환경, 움직이는 환경) 다양한 면에서 걷기, 옷 입고 벗기, 적당한 도구 사용하기(예, 목발, 지팡이, 보행기)가 포함된다. 가정건강 환경에서, 보조사는 목욕하기, 먹기, 요리하기를 가르치고 실행하는 것처럼 부가적인 기능적 훈련을 하도록 요구될 것이다. 그러나 더 자주 작업치료사와 면허증이 있는 작업치료 보조사는 이러한 활동의 환자 실행에 책임이 있다. 기능적 활동 훈련의 목표는 치료사의 실제적 기술로 환자를 이끄는 것은 아니다. 그러나 환자가 이 활동을 안전하게 반복적 실행으로 수행하는 것을 보증하는 것이다. 반복적이고 무작위 실행 시간표는 자동적으로 이 활동에 확고하게 반응할 것이다. 환자는 움직임 단계를 더 이상 생각할 필요가 없고 대신 feed-forward 프로그램에 노력없이 활동을 수행한다(기능적 훈련에 관한 다양한 실행을 위해 3장을 참조). 많은 시간, 환자는 그들의 목표로 운동수행의 높은 수준을 요구할 것이고, 치료 프로그램이 그들이 할 수 있고, 해야만 하는 활동에 초점을 두는 데에 실패하게 된다. 예를 들어, 호수의 오두막에서 낚시하기를 원한다면, 오두막에서 바닷가까지 어떻게 갈 것이며 낚시동안 앉을 것인지 설 것인지 결정하는 것은 왜 그가 앉기에서 서기를 실행하고 이동 활동을 실행하는지 환자와 치료사가 상의하는 것을 도울 것이다. 실행이 낚시의 최종 목적에 이르게 될 것임을 환자가 이해하면, 일반적으로 동기화되고, 고분고분한 환자가 된다. 기능적 훈련은 어떤 순차적인 치료계획의 최종 목적이 될 것이다. 어떤 기능적 움직임을 위한 평가 요소를 이해하는 것은 개입전략의 두 번째 분류에 이르게 된다.

손상훈련
IMPAIRMENT TRAINING

이 분류는 특별한 시스템의 개입과 관련되고, 기능적 활동 내에 기능장애에 이르는 움직임의 요소에 초점을 두는 것과 관련된다. 이 치료영역에서는 많은 소 분류가 있다. 손상은 가동범위 제한, 사용하지 않은 근육 약화, 관절 문제로 인한 생역학 뒤틀림, 다리길이 차이와 같은 ***근골격계 문제***의 직접적인 결과이다. 손상을 제거하기 위한 목표로의 치료 계획은 보조사에게 잘 위임 될 것이다.

비슷하게, ***심폐나 말초혈관질환***은 많은 형태의 통증, 운동에 대한 약한 지구력, 심지어 산소수준이 떨어질 때 가벼운 두통과 혼란을 일으킬 수 있다. 이 이유로, 보조사는 종종, 호흡, 심박동률, 혈압, 산소수준을 손가락집게를 사용하여 주시해야 하고, 환자의 의료진단에 관계없이 통증 정도를 주시할 필요가 있다. 보조사는 심폐/말초 혈관 시스템을 고려한다면, 물리치료사에게 기록을 상의해야 한다. 그 치료사가 사용하지 않는다면, 다른 물리치료사, 간호사, 의사와 고려해야 한다.

피부문제 영역은 치료적 개입 전이나, 개입 동안, 개입 후에 피부의 비정상적인 반응이나 궤양, 화상, 붉어진 피부로부터 의료적 합병증을 포함한다. 이 손상은 환

자가 지면을 가로지르는 움직임(예, 구르기, 앉기, 연장된 시간 동안 앉기)에 필연적인 특별한 활동을 실행하도록 요구되어진다면 이해하는 것이 특별히 중요하다. 비슷하게, 흉터가 가동범위와 움직임 기능 자체를 제한한다면, 조직 탄력성을 증가하기 위해 치료적 기구를 사용하여 조직을 움직이는 개입이 보조사에게 위임될 것이다. 물리치료 보조사는 이 도구들이 또한 특별히 피부나 혈관계가 기구에 적응할 수 없다면, 환자에게 화상을 입힐 수 있음을 깨달아야 한다. 중추신경 손상 후에 오랜 기간 구축이 있는 환자는 종종 피부완전성 문제를 가지고 있다. 피부는 매우 허약하고 얇아서 관절을 넘어 가동범위를 너무 강한 비율로 신장시킨다면 쉽게 찢어진다. 피부가 관절에서 찢어진다면, 그것은 통증을 일으킬 뿐만 아니라 개방성 상처를 일으킨다. 보조사는 천천히 작업할 필요가 있고, 구축과 제한된 피부움직임이 있는 신경학적 손상 후의 대부분 환자를 치료할 때는 피부 반응에 지속적으로 주의해야 한다.

신경근 시스템의 손상은 척수 운동 생성의 활동 상태(과 또는 저 긴장도와 강직), 기능적 움직임 속의 전형적이거나 반사적 패턴(예, 굴곡과 신전공동운동, ATNR과 STNR과 같은 반사적 반응, 양성지지반응), 균형 문제(예, 감각입력과 균형 공동 작용문제), 운동 긴장도에서 휴식 시 동요(불수의적 진전), 목적있는 활동에서 운동 긴장도의 동요(무정위성, 실조), 동요에 대한 반응 시간, 움직임 비율(중추신경이 얼마나 빨리 또는 느리게 프로그램을 실행할 것인가?), 과제의 인지적 이해(지각, 의식수준, 괴로움), 활동으로의 태도(동기, 감정적 안정성 정도, 도덕적 편견)가 포함된다. 간단한 설명과 약간의 개입 제시는 이 실행 패턴의 각 소 단락 내에 포함될 것이다.

가동범위(Range of Motion)

많은 물리치료 현장에서, 가동범위는 보조사에게 위임된다. 단지 제한이 근골격일 때, 환자에게 필요한 가동범위 수행의 복잡성과 기술은 어렵지 않다. 신경근 가동범위 제한이 있는 환자를 치료할 때, 다양한 측정요소가 위임 전에 고려되어야 한다. 이것은 다음과 같다. 가동범위 동안, 범위를 통한 올바른 생역학 자세에 관절이 유지되어 있는가? 관절 주위의 과긴장 때문에 범위 제한이 있는가? 그렇다면 어떤 근육이 과긴장이고 움직임 패턴에서 어떻게 작용하고 있는가? 회전패턴 시작에서, 사지는 단단함 쪽으로, 밖으로 움직일 수 있는가? 어떤 회전패턴이 제한되는가? 회전이 가동범위운동에 통합된다면, 과긴장이 감소하는가? 그렇다면, 환자는 관절 안정성을 보여주는가? 또는 관절 과긴장 주위로 근육은? 이것은 물리치료사가 이 활동을 위임하기 전에 고려되어야 할 문제이다. 책임이 위임되었다면, 보조사는 이 질문을 계속해야 한다. 범위가 증가되거나 관절 주위 긴장도가 변했을 때, 보조사는 물리치료사에게 변화를 보고해야 한다. 그리고 손상훈련을 위한 잠재적 개입 전략의 수정이 필요할 것이다. 보조사는 항상 동작동안 관절을 안정화 하는 것을 기억해야한다. 보조사는 특별한 동작 동안 정상적으로 사용되는 것이 아닌 근육의 대용이 없이 활동을 정상적으로 수행하기 위해 환자에 의해 사용된 동작 패턴을 확인해야 한다.

보조사는 어떤 가동범위 내에서 활동을 수행하기 위해 그리고 환자가 정상운동 조절을 보이는 범위로 천천히 증가하기 위해 환자를 교육시키도록 요구될 것이다. 환자가 통증을 호소한다면, 종종 통증의 원인은 관절의 나쁜 배열이고, 더 좋은 생체역학 자세로 관절을 움직임에 의해 똑바르게 할 수 있다. 환자가 관절 배열을 똑바르게 하는 동안 보조사는 손상훈련이 된다. 보조사가 환자를 위해 교정하면, 더 이상 손상 훈련이 아니고 실제 개입된다. 가동범위 동안 통증의 두려움은 근육 찢어짐을 일으키고, 관절 배열을 똑바르지 않게 한다. 그 두려움은 종종 환자가 어떤 조절을 하지 않았을 때, 사지를 움직이는 어떤 다른 건강 보호 실행자의 기억과 연합된다; 그 움직임은 경험의 기억뿐만 아니라, 초기 통증 반응을 일으킨다. 보조사는 통증이 나타나는 환자를 가르칠 필요가 있고, 그 환자는 아플 때 실행자에게 말할 필요가 있다. 보조사는 통증의 구두 대화가 요구되는 것에 통증 찡그린 얼굴 반응을 인식해야 한다. 환자가 통증이 있는 범위 동안 보조가 주어진다면, 환자는 통증이 존재하면 보조사가 멈출 것이라고 믿게 된다. 그렇지 않다면, 환자는 관절이 찢어지거나 보호가 될 것이다. 환자의 믿음을 얻는 것은 종종 통증 두려움 때문에 찢어짐을 제거하게 되고, 동시에 가동범위를 얻게 된다.

척수 운동 생성 상태(과-, 저긴장과 강직) (States of the Spinal Motor Generators(Hyper-or Hypotonicity and Rigidity))

중추 신경 손상 환자에서 일반적으로 보여지는 손상은 척수 운동 생성의 변화된 상태이다. 이 변형된 상태는 다양한 움직임 기능 장애를 만들 수 있다. 운동 생성이 너무 높은 비율로 발생할 때, 과긴장된 근육반응과 신장에 대한 반응을 일으킬 것이다. 일반적으로 이 생성이 발생되고, ***과긴장***을 일으킬 때, 반응은 개별 근육에서 보이지 않고 공동작용으로 언급되는 근육 상호 작용 패턴에서 보여진다. 주동근 또는 독립된 근육은 특별한 기능적 움직임을 수행하는 특별한 근육과 밀접하게 작업하는 다른 근육 (주동적 공동작용)과 자연스럽게 연결되어 있다. 비슷하게, 생성이 근육군에 적절하게 발생하지 않는다면, 행동 반응은 종종 움직임 패턴 내에서 ***저긴장***이 될 것이다. 특별한 말초신경계 손상이나 질병을 제외하고, 행동적 반응은 패턴에서 아마 더 많이 보여질 것이다. 때때로 사지가 과긴장 주동근 공동작용을 갖는 반면, 길항근 공동작용은 저긴장이다. 주동근과 길항근 공동작용이 둘 다 과긴장이라면, 두 방향에서 움직임이 제한된다.

과긴장은 운동 생성의 비정상 상태이고, 일반적으로 근육군내의 저긴장과 관절의 불안정성이 따른다. 저긴장 때문에, 신체는 관절 구조 주변의 다른 근육에 부가적인 긴장을 만들고, 관절 완전성을 유지하기 위해 자연스럽게 노력할 것이다. 심호흡과 함께 단축된 패턴으로부터 떨어져서 느린 이완성 회전을 하도록 환자를 교육하는 것은 종종 운동 풀(pool)의 상태를 낮추고 과긴장을 감소시킨다. 보조사는 감소된 과긴장은 관절의 안정성이나 움직임을 넘어 의지적 조절을 보증하지는 않는다는 것을 기억해야 한다. 종종, 감소된 과긴장은 치료사에게 저긴장이나 약화로 끝나는 운동 풀의 감소된 상태 때문에 개입에 대비하여 손상훈련을 위해 실제 접근으로 떠넘긴다. 때때로, 물리치료사는 운동 프로그램의 특별한 면을 넘어 손상 훈련과 조절을 혼합하여 기능적 활동을 보조사에게 위임할 것이다. 혼합 형태의 예는 트레드밀에서 걷는 동안 체중지지 멜빵을 사용하는 것이다. 실행된 기능적 활동은 손상 프로그램에 적응하기 위해 트레드밀 보행의 비율과 경사도를 다양하게 하는 것과 걷기이다. 동작 그 자체는 발떼기 프로그램을 일으킬 것이다; 보조사는 보행에 보조가 필요하지 않는다. 체중지지 시스템은 완전한 힘을 위한 요구와 기능적 활동 동안 자세와 움직임을 위한 프로그램을 배제한다. 체중의 부분적 지지에 의해, 환자는 전체적인 feed-forward 보행 프로그램을 조절하는 것이 기대되고, 제한할 수 있는 것 내에 모든 요소 프로그램을 조절하게 된다. 보조사는 보행 비율, 보행동안 생성된 힘에 대해 요구된 힘, 움직임의 경사도, 보행의 다른 요소(예, 신발의 단단하고 부드러운 면)을 바꿀 수 있다. 이 모든 면은 환자가 손상 제한 내에서 프로그램을 스스로 교정하도록 하기 때문에 손상 훈련으로 고려된다. 보조사가 움직임 그 자체를 이끄는 것이 필요하자마자(예, 발을 들어올리고 올바른 생역학 자세에 놓기) 신체지지 개입은 손상훈련이 아니라, 개입의 세 번째 분류 내에서 고려될 것이다. 세 번째 영역에서 69쪽에 설명된 물리치료사 또는 보조사는 수행의 순응 요소 내에 환자를 유지하기 위해 운동 반응을 이끌기 위한 실제적 조절 사용이 요구된다. 체중 지지된 보행의 개입 예가 주어지면, 보조사는 환자의 조절 요소 내에서 기능적 훈련과 손상 훈련 둘 다 위임될 것이다.

기능적 움직임 내에서 연판 또는 반사적 패턴 (Stereotypic or Reflexive Patterns within Functional Movement)

중추신경계 손상 후의 환자 움직임 반응은 종종 움직임의 연판 또는 반사적 패턴을 포함한다(예, 굴곡과 신전 공동운동, ATNR, STNR 과 같은 반사적 반응, 양성지지 반응). 이 프로그램은 종종 외적 또는 말초 자극이 운동 반응을 요구할 때 환자의 중추신경에서 가능한 패턴이다. 비슷하게, 중추신경 내에 신경 고리가 불수의적 운동 반응 패턴을 일으킬 때, 운동 시스템은 가능한 프로그램을 실행한다. 그래서, 의식의 낮은 상태에 있는 사람은 운동 반응의 과긴장된 공동 작용 패턴이 존재할 것이다(예, 고관절과 슬관절 신전, 고관절 내회전과 외전, 저측굴곡, 발의 회내와 연합된 신전 공동 운동). 대부분 공동작용과 반사적 패턴은 중추신경계 내에 고유하거나 프로그램되어 있고, 초기 운동 발달 내에 통합된다. 이 패턴은 말초 입력 시스템과 내적 피드백 고리로부터 중추신경에 있는 요구에 반응하여 움직임 패턴의 복합에 영향을 준다. 특별한 반사 반응은 4장에 정리되었다. 연판 패턴의 반복적 실행을 억제하는 특별한 손상 훈련 기술은 7, 8, 10, 11, 12장에서 설명한다.

기억하기에 쉬운 개념은 불수의적 패턴으로부터 반대 움직임 패턴은 종종 운동조절 획득 또는 재획득의 해결이다. 길항적 공동 작용을 활동함에 의해, 과긴장 공동 작용이나 반사 패턴은 종종 중추신경 내에 프로그램의 상호작용을 통해 자동적으로 사라지게 될 것이다. 환자가 독립적으로 길항적 프로그램이나 이 프로그램의 요소를 실행한다면, 치료적 환경은 손상 훈련으로 고려된다. 환자의 중추신경은 주동근과 길항근 공동 작용 패턴과 기능적 훈련 쪽으로 움직이는 공동 작용 내에 근육 패턴의 다양한 복합을 조절할 수 있어야 한다. 환자의 운동프로그램은 하나의 공동작용이나 두개의 연판 패턴에 고정되었다면, 환자는 삶의 요구반응에 매우 제한될 것이다. 이 연판 패턴은 종종 배열이 잘못된 관절의 생역학 자세를 만들고 앞으로 이차적인 근골격 손상에 이르게 한다. 물리치료 목표는 일반적으로 과긴장의 감소와 연판 프로그램의 필수적인 반응을 포함할 것이다. 물리치료 보조사는 과긴장 공동 작용의 원인이 종종 관절 구조 내의 불안정임을 기억할 필요가 있다. 비슷하게, 반사적이거나 연판 패턴의 사용은 환경적 요구에 대한 중추신경의 반응이고, 이것은 중력적 자세 반응이 요구된다. 환자의 중추신경은 움직임의 다양한 패턴 위에서 자연스런 조절을 얻기 위해, 환경은 수정되어야 하고, 그래서 반응은 환경 내에서 요구하는 것에 적절할 수 있다. 이것은 환경적 적응을 요구하고 중추신경을 확실히 하는 실제 지침은 치료적 개입 과정에서 초기에 그것을 어떻게 제한하는가와 관계없이 프로그램의 조절이다. 다시, 환경 순응이나 제한에 의해, 환자가 정상 움직임 순서를 시작하고 유지할 수 있다면, 보조사는 손상훈련이 된다. 보조사가 움직임 자체의 실제 조절을 도와준다면, 활동은 더 이상 손상 훈련이 아니고, 조절의 하부 분류 내의 다음 중요한 부분으로 넘어간다(70쪽 참조).

균형문제(Balance Problems)

기능적 활동으로 균형은 환자가 COG위에 신체의 BOS를 유지하거나, BOS 아래 신체의 COG를 다시 대치하는데 필요한 모든 프로그램을 조절하는 것이 요구된다(그림 5-1a, 5-1b). 균형 훈련은 예상되거나 예상치 못한 동요가 일어날 때, 균형을 유지하거나 재획득하는 것에 초점을 둔다. 방향 힘이 특별한 BOS위에서 균형(COG)를 유지하거나 재획득하도록 반응을 일으킬 때, 동요가 일어난다. 그 BOS는 한발, 양발, 한발과 무릎(한쪽무릎서기), 양쪽 고관절(앉기), 사람이 엎드려 눕고 옆으로 구를 때, 전체 몸(체간, 머리, 고관절)일 것이다. 동요에 반응하는 능력은 고유수용기, 전정계, 시각계의 감각 입력과 고유의 균형 공동 작용 프로그램(족관절, 고관절, 한 발 떼기)에 기초한다. 게다가, 환자가 지지시스템(예, 지팡이, 보행기, 이동용 손잡이)의 사용이 교육될 때, 치료사는 한 면에서 다음으로의 이동이나 움직임을

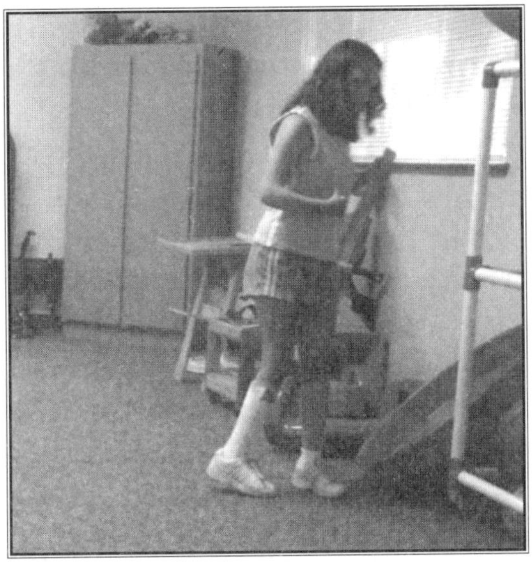

그림 5-1a. 균형: 현재 BOS 내에서 COG 유지하기.

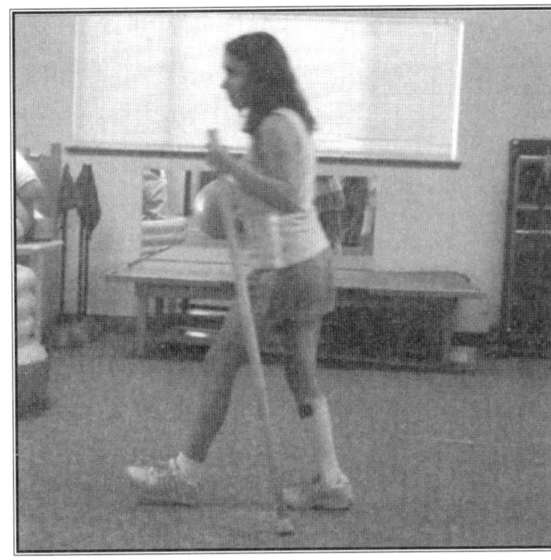

그림 5-1b. 균형: COG 아래 BOS를 뒤로 재배치, 한발떼기.

위한 개인에 의해 사용된 지지점 내에서 균형을 고려할 필요가 있다. 일반적으로, 거기에는 모든 움직임에 대한 균형 양상이 있다. 그래서 환자는 움직이는 동안 기능적 활동의 일부분으로써 균형 프로그램이 통합될 것이다. 균형 손상 훈련은 환자가 (1) 동요 그 자체(예, 닿기 동안 체중이동에 의해) (2) 동요와 COG변위(예, 낙상시 팔로 보호하거나 한발 떼기에 의해) (3) 외적 힘, 예상되거나 (동요가 시간 전에 일어나기 때문에 인식되어짐) 또는 예상하지 못할 때 (갑자기 발생), 움직임 활동 동안 그것을 동요할 때(예, 누군가에 의해 충돌되거나 밀쳐짐) 균형 재획득에서 환경을 만드는 것이 포함된다. 보조사는 종종 닿기, 이동, 보행동안 체중이동에 자동적으로 반응하도록 환자를 격려한다. 자동적 반응이 관찰되어지는 유일한 방법은 보조사가 움직임동안 환자의 주의를 흩트리거나, 불시에 COG를 동요할 때이다.

운동 긴장에서 휴식 시 동요(불수의적 진전) (Resting Fluctuation in Motor Tonicity(Non Intentional Tremor))

기저핵이나 연합 경로 내에 질병이 있는 환자는 종종 손, 혀, 심지어 발에 휴식 시 진전을 가진다. 이 움직임은 불수의적이며 특히 물 흐르는 듯한 움직임 패턴이고, 어떤 자동운동 프로그램에 중추신경에 의한 조절 부족이나 억제로 설명된다. 진전은 환자가 환경에 대한 강한 감정적 반응을 가질 때 과장된다. 종종, 진전은 느리고 깊은 호흡, 편안한 환경을 상상하기(예, 폭포 그리기나 파도 바라보기), 사지의 체중부하로 감소될 수 있다. 일반적으로 불수의적 진전은 기능적으로 제한되지는 않는다. 환자는 움직임이 사회적으로 제한되는지 결정해야 한다.

목적있는 활동에서 운동 긴장의 동요(무정위, 실조) (Fluctuation in Motor Tonicity Upon Purposeful Activity(Athetosis, Ataxia))

소뇌 문제나 어떤 운동 프로그램 위의 운동조절 문제를 가진 환자는 움직일 때 근긴장의 동요를 가질 것이다. 환자가 움직임동안 관절을 안정시키는 자세 프로그램이 부족하나 움직임 프로그램을 생성할 힘과 범위를 가졌다면, 환자는 움직임의 비율이나 속도를 조절하는 것과 기능적 활동 동안 움직임을 천천히 하거나 반대로 하는 능력에 문제를 가질 것이다. 움직임은 종종 활동하기에 너무 힘있게 보이고, 환자는 종종 목표물을 지나친다. 움직임 자체는 체중부하 활동 동안 덜 과장된다. 그래서 환자는 무거운 조끼, 쎄러 밴드(Thera-Band), 당기와 보행 유각기 동안 움직임에 대한 저항과 대상작용으로 사용된 치료관으로 움직임을 실행할 수 있다. 환자가 무게조끼 또는 벨트 자체를 입고 보조사가 활동 동안 관찰하고 지도한다면, 이 개입은 손상 훈련일 것이다. 보조사가 움직임 동안 저항과 대상작용이 적용되는 것이 필요하다면, 그것은 실제 개입이고 손상 훈련을 고려하지 않는다.

동요에 대한 반응시간 (Reaction Time to Perturbations)

동요에 대한 반응 시간은 중추신경의 3가지 중요한 면에 기초한다. 먼저, 뇌는 고유수용기, 전정계, 시각 말초 수용기로부터 정확하고 일치된 감각 정보를 받아야 한다. 둘째, 뇌는 다양한 높이에서 이 정보를 진행시켜야 한다. 셋째, 중추 신경은 적절하게 반응하기 위해 정확한 운동 프로그램을 선택하고 조절해야 한다. 그래서 보조사는 손상 훈련을 위해 특별한 자세 내에서 동요의 방향과 힘에 교육되어져야 한다.

움직임 비율과 변형된 비율에 대한 능력 (Rate of Movement and Ability to Alter Rate)

움직임 조절이 성장하고 학습됨으로써, 그들은 그 움직임의 비율이나 속도를 조절하도록 동시에 배운다. 아이가 걷는 것을 배움으로써, 그들은 느리게 그리고 빠르게 걷는 것을 배운다. 비율이 증가됨으로써, 보행은 달리기가 될 것이다. 보조사는 환자가 보행기를 사용하여 걷는 것을 가르치도록 교육될 것이다. 초기에, 환자는 매우 느리게 걸을 것이고, 더 조절되고 빠른 진행으로 진행될 것이다. 중추신경 손상과 재학습으로, 종종 환자는 프로그램의 각 면에 관해 인지적으로 생각하는 동안 보행을 배운다. 보행기를 집고, 오른발을 내딛고, 보행기를 집고, 왼발로 한발 내딛는다. 환자가 보행기로 보행할 수 없을지라도, 이것은 새로운 운동 프로그램이다. 보조사는 환자가 그 사람에게 정상인 보행 비율을 가진다는 것을 기억할 필요가 있다. 보행기를 사용할 때 움직임은 느릴 것이다. 그러나 종종 더 빨라질 것이다. 보조사가 이 범위에서 손상 훈련이 요구된다면, 환자는 다양한 속도에서 움직임을 실행할 필요가 있다. 이 손상 훈련은 속도계나 트레드밀과 같은 발떼기 환경을 사용함에 의해 수행될 수 있거나, 보조사가 실제적으로 보행기를 잡고 환자를 발떼기 반응 비율을 증가시키기 위해 앞으로 잡아당김에 의해 수행될 수 있다.

과제의 인지적 이해 (Cognitive Understanding of the Task)

중추 신경 과정 영역은 운동을 고려하는 것이 아니라 직접적으로 운동 수행에 영향을 주는 것이다. 지각, 의식 정도, 혼란은 모두 운동 조절에 영향을 준다. 중추신경 손상 후의 지각 문제와 잔여 움직임 기능장애는 아주 크다. 보조사는 이 문제와 움직임에서 손상을 평가하거나 분석하는 것을 기대하지 않는다. 물리치료사는 환자가 실행하게 되는 움직임과 환경 둘 다 명백하게 설명할 책임이 있다. 예로, 환자가 목표물을 지나치고 목표물을 스스로 교정한다면, 그것은 지적 문제(Praxis)이다. 환자가 목표물 쪽으로 궤도를 통해 움직임을 스스로 교정하려 한다면, 그것은 운동 조절 문제이다(ataxia). 그 차이점은 보조사에 의해 인식되어지는 것이 필요하나 그것의 결과 해석은 물리치료사에 의해 결정될 필요가 있다. 물리치료사는 환자가 행동이나 운동 반응을 변화해야 할 때, 그 반응이 관찰된 첫 번째보다 좋거나 나쁜지를 말해야 한다. 이 변화는 지적 학습과 향상이나 운동 조절 자체 때문일 것이다. 그러나 다시 그것의 분석은 보조사의 책임은 아니다.

활동에 대한 태도 (Attitude Toward the Activity)

환자의 감정적 시스템은 근 긴장 생성, 활동을 수행하기 위한 유연성 생성, 활동의 중요성과 삶과의 관계에 대한 믿음 생성, 보조사와 함께 일하는 도덕적 편견 생성에 중요한 역할을 한다. 비슷하게, 보조사는 이 네 가지 영역이 운동반응과 실행자의 태도에 영향을 주는 것을 알아야 한다. 개인, 환자, 실행자는 스트레스가 있는 날 동안 어깨와 목에 긴장이 방산되어 하루 끝 즈음에 가족에 의해 인식되어질 수 있다. 운동조절프로그램을 시작하는 환자는 종종 압력이나 쇼크 아래 있을 때, 문제가 과장될 것이다. 비슷하게, 우울할 때, 그들의 운동 시스템은 또한 우울해지고 움직임은 더 어렵고 힘들어진다. 보조사는 치료동안 개인의 감정적 반응을 깨달을 필요가 있다. 종종, 중추신경 손상 후에, 환자는 감정적 반응 조절이 적다. 그래서 그들은 더 쉽게 화내고, 때로 더 울고, 부적절하게 웃곤 한다. 많은 환자들은 부적절하게 행동을 인식하나 감정시스템을 조절할 수 없다. 보조사는 환자가 신경근과 감정적 환경 둘의 운동조절을 발달시킬 수 있는 것으로 환경을 만드는 것이 매우 중요하다. 과제에서 성공실패가 화를 만든다면, 보조사는 실행의 더 성공적인 결과를 제공하는 것과 비교하여 환자에 의해 실수를 인식하도록 할 필요가 있을 것이다. 환자의 감정적 반응을 이해하는 것, 그 반응을 일으키는 자극, 학습을 돕거나 방해를 주는 것을 결정하는 것은 임상가가 발달시켜야 할 기술이다. 이동 동안, 치료사가 환자를 일으켜 세우도록 요구된다면, 환자는 (1) 화를 내고, (2) 능력이 없거나 굴욕적으로 느끼고(어린아이 같이 치료되어지는), (3) 활동이 끝나기를 원하기 때문에 설 것이다. 그래서 치료사는 떠날 것이다. 환자의 감정적 반응은 신전근 긴장을 일으킬 것이고, 그 긴장은 일어서기에 필요한 힘 생성을 도울 것이다. 그러나 화난 상태에서 일어서기를 가르치는 것은 매번 서기를 원할 때마다 그는 화내는 것이 필요할 것이다. 소음, 주의산만, 성공 또는 실패 비율을 조절함에 의해, 보조사는 환자가 성공적으로 움직임 활동을 실행하도록 허용할 수 있다.

운동 프로그램이 확립되면, 감정과 지적 도전의 반복 소개는 손상훈련으로 기능적 활동에 통합되어질 수 있다. 보조사는 물리치료사에 의해 구성된 프로그램 확립을 실행하는 책임이 있다. 환자가 준비가 되어 있거나 중추신경이 조절할 수 있을 때, 부가적인 스트레스는 보조사에 의해 인식될 것이고, 그 정보는 물리치료사에게 보고된다. 환경을 변화하고 더 복잡하게 만드는 것을 결정하는 것은 보조사가 행동과 활동에서 특별한 변화나 변화될 요소를 정립하고 설명하기 위한 명백한 요소가 주어지지 않는 한 물리치료사의 책임이다. 환자는 각각의 중추신경 질병이나 외상에 조절 단계를 경험할 것이다. 비슷하게, 가족들도 조절을 경험하게 될 것이다. 환자, 가족, 건강보호 종사자는 비슷한 방법이나 시간 순서에 조절되어질 것을 증명할 것은 없다. 그래서 보조사는 어떻게 조절이 되는지 또는 감정적 책임이 운동 수행에 영향을 주는 지를 이해해야 한다. 자세한 정보는 6장을 참고하라.

실제적인 치료적 개입 또는 보강된 치료개입

HANDS-ON THERAPEUTIC INTERVENTION OR AUGMENTED TREATMENT INTERVENTION

치료적 개입동안 치료사의 손을 사용하는 목적은 다음과 같다:

1. 기능적 움직임 동안 환자를 이끌거나 보조하기 위해.
2. 연판 패턴(stereotypic pattern)을 예방하는 동안 움직임의 특별한 패턴을 조절하기 위해.
3. 움직임 조절을 교정하기 위한 피드백으로서 환자에게 감각 입력을 주기 위해.
4. 한 공간적 자세에서 다른 곳으로 움직이기 위해 그들을 장려할 기능적 움직임을 경험하도록 하기 위해.
5. 환자가 요구된 과제에 성공할 수 있는 제한된 환경을 만들기 위해.
6. 성공 측면을 경험하고 요구된 기능 쪽으로 잠재적으로 수행하도록 환자를 동기화하기 위해.

보조사는 물리치료사에 의해 구두로 설명하고, 시각적으로 시범을 보이고, 움직임을 통해 운동 감각적으로 조절하도록 환자를 가르치도록 교육되어질 것이다. 물리치료사는 환자가 학습하는 가장 좋은 방법을 정립하였기 때문에 이것을 교육하게 된다. 이것은 학습 형태로 언급된다. 이것이 정립되지 않는다면, 보조사는 각 형태 또는 세 가지를 혼합하여 환자를 교육하도록 노력할 수 있다. 보조사는 가장 편안한 형태를 통해 가르쳐야 하기 때문에 학습 형태를 아는 것이 매우 중요하다. 보조사의 선택적 형태는 환자에게 최선이 아닐 것이다. 학습을 위한 적절한 환경을 만드는 것은 모든 건강 치료 종사자의 책임이고, 초기에, 환자 형태를 통해 가르쳐야 하고, 외적 세계에 적응하도록 환자를 허용하기 위해 적절한 형태로 진행된다.

조정기술(Handling Techniques)

한 자세에서 다른 자세로 움직이는 것을 지도하는데 사용되는 기술은 조정 기술로 고려된다. 움직임을 지도하거나 촉진시키는 많은 방법이 있다.[2-8] 고유수용성 신경근 촉진법[2]과 같은 기술은 초기에 움직임의 특별한 패턴이나 다양한 대각선 패턴 내에서 운동 손상에 초점을 두도록 계획되었다. 이 접근의 초점은 종종 근육군의 근력강화, 특별한 기능적 패턴 내에서 범위 증가, 체중부하와 비체중부하 활동(닫힌 그리고 열린 사슬 활동) 동안 관절 주위의 안정성이나 협력 활동을 얻기 위해 주동근과 길항근 패턴 촉진하기, 수평에서 움직이기(구르기), 앉기, 서기, 보행 패턴에서 환자 지도하기가 있다. 보조사는 학교에서 이 패턴을 소개받을 것이다. 그러나 높은 수준의 기술 발달은 부가적인 훈련과 많은 실행 시간이 요구된다. ***조정 기술***이란 용어가 근본적으로 사용된 접근은 보바스법[3]이다: 그 접근은 오늘날 미국에서 NDT로 잘 알려져 있다.[4] 접근법의 특별한 면이 변하고, 방법론 속의 이론적 구성이 운동조절, 운동학습, 신경가소성의 현재 이론과 병합되었을지라도, 많은 기법이 같다.

보조사는 다음 활동 수행에서 환자를 어떻게 "조정" 또는 지도하는지 학습할 필요가 있을 것이다:

1. 침대에서 옆으로 또는 구르기.
2. 바닥이나 침대에서 수평 자세에서 앉기.
3. 닿기, 먹기, 옷 입기 등을 위해 독립적으로 앉기 위해 앉은 자세에서 BOS 위로 움직이기.
4. 바닥이나 침대에 있을 때 수평자세로부터 일어서기 또는 보행을 시작하기 전이나 닿기 위해 의자로부터 일어서기(부분적 쪼그리기에서 서기).
5. 환자는 비정상적인 근육 기능 때문에 활동을 수행할 수 없다(예, 약화, 과긴장, 운동 집단 상태에서 동요).
6. 지각/인지 문제는 움직임이 비틀리게 만들거나 의식 수준은 상호작용을 방해한다.
7. 환자가 자신의 운동 조절 시스템 내에서 잠재적인 것을 깨닫기 위해 성공적인 움직임 반응에 참여할 필요가 있을 때.

전체 교재가[5,9,10] 중추신경 손상 후에 환자를 보조하는데 사용하기 위한 특별한 조정 기술과 움직임 패턴을 논의할지라도, 보조사는 환자의 움직임을 관찰하고, 눈을 감고 환자가 구를 때 움직임을 느끼기, 앉은 자세에서 움직임, 서기위해 일어서기, 걷기와 같은 움직임을 느끼려고 노력할 것이다. 치료사가 움직임을 통해 환자를 지도한다면, 치료사는 환자의 몸이 공간에서 어디에 있는지 치료사에게 말하는 피드백으로부터 임상가가 공간에서 어디에 있는지에 관해 치료사와 관련된 다른 피드백이 필요하다. 예를 들어, 보조사가 휠체어나 의자로부터 일어서도록 환자를 지도하고, 환자의 슬관절 굴곡을 제한하도록 환자를 지도한다면 치료사와 환자 둘의 발은 서로 매우 밀접한 공간에 있을 것이다. 치료사가 전체적으로 안전하고 수직으로 느낀다면, 환자의 몸은 같은 수직자세에 있을 수 없고, 일반적으로 환자는 뒤로 기울어지고 넘어지는 느낌을 갖는다. 다른 한편, 치료사가 균형이 약간 후방으로 느껴진다면, 환자는 똑바로 선 자세의 기회를 가질 것이다. 환자가 똑바로 선다면, 치료사가 움켜잡을 필요가 적을 것이고, 환자의 생역학 시스템은 적절하게 배열을 이룰 것이고, 환자에게 피드백은 수직에 관해서는

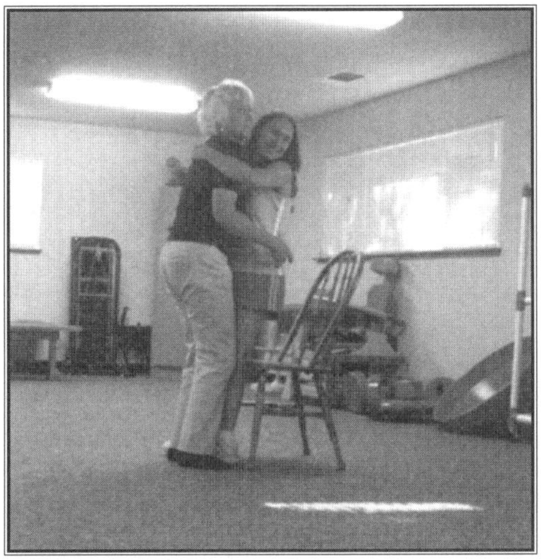

그림 5-2A. 이동을 위한 서기를 할 때, 의존적인 환자 조정하기:
잘못된 방법 : 치료사는 수직이고, 환자는 수직이 아니고 뒤로 넘어진다.

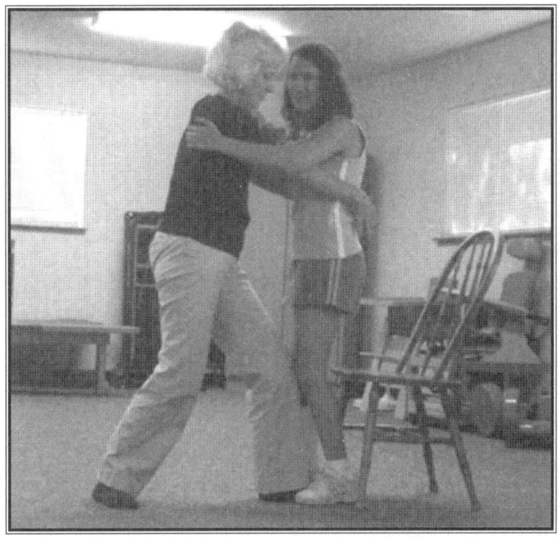

그림 5-2B. 올바른 방법: 치료사는 수직에서 약간 벗어나고, 환자는 수직으로 또는 똑바로 선 자세를 느낄 기회를 가진다.

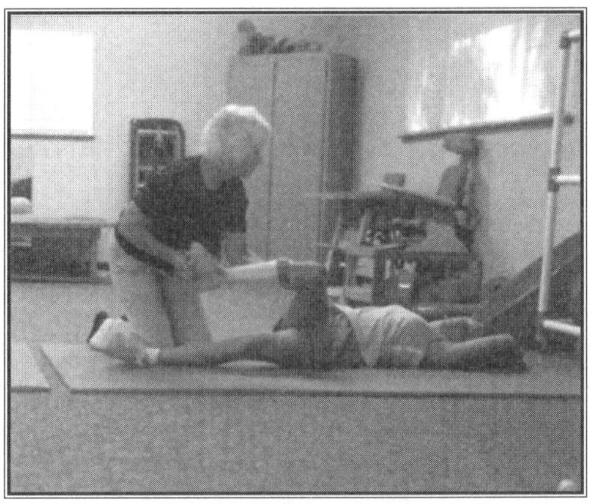

그림 5-3A. 조절점으로서 다리 또는 발을 이용하여 옆으로 환자를 구르게 한다. 초기에 조정된 다리는 굴곡, 가벼운 외전, 외회전한다.

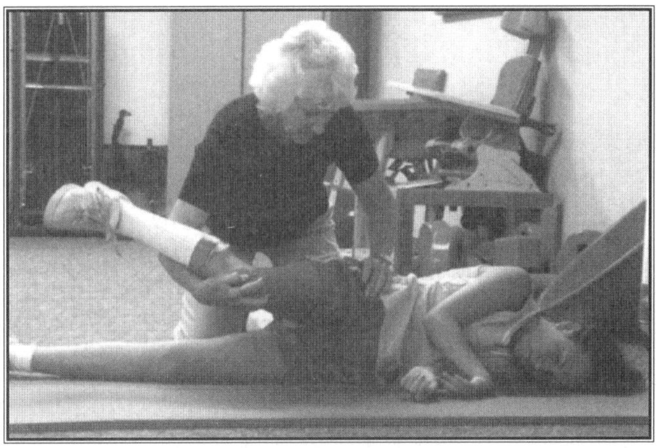

그림 5-3B. 내회전으로 이끄는 동안 가벼운 외전으로 고관절의 굴곡을 유지함에 의해 골반에서 회전 조정하기.

적절할 것이고, 전체 환경은 종종 두 사람에게 더 이완되게 할 것이다(그림 5-2A, 5-2B).

조정 기술은 종종 환자에게 구르기를 보조하는데 사용된다. 환자는 의식이 낮은 상태에 있을 것이고, 이완 또는 과긴장 사지를 가지고, 명령을 따를 수가 없거나, 움직이기를 원하지 않을 것이다. 전반적으로, 이것은 하지 조정에 의해 환자 구르기를 보조하기가 쉽다. 환자가 똑바로 누워있고 옆으로 구르기가 필요하다면(몸의 압력을 제거하기 위해, 이불을 바꾸기 위해, 앉기 또는 다른 기능적 활동을 준비하기 위해) 보조사는 종종 하나의 하지로부터 조정될 것이다. 선택된 사지는 옆으로 누운 자세를 얻도록 움직이는데 필요한 다리일 것이다. 환자가 오른쪽으로 구르기가 필요하다면, 왼쪽 다리가 굴곡되고, 가볍게 외전되며 초기에 외회전 될 것이고, 오른쪽으로 골반을 이끌기 위해 굴곡과 내회전이 뒤따른다. 구르기가 왼쪽이라면, 반대이다. 초기에 필요한 굴곡, 외전, 외회전의 특별한 양은 환자의 근육긴장도와 가동범위에 의존한다. 보조사는 요구된 방향 쪽으로 다리를 움직이는 동안 전체 다리를 사용하여 고관절에서 골반을 이끌거나 조절할 수 있다(그림 5-3A, 5-3B). 체간은 머리에 대한 또는 신체에 대한 머리 정위 반응을 통해 골반을 따를 것이다.

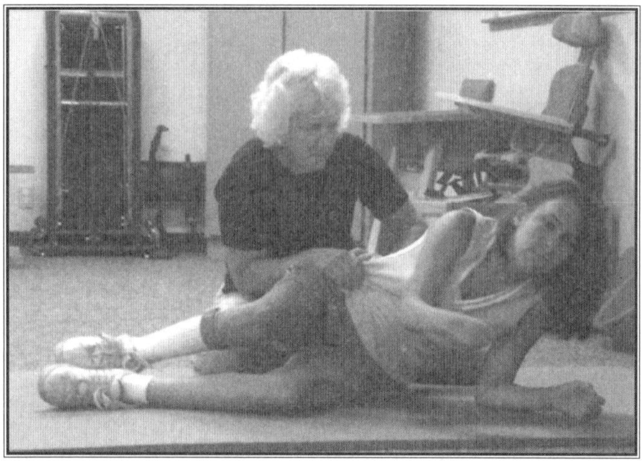

그림 5-4A. 옆으로 누운 자세에서 앉기로 조정하기: 압력은 앉기로 고관절 위쪽부분을 이끌기 위해 AIC 위 쪽에서 아래로 그리고 후방으로 주어진다.

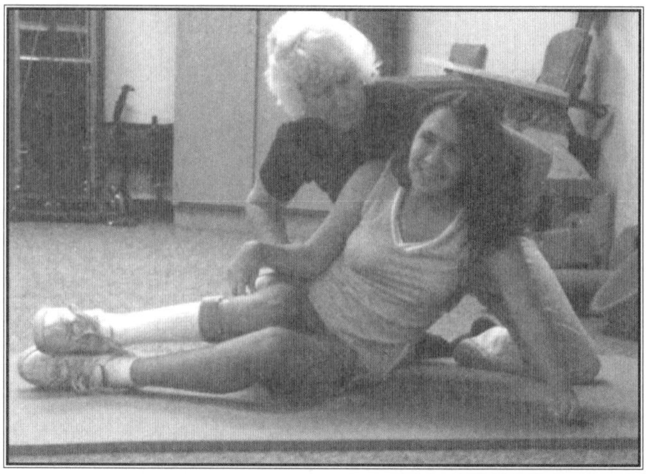

그림 5-4B. 환자의 체간 상부와 머리는 바닥 쪽에서 등으로부터 완신경총과 머리 아래 환자의 체간을 지지함에 의해 수직으로 이끈다.

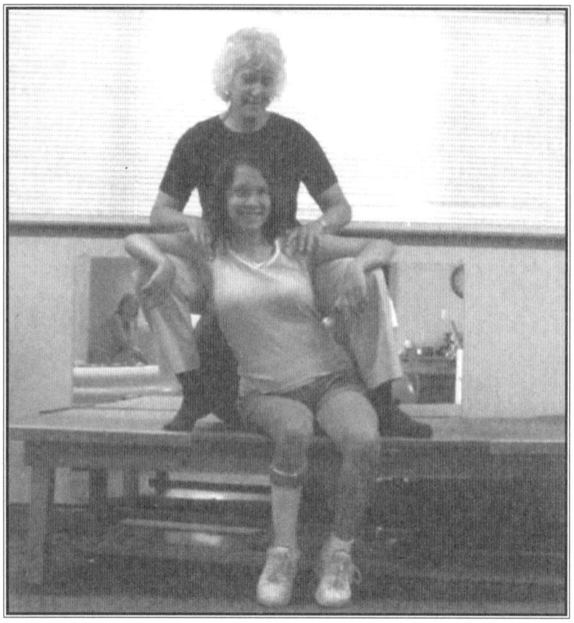

그림 5-5A. 앉아있는 동안 조정하기: 치료사는 팔/견갑대가 굴곡, 외전, 외회전, 그리고 견갑골이 외전 되어있는 동안 체간을 지지하는 동안 공에 앉는다.

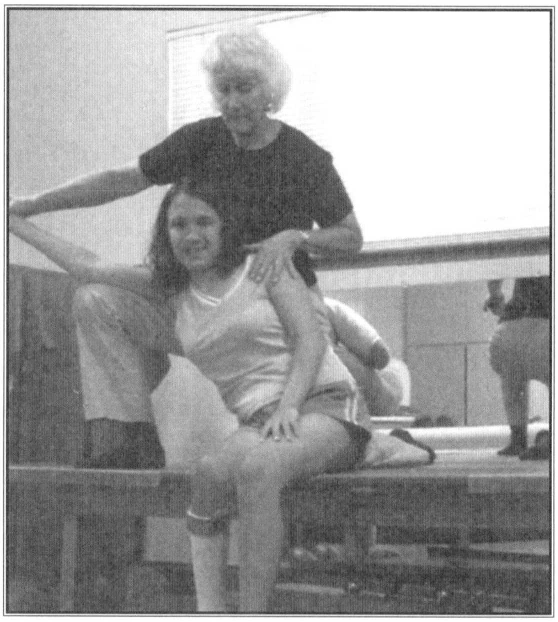

그림 5-5B. 치료사는 환자의 팔을 거상하도록 견관절을 지지하기 위해 반 무릎선 다리를 이용하는 동안 무릎 선 다리로 환자의 체간을 지지한다; 견관절 외전과 외회전한다.

옆으로 누운 자세에서 앉기의 조정은 환자의 전상장골극 위에서 아래로 후방으로 압력을 적용함에 의해 쉽게 행해진다(그림 5-4A). 보조사는 환자의 체간 상부와 머리를 보조하는 것이 필요할 것이다. 이것은 등, 팔 바닥면(완신경총)과 머리 아래를 지지함에 의해 수행될 수 있다(그림 5-4B).

환자가 앉으면, 다양한 움직임 활동이 지도되고 실행될 수 있다. 보조사는 공위에 앉아있는 동안 환자의 등을 지지할 수 있다(그림 5-5A). 이 자세에서, 보조사는 체중이동과 팔 뻗기와 같은 활동을 보조하기 위해 체간뿐만 아니라, 양쪽 상지를 조절할 수 있다. 보조사는 반 무릎 선 자세에 있는 동안 비슷한 활동을 수행할 수 있다(그림 5-

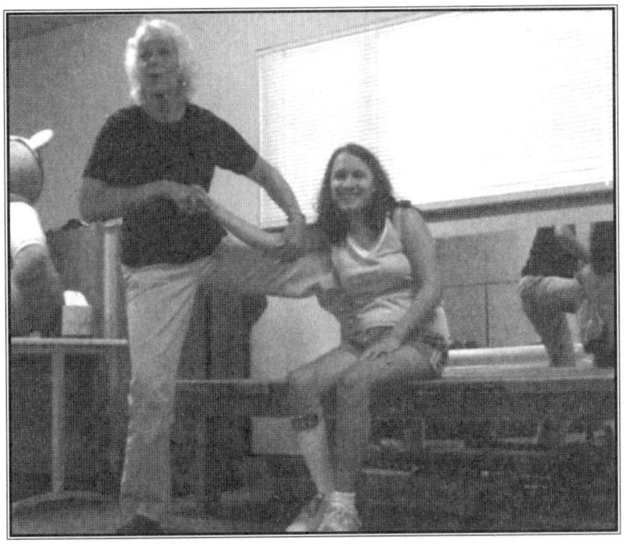

그림 5-5C. 환자가 앉아있는 동안, 치료사는 환자의 손상된 상지를 지지하고, 천천히 견관절 거상, 외회전, 견관절 전인과 후인을 보조한다.

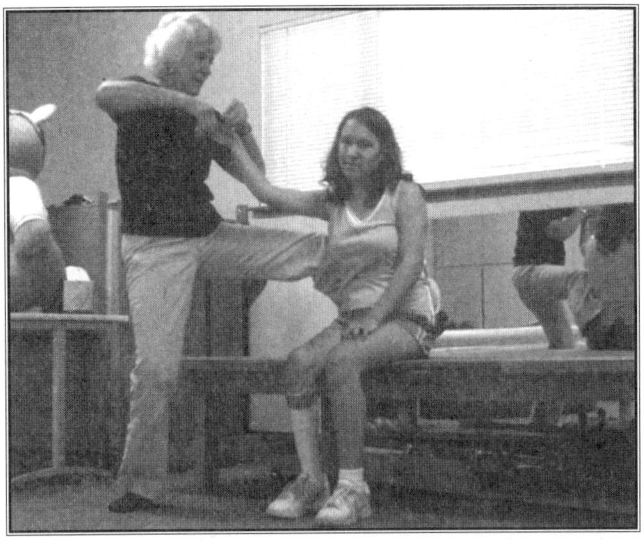

그림 5-5D. 앞 쪽에서 조정하기: 치료사는 손과 고관절 후방로부터 환자를 조정한다. 이 조정자세는 종종 치료사의 손에 의존하게 됨으로부터 환자를 유지하기에 충분히 변화되어질 수 있다.

5B). 무릎서기에 이용된 치료사 다리는 또한 발 뻗기와 손 입으로 가져가기 활동 동안, 반 무릎 선 다리가 환자의 상지에 직접적으로 사용되어지는 동안 환자의 체간 지지에 사용될 수 있다. 치료사가 환자 앞에서 접근할 때, 조정을 통해 촉진될 수 있는 많은 패턴이 있다. 그림 5-5C에서, 치료사는 반 무릎 선 다리로 환자의 팔을 지지한다. 치료사의 다리를 사용하는 것은 환자가 안전하게 느껴진다. 왜냐하면, 환자의 근육 힘과 인대에 의해 또는 치료사에 의해 유지되는 것으로 공간에서 매달려 있는 것에 반해 단단한 신체에 놓여지기 때문이다. 치료사의 다리로 환자의 팔을 지지함으로, 치료사의 양손은 견갑골, 견관절 거상, 외회전, 손목과 손가락 신전과 주관절 신전에 근육 긴장의 억제와 같은 활동 작업이 자유롭다. 이 상지 패턴은 일반적으로 머리 손상과 뇌졸중 후의 손상된 상지 패턴에서 보여진 길항적 패턴이다. 과 - 긴장 주동근 패턴이 이완되면, 보조사는 길항적 패턴 위로 조절하는 것을 도와주는 것을 장려한다. 목적은 움직임이 쉬워지는 것이고 힘 생산은 아니다. 가능한 한 환자를 조절하거나 도와주는 것에 대비해서 움직임의 비정상적 공동 작용 패턴 요구에 관련되어 반응하도록 환자가 노력하는 동안 가동범위 활동 보조가 더 잘 이루어진다. 스스로 움직임을 느껴라. 그리고 당신은 쉬운지 방법을 인식할 것이다. 환자는 쉬운 움직임을 수행할 것이다. 조정은 환자에 의해 조절된 움직임에서 실행은 장려된다. 치료의 전체 목표는 항상 모든 기능적 활동 위로 조절되도록 환자를 격려하는 것이다. 어렵게 수행하도록 환자를 가르치는 것은 전반적으로 과긴장의 많은 양을 일으킬 것이다. 그래서 기능적 조절을 제한한다. 보조사는 환자의 골반을 조절하고 반대편 골반 후방에서 아래로 앞으로 압력을 적용하는 동안 한쪽 면의 아래로 후방으로 압력을 통해 고관절을 앞으로 조정함으로 골반을 움직인다. 이 압력은 체간의 자세 신전을 촉진할 것이고, 환자는 앉기와 체중 이동이 장려된다(그림 5-5D).

환자는 많은 다른 방법으로 서기를 실행할 수 있다. 환자는 치료사가 한쪽 상지를 이끎으로 앉기에서 서기로 지도될 수 있다. 일반적으로 보조사는 더 손상된 상지로 이끌 수 있다(그림 5-6A, 5-6B). 환자가 서기에서 최대로 보조가 필요하다면, 공과 높은/낮은 매트나 테이블이 효과적으로 사용되어질 수 있다. 먼저, 의자 앞쪽으로 환자를 데려온다. 다음, 공을 매트에 굴림으로써 공 위의 앞으

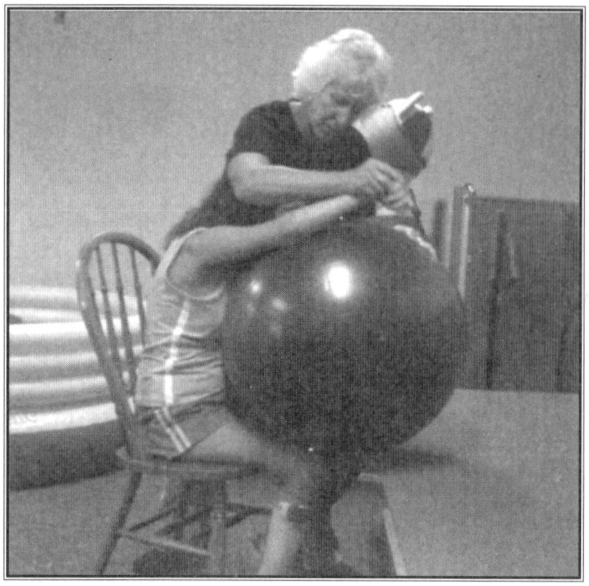

그림 5-6A. 더 손상된 쪽으로부터 서기 위해 지도한다. 공은 환자의 무릎 내에서 앞에 위치한다.

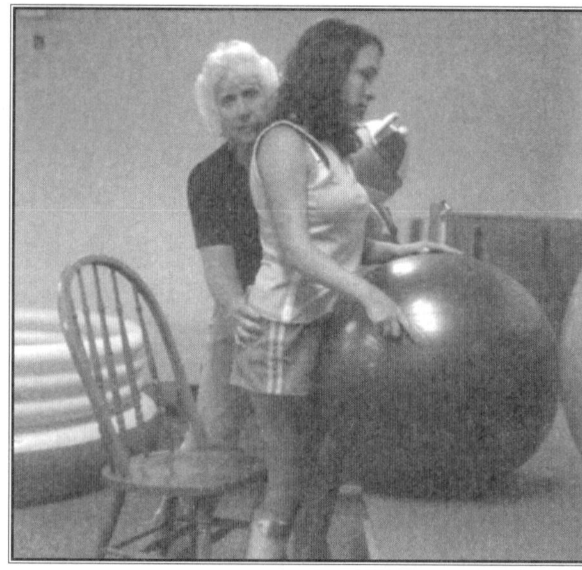

그림 5-6B. 환자와 공은 똑바로 서기 전에 발 위에 환자의 COG를 두기 위해 굴리도록 지도된다.

로 환자를 데려온다. 환자의 COG는 발 위에 있고, 고관절은 굴곡되고, 체간은 공에 의해 지지된다. 다음, 보조사는 높은/낮은 매트 조절 도구를 눌러서 매트/테이블을 올리기 시작한다. 테이블은 환자가 최대 지지로 이완된 방법에서 서도록 가져갈 것이다. 팔은 견관절 거상과 견갑골 전인에서 이완될 것이다. 체간이 생역학적 자세로 만들어지면, 보조사는 환자와 치료사로부터 공이 멀리 미끄러지는 것을 피하기 위해 공 앞에 반대 힘이 필요할 것이다. 초기에, 조정 기술은 환자의 측면에서 필요할 것이다. 환자가 발을 편평하게 해서 공위에 두고 체간을 이완하자마자, 치료사는 환자 뒤에서 몸을 재배치할 수 있다. 동시에, 치료사는 환자의 체간 상부 아래를 잡고서 수직 자세로 체간 상부를 이끌 수 있다. 전반적으로, 머리는 어깨 다음으로 똑바르게 될 것이고, 환자는 정상적인 똑바른 자세로 서게 될 것이다. 환자는 치료사와 공 사이에서 안전함을 느낄 것이다. 체중 이동은 발 위에 신체를 지지하도록 하기 위해 실행되어질 수 있다. 환자가 옆으로, 앞으로, 뒤로 공을 천천히 굴린다면, 그는 균형과 자세반응을 위한 자신의 동요가 촉진되어질 것이다. 보조사는 또한 환자나 치료사가 테이블 매트의 위치를 위와 아래로 조절함으로써 쪼그린 자세에서 부분 서기를 실행할 수 있다. 환자가 서기에서 앉기로 다시 되돌아 갈 수 있다면, 그는 일반적으로 중추신경의 운동 조절 내에 앉기에서 서기 패턴을 획득할 것이다. 치료사는 종종 어린이에게 같은 접근을 사용하며 공 없이 설 수 있도록 충분히 공을 사용한다(그림 5-6C, 5-6D).

물리치료사는 환자가 독립적으로 서기 전에 이동 훈련이 시작되도록 보조사에게 요구한다. 보조사는 이동은 앉기에서 일어서기나 서기에서 앉기보다 운동 프로그램의 다른 복합이 사용됨을 기억해야 한다. 보조사는 보조기를 사용하여 족관절/슬관절 상호작용을 안정화하도록 요구되어질 것이다. 비슷하게, 물리치료사는 보행동안 균형과 안정성을 도우기 위해 보행기나 지팡이를 사용하는 것을 환자에게 교육하도록 보조사에게 요구할 것이다. 환자의 체간과 머리를 똑바른 자세로 강조하는 것은 매우 중요하다. 환자가 굴곡된 고관절로 서고 걷기가 장려된다면, 환자는 스스로 똑바로 유지하기 위해 더 큰 힘이 필요할 것이고, 더 빨리 피로해질 것이고, 중추신경에 가능한 균형 반응의 형태가 제한될 것이다. 어린이, 청소년, 성인을 조정하기 위한 부가적인 추천은 7~13장까지를 참고하라.

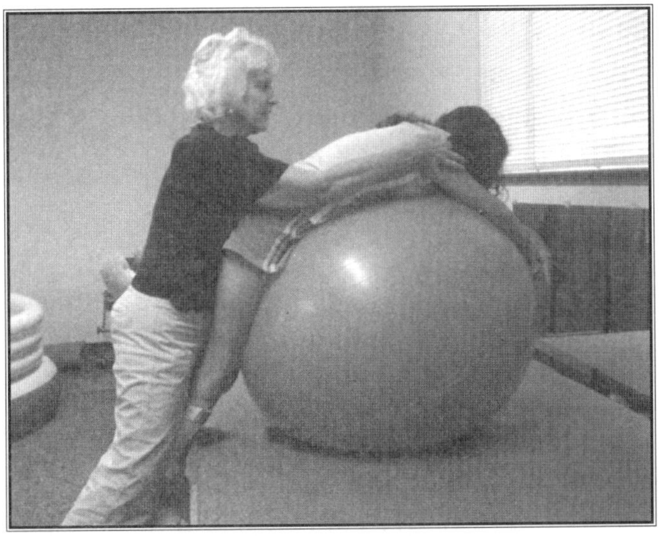

그림 5-6C. 환자는 큰 공으로 지도되어진다. 느린 흔들림은 이완을 증가하기 위해 이 자세에서 행해질 수 있다.

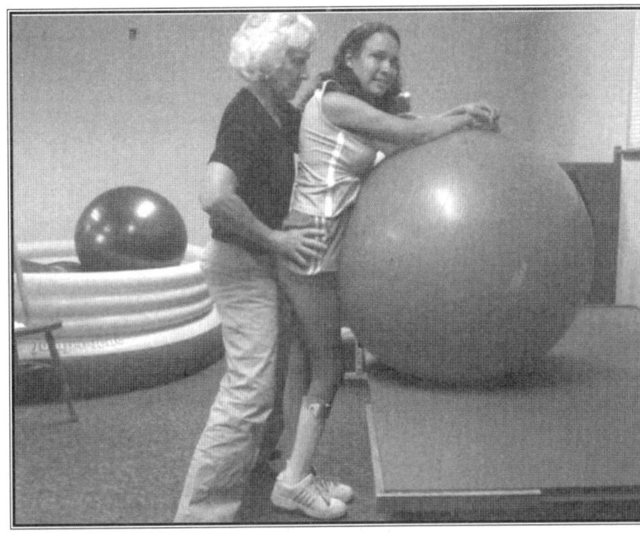

그림 5-6D. 신전근 과긴장을 일으키지 않고, 정상 자세 신전을 유지하기 위해 이완되어 있는 동안 발 쪽으로 환자가 굴린다.

조정동안 보조도구의 사용 (Use of Assistive Devices While Handling)

신체지지 트레드밀 훈련은 치료사나 보조사가 유각기 동안 발의 위치처럼 운동 반응을 조절하는 것이 필요할 때 확대된 접근으로 고려한다. 이 증가는 적절한 운동 반응을 이끌어 내기 위해 행해지고, 그래서 보행동안 수행의 수락 요소 내에 전체 하지를 유지한다.[11-14]

보조사는 활차, 치료용 띠, 받침대, 웨지, 공, 스펀지, 테이핑 등은 다른 것을 예방하는 동안 특별한 움직임 패턴을 제한하거나 장려하기 위해 사용되어질 것이다. 기능적으로 독립을 고려하기 위해, 보조사와 물리치료사는 조정 기술을 위해 환자에 의한 요구가 제거될 필요가 있다. 적절한 장비의 지속적인 사용은 다른 사람의 보조없이 기능적이 되도록 환자를 허용하나, 그 장비는 종종 환자가 기능할 수 있는 것 내에서 환경을 제한한다.

환경적 요소 제한하기와 적절한 적응장비 사용 (Limiting Environmental Parameters and Use of Adaptive Equipment)

물리치료사는 보조사에게 기능적 독립을 제한할 환경적 요소를 결정하기 위해 집을 방문하도록 요구한다. 예를 들어, 환자는 재활치료실에 있는 동안 단단한 면에서 걸을 수 있을 것이다. 그러나 그의 집은 부드러운 형태로 두꺼운 양모 카펫이 있다. 이 두 가지 환경은 적합하지 않다. 환자가 물리치료 보호 아래에 있는 동안 부드러운 면에서 걷는 것을 학습하는 것이나, 물리치료사가 가족들이 카펫을 걷고 부드럽지 않는 면으로 바닥을 대치시키도록 추천한다. 환자가 화장실에서 변기로 이동하기 전에 서고 한 두발 내딛는 것이 필요하다면, 한 발 떼기, 회전하기, 앉기의 움직임 패턴은 개입 프로그램의 부분으로써 강조하는 것 대신에 의자에서 변기로 이동하는 것이 강조될 필요가 있다.

비슷하게, 환자가 변기나 거실의자와 같이 앉기에서 90° 로부터 어렵게 일어선다면, 환자를 수직으로 일으켜 세우는 거상된 변기 좌석이나 의자가 가정환경 내에서 독립에 더 많은 도움을 줄 수 있다. 먹기, 양말을 신기 위한 긴 신발 주걱, 넥타이를 위한 벨크로의 적절한 장비 사용은 일상생활동작에서 더 자유를 줄 수 있다. 환자가 전체적인 독립을 얻기 위해 잠재적이고 신경 가소성을 가졌을 지라도, 우선은 조사결과에서 제한점과 방문자 수의 제한 때문에 물리치료사와 환자에 의해 장치되어야 한다. 단지 환자가 더 이상 물리치료 서비스에 적격이 아니기 때문에 그가 더 이상 학습 또는 기능 재획득을 할 수 없다는 것을 의미하는 것은 아니다. 환자가 희망을 갖게 하는 것은 물리치료사와 보조사의 업무이다. 이것은 비현실적인 기대를 의미하지 않는다. 반대로 환자에게 중요한 기능을 재획득하기 위해 따라할 필요가 있는 단계를 정립하는 것을 의미한다. 그 목표는 장기 가정 프로그램이 될 것이고, 이것은 물리치료 프로그램이 아닌 삶의 활동의 일부분이 되기 때문이다.

보조사는 매번 환자가 치료사의 목소리에 의해 재강화되는 것을 기억하는 것이 필요하고, 피드백은 환자에게 주어질 것이다. 목소리의 사용은 환자의 중추신경에 많은 영향을 준다. 환자가 듣기 어렵지 않는 한, 큰 목소리는 환자에게 고함치는 것처럼 받아들일 수 있다. 고음은 환자에게 흥분시킬 수 있으며 매우 낮은 음은 이완시킬 수 있다. 보조사는 환자의 운동 반응에 적절한 목소리를 조절하는 방법을 학습할 필요가 있다. 환자가 개입동안 운동조절을 재획득함으로써, 보조사는 다양한 환경아래 조절을 실행하도록 환자의 중추신경을 허용하기 위해 목소리 크기와 음을 바꿀 필요가 있다.

환자에게 매우 중요한 환경적 적응은 치료단계 사이의 자세이다. 사지와 체간의 올바른 자세 결정은 팀 결정이어야 하고, 그래서 하루 종일 연속적으로 실행된다. 사지는 중력에 대해 수동적으로 매달려 있지 않는 것이 매우 중요하다. 이것은 이완된 견관절이 아탈구되는 일차 이유 중 하나이다. 중추 신경의 반응은 안정성을 창출하는 것이다. 그래서 전반적으로 과긴장이 발달한다. 그 과긴장은 패턴 또는 공동 작용 프로그램이고, 그 프로그램은 견갑대를 가로질러 비대칭이기 때문에 견관절 아탈구를 지속할 수 있다. 종종 그 아탈구의 일부는 팔 아래 베개를 대어줌으로써 예방될 수 있고, 그러므로 중력의 당김이 수직이 아니다. 사지는 견관절을 지지하기 위해 책상 위에 놓을 수 있다. 테이프는 견관절 선열을 유지하는데 사용될 수 있다. 앉고 엎드려 누워 있는 동안 사지 자세에는 많은 방법이 있다. 베개, 스프린트, 손을 위한 막대는 종종 치료 단계 사이에 사용된다. 보조사가 환자의 올바른 자세를 확신 하지 않는다면, 물리치료사의 제안을 묻는 것이 매우 적절하다. 보조사는 각 환자를 위한 개입에 가장 좋은 답을 임상가가 가지고 있지 않음을 기억할 필요가 있다. 보조사로서, 당신은 환자에게 가장 좋은 일이 무엇인지 찾을 것이다. 이것은 물리치료사에게 보여주는 당신의 업무이다. 왜 그 일을 하는지 찾는 것은 물리치료사의 업무이다.

감각 자극과 진행과정을 증가시키는 개입
INTERVENTIONS TO INCREASE SENSORY AWARENESS AND PROCESSING

중추신경 손상 후에, 많은 환자는 감각 자각과 감각 과정 프로그램이 감소된다. 이 결함을 평가하는 것은 물리치료사의 책임이다. 그러나 훈련의 위임은 보조사에게 주어질 것이다. 그래서 보조사는 각 감각 시스템 개입이 어떻게 이 시스템의 하나에 정보입력이 증가되거나 감소하는지를 알 필요가 있다.

청각 시스템은 이미 치료적 도구로서 목소리의 사용과 관련하여 설명했다. 비슷하게, 보조사가 환자에게 설명할 때, 환자의 시각계는 시각 배열의 반응과 설명에 관여한다. 때때로, 청각과 시각 감각 정보의 하나 또는 둘 모두의 환경적 입력은 중추신경에 압도적일 것이고, 실제적으로 기능을 감소시킨다. 그래서 보조사는 그림이나 창문이 없고 벽에 얼룩이 없는 색깔로 색칠된 방에서 조용한 환경에서 초기에 개입하도록 요구될 것이다. 환자가 운동기능에 향상이 시작되면, 청각과 시각 환경은 더 복잡하게 될 수 있고, 감각 정보로 뇌를 공격하는 동안 적절한 운동 프로그램을 계속적으로 실행하도록 중추신경을 더 요구한다.

비슷하게, 고유수용기와 전정 정보는 치료사에 의해 만들어진 개입 환경에 의존하여 증가하거나 감소될 수 있다. 종종 조용한 환경에서 환자가 똑바로 누워있는 것은 보조동작 관절 압축과 견인을 사용하여 관절과 근육에 고유수용기 정보의 높은 자각에 이르게 할 수 있다. 환자가 이 감각을 느끼기 시작하면, 보조사는 더 신체적으로 요구가 있는 환경, 앉기와 같은 환경에 환자를 움직일 수 있고, 환자는 감각 입력의 자각을 다시 갖게 된다. 이러한 형태의 치료환경은 ***감각 훈련*** 또는 감각 과정 훈련으로 고려된다. 그들은 종종 이완이 요구되기 때문에 환자의 휴식 기간동안 행해질 수 있고 심호흡이 수행될 때, 종종 운동 생성의 상태가 감소될 것이고, 그래서 근육과 관절로부터 부적절한 고유수용성 정보가 줄어든다. 많은 철학과 개입 제안은[6, 15-18] 독자를 통해 학습되고, 과정 서비스는 감각 훈련의 형태가 강조된다.

환자가 시각 차단으로 다른 감각 물체를 가지는 것은 감각 구별을 발달하거나 재학습하도록 환자를 돕는 방법이다. 초기에, 환자는 역학적으로 물체를 느끼고 볼 필요가 있을 것이다. 그리고 물체는 시야에서 차단되고 환자는 무엇을 느꼈는지 인식하도록 요구된다. 그 인식은 구두반응을 통해 또는 비슷한 물체의 그림을 지적함으로써 행해진다. 환자가 감각 정보 과정에 가르쳐질 수 있는 방법은 끝이 없다. 이 가능성 중 일부는 학교에서 가르쳐질 것이고, 일부는 임상의 다른 치료사에 의해, 일부는 과정에서 가르쳐지고, 일부는 보조사에 의해 발견된다. 이 학습과정은 보조사가 새로운 기술을 학습할 기회를 가지는 한 치료사의 전문적 삶을 통해 지속될 것이다.

결론
CONCLUSION

개입 가능성은 광범위하고,[19] 많은 것이 아직 발견되지 않았다.[20] 앞서 언급한 것처럼, 물리치료 개입의 최종 목적은 노력없이 즐거운 운동을 경험함으로써 모든 움직임 기능을 재획득하는 것이다. 이 목표는 종종 병변 범위, 환자의 잠재력, 치료를 위한 물리치료사와 보조사에게 가능한 시간에 비현실적으로 주어질 것이다. 그 결과, 결정을 해야 하고 환자와 가족의 특별한 요구에 의존해서 확립된 목표는 가정, 지지 시스템, 방문자 수, 환자의 동기, 개인의 전체 건강의 환경적 제한이 주어진다. 보조사는 개입 프로그램의 많은 면에 위임될 것이고, 물리치료사는 어떤 구성요소를 계속 사용할 것이다. 적절하게 위임하는 것은 물리치료사의 책임이다. 보조사가 위임된 개입 전략을 확신하지 못한다면, 보조사는 도움을 요청해야 한다. 그 방법에서, 물리치료사는 더 좋은 상호협력 전략을 발달시킬 것이고 보조사는 더 좋은 개입 기술을 발달시킬 것이다.

이 장은 개입의 4가지 영역을 설명하고 있다; 기능적 훈련, 손상훈련, 실제적 치료 또는 적합한 개입, 체성-감각 입력 또는 연합훈련. 궁극적인 물리치료 목적은 삶의 활동의 모든 면에서 기능적 운동 회복이다. 개입이 감각 훈련과 실제 개입으로 시작할 필요가 있을지라도, 목표는 환자에 의해 기능적 운동 조절이 독립적이 되는 것이다. 물리치료사가 치료동안, 종종 특별한 손상 훈련은 가동범위 증가, 근력 증가동안 과긴장 감소, 근육 조직의 산소화와 지구력을 더 좋게 하기 위한 호흡 호기와 흡기 증가처럼 합병할 필요가 있다. 환자가 feed-forward 패턴에서 운동 프로그램이 독립적으로 실행될 수 있다면, 실행은 기술을 획득하기 위해 삶의 활동이 될 필요가 있다. 동시에, 실행은 가족, 친구, 간병인, 환자에게 위임될 필요가 있다. 하루 동안 이동하기, 양치질, 머리감기, 침대에서 부엌으로 밖으로 이동하기는 성인에서 매일 기대된다. 전반적으로, 환자가 이 기능적 기술을 학습하거나 재학습하길 원한다면, 환자는 삶의 일부로서 이 기술을 실행하고 움직임이 지속될 것이다. 다른 한편으로, 이 활동이 치료로서 생각되어지고 어떤 것이 병원이나 건강 치료 서비스 밖에서 행하길 원한다면, 자신의 운동 잠재력에 환자의 능력은 수행될 수 없고, 종종 삶의 활동으로의 수행은 실제적이지 않다. 환자가 실행을 멈추자마자, 기술은 소실되고 기능은 감소한다. 임상가는 그들이 기능을 잃었기 때문에 치료사에게 같은 환자가 되돌아오는 것을 발견할 것이나, 실제적으로, 그는 초기 물리치료 개입기간 동안 학습한 것을 지속할 동기가 획득되지 않았다. 환자가 시간이 지나서 기능을 잃게 된 이유는 여러 가지가 있다. 그는 아플 것이고 그래서 근 지구력을 잃는다. 그것은 일상 활동을 하기에 충분하지 않게 된다. 그는 중추신경에 다른 손상을 가지거나 진행성 문제를 가질 것이다. 이 의료적 상태의 어떤 것도 물리치료사나 보조사의 조절 내에 있지 않고, 실제적인 가능성에 환자를 두는 도움은 동기에 필수적이다. 환자에게 연장된 수행의 느낌없이 치료사에게 만족하는 일상의 치료적 프로그램을 수락할 수는 없다. 환자는 학습에 지속적이기 위해 성공 느낌이 필요하다. 환자가 잠재성을 확립하는 것은 개입의 중요한 면이고, 개입동안 보조사의 역할이다. 삶은 매일 변한다. 그러나 우리 모두는 느끼길 원하고, 학습 경로에 있든지 없든지 간에 우리는 매일 학습과 성장에 잠재성을 갖는다. 환자도 다르지 않다.

사례연구
CASE STUDIES

사례 1(Case #1)

존 여사는 78세이고 낙상경험이 있다. 그녀는 당뇨병력이 있고 시간마다 물을 마신다. MRI, 혈액분석, 다양한 의료검사 후에, 내과의는 낙상과 관련된 결정적 진단을 할 수 없었다. 환자는 개입이 도움이 될 것인지 결정하기 위해 물리치료사에게 보내졌다. 초기 방문에서, 존 여사는 멍든 눈을 가졌고 신발을 꺼내려 할 때 벽장에서 떨어졌다고 한다. 충분한 균형 평가 후에, 물리치료사는 존 여사가 낙상 시 모든 균형 전략을 가지고, 적절한 가동범위를 가졌다고 판단했다. 그녀는 매일 친구와 수영을 하나 폐렴 증세 후에 중지했다. 이 사건 동안, 그녀는 딸 아파트에서 머물렀다. 이 시간 동안, 그녀는 약 4주간 하루의 대부분을 침대에서 보냈다. 매우 비활동적이 되었고, 작은 아파트에서 살았고 오직 딸이 의사에게 그녀를 데려갈 때 외출했다. 그녀는 더 이상 운전하지 않았고, 딸은 그녀의 모든 식료품 심부름을 했다. 그녀는 항상 저녁에 전자렌지로 저녁을 데우고 아침과 점심은 시리얼과 과일이나 치즈를 먹었다. 그녀의 딸은 종종 고기를 가져와서 존 여사와 먹었다. 그녀는 특별히 족관절, 슬관절, 고관절이 양쪽으로 약하다. 특별히 두 다리와 등의 자세 근육에서 약하다. 그녀는 TV를 보거나 독서를 흔들의자에 앉아서 하루의 대부분을 보낸다. 그녀는 의자에서 큰 물주전자를 가지고, 시간당 물을 마신다. 그녀는 또한 짧은 문장으로 말한다. 그녀는 신체 활동 동안 빨리 피곤해하고, 동요에 느린 반응시간을 가진다. 물리치료사는 재평가 전에 보조사에게 5가지 개입을 위임한다. 물리치료사는 보조사에게 다음을 교육시킨다 :

1. 존 여사는 의자 가까이에 물 주전자를 사용하는 것 대신에 물 컵을 갖다놓고 부엌에 가도록 함으로써 최소한 한 시간에 한번 의자에서 일어나고 앉은 것을 실행한다. 이 활동에 독립적이기 때문에 존 여사에게 책임을 주고 그녀가 균형을 잃는다면, 넘어지지 않도록 하기 위해 벽을 잡을 것이다.

2. 존 여사는 신발을 잡고 신는 것을 연습한다.
   a. 먼저, 의자에 앉는다: 1단계
   b. 둘째, 테이블, 의자, 다른 가구를 잡고 팔을 지지하여 서기: 2와 3단계
   c. 셋째, BOS 내에서 직접적으로 신발로 서기: 3, 4단계
   d. 네 번째, 서서, 단계적으로 LOS 멀리 신발을 두어라. 5단계에 의해 벽장에 닿기로 진행하라 : 낙상 없이 중력 중심위로 움직이는 것의 지구력이 증가함으로써 이 단계로 진행한다. 그녀는 지구력과 낙상 두려움에 따라 빠르게 또는 느리게 진행될 것이다.

3. 존 여사에게 횡격막 호흡을 가르쳐라.
   a. 먼저, 침대에 누워있는 동안. 1단계
   b. 둘째, 서거나 걸을 때 2단계: 치료 시작과 끝에서 문장에 사용된 음절수를 헤아려라. 각 단계 후에

물리치료사에 의해 그 수를 기록하라.

4. 보조사는 우체통까지 그리고 되돌아오는 거리 25 야드를 존 여사와 함께 걸을 수 있다. 우체통까지 매일 엄마와 함께 걷도록 딸을 교육시켜라. 딸은 매주 거리를 증가하는 목표를 말할 수 있다. 그녀는 수영장까지 엄마와 함께 걷고, 쉬고, 다시 걷는다. 그녀가 쉽게 그것을 할 수 있다면, 매일 수영을 시작할 것이다.

질문(Questions)

1. 이 개입은 보조사에게 위임하기에 적절한가?
2. 임상적 증상은 물리치료 보조사가 물리치료사와 즉각적으로 논의하기를 원하는 임상적 증상은 무엇인가?
3. 개입의 어느 부분이 이 프로그램에 적용되는가?

사례 2(Case #2)

찰리는 8세이고, 3개월에 뇌성마비 진단을 받았다. 그의 가족은 그가 경련성 사지마비라 하였다. 그는 5세가 될 때까지 발달적 프로그램에서 외래로 치료를 받았고, 지금은 학교에 있는 동안 일주일에 2번 물리치료를 받는다. 찰리는 최근에 발뒤꿈치 길이 연장 수술을 받았다. 아이는 초기에 가동 범위를 유지하고, 상처 치유를 허용하기 위해 석고 고정을 하였다. 지금은 고정은 제거되었고, 밤 스프린트로서 사용될 것이다. 아이는 보행을 위한 하지의 기능적 사용을 얻기 위해 외래로 추천되었다. 물리치료사는 보조사에게 비복/가자미근의 근력 운동을 위임했다. 보조사는 이동 활동을 위해 족관절 가동 범위의 110°를 획득하고, 유지하는 목표로 각 단계에 90°를 넘어 약 5° 획득에 초점을 둔 족관절 수동 신장을 교육받았다. 물리치료사는 또한 보조사에게 체중부하와 비체중부하에서 족관절 기능과 병합하는 동안 신전근 공동 작용(양성지지반응)을 깨도록 하는 패턴에서 근력강화운동을 할 것을 원한다. 이 활동은 앉기에서 서기, 옆으로 걷기, 반 무릎서기에서 서기, 반대편 하지에 균형과 지지가 유지되는 동안 한발로 공차기가 장려될 수 있다. 보조사는 받침대 위에서 어린이가 놀 수 있도록 하고, 어린이는 설 때 외회전과 내전으로 하지를 유지하도록 할 것이다. 어린이는 작업에 성공적인 근육 힘을 유지하는 동안, 공을 치고, 풍선을 치고, 공을 잡도록 요구될 것이다.

질문(Questions)

1. 물리치료 보조사의 실행 영역 내의 개입인가?
2. 보조사는 하지의 범위와 힘에서 변화를 어떻게 기록할 것인가? 그리고 기능적 행동에 어떻게 영향을 주나?
3. 개입의 어떤 면이 이 프로그램에 적용되나?

사례 3(Case #3)

이 환자는 28세 남자로 10일전에 자동차 사고 후, 머리 외상이 있다. 정형외과적 또는 피부의 문제는 존재하지 않는다. 환자는 기관절개를 했고 먹기 위해 관을 삽입했다. 그는 즉각적으로 의식을 잃었고 진료보조원은 심장 마비 후에 그를 부활시켰다. 그는 오직 2분간 산소가 없었고, 의사는 어떤 심각한 무산소 손상이 없다고 하였다. 환자는 단지 2일간 중환자실에 있었고, 아급성 재활 센터로 이동했다. 환자는 지속적인 식물인간 상태이며 Rancho 3등급으로 고려되었다. 물리치료사는 자동적인 자세 체간과 머리조절을 촉진하기 위해 앉기와 무릎서기에서 수직을 만들기 위해 공을 이용한다. 물리치료사는 수평 구르기와 침상 움직임뿐만 아니라, 보조사에게 가동범위 운동을 위임한다. 치료사는 하지로 조정함에 의해 보조사가 구르기를 수행하기를 원한다. 초기 조정은 환자가 옆으로 누운 자세에서 시작되며 엎드림쪽으로 구르기, 똑바로 누운 자세로 다시 구르기가 촉진된다. 환자가 자동적으로 반응하기 시작함으로써, 보조사는 환자가 구르기가 시작될 것이라는 희망으로 구르기 활동의 가동 범위를 증가한다. 물리치료사는 보조사에게 아침에는 환자의 침대에서 오후에는 물리치료실의 매트에서 일하도록 교육한다. 보조사 개입 후에 물리치료사는 앉기와 무릎서기에 작업할 것이며 보조사는 환자 보호에 보조가 되고(공의 굴러감을 조절), 환자의 시각적 응시범위에 있는 동안 환자와 상호 작용할 것이다.

질문(Questions)

1. 보조사 실행 영역 내의 개입인가?
2. 보조사가 물리치료사에게 즉각적으로 보고하기를 원하는 임상적 증상은 무엇인가?
3. 보조사는 변화를 어떻게 기록하나?
4. 개입의 어떤 부분이 이 프로그램에 적용되나?

사례 4(Case #4)

환자는 58세 여자로 2주 전에 왼쪽 CVA를 경험했다. 그녀는 큰 회사의 CEO이고, 22시간 비행 후에 뇌졸중을 경험했다. 그녀는 사업여행에서 동아시아까지 되돌아왔다. 그녀는 최소의 언어 손상이 있고, 오른쪽 상지와 하지의 기능적 운동사용이 있다; 그러나, 그녀는 감각의 유의한 소실이 있다. 얼굴, 체간, 견관절과 고관절에 정상 감각이 있으나, 오른쪽 슬관절과 족관절에 약한 고유 감각이 있고, 오른쪽 주관절, 손목, 손에는 고유 감각이나 촉각이 없다. 그녀는 오른손잡이이다. 약한 감각 때문에, 그녀는 동요를 예감하는 고유 감각을 사용할 수 없고, 이것이 서있거나 이동 동안 낙상의 원인이 될 수 있다. 그녀는 약한 고유수용기를 대상하기 위해 시각과 전정계를 사용한다. 그러나 서거나 이동 동안 혼란할 때, 그녀는 반응에 느리고 낙상하려 한다. 그녀는 feed-forward 상지 움직임에서 자동 보호 신전을 가지나, 시각이 없으면 공간에서 그의 팔이 어디에 있는지 또는 손이 기능적으로 어떤 것을 하는지 생각이 없다. 물리치료사는 보조사에게 시각으로 또는 시각없이 환자에게 다양한 상지 감각 지각 운동을 위임한다. 물리치료사는 보조사에게 다음을 교육한다:

a. 먼저 왼쪽에 그리고 오른손에 다양한 물체를 잡도록 한다. 환자는 왼손에 있는 물체를 먼저 보고 그것을 조작하고 무엇과 같은지 떠오르게 한다.

b. 먼저 시각적 도움으로 모래와 쌀에서 물체(숟가락, 공기돌, 빗, 모래종이, 면 등)를 찾는다. 그리고 보지 않고 같은 활동을 수행한다. 그녀가 초기에 이 활동을 수행할 수 없다면, 물체가 무엇인지 말하고 그것을 보고, 눈을 감고 그것을 조작하는 동안 형태를 떠오르게 한다.

물리치료사는 먼저 똑바로 누운 자세에서, 감각 자각 훈련을 하고, 앉기로 이동하고, 양측 통합과 더 좋은 체성감각 피질 지각을 촉진하기 위해 서기에서 끝낸다. 환자가 오른쪽 하지의 자각을 가지면, 물리치료사는 보조사에게 양측 하지 체중지지 활동이 위임된다. 보조사에게 다음을 교육한다:

a. 환자는 양측 족관절의 대칭적 움직임을 보면서 발을 흔들도록 연습한다.

b. 환자는 오른쪽 하지 쪽으로 체중 이동을 실행한다. 그리고 왼쪽에 같은 활동으로 이동한다.

c. 환자는 오른쪽 하지의 움직임을 보는 동안 단단한 면에서 이동이 시작된다. 오른쪽 하지에 느낌이 인식되면, 물리치료사는 다양한 감각 환경에서 보행 훈련을 시작하기 위해 말하게 된다.

질문(Questions)

1. 보조사 실행 영역 내의 개입인가?
2. 보조사가 물리치료사에게 즉각적으로 보고하기를 원하는 임상적 증상은 무엇인가?
3. 보조사는 개입부분의 변화를 어떻게 기록하나?
4. 개입의 어떤 부분이 이 프로그램에 적용되나?

답은 *www.slackbook.com/neuroquestions에 제시되었다.*

참고문헌(REFERENCES)

1. *Guide to Physical Therapy Practice.* 2nd ed. Alexandria, Va: American Physical Therapy Association; 2001.
2. Knott M, Voss DE. *Proprioceptive Neuromuscular Facilitation.* New York, NY: Harper and Row; 1968.
3. Bobath B. *Adult Hemiplegia: Evaluation and Treatment.* 2nd ed. London, England: William Heinemann Medical Books; 1978.
4. Bly L. An historical and current view of the basis of NDT. *Pediatric Phys Ther.* 1991;3:131-135.
5. Brunnstrom S. *Movement Therapy in Hemiplegia.* 2nd ed. Philadelphia, Pa: JB Lippincott; 1992.
6. Feldenkrais M. *Awareness Through Movement.* New York, NY: Harper and Row; 1977.
7. Goff B. The application of recent advances in neurophysiology to Miss M Rood's concepts of neuromuscular facilitation. Physiotherapy. 1972;58(12):409-415.
8. Johnstone M. *Restoration of Normal Movement After Stroke.* New York, NY: Churchill Livingstone; 1995.
9. Bobath B. *Abnormal Postural Reflex Activity Caused by Brain Lesions.* 3rd ed. Frederick, Md: Aspen Publications; 1985.
10. Bly L. *Baby Treatment Based on NDT Principles.* San Antonio, Tex: Therapy Skill Builders; 1999:1-10.
11. Barbeau H, Visintin M. Optimal outcomes obtained with body-weight support combined with treadmill training in stroke subjects. *Arch Phys Med Rehabil.* 2003;84(10):1458-1465.
12. Hesse S, Werner C. Partial body weight supported treadmill training for gait recovery following stroke. *Adv Neurol.* 2003;92:423-428.
13. Hicks AL, Adams MM, Martin Ginis K, Giangregorio L, Latimer A, Phillips SM, McCartney N. Long-term body-weight-supported treadmill training and subsequent follow-up in persons with chronic SCI: effects on functional walking ability and measures of subjective well-being. *Spinal Cord.* 2005;43(5):291-298.
14. Stein J. Motor recovery strategies after stroke. *Top Stroke Rehabil.* 2004;11(2):12-22.
15. Ayers A. *Sensory Integration and Praxis Test (SIPT) Manual.* Los Angeles, Calif: Western Psychological Association; 1989.
16. Byl NN. Focal hand dystonia may result from aberrant neuroplasticity. *Adv Neurol.* 2004;94:19-28.
17. Byl N, Roderick J, Mohamed O, Hanny M, Kotler J, Smith A, Tang M, Abrams G. Effectiveness of sensory and motor rehabilitation of the upper limb following the principles of neuroplasticity: patients stable poststroke. *Neurorehabil Neural Repair.* 2003;17(3):176-191.
18. Byl NN, Nagarajan SS, Merzenich MM, Roberts T, McKenzie A. Correlation of clinical neuromusculoskeletal and central somatosensory performance: variability in controls and patients with severe and mild focal hand dystonia. *Neural Plast.* 2002;9(3):177-203.
19. Umphred DA, ed. *Neurological Rehabilitation.* 5th ed. Philadelphia, Pa: Elsevier, Incorporated; in press estimated fall 2006.
20. III STEP: symposium on translating evidence into practice. University of Utah, July 15-22, 2005. *Special Editions: Phys Ther.* 2006;86(4,5,6).

제 6 장

치료에 영향을 주는 심리사회적 그리고 인지요소

PSYCHOSOCIAL AND COGNITIVE FACTORS AFFECTING THERAPY

주요용어(KEY WORDS)

조정(adjustment)
화(anger)
걱정(anxiety)
부정(denial)
우울(depression)
이탈(disengagement)
이행(engagement)
희망(hope)
적개심(hostility)
부적응(maladaptive)
충격(shock)
정신적인/정신적임(spiritual/spirituality)

목표(CHAPTER OBJECTIVES)

- 조정의 6단계를 정립하기.
- 이행과 이탈 사이의 차이를 정립하기.
- 조정의 유연한 단계 이해를 발달시키기.
- 모든 사람이 조정의 단계에 있는지 아니면, 오직 이 환자만 그런지 실현하기.
- 각 환자의 독특함을 인식하고, 개별화된 치료가 필요함을 인식하기.

소개
INTRODUCTION

누구든지 우리가 하는 것을 왜 하는가? 우리는 왜 일어나고 매일 노력하고 매일 하는 것에 고생하는가? 매년 또는 몇 십 년마다 우리 몸의 변화를 어떻게 다루는가? 어느 날 우리 모두가 죽을 거라는 사실을 어떻게 다룰 것인가? 삶에서 모든 변화를 어떻게 다룰 것인가? 기능적 제한을 어떻게 다룰 것인가? 질병과 병리를 어떻게 다룰 것인가?

이것은 환자가 일상에 기초해서 그러나 질문에서 약간의 다른 관점으로 다루어지는 질문 중 일부이다. 삶에서, 우리는 독특한 목적을 찾으려고 모두 노력하고 어떻게 정립하고, 이 독특함에 맞추는 역할을 어떻게 하고 삶에 높은 질을 제공하는가에 노력한다. 환자는 치료사와 같은 삶에 맞추려고 노력한다. 환자는 도전의식을 가진다; 도전의 몇 가지는 기대하지 않은 몇 가지는 준비되지 않은 것들이다. 우리들 대부분은 사고와 척수손상, 뇌기능의 소실, 종양의 발달, 이러한 모든 것에 관해 생각하지 않는다. 그러나 그것이 우리에게 일어날 때, 우리는 실제로 다루게 된다. "그것을 다루는 것"은 이 장에서 장애에 대한 조정 또는 적응이라 불릴 것이다. 몇몇 사람(환자)의 조정이나 적응은 잘 이루어지고 대부분 사람의 적응이 사회 내에서 성공하기에 충분히 잘 적응할 지라, 다른 사람은 그렇지 않다. 이 장에서, 우리는 이 과정의 주요부분의 몇 가지와, 치료에 어떤 의미가 있는지, 보조사의 역할을 설명할 것이다.

조정은 우리 모두의 행동 과정이다. 어떤 것에 갑자기 "조정"되지는 않는다. 조정은 오직 한 방향으로 흐르지 않는 유동과정이다. 가족과 사랑하는 사람은 종종 같은 속도 또는 같은 방법으로 이 과정을 경험하지는 않는다. 그래서 치료사는 항상 각 환자가 어디에 있는지 의식하고 있어야 하고, 각 "지지"자는 가장 좋은 환경을 만들며 가장 좋은 개입을 제공하기 위해 이 조정 과정 내에 항상 있어야 한다. 이 과정에서 보조사의 역할은 가능한 부드럽고, 효과적으로 치료 과정을 진행시키는 것이다.

매일, 당신은 성공, 실패, 성취, 부적당에 조정되어야 한다; 몇몇은 일관된 실패이고, 몇몇은 일관된 성취이다. 환자는 차이가 없다. 조정과 적응은 어떻게 삶을 경험하는가이다. 우리 모두는 조정되어야 하는 것에 제한된다. – 당신은 아마 당신이 좋아하는 발레리나 또는 축구스타가 될 수 없을 것이다. – 그러나 우리는 나이 과정에 조정, 적응되고 움직일 것이다. 당신은 그들이 원하는 것을 하지 않도록 조정되어지지 않는 친구를 가질 것이고 그것 때문에 화 또는 기능장애가 있다. 우리가 삶에 적응하지 못한다면, 우리는 우리 주변의 다른 것보다 더 나은 삶이나 치료적 기술 잠재력을 가졌을 지라도, 기능장애가 된다. 이것은 고등학교에서 성공적인 사람이 삶에서 성공적으로 남아있지 않는 이유를 설명하는 것이다. 그들은 삶의 요구 변화에 적응하지 않았다.

환자에게 적응을 촉진하는 열쇠는 그 환자가 얼마나 독특한지 아는 것과 그 환자의 적응과정을 학습하는 것이다. 모든 다른 환자와 같이 각 환자에게 시도하지 마라. 그리고 그들에게 대처하는 당신의 방법을 강요하지 마라. 이 장에서 두 가지 사례연구는 조정 과정의 감각적이고 인지적 이해와 삶을 통해 환자가 어떻게 변하는지를 발달시키는데 도움이 될 것이다. 한 사례는 장애를 가지고 성장하는 사람이 포함될 것이고, 다른 것은 성인이 된 후에 장애를 획득한 사람이 포함될 것이다.

이 장에서, 샐리는 뇌성마비로 태어난 환자이다. 그녀는 모든 그녀의 삶에서 "다르다"는 것에 조정되어야 하고 그녀의 "다름"은 그녀에게는 정상이다. 그녀는 종종 의료적 진단 때문에 그녀에게 강요된 부정적이거나 지나치게 긍정적인 역할을 가지거나 그녀의 역할 정립이 되어 있지 않은 사회에 조정되어야 한다. 샐리는 지나치게 긍정적이거나 지나치게 부정적 고정관념에 의해 감정적으로 손상될 수 있다. 지나치게 긍정적 고정관념이 어떻게 문제를 일으킬 것인지의 예는 큰 이해력의 재능 때문에 사회에 주어져야 한다고 말할 때이다. 사람은 지나치게 생산적인 요구가 없고 이 잠재력이 사회의 만족에 실제적이지 않기 때문에 비평되거나 거절된다. 부정적 고정관념은 무엇을 성취할 수 있는지의 개념이 제한됨에 의해 영향을 받는 것과 같은 손상을 가질 것이다. 그래서 "그들이 할 수 있는 모든 것"에 적응하고 성장하는 것을 방해할 것이다. 샐리는 삶에서 무엇을 바라는 것을 성취하기 위한 그녀의 재능을 사용할 것을 발견해야 한다. 이 목표는 성취하는 모든 개인에게 어렵다. 그러나 샐리와 같은 환자를 위해, 이 목표를 성취하는 것을 방해할 인식되고 실제적인 운동제한을 가지기 때문에 심지어 더 어렵다. 샐리는 최선의 치료에도 불구하고, 상지와 하지에 기능적 제한을 가질 것이다. 그녀는 삶을 사랑하는 것을 방해하는 것으로부터 예방하기 위해 이 제한점을 조절하는 방법을 찾아야 한다. 샐리는 다른 것을 다루는 방법과 신체적, 감정적, 정신적으로 요구하는 것에 적응하도록 하는 방법에 신체를 다루는 방법을 학습할 필요가 있다. 샐리의 사례 연구는 삶 과정에 조정과 적응의 요소를 적용하기 위해 이 장 전반에 언급되었다.

이 장에서 사용된 두 번째 사례 연구는 젊은 성인 남자

프레드이다. 프레드는 20세에 SCI를 경험했다. 성인으로써 그는 외상성 손상 후에 그의 새로운 능력과 제한에 맞는 목표와 꿈에 적응하는 과정이다. 치료사는 항상 손상 후와 손상 전의 삶의 활동 쪽으로 환자의 태도를 알아야 한다. 이 사건은 모두 부정적이지 않기 때문에 프레드는 사고 전의 그의 삶에 중점을 두거나 목표 지향적이지 않다. 그 점에서, 프레드는 재활부분으로서 받게 될 구조와 지침에 영향을 줄 것이다. 그는 지금 다른 것의 손상과 고정관념뿐만 아니라, 그가 손상 전에 장애되었음에 관여하는 고정관념과 손상의 몇몇을 다루어야 한다. 그는 삶의 활동과 도전을 다루는 방법이나 오래된 목표의 일부분을 버려야 할 것이다. 그러나 그의 삶에서 중요한 가치를 갖는 것에 중점을 둘 기회를 가질 것이다. 이 중점은 프레드를 위한 더 좋은 삶에 이를 수 있다. 환자는 "그들은 사고 전과 같지 않다. 장애는 그들에게 '신이 보낸 것'이다"라고 말한다. (이것은 새로운 급성 손상이 있는 환자를 말하는 것이 아니라, 손상 후에 일년이 지난 환자를 말한다) 비슷하게 환자는 "나는 손상 전에 10,000번의 기회를 가졌고, 오직 지금은 5,000번의 기회를 가졌다. 그러나 그 중 1,000번 밖에 수행할 수 있다"고 이야기한다.

바로 생각 없이 매일 겪게 되는 것을 조작하는 패턴이 역할이다. 그것은 사람이 어떻게 삶의 대부분을 겪는가이다. 거기에는 어린아이, 배우자 또는 파트너, 작업자, 학생, 삶의 어떤 다른 상태나 요소에 대한 역할이다. 이 역할은 마치 그들이 부모와 상호 작용하는 어린이인 것처럼 반응하는 성인을 허용한다. 역할은 한 상황에서 형제자매로, 다른 상황에서 부모로서 기능하기 위해 우리 각각을 허용한다. 개인은 이 역할을 인식하지 못한다. 그러나 이 역할은 각자가 행동에 관해 생각하고 그들을 변화할 결정을 하지 않는 한 개인 행동을 조절한다. 역할은 삶에서 매우 유용하다. 개인으로서 우리 중 아무도 새롭고 진기한 것으로서 삶의 각 상황을 치료하기 위한 시간이나 에너지를 가지지 않았다. 새로운 불능의 경우에, 우리 모두의 역할은 다시 생각하고 재검사해야 한다. 이 과정은 시간, 에너지, 많은 감정적 혼란이 요구된다. 종종 사람은 "문제"가 무엇인지 알지 못한다.

초기 또는 선천적 장애가 있는 사람의 경우에, 샐리 사례 연구처럼, 그 사람은 치료 후 기능에서 가벼운 변화에 현재 역할과 믿음을 재검사해야 하고, 수술 후에 움직임 기능의 악화와 역할 기대가 첫 공간에서 나쁘기 때문에 간단히 재평가해야 한다. 후천적 불능으로, 프레드의 사례 연구에서처럼, 사람은 모든 표준화된 역할과 적절한 장소 변화를 재평가하는데 힘을 둔다. 사람이 자신의 새로운 능력과 제한점을 아직 알지 못한다면, 그 사람은 "적절한" 새로운 역할을 찾고 발달시키는데 도전할 것이다. 보조사는 프레드나 샐리 어느 쪽이든 "진실"로서 유지되는 모든 것을 재평가하고, 동시에 의료시스템과 재활의 인지와 신체 요구를 다루는 것이 얼마나 어려운지 깨달아야 한다. 샐리가 치료에 향상되었다면, 그녀는 이 치료가 왜 초기에 제공되지 않았는지 생각하고, 이것이 그녀가 젊었을 때 일어났다면, 삶의 많은 방법이 어떻게 향상될 것인지를 생각할 것이다. 그녀는 다른 치료용 활동이나 역할(예, 연애, 친구와 사회적으로의 관계, 이익이 있는 고용 수행)에 종사하지 못하는 이유로서 항상 부족한 능력이 사용되어졌기 때문에 새롭게 찾은 능력에 의해 치료됨을 느낄 것이다.

프레드는 샐리와 비슷한 감정적 반응을 경험할 것이나 다른 관점이다. 그는 그의 모든 능력이 사라지는 것을 느낄 것이다. 그는 삶에서 모든 것이 희생되거나 지연된 만족감을 느낄 것이다. 지연된 성을 가진 개인은 척수손상과 같은 사고 후에 느낄 것이다. 그들은 삶의 이러한 측면을 알지 못할 것이고, 큰 소실에 관해 화를 느낄 것이다. 프레드는 그의 삶의 역할과 목표의 방향을 바꾸는데 도움이 필요할 것이다.

수행은 치료의 주요 목표이고 능력을 설명하는 주요 방법이다. 수행이 손상되었을 때, 사람은 감정적으로 치료될 것이다. 감정적으로 치료될 때, 수행은 손상될 것이다. 이것은 치료사와 보조사에게 항상 기능적 소실의 효과와 그 소실로 인한 손상에서 환자와 환자의 지지 시스템의 독특한 전망을 인식하는 것이 중요한 이유이다. 감정적 시스템은 치료를 보조하거나 방해할 수 있다. 스텝 간의 상호작용은 감정적 안정성과 비밀에 관해 환자의 성장과 발달을 촉진하는 해법이 될 것이다. 다음은 독자가 생각해야 할 주요점들이다.

성장과 적응
GROWTH AND ADAPTATION

치료사는 환자가 찾아오는 상황을 생각해야 한다. 단지 몇 일전에, 환자는 중요한 문제없이 주위를 걸었고 지금 갑작스럽게 물리치료실에 들어왔다. 외상은 다원적일 것이다: (1) 환자에게 일어난 신체적 외상, (2) 환자와 환자 지지시스템에 발생한 감정적 외상, (3) 다른 것을 보호하려고 노력하는 각 신체 시스템의 외상. 이러한 다원적 요소의 상호작용은 외상 후 스트레스 증후군에 이를 것이다. 이 증후는 일반적으로 손상 후 첫 6개월 내에 발생한다. 이 증후는 여성에게 더 자주 관찰되나,[1] 문화적 장벽 때문에, 남자에게 감춰질 수 있다. 환자는 다른 것을 비난하고, 다른 것을 보호하려고 노력하거나 세상의 어떤 것도 보거나 들을 수 없는 소위 자기도취가 된다. 이것은 적절한 결과를 방해하거나 치료에서 방해가 된다면, 치료에서 초기에 환자에게 심리적 도움을 얻도록 도울 것이다.[2] 환자와 신뢰성 있는 관계 형성을 발달하는 것은 보조사의 업무이다. 이 관계를 통해, 환자는 치료 목표에 중점을 두고 긍정적 관점에서 작업하는 것을 도울 수 있다. 의료시스템의 한 가지 실수는 불능과 병리에 중점을 두고, 사람이 아니고 긍정적 능력은 여전히 환자의 이해 내에 있다는 것이다.[3] 부정적 관점은 단지 손상, 질병, 병리와 그것밖에 없다고 보는 것이다. VA(퇴역군인경영)병원에서, 척수손상 환자의 배우자는 결혼하고 결코 불능으로써 불능을 보지 않는 집단을 형성한다. 짧은 기간 후에, 사람들은 배우자가 그들의 다리와 결혼하지 않았다고 결론짓고, 더 이상 일하지 않는 다리는 어쨌든 중요한 문제가 아닌 것이 사실이다. 이것은 의료적 불능 모델로부터 시작되었다. 그리고 초점은 사람과 그들의 미래에 중점을 두고 시작되었다. 우리는 기능장애가 아닌 그들의 기능에 초점을 두고 환자를 도울 수 있다면, 치료 후 치료의 효과는 더 좋아질 것이다. 환자가 그들에게 존재한 잠재력을 깨닫고 더 높은 질적인 삶으로 살아가기에 필요한 더 많은 작업이 있다.[4-6] 살고, 움직이고 기능하는 방법에 중점을 두는 것은 미래로 일하는 환자와 가족을 돕는 열쇠 중 하나이다.[7] 물리치료사의 지시아래 보조사는 객관적인 치료 방향에 초점을 두도록 환자를 도와야 하고, 환자의 목표에 접근하도록 치료를 이동하는 방법을 설명해야 한다.[3] 환자의 실제 목표를 발견하기 위해, 치료사는 환자의 신뢰를 얻어야 하고 상호협력의 측량선을 확립해야 한다. 건강 전문가의 불신은 조정과정을 방해하고 부정적 결과에 이르게 한다.[8] 가능할 때마다 환자의 지지시스템은 환자의 실제 지지를 확립하도록 그리고 목표를 확립하도록 돕는데 참여할 수 있다. 환자가 건강 전문가를 신뢰한다면, 환자는 더 고분고분해지고 필요할 때 보조사를 찾을 것이다.[9] 샐리의 경우에, 물리치료사와 보조사는 앞으로의 목적이 물리치료 영역 내에서 이상적인 것이 무엇인지 찾기 위해 샐리와 그녀의 가족과 일할 것이다. 프레드의 경우에, 목표는 그것이 이상적이라면 앞선 목표의 성취가 포함될 것이며 적응으로 앞선 목표를 수정하는 것이 포함될 것이다. 이것은 치료에서 많은 문제를 일으킨다. 그러나 가장 중요하게, 사람이 가치가 없거나 능력이 없다고 느낄 때, 그들은 약하게 수행하려하고 순종하려는 문제를 가진다. 이 반응은 치료과정을 느리게 하거나 멈추게 할 것이다. "새로운 신체"에 적응하도록 환자를 돕는 것은 치료에서 목표 성취를 도울 것이다. 그들이 무엇을 수행할 수 있는지 깨닫도록 돕는 것과 주위의 많은 장벽과 부정적 상황에서 방법을 찾을 수 있도록 개념을 잡도록 "힘을 주는 것"은 모든 치료적 개입의 중요한 면이다.

신체상(Body Image)

신체상은 사람과 지지 시스템이 기대되는 사람과 역할로 어떻게 보느냐가 포함된 모든 것을 포함한 개념이다.

많은 환자는 그들의 신체에 관해 부정적인 느낌을 경험하고 일반적으로 부정적 심리를 손상 후에 경험한다.[10] 환자가 즉시 관찰되는 결함을 가지지 않았을 때조차도, 그들은 종종 신체상의 변화와 자아가치의 부정적 느낌을 보고할 것이다. 신체상과 관련되어 발생하는 하나의 문제는 성별이다. 이 개념은 많은 행동적 형식을 가질 것이다; 새롱거림, 괴로움, 번식에 관한 질문, 성행위를 수행할 수 있는지에 대한 질문. 새롱거림은 환자가 여성이나 남성에 폭행을 가졌다는 증상일 것이다. 새롱거림에 의해, 환자는 종종 그들이 아직도 관능적으로 보이는지를 결정하려 할 것이다. 이 경우에, 보조사는 환자와 연애를 허용하지 않는 것을 설명함에 의해 환자를 안심시킬 것이다. 이것은 환자가 "turn off(해고)"는 그들의 불능에 관한 생각이 아니라고 확신하는 것이다. 민감도는 환자가 "의료인이 나에게 불쾌함을 찾는다면, 어느 누구도 매력적으로 나를 보지 않을 것이다"라고 생각할 수 있기 때문에 사용될 것이다. 행동 뒤에 의지를 확인하려고 노력하는 것은 치료사에게 중요하다. 일반적으로 이것은 상호작용에 관한 느낌을 평가함에 의해 수행될 수 있다. 이것은 환자 행동을 관리할 수 있는 조정 단계를 결정하는 보조사의 역할 영역이 아니다. 그러나 수행하는 민감도를 발달시키고 환자의 행동을 관찰한 것을 물리치료사나 다른 건강 전문가에게 보고할 수 있는 것은 보조사의 일 영역이다. 보조사로서 환자가 아마 새롱거릴 때, 치료되었거나 행동되어짐을 느끼지 못한다면, 당신은 물리치료사에게 이것을 보고해야 한다. 당신이 방어적, 행동적 또는 매우 불안하게 느꼈다면, 당신은 괴로움을 경험할 것이다. 당신은 결코 직업에 괴로워서는 안되고, 이 환자의 행동은 즉각 멈추어야 한다; 당신은 고객에게 행동이 당신을 불안하게 느끼게 한다고 말하고, 지금 멈출 것을 말한다. 다시 당신은 당신의 상사나 팀에게 이 행동을 언급할 것이다. 행동이 스텝에 의해 만성으로 고려된다면, 치료 계획은 이 행동을 멈추도록 계획되어야 한다. 이 계획은 보조사의 책임은 아니다. 그러나 환자의 부적절한 행동에 반응 행동을 수행하는 것은 그 영역이다. 그러나 성 건강은 고객 치료의 무시되는 부분이 아니라는 것을 기억하는 것이 중요하다. 이것은 고객에게 적절한 질문을 하는 시간이 필요하다.[11]

어떤 신체적 수행에 관한 질문은 물리치료의 영역이다. 환자가 성행위 동안 자세에 관한 정보를 질문한다면, 이것은 치료사의 주의를 가져올 것이다. 질문이 번식과 그 같은 것에 관한다면, 이것은 또한 적절한 의료인에게 의뢰될 수 있다. 이 질문은 당신 환자의 동기와 성적 건강에 중요한 영역이기 때문에 방해하거나 무시해서는 안된다.[12,13] SCI에서 번식은 일반적으로 여성에게 중요하지 않을 것이다. 성행위 전에 윤활 문제는 적절한 사람에게 보내져야 하는 것을 보조사가 아는 것이 중요하다. 남자는 발기 문제와 사정 문제를 가지고 있으나, 이것은 또한 적절한 사람에게 보내져야 한다. SCI로 인한 남자의 번식문제는 다루어질 것이고, 제외하지 않는다고 생각한다.[14-16]

샐리는 다른 사람과 매스컴으로부터 얻은 잘못된 지각으로 발생된 신체상 문제에 일할 필요가 있다. 또한 그녀는 개인적으로 필요한 것 없이 그녀의 삶 대부분이 임상적으로 다루어지기 때문에 그녀의 몸이 즐겁지 않고, 긍정적 감각을 부인하지 않도록 학습할 것이다.

다른 한편, 프레드는 특별히 그의 기능적 제한과 불능의 충돌에 관해 획득된 잘못된 개념과 부정적 고정관념을 표출하는 동안 장애를 가진 다른 사람과 이야기할 필요가 있을 것이다. 그는 또한 비슷한 의료 진단이 제공된 사람의 실행 정보로 이익을 줄 것이다.

가족과 고객 조정 (Family and Client Adjustment)

가족의 역할은 절대 잊어서는 안된다. 파트너 관계가 장애를 가진 멤버에 의해 부정적으로 영향을 가진다고 초기 문헌에 암시했을 지라도, 이것은 척수 손상을 가진 성인처럼[17] 장애에 관해 질문이 있을 것이다. 그러나 소아 SCI와 다른 장애는 관계성 문제의 결과일 것이다.[18,19] 이것은 조정과 삶의 질이 부적절한 신체 환경에 의해 반대로 영향을 줄 수 있음을 보여준다. 그래서 사람은 더 의존적이 된다. 의존의 결과는 약한 관계성으로 나타난다.[20,21] 이것은 또한 뇌손상을 가진 사람의 가족에게 보여질 수 있다.[22] 근이영양증의 연구에서, 신체적 의존성은 고려하기에 필요한 변수가 아님을 알 수 있다; 심리적 문제는 개입 부분으로서 정립되고 고려할 필요가 있다.[23,24] Turner와 Cox에 의해, 환자와 가족은 많은 영역에서 일하는데 도움이 요구된다: "약점과 근력의 새로운 관점을 발달하기 위해, 관계의 변화를 만들기 위해, 철학, 신체적, 영혼적 성장을 촉진하기 위해"[24] Turner와 Cox는 또한 의료진이 다음을 촉진할 수 있다고 느낀다: "각 개인의 가치 인식하기, 약속과 잠재력을 채울 장래를 상상하도록 돕기, 자신의 치료 궤도에 각 사람을 능동적으로 포함시키기, 각 개인의 감각 변화를 알리기."[24] 각 가족은 뇌손상 가족에 관하여 다르게 대처함이 관찰되며 가족의 구조는 개입 지침을 발달하는데 표출되어야 한다.[25] 이것은 또한 건강 치료 전문가가 가족의 적응을 지지하고 도달하기 위해 가족의 입장으로부터 상황을 볼 수 있어야 함이 제시된다.[26] 이것은 환자와 가족이 장애를 수락하도록 돕는다. 그러나 동시에, 사회전망의 부정적 관점이 유지되는 것을 돕는다.[27] 일반적으로, 이것은 가족 지지는 환자의 주관적 기능에 유의한 요소이고[28] 사회적 약속이 생기는 것[29]을 발견한다.

아이를 다룰 때, 이것은 그들이 종종 삶에서 일어나는 거의 모든 것에(예, 이혼, 형제들을 다치게 하는 것, 부모 사이의 일반적인 논쟁) 책임을 느끼는 것을 인식하는 것이 중요하다. 환자의 상태에 관해 책임이 없다고 환자와 형제에게 인식시키는 것을 치료사가 돕는 것이 중요하다. 종종 나타나는 마법적 생각은 "나쁜 것은 나쁜 사람에게 발생한다"는 개념이다. 그래서 아이는 나쁜 것이 일어났기 때문에 나쁘다. 이 관념에 민감한 것은 중요하고, 환자나 형제에게 사실이 아니거나 발생하지 않기 때문에 부적응 생각패턴을 없애도록 돕고, 치료에서 후에 조정 문제를 일으킬 것이다. 환자의 형제는 좋은 형제로서 그들의 역할을 볼 수 있도록 도울 것이고, 장애를 가진 형제의 보호자의 역할에 놓이지 않을 것이다. 이 방법에서, 모든 어린이는 지나치게 집중적으로 한 어린이가 아닌 자연스럽게 성장할 수 있다. 동시에, 장애아이는 아마 신체적 보조, 치료, 증가된 의학적 치료가 아마 필요한 것은 삶의 현실이다. 그래서 더 시간이 그녀 또는 그에게 소비된다; 이것은 삶의 현실이다.

장애를 갖는 것은 종종 인식되지 않는 방법에서 값비싸다는 것은 의료 확립에서 항상 주시될 것이다. 치료, 수술, 의자차, 보조기의 뚜렷한 의료비용이 있다. 그러나 수송의 외적 비용, 소변을 위한 관, 의자차 유지비, 적절한 옷, 대부분 보험 계획에 의해 대용되지 않는 진행비용과 같은 다른 비용이다. 이 비용은 추가되고 정서적 비용에 기여하고 가족에게 요구된다. 다른 유의한 것은 그런 비용을 위해 돈을 획득하기 위한 더 많은 일이 필요함을 느낄 것이다. 그러나 그 사람은 주변에 도움이 없을 것이다. 이것은 장애자의 지지시스템에서 다루어야 하는 많은 딜레마 중 단지 하나이다. 가족은 보호자, 법과 재정도움, 상호교류(이 단체는 성인에 초점을 두려하나 여전히 훌륭한 도움이 될 것이다)로서 다른 주제로 정보와 도움을 얻기 위해 가족 보호지지 네트웍(www.caregiversupportnet.work.org)으로서 그러한 단체에 연결되기를 권장할 것이다. 그러한 단체는 그것이 필요한 모든 사람에게 정보를 줄 것이고, 가족에게 할 수 있도록 도울 것이다. 이것은 의료 상태에 초점이 벗어나고, 가족에게 상태에 대한 더 좋은 균형된 관점을 얻는 것을 도울 것이다.

샐리는 단정적이고 더 좋은 진단을 촉진하는 기술에서 일하게 될 것이다. 그녀는 더 독립적이 되게 허용하도록 가족들의 도움이 필요할 것이고, 삶의 모든 면에서 더 위험을 받는 사람이 된다.

프레드는 기술을 대처하는 것에 일할 필요가 있고, 위기를 다루는 것을 돕도록 전략된다. 그는 변하기에 필요한 장애 제한의 미리 생각된 생각을 가질 것이다.

스트레스, 위기, 상실 그리고 심한 슬픔 (Stress, Crisis, Loss and Grief)

적응 과정은 이론적이고 사색적인 것의 하나이며 인간은 너무 복잡해서 우리 중 둘도 같은 반응을 보이지 않는다. 이것은 우리 각각은 실제로 독특한 개인이라는 의미 때문에 충분한 사실이다. 또한 당신이 고객을 다룰 때, 각각은 독특하고 진단이나 일상적인 실재가 아니라는 의미이다. 좋은 직업을 위해서, 당신은 그들의 이야기를 들어야 하고, 그들이 살아가는 관계를 알고, 그들의 가치를 알고, 그들의 목표를 이해해야 한다. 이것은 치료단계의 관계에서 중요한 약속이다. 그러나 이것은 각 고객을 위한 당신의 이상적인 목표일 것이다. 이 부분은 환자가 장애에 어떻게 적응하는지 생각을 검사할 것이다.

손상이나 장애를 입은 상태 후에, 환자와 가족은 치료과정을 방해하는 우울증의 일화를 겪게 될 것이다.[30,31] ***우울증***과 다른 부적절한 대응 모드는 치료과정을 방해하고 포함된 모든 것의 삶의 만족도 수준을 감소시킬 것이다.[2,32] 기능과 의미있는 치료적 활동에 그들을 포함시키면서 우울증을 피하도록 환자와 가족을 돕도록 시도하는 것은 도전적이다.[23] 환자가 강력하게 무력한 상태가 길수록, 환자가 우울증을 느끼는 것은 더 쉽다. 환자와 가족과 관련된 긍정적 목표에 초점을 두는 것은 미래로 방향을 유지하도록 고객을 도울 것이고, 상황의 부정적인 면에서 멀어질 것이다. 환자의 목표에 초점을 두는 것이 충분하지 않다면, 다른 치료가 필요할 것이고, 심리적 도움이 요구될 것이다.[33] 상태에 포기하지 않고 불능을 받아들이는 것은 덜 화나고, 덜 적대적이고 개인에게 높은 자아 - 만족감으로 연합되어 나타날 것이다.[34] ***부정***(Denial)은 불능의 매우 초기 상태에 작용할 것이다. 그러나 그것이 지속된다면 환자의 진행을 방해할 것이다. 환자가 일단 어떤 것을 하지 않을 때 부정은 매우 도움을 주나, 그가 스스로 그리고 다른 것과 뭔가를 시작하자마자 부정은 모두 도움이 되지 않는다고 나에게 설명한다. 그래서 치료사의 직업은 고객에게 기능과 환자의 목표에 초점을 두어 의료적 손상과 핸디캡으로부터 (defocus) 초점을 두지 않도록 돕는다. 이것이 행해지고 초점이 개인에게 의미있는 적응된 활동이라면, 고객은 무력함과 의존성의 역할을 경험하지 않을 것이고, 삶의 질이 극대화 될 것이다.[35-37]

Livneh과 Antonak은 장애에 대한 환자의 조절을 다룸에 있어 치료사를 보조하는데 적용할 수 있는 카운셀레에게 입문서를 보낸다.[38] 조정 과정을 겪는 사람에게 "정상"이나 "올바른" 방법이 아님을 항상 염두에 두어야 한다. 그리고 종종 우리는 조정의 단계 모두를 관찰하기에 충분히 오랫동안 고객을 보지 않을 것이다. 기억해라. 사람이 도달하고 유지되는 "조정"은 정적 상태가 아니다. 우리는 삶의 조정에 다양한 단계에 있고 고객도 다를 바 없다.

제시되어진 관찰된 기전의 몇몇은 ***충격, 걱정, 부정, 우울, 화/적개심*** 그리고 *조정*이다. 이 모두는 고객 삶의 어떤 지점에서 볼 수 있다. 조정 측면은 재활의 어느 지점에서 볼 것이다. 환자가 불능의 한 측면에 "조정되게" 나타날지라도, 같은 환자가 전에 경험하지 못한 불능의 새로운 측면과 만나게 될 것이다. 그래서 고객은 충격을 받고 불능의 새로운 측면에 조정이 시작된다. 조정은 과정이고 장소가 아니다. 나는 수년간 불능에 조정하려는 고객을 안다. 그러나 시간이 지남에 따라 기능 획득을 상실하게 되고, 이 변화에 조정되어야 한다. 이것은 정적 과정이 아니다.

치료사가 경계해야 할 한 측면은 ***이탈****(disengagement)*이라고 말하는 대처형태이다. - 이것은 부정적 또는 회피적 행동일 것이고, 많은 형태가 있을 것이다. 이것은 사실상 학대, 비난, 상호작용에 대한 거절의 결과일 수 있다. 머리 손상을 가진 사람에 관한 연구는 사람에게 병적인 상태 전에 대처 양식이 술이나 다른 약을 사용하는 것이라면, 고객은 같은 대처 양식으로 돌아갈 것이고, 이것은 약한 재활의 결과일 수[39] 있음을 설명한다. 이 수렁에서 환자가 벗어나도록 돕는 것이 중요하다. 치료사의 기술은 고객을 치료하는 짧은 시간에 이것을 하기에 충분하지 않을 것이다. 그래서 사회사업가나 심리학자에게 의되가 있을 것이다. 이행(*engagement*) 활동을 촉진하도록 돕는 것은 치료사의 업무이다 – 이 행동은 목표 지향적이고, 문제해결식이고, 정보탐색, "상황을 부딪힘"을 긍정적으로 생각하는 것과 독립적인 것을 설명한다.

Livneh와 Antonak은 건강 전문가에게 다음 활동을 촉진한다:

1. 불능의 개인적 의미를 조사하도록 고객을 돕는 것. "그들의 감정적 경험 위로 숙달의 감각을 얻도록 고객을 훈련하는 것" 이것을 하는 방법은 감정적 폭발이 일어나지 않도록 돕는 것이나, 감정을 조사하도록 돕는 것 그리고 올바른 견해로 데려다 놓는 것이다.[38]

2. "적절한 의료적 정보를 고객에게 제공하는 것. 이 전략은 고객에게 그들의 의료적 상태, 현재 상황, 진행, 예상되는 앞으로의 기능적 제한, 그리고 적용될 때 직업적 적용을 포함하여 고객에게 정확한 정보 전달이 강조된다." 이것은 환자와 가족이 PubMed(Pubmedcentral.nih.gov) on-line과 같은 정보를 받아들이는 것을 돕거나 도서관에서 의료 참고서를 찾도록 도와줄 것이다.[38]

3. 지지적인 가족과 단체 경험으로 고객을 제공하는 것. 이 전략은 고객에게 허용되고(일반적으로 비슷한 장애나 공통된 삶의 경험을 한) 적용된다면, 그들의 가족 구성원이나 의미있는 다른 사람은 공통된 두려움, 고려사항, 필요성, 간절히 원함을 공유할 것이다." 이것은 오히려 강요하지 않는 방법으로 행할 수 있다; 동시에 같은 장애를 가진 고객을 시간 배치함으로써 그들은 대기실에서 만나고, 단체 매트 활동을 하는 동안 만나거나 논의할 수 있는 건강 치료 전문가에게 장애자를 의뢰하고 환자의 관점으로부터 질문에 관해 답하고 긍정적 행동 모델을 만든다. 모든 환자가 다른 고객뿐만 아니라, 당신에게 잠재적인 선생임을 기억하라.[38]

4. 성공적인 대화 기능을 위해 적응 대처 기술을 고객에게 가르쳐라. "이 기술은 독단적이고, 사람 간의 관계, 진단, 문제해결, 결점(Stigma)관리, 시간관리기술을 포함한다" 이것은 내가 지역사회에서 일어나는 역할 상황이 부과된다. 환자가 왜 의자차에 있는지 질문하는 건강한 사람, 어떤 방법에서 신에게 죄를 지었기 때문에 의자차를 사용해야 한다고 장려하는 사람, 반면 의자차에 있지 않거나, 고객은 좋게 보이기 때문에 장애가 부끄럽다고 말하고 장애가 아니라면, 사람을 찾을 수 있다고 말한다. 역할 놀이는 새로운 파트너와 침대로 가는 어색한 경험을 다루는 사람을 돕기 위해 사용될 수 있고, 옷을 벗는 방법을 설명하고 욕조에서 나오거나, 이 상태에서 누군가가 가장 좋은 자세에 사용될 수 있다.[38]

샐리는 누군가와 데이트를 요청하거나 은행이나 가게에서 의견을 말하기 위한 학습 기술을 발달시키기 위해 역할 놀이에 작업할 것이다. 프레드는 의존을 느끼지 않고 보조를 요구하는 방법이나 의자차에서 스스로 신체적 방어하는 방법에 일할 필요가 있다.

희망과 정신적인 측면 (Hope and Spiritual Aspects)

희망 과정은 일반적일 수 있고, 우울, 무능함의 감각, 심한 슬픔을 감소시키는 긍정적 힘이다.[40] 고객은 희망의 실제적 감각이 필요하다. 무엇이 실제적인가의 질문은 항상 해석이 자유롭다. 사슴 사냥꾼인 사지마비 환자가 있다. 그는 가을에 산에 가서 사슴을 잡을 거라 선언했다. 모든 치료사들은 그가 현실적이지 않다는 걸 알았다. 그러나 그는 그가 총으로 쏴서 사냥한 사슴고기를 갖고 돌아왔다. 다른 사지마비 고객은 동부 해안에 살고 그가 병원

을 떠날 때, 그는 서부 해안으로 운전할 것이라고 말했다. 치료사는 이것에 관해 냉소적이었으나, 현실적으로 그는 실행했고 서부 해안으로 차를 몰았다. 이것은 삶에서 우리 대부분이 가지는 희망이다. 희망은 항상 현실적이지 않다. 얼마나 많은 사람이 복권에 당첨될 것이라고 실제로 믿고 이번이 아니라면, 다음엔 가능할까? 때때로 이것은 삶의 다른 현실성에 의해 압도되어지는 것으로부터 우리를 구할 희망이다. 환자의 모든 희망이 사라지지 않도록 노력한다. 그들은 복권에 당첨되고, 사슴을 사냥하고, 다른 장소로 운전할 것이다.

정신적인 것은 희망, 다른 것과 연락, 많은 사람에게 존재의 이유나 의미를 제공하는 무엇이다. 이 영역은 많은 사람의 생활에 의미를 주기 때문에 정신적인 것의 힘을 수락하기에 의료사회는 매우 느리다는 것은 놀랄 일이다. 정신적인 것은 건강 인지, 다른 것과 연결 감각, 안녕과 연결된다.[41,42] 환자의 장애가 건강한 방법에 삶을 두고 올바른 견해 쪽으로 두는 것을 돕는 어떤 것은 좋다. 서양 의료 시스템은 병리에 기초하고 그것에 초점을 둔다. 물리치료는 생산적인 것과 행동적 변화에 초점을 둔다. 의료 시스템의 위험성 중 하나는 환자가 어떤 것을 보는 것이 아니라, 병리라는 점에서 병리에 속는 것이다. 정신적인 것은 환자와 가족에게 병리보다 더 생활적이고, 다른 것과 상호작용을 자극하고 장애에 올바른 견해를 두고, 삶에 의미를 주고(그리고 장애에), 그리고 희망과 안녕을 주는 것을 도울 것이다.[43] 이것은 환자와 가족을 위해 우리 모두가 무엇을 원하는 가이다.

샐리는 가족이 있고 사업의 사장이고 그들이 원하는 것은 무엇이든 하는 뇌성마비가 있는 다른 사람과 이야기함으로 유효할 것이다.

프레드는 그의 새로운 목표와 꿈이 실제로 무엇인지 그리고 그 꿈을 수행하는 방법을 찾기 위해 노력할 것이다.

문화적인 면(Cultural Aspects)

문화, 소문화, 그리고 환자의 가족 문화와 신념은 치료사가 주의해야하는 환자의 측면이다.[44] 이 개념은 세상에 관한 신념이 포함되고 장애 원인에 관한 신뢰일 수 있고 최소한 환자가 장애를 바라보는 방법이다. "당신에게 일어나는 것이 왜 그렇다고 생각하는가?"의 질문은 매우 진보한 경험에 이를 수 있다. "원인"은 "신이 나를 벌한다", "나는 그것을 받을만하다", "삶은 나를 거역한다" 범위일 것이다. 답은 치료가 고객에게 제출한 방법에 틀을 만들 것이다. 참고한 고객 틀을 사용하는 것은 믿음을 촉진하고 가치의 공통 수락, 치료의 더 큰 수락, 치료사의 세상 관점이 확대되는 것을 촉진할 것이다. 치료에 관한 더 큰 것 중의 하나는 환자가 삶에 관해 아주 많이 우리에게 가르쳐 주는 것이다. 우리와 다르게 보이는 어떤 것을 환자가 왜 하는지 인식하는 것은 그 환자가 치료에 무엇이 필요한지의 열쇠에 이르게 할 것이다. 또한 다른 전망으로부터 세상을 보도록 보조사를 도울 것이다. 그들이 당신을 돕도록 고객에게 알도록 하는 것을 주저하지 마라. 다른 것을 돕는 것은 고객뿐만 아니라, 치료사에게 힘을 주는 것이다.

환자의 견해가 치료사와 어떻게 다른 지의 예 가운데 하나는 치료동안, 환자가 죽고 싶다고 말하는 것이다. 그녀가 재활에서 죽으러 가지 않고 해방되려 한다는 사실을 소개할 때 그녀는 침묵에 빠진다. 치료사는 환자가 도시 내부 상황으로 돌아오는 것을 깨닫고, 환자의 죽음의 두려움이 장점을 가지고 집에 돌아올 때까지는 아니다. 시골 지역에서 중년의 많은 매우 장애를 가진 어떤 사람은 삶-치료 상태에 있고, 그녀는 아마 죽음에 이른다(다른 결정은 빨리 그녀의 해방을 만드는 것이다). 치료사가 환자의 소문화를 더 잘 경청하고 안다면, 이 사건은 피할 수 있다. 치료사는 환자가 무엇을 의미하는지 찾도록 노력하는 것을 주시할 것이다. 치료사의 지식 부족이 환자의 행복을 위한 치료 부족임이 매우 명확하다(환자의 세상에서)고, 고객은 생각한다. 우리는 모든 비용에서 상호작용의 종류를 피하려고 노력할 것이다.

문화와 가족의 신념과 가치는 치료 과정에서 깊은 역할을 할 수 있다. 보여지는 신체적 차이점과 같은 것은 일반적으로 개인의 성격을 변화하는 뇌손상처럼 보여지지 않는 문제보다 더 잘 수락하게 된다.[45] 등에 손상을 가진 사람은 게으름뱅이처럼 보여질 것이며 이중 절단자는 필요한 도움으로 받아들일 것이다. 동시에, 신체 부분을 잃은 사람은 어떤 문화에서 "그것이 모든 것을 아니다"로 보여질 것이고 사회적으로 피한다. 그래서 환자의 문화와 신념에 맞추는 것은 치료에 절대적이다.

샐리는 그녀의 신념을 도전할 것이다. 그녀는 가능한 앞으로의 역할에 관해 어떻게 생각하는지 검사할 필요가 있을 것이다. 그녀는 어린이를 갖길 원하는지, 전문적인 여성인지, 또는 둘 다인지 검사하기를 원할 것이다. 그녀는 목표를 촉진할 기술을 발달시킬 것이고, 이 목표 수행에 필요한 긍정적 행동을 설명할 수 있는 역할 모델을 볼 것이다.

프레드는 손상 전 그의 삶에 초점이 맞지 않고, 전에 그가 일하지 않은 행동의 일부를 명료하게 하는 도움이 필요할 것이다. 그렇게 함에 있어, 그는 그의 문화에서 생각하는 장애에 관해 전설의 일부를 없앨 수 있을 것이다. 도움으로 그는 "그의 행동을 일소"하는 새로운 시작으로써 이 사건을 볼 수 있을 것이다.

장애에서 조정은 독특한 상황으로 사람을 개방시키고 그들에게 생산적인 방법에서 환경을 변화하여 적응하도록 허용한다. 사람이 생산적인 방법에서 *부적응* 행동과 성장을 변화할 수 없다면, 세상에서 가장 좋은 물리치료는 의미있는 진행을 할 수 없을 것이다. 우리는 환자가 올바른 운동과 움직임 패턴의 모든 것을 할 수 있도록 하지만 삶을 즐기는 생산적인 사람으로는 만들지 못한다. 보조사는 더 기능적인 사람에게 발생하는 생산적인 행동을 촉진하는 방법을 깨닫는 것이 필요한 팀의 의미있는 사람이다. 심리학자, 작업치료사, 사회사업가가 되는 것은 보조사의 일이 아니다. 그러나 생산적인 행동과 기능을 촉진하고 팀을 보조하는 것은 중요하다. 심리사회적 기능의 역할은 삶의 질적인 문제에 복잡하게 연결되어 있다. 움직임은 운동 시스템뿐만 아니라, 환자가 감정을 표현하고 다른 사람과 상호작용하고 신체적 기능에 힘을 주고 스스로에 관해 좋게 느끼도록 하는데 사용될 수 있는 방법을 표현한다. 물리치료 개입의 책임을 위임받은 팀 일원과 동료로서 보조사는 자신의 인간적 신념, 만족도, 편견 그리고 학습방법을 정립할 필요가 있는 각 환자의 독특함을 존중해야 한다. 보조사의 행동과 합병하는 이해력으로, 개인은 더 좋은 치료사가 될 것이고, 환자로부터 더 좋은 순종을 가질 것이고 건강 치료 제공자로서 더 만족감을 느낄 것이다.

질문
CHAPTER QUESTIONS

1. 이 장에서 논의된 조정의 6단계는 무엇인가?
2. 약속과 이탈 사이의 차이는 무엇인가?
3. 도달되고 유지될 수 있는 조정의 정적 상태는?
4. 환자 조정과 보조사 조정 사이의 공통점은 무엇인가?
5. 두 환자가 같은 진단을 가졌지만 다르게 치료되는 이유는?

답은 www.slackbook.com/neuroquestions에 제시되었다.

참고문헌(REFERENCES)

1. Kennedy P, Evans MJ. Evaluation of post traumatic distress in the first 6 months following SCI. *Spinal Cord*. 2001;39:381-386.
2. Kennedy P, Rogers BA. Anxiety and depression after spinal cord injury: a longitudinal analysis. *Arch Phys Med Rehabil*. 2000;81:932-937.
3. Mazaux JM, Croze P, Quintard B, Rouxel L, Joseph PA, Richer E, Debelleix X, Barat M. Satisfaction of life and late psycho-social outcome after severe brain injury: a nine-year follow-up study in Aquitaine. *Acta Neurochir Suppl*. 2002;79:49-51.
4. Ayyangar R. Health maintenance and management in childhood disability. *Phys Med Rehabil Clin N Am*. 2002;13(4):793-821.
5. Kim SJ, Kang KA. Meaning of life for adolescents with a physical disability in Korea. *J Adv Nurs*. 2003;43(2):145-155; discussion 155-157.
6. Stewart DA, Law MC, Rosenbaum P, Willms DG. A qualitative study of the transition to adulthood for youth with physical disabilities. *Phys Occup Ther Pediatr*. 2001;21(4):3-21.
7. Putzke JD, Richards JS, Hicken BL, DeVivo MJ. Predictors of life satisfaction: a spinal cord injury cohort study. *Arch Phys Med Rehabil*. 2002;83(4):555-561.
8. Gullacksen AC, Lidbeck J. The life adjustment process in chronic pain: psychosocial assessment and clinical implications. *Pain Res Manag*. 2004;9(3):145-153.
9. Trachtenberg F, Dugan E, Hall MA. How patients' trust relates to their involvement in medical care. *J Fam Pract*. 2005;54(4):344-352.
10. Taleporos G, McCabe MP. Body image and physical disability: personal perspectives. *Soc Sci Med*. 2002;54(6):971-980.
11. Fisher TL, Laud PW, Byfield MG, Brown TT, Hayat MJ, Fiedler IG. Sexual health after spinal cord injury: a longitudinal study. *Arch Phys Med Rehabil*. 2002;83:1043-1051.
12. Phelps J, Albo M, Dunn K, Joseph A. Spinal cord injury and sexuality in married or partnered men: activities, function, needs, and predictors of sexual adjustment. *Arch Sex Behav*. 2001;30:591-602.
13. Nortvedt MW, Riise T, Myhr KM, Landtblom AM, Bakke A, Nyland HI. Reduced quality of life among multiple sclerosis patients with sexual disturbance and bladder dysfunction. *Mult Scler*. 2001;7(4):231-235.
14. Brackett NL, Nash MS, Lynne CM. Male fertility following spinal cord injury: facts and fiction. *Phys Ther*. 1996;76:1221-1231.
15. MongaM,DunnK,RajasekaranM.Characterization of ultrastructural and metabolic abnormalities in semen from men with spinal cord injury. *J Spinal Cord Med*. 2001;24:41-46.
16. Sonksen J, Ohl DA. Penile vibratory stimulation and electroejaculation in the treatment of ejaculatory dysfunction. *Int J Androl*. 2002;25:324-332.
17. Kreuter M. Spinal cord injury and partner relationships. *Spinal Cord*. 2000;38:2-6.
18. Vogel LC, Krajci KA, Anderson CJ. Adults with pediatric-onset spinal cord injuries, part 3: impact of medical complications. *J Spinal Cord Med*. 2002;25:297-305.
19. Evans SA, Airey MC, Chell SM, Connelly JB, Rigby AS, Tennant A. Disability in young adults following major trauma: 5 year follow up of survivors. *BMC Public Health*. 2003;3(1):8.
20. Seki M, Takenaka A, Nakazawa M, Takahashi H, Chino N. Examination of living environment upon return to home for patients with cervical spinal cord injury: report of a case. *Gan To Kagaku Ryoho*. 2002;3(Suppl 29):522-525.
21. Whiteneck G, Meade MA, Dijkers M, Tate DG, Bushnik T, Forchheimer MB. Environmental factors and their role in participation and life satisfaction after spinal cord injury. *Arch Phys Med Rehabil*. 2004;85(11):1793-1803.
22. Kneafsey R, Gawthorpe D. Head injury: long-term consequences for patients and families and implications for nurses. *J Clin Nurs*. 2004;13(5):601-608.
23. Natterlund B, Ahlstrom G. Activities of daily living and quality of life in persons with muscular dystrophy. *J Rehabil Med*. 2001;33(5):206-211.
24. Turner de S, Cox H. Health qualility facilitating post traumatic growth. *Health Quality of Life Outcomes*. 2004;2(1):34.
25. Man DW. Hong Kong family caregivers' stress and coping for people with brain injury. *Int J Rehabil Res*. 2002;25(4):287-295.
26. Taanila A, Syrjala L, Kokkonen J, Jarvelin MR. Child: coping of parents with physically and/or intellectually disabled children. *Care Health Dev*. 2002;28(1):73-86.
27. de Klerk HM. The physically disabled woman's experience of self. *Ampousah L Disabil Rehabil*. 2003;25(19):1132-1139.
28. Koukouli S, Vlachonikolis IG, Philalithis A. Sociodemographic factors and self-reported functional status: the significance of social support. *Health Serv Res*. 2002;2(1):20
29. Mendes de Leon CF, Glass TA, Berkman LF. Social engagement and disability in a community population of older adults. *Am J Epidemiol*. 2003;157(7):633-642.
30. Martz E, Livneh H, Priebe M, Wuermser LA, Ottomanelli L. Predictors of psychosocial adaptation among people with spinal cord injury or disorder. Arch Phys Med Rehabil. 2005;86(6):1182-

1192.

31. Bombardier CH, Richards JS, Krause JS, Tulsky D, Tate DG. Symptoms of major depression in people with spinal cord injury: implications for screening. *Arch Phys Med Rehabil.* 2004;85(11):1749-1756.

32. Chan RC. Stress and coping in spouses of persons with spinal cord injuries. *Clin Rehabil.* 2000;14:137-144.

33. Kishi Y, Robinson RG, Kosier JT. Suicidal ideation among patients during the rehabilitation period after life-threatening physical illness. *J Nerv Ment Dis.* 2001;189(a):623-628.

34. Treharne GJ, Lyons AC, Booth DA, Mason SR, Kitas GD. Reactions to disability in patients with early versus established rheumatoid arthritis. *Scand J Rheumatol.* 2004;33(1):30-38.

35. Holmbeck GN, Westhoven VC, Phillips WS, Bowers R, Gruse C, Nikolopoulos T, Totura CM, Davison K. A multimethod, multi-informant, and multidimentional perspective on psychosocial adjustment in preadolescents with spina bifida. *J Consult Clin Psychol.* 2003;71(4):782-796.

36. Voll R. Aspects of the quality of life of chronically ill and handicapped children and adolescents in outpatient and inpatient rehabilitation. *Int J Rehabil Res.* 2001;24(1):43-49.

37. Ville I, Ravaud JF. Subjective well-being and severe motor impairments: the Tetrafigap survey on the long-term outcome of tetraplegic spinal cord injured persons. *Soc Sci Med.* 2001;52:369-384.

38. Livneh H, Antonak RF. Psychosocial adaptation to chronic illness and disability: a primer for counselors. *Journal of Counseling and Development.* 2005;83(1):12-20

39. MacMillan PJ, Hart RP, Martelli MF, Zasler ND. Pre-injury status and adaptation following traumatic brain injury. *Brain Inj.* 2002;16(1):41-49.

40. Lohne V. Hope in patients with spinal cord injury: a literature review related to nursing. *J Neurosci Nurs.* 2001;33:317-325.

41. Delgado C. A discussion of the concept of spirituality. *Nurs Sci Q.* 2005;18(2):157-162.

42. Potter ML, Zauszniewski JA. Spirituality, resourcefulness, and arthritis impact on health perception of elders with rheumatoid arthritis. *J Holist Nurs.* 2000;18(4):311-331; discussions 332-336.

43. Treloar LL. Disability, spiritual beliefs, and the church: the experiences of adults with disabilities and family members. *J Adv Nurs.* 2002;40(5):594-603.

44. Saravanan B, Manigandan C, Macaden A, Tharion G, Bhattacharji S. Re-examining the psychology of spinal cord injury: a meaning centered approach from a cultural perspective. *Spinal Cord.* 2001;39(6):323-326.

45. Brown SA, McCauley SR, Levin HS, Contant C, Boake C. Perception of health and quality of life in minorities after mild-to-moderate traumatic brain injury. *Appl Neuropsychol.* 2004;11(1):54-64.

제 7 장

출생 시 중추 신경계통 손상을 가진 환자: 뇌성마비

CLIENTS WITH CENTRAL NERVOUS SYSTEM INSULT AT BIRTH: CEREBRAL PALSY

주요용어(KEY WORDS)

무산소 뇌손상(anoxic brain injury)
무정위성(athetosis)
뇌성마비(cerebral Palsy)
이중마비(diplegia)
촉진(facilitation)
조정기술(handling techniques)
편마비(hemiplegia)
저산소증 뇌손상(hypoxic brain injury)
억제(inhibition)
사지마비(quadriplegia)
삼지마비(triplegia)

목표(CHAPTER OBJECTIVES)

- 태아, 출생 시, 출생 후 즉시 일어난 손상으로 종종 치료되는 소아 신경학적 진단 소개하기.
- 신생아에서 중추신경 외상과 운동계에 일차적으로 영향을 주는 2세 후 후천성 손상 사이 차이 구분하기.
- 뇌성마비 의료 진단을 받은 소아 신경학적 환자에서 관찰되는 공통 특성을 소개하기.
- 신경학적으로 손상된 아이를 위한 조정과 치료 이념 소개하기.

소개
INTRODUCTION

소아 신경학 임상이나 병원에서 일하는 물리치료사는 비평적 생각과 독창성에 끊임없이 도전하는 어린이의 넓고 다양한 집단을 치료할 것이다. 어린이의 중추신경이 손상되었을 때, 손상 위치와 원인에 의존하여 하나 이상의 시스템이 영향을 받을 것이고, 물리치료사와 보조사는 골격 변형을 예방하고, 운동 기술과 이정표의 정상 발달을 장려하기 위해 움직임 기능장애와 감각 과정 장애를 가진 어린이를 치료한다. 종종 중추신경 손상은 자세 긴장도뿐만 아니라, 원위 근육 긴장, 근력, 감각 과정에 영향을 준다. 자세 긴장과 운동 조절에 영향이 미치고 모든 감각계로부터 피드백과 feed-forward 정보에 영향을 줄 것이다(3장 참고). 물리치료 분야에서 치료하는 더 일반적인 중추신경 진단의 몇몇은 뇌성마비, 유전적 장애, 자폐성 장애, 감각과정 기능 장애, 무산소성/저산소성, 외상성 뇌손상이다. 이 장애의 몇몇은 원인이 명확하나

표 7-1
운동 손상 부위

출혈이나 무산소 때문에 손상된 중추신경계 부위

손상부위	원인	손상
뇌실주변	중심출혈	양지마비
마루엽(측두엽)	대뇌반구 출혈	편마비
전두 운동	전체허혈	사지마비
원위 피질		경련성/다-시스템(multi-system)
소뇌	무산소성	사지마비성 무정위
사이뇌(간뇌)	전체 질식	실조성

근육 긴장도에 의한 분류

병리	긴장도 양	손상
과긴장성	높은 긴장	감소된 관절 운동성과 운동 조절 문제.
저긴장성	낮은 긴장	증가된 관절 운동성과 운동조절 문제.
혼합된 프로그래밍	낮은 - 높은 긴장	체간과 목의 증가된 관절 운동성.
변동된 프로그래밍	무정위성	근련/관절 가동 범위의 감소된 등급, 약한 안정성, 종종 정상 운동성.
프로그램에서 조절 불일치	실조성	체간 불안정, 증가된 관절 운동성과 보행. 힘, 비율, 타이밍에서 혼동.

반면 다른 중추신경 기능 장애에서, 원인은 잘 이해되지 않거나 잘 알려지지 않았다. 이것은 항상 명확한 의료진단을 갖도록 하는 것이 도움을 주나 항상 가능하지는 않다. 몇몇 경우에, 환자의 임상 증상과 증후는(기능적 제한) 물리치료사에게 각 개인의 적절한 치료 프로그램을 결정하는데 도움이 될 것이다. 물리치료사는 치료 프로그램의 어떤 부분이 보조사에게 위임될 것인지 결정할 것이다. 뇌성마비와 외상성 뇌손상처럼 몇 가지 의료 진단에서 특별한 치료 진단과 움직임 장애는 근육 긴장과 손상 부위에 의존한다.

물리치료가 항상 의료적 진단을 고려할 지라도, 물리치료사의 기능은 의료 진단과 연합된 움직임 장애를 치료하는 것이다(표 7-1). 근육 긴장의 분류는 운동 기능장애를 평가하고 분석할 때 그리고 적절한 치료를 결정할 때 유효하다(표 7-1).

표 7-2는 운동 기능 장애에 포함된 신체 부위를 설명한다.

뇌성마비
CEREBRAL PALSY

뇌성마비는 태아 동안(출생 전), 태어나는 시기에(출생 시), 삶의 첫 몇 주내에(출생 후) 중추신경에 손상을 당한다. 운동 행동의 기본 패턴은 손상 시기에 확립되지 않는다. 움직임의 기본 요소는 정상 자세 배열, 평형, 보호반응을 발달하는데 필수적이다. 반사적 행동이나 전형적인 운동 행동은 반복적으로 설명되고 감각 입력이나 목적에 의해 이끌어 낸다. 이 운동 행동은 어린이 발달로서

표 7-2
손상 부위에 따른 분류

의료적 분류	*움직임 기능장애*
편마비	체간과 양쪽 오른쪽 사지 또는 양쪽 왼쪽 사지.
양지마비	체간과 하지는 상지보다 더 큰 손상이 있다.
삼지마비	체간과 세 지절.
사지마비	체간과 모든 사지.

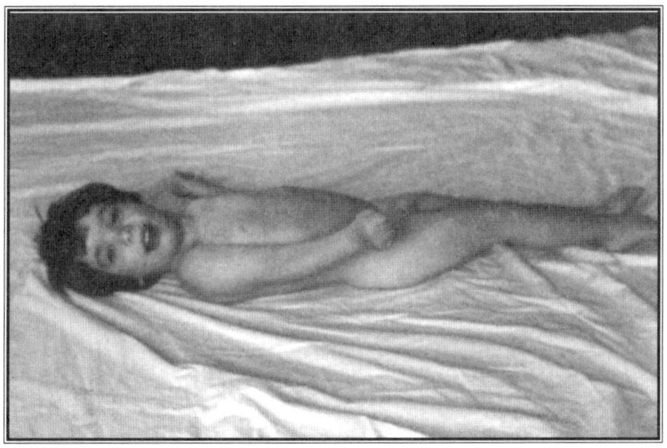

그림 7-1. 중증 긴장도 비정상이 있는 아이는 종종 모든 사지에 손상이 보일 것이다.이 아이는 경련성 *사지 마비*가 있는 것으로 고려될 것이다.

우세한 움직임 패턴이 될 것이다. 그래서 비정상을 고려하고 정상 기술 획득과 운동조절을 방해한다. 손상이 일어난 어린이의 나이와 손상 범위에 의존하여, 자세조절과 기술 발달에서 기능장애의 다양성이 관찰될 것이다.

뇌성마비의 형식적인 의료진단이 있든 없든 간에, 중추 신경 손상을 가진 신생아, 삶의 첫 몇주 내에 손상된 아이는 손상이 상당히 심하지 않는 한 미묘한 운동 손상을 제시한다. 유아의 긴장은 초기에 저긴장일 것이고, 감소된 머리와 체간조절이 원인이다. 반사가 존재하고 유아 나이 또는 조산으로 태어난 정확한 나이에 적절히 기초할 것이다. 이것은 물리치료사에게 정상 신생아 발달을 잘 평가하는데 필수적이다. 뇌성마비로 진단받은 12개월 또는 그 이상의 어린이는 정상 이정표를 획득하지 않았고, 적절한 발달 기술을 획득하지 않았기 때문에 물리치료에 의뢰된다(예, 앉기 또는 앉기가 된다면, 앉은 자세로부터 독립적으로 움직일 수 없다). 12개월된 어린이는 기어다닐 수 있고, 서기 위해 잡아당기고, 선 자세 균형을 수행하고 첫 발자국을 뗄 수 있다[1](어린이 발달에 대한 부가된 정보를 위해 2장을 참고). 물리치료사가 어린이를 평가하고 어떤 비정상적 운동 패턴이 제거되고 어떤 정상 운동 행동이 실행에 필요한지 결정되었다면, 물리치료사는 보조사에게 적당한 범위 내의 활동을 위임할 수 있을 것이다.

18개월과 4세 사이의 어린이는 보조사가 비정상적 움직임 패턴으로 인식할 수 있는 움직임의 대상 패턴이 발달될 것이다. 어린이가 과긴장도, 비대칭적 근육긴장, 감소된 자세 안정성을 극복하려고 시도됨으로써 움직임이 힘겨워질 것이다. 증가된 근육 긴장에 동반되는 반복적인 비정상 자세는 연부조직의 구축된 변형이 결국은 원인일 것이다.

전반적으로, 이러한 근골격계 문제는 더 손상된 사지에서 먼저 관찰된다(그림 7-1). 치료와 부모의 포함없이, 이 연부 조직 변형은 뼈 변화, 골격 변형, 결과적인 탈구가 원인일 것이다. 저긴장 아이가 증가된 근육 긴장에 반대하는 일을 하지 못할지라도, 아이는 중력을 극복하기 위해 적절한 근육 근력과 자세조절 발달이 필요하고 앉고 일어설 수 있어야 한다. 전반적으로 저긴장 아이는 머리와 체간 조절이 poor에서 fair로 제시된다(그림 7-2와 7-3). 종종 낮은 긴장은 적절한 대칭적 자세 조절의 부족 때문에 척추의 변형을 일으킨다. 물리치료사는 초기평가 부분으로써 이 운동 기능장애를 구분할 것이고, 사용된 기

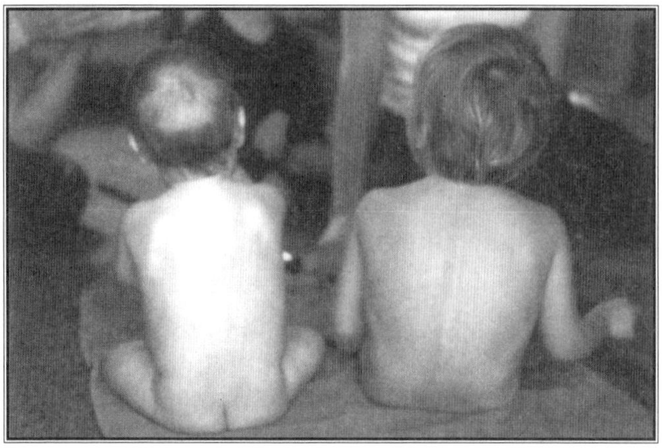

그림 7-2. 정상 6개월 아이와 경련성 *무정위* 진단을 받은 2세 형의 앉은 자세 비교: 후면.

술을 지속적으로 평가할 것이며 각 치료 단계동안 진행된다. 보조사에게 개입의 위임은 어린이의 중추신경의 안정성, 움직임 기능장애정도, 시스템의 손상에 의존한다.

손상 심각도는 활동결과를 결정하는데 의미있는 역할을 하고 치료적 개입의 강도, 기간, 형태를 지시하는데 아주 중요하다. 뇌성마비로 진단된 어린이는 종종 경함, 중등도, 중증으로 분류된다. 일반적으로 4~6개월에 시작되는 적절하고 집중적인 치료로, 경하게 손상된 아이는 정상 움직임 패턴을 허용하는 적절한 운동 조절이 발달될 것이고 중등도로 손상된 아이는 물리치료 후 움직임 발달에 가벼운 결함을 가질 것이다. 중증으로 손상된 아이는 종종 중등도 중증 손상에서 중등도로 변할 수 있다. 뇌성마비의 의료 진단이 정적일지라도, 중추신경 성장과 성숙은 가소성을 가지고 운동계는 환경이 이 움직임을 교육한다면, 움직임과 기술 발달의 증가된 유동성에 의해 운동 변화가 나타날 것이다. 다시 말해서, 초기 연령에서 적절하고 집중된 치료가 없으면 반대로 발생할 수 있다. 경하게 손상된 아이는 종종 중등도 장애로 발달되고, 중등도 아이는 중증 장애로 발달한다. 종종 초기에 심각한 아이는 심지어 더 손상된다.

외상성 그리고 무산소/저산소성 손상 TRAUMATIC AND ANOXIC/ HYPOXIC INJURY

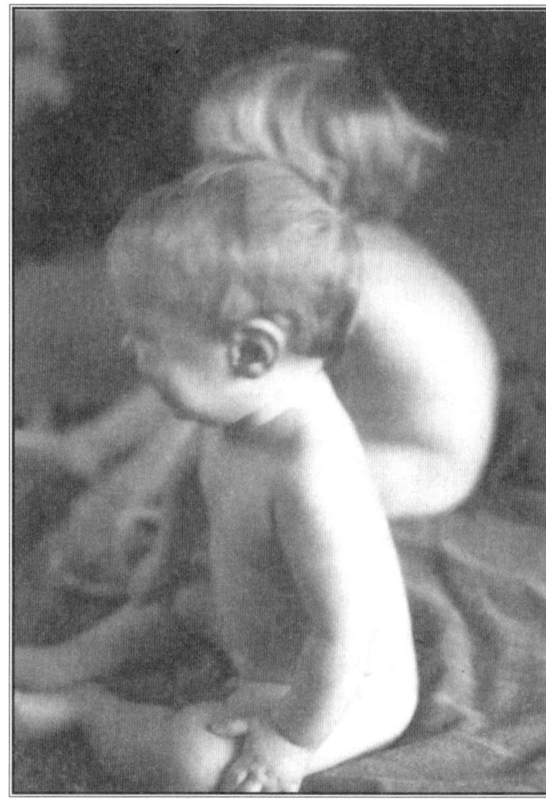

그림 7-3. 정상 6개월 아이와 경련성 무정위 진단을 받은 2세 형의 앉은 자세 비교: 측면.

이 의료 진단은 일반적으로 2세 이상 어린이에 적용된다. 외상성 뇌손상과 물에 빠진 아이는 공통된 중추신경 손상의 한 측면을 가졌다; 두 환자는 움직임과 자세조절의 이미 확립된 정상 패턴을 가진 신경계에 외상을 입었다. 그래서 아이는 손상 나이에 조절되거나 운동 기억과 운동학습에 기초해서 어떻게 움직이는 지를 알 것이다. 앞선 학습은 종종 치료에 도움이 된다. 움직임과 자세 조절의 정상 패턴 발달을 경험하지 못하거나, 최소로 경험한 뇌성마비 아이와 반대이다.

외상성 뇌손상 환자의 중추신경 좌상과 열상은 두개골절이 있든 없든 간에 일어날 수 있다. 손상은 뇌의 어느 부위에 영향을 주거나 뇌에 공급되는 혈관의 열상은 뇌 부위에 산소 공급을 감소시킬 수 있다. 뇌신경이 손상될 것이고, 확산된 축삭 손상(DAI)이 일차 병변의 가장 공통된 원인이다.[2] 이 손상은 산소 부족으로 일차손상으로 혼수상태 또는 지속적인 식물인간 상태에 이를 것이다.

이 병변은 (1) 증가된 뇌내압 (2) 대뇌 저산소 또는 허혈 (3) 뇌내출혈 (4) 부종으로 전기분해 불균형 (5) 이차감염 (6) 발작을 일으킬 수 있다.[3] 움직임 기능장애에 따라, 뇌손상 후에 생리적, 인지적, 행동적 변화가 있다. 아이의 중추신경은 손상과 변화에 조정됨으로써, 가족과 중추신경은 또한 가족 구성원의 변화에 작용된다. 중추신경 손상을 가진 아이에게 가족의 입력은 치료결과에 환상적으로 영향을 줄 수 있다.

의료적 예후와 결과
MEDICAL PROGNOSIS AND OUTCOME

뇌성마비 아이에게 사용된 많은 치료 개입은 좌상이나 무산소증이 있는 환자에 적용될 수 있다; 그러나 결과는 신경 가소성과 앞선 학습에 기초해서 다르다. 일반적으로 20세 보다 어린 환자의 회복을 조사한 많은 연구가 있을지라도,[4] 이것은 항상 그 경우가 아니다. Van der Nalt[5]는 CT에서 병변이 보여지는 경함에서 중등도 뇌손상 환자와 대뇌 부종이 있는 환자의 결과 사이에 긍정적 관계를 기록했다. Glasgow Coma Scale[6]은 머리 외상과 물에 빠졌을 때, 사용되는 일관된 결과 예언이다.

뇌성마비 아이의 결과는 손상부위, 심각도, 치료 시작 시기에 기초하여 다양할 것이다. 초기 개입으로, 전반적으로 경증과 중등도로 손상된 아이에서 기능적 결과가 향상될 수 있다. 심각한 장애가 있는 아이는 덜 심각하게 되고 심지어 몇 가지 기능적 목표를 성취할 수 있다. 모든 경우에, 물리치료는 기능적 결과가 제한되었을지라도, 어린이와 그의 가족의 삶에 의미있는 차이를 만들 수 있다.

신경학적 손상이 있는 아이의 평가
EVALUATION OF THE CHILD WITH NEUROLOGICAL IMPAIRMENT

초기에, 물리치료사는 임신, 진통, 분만, 아이의 의료 병력의 충분한 병력을 가진다. 모든 시스템의 손상을 평가하는 것은 필수적이다. 이것은 근골격계, 심혈관, 신경, 피부가 포함된다. 특히 물리치료사는 근육 긴장, 근력, 관절 가동 범위, 긴장성 목반사, 다른 감각 기관의 감각과정, 자세와 움직임 패턴, 나이에 적절한 기술에 기초한 아이의 기능적 일상생활 동작을 평가할 것이다. 전반적인 인지와 사회적 기술은 아이의 전체 발달을 평가할 때, 주시되고 고려되어야 한다.

매우 어린 아이를 평가할 때, 얼마나 빨리 미성숙된 신경계가 변하는지 인식하는 것이 물리치료사에게 중요하다. 이 어린이는 진행에 기초하여 재평가되어야 한다. 물리치료사는 재평가가 요구될 때를 결정하기 위해 변화를 정리하도록 보조사에게 요구할 것이다. 효과적으로 또는 비효과적으로 행하는 아이의 조정과 자세는 아이의 감각/운동계에 극적으로 영향을 주며 그의 운동 능력과 기술에 긍정적으로 또는 부정적으로 변할 수 있다. 결과적으로, 보조사는 치료단계동안 조정, 자세, 다른 개입의 효과를 정립할 수 있어야 하고 물리치료사에게 보고한다. 보조사로부터 피드백은 치료 프로그램에 요구된 필요한 변화를 결정하고 정립하는데 필수적이다. 그래서 보조사는 근육 긴장, 가동범위, 촉진되어지는 움직임의 질과 양뿐만 아니라, 치료 단계 동안 기능적 기술의 발달을 정립하는데 변화를 구별할 수 있어야 한다.

나이든 아이의 평가동안, 물리치료사는 유아와 같은 시스템을 평가해야 한다; 그러나 구축, 변형, 감소된 운동 발달은 발달의 더 복잡한 단계에서 운동 기능에 영향을 줄 것이다. 운동 조절 이론으로부터,[3] (1) 기본적 운동 패턴은 가능하고 적절히 이용되고 있는지 (2) 적절한 공동작용이 선택되거나 수정되는지 (3) 예견된 반응이 피드백이 정확하게 사용된다면 존재하는지 (4) 적절한 수행과 요구된 결과와 일치하는 다양한 운동 패턴을 사용할 수 있는 지를 결정하는 것은 중요하다.

신경학적으로 손상된 아이의 치료
TREATMENT OF THE NEUROLOGICALLY IMPAIRED CHILD

출생 시 외상, 외상성 뇌손상, 물에 빠짐으로부터 신경학적 손상을 가진 어린이는 근골격계 합병증의 발달에 이를 수 있는 비정상적 자세 긴장이 발달될 것이다. 부적절한 움직임 패턴의 장기 효과는 앞으로의 파국적인 정형계 문제에 이를 수 있다. 이런 근골격계 손상은 전반적으로 감각/운동계가 평가되어지며 어린이의 발달에서 초기에 치료되어질 수 있음을 의미한다. 원인이 무엇이든 간에, 뇌성마비 아이는 너무 높거나(과긴장) 또는 너무 낮은(저긴장) 정상 범위 밖의 자세 긴장을 가질 것이다. 긴장도는 또한 중추신경 내의 손상 부위에 따라 혼합되거나, 파동적(무정위형)이거나 실조될 수 있다.

자세긴장과 조절은 중추신경에 의해 확립되고 아이의 환경에 반응한다(3장 참고). 중추신경으로부터 조절된 자세 긴장은 다양한 감각기관과 수용기로부터 감각/운동 피드백에 의해 영향을 받는다. 어린이를 치료하는 환경은 또한 치료 단계에 영향을 줄 것이다. 아이가 높은 긴장을 가지고 치료 공간이 시끄럽고 혼란하다면, 근육긴장 감소가 더 어려울 것이다. 낮은 자세 긴장의 경우에, 중추 신경을 자극하도록 더 자극적인 환경을 갖는 것이 유효할 것이다.

중력은 삶에서 제거될 수 없다. 그러나 영향은 아이의 자세에 의해 감소될 수 있다. 엎드리거나 똑바로 누운 것에 반해 옆으로 누움으로써, 목 반사의 영향은 감소한다. 옆으로 누운 자세에서, 체간의 느리고 율동적이고 회전적인 움직임은 자세긴장을 감소시킬 수 있다. 이 활동은 보조사에게 위임될 수 있다. 긴장이 감소됨으로써, 사지뿐만 아니라, 체간의 수동 가동범위 쪽으로 일하는 것이 가능하다. 앉거나 선 수직자세는 또한 자세 시스템에서 중력 효과를 제거하는데 도움이 된다. 골격 구조가 수직적이고 적절히 배열될 때, 이 자세는 적절한 근육 수축을 촉진하고 전반적으로 경련성 근육의 높은 근육 긴장에서 감소를 일으키고 낮은 긴장도 아이에서 근육 긴장의 증가를 일으킬 것이다. 이 변화의 이유는 수직 자세는 아이가 수직이 아닐 때 COG가 BOS 밖에 있을 때보다 COG가 BOS 위에 있을 때, 머리나 체간을 똑바로 유지하기위해 근육 힘이 작게 요구되기 때문이다. 중력의 당김과 역학은 이 차이의 원인이다.

소아 집단에서, 전형적인 자세와 반복적인 움직임 패턴은 체간과 사지에서 관찰된다. 이 패턴은 종종 근육 약화와 정상 자세 패턴이나 운동프로그램의 부족 때문이다. 초기에, 아이는 전반적으로 저긴장이 존재할 것이다. 그러나 중력이 활동에 반응하여 방법을 발달시키기 위해 안정성이 요구됨으로써 일반적으로 과긴장이 발달한다. 특별히 사지에서 신전근 긴장은 전반적으로 먼저 발달하고 중추신경에 의해 부분적으로 영향을 받고 중력, 자세, 동기와 같은 환경적 요구에 의해 부분적으로 영향을 받는다. 신전근이 우세하다면, 아이는 머리를 중간으로 조절하는 것을 할 수 없을 것이고, 한쪽에 경추와 흉추의 단축을 일으키는 비대칭이 될 것이다(그림 7-1). 전반적으로 동측성 비대칭은 높은 긴장이 있는 신체 쪽이 된다. 신전이 증가된 아이는 일반적으로 하지가 신전, 내전되고 결과적으로 저측굴곡에서 발의 내회전이 나타날 것이다. 상지는 이 자세에서 더 다양하나 전반적으로 척골 편위를 따라 견관절, 주관절, 수근관절, 손에서 굴곡이 우세한다. 움직임의 이 패턴은 모든 자세에서 보여지고 종종 중력에 대해 신체를 안정화하는 작업으로써 집중된다. 자세 조절과 움직임을 위한 이 패턴이 반복적으로 사용됨으로써, 패턴은 더 강해지고 기능을 변형하거나 정상화 하는 것이 더 어려워진다. 이 행동은 운동 학습과 조절의 현재 이론에 일치한다(3장 참고). 아이가 나이가 들수록 움직임의 전형적인 패턴이 더 실행되고 학습될 것이고, 이렇게 만들어진 것은 정상 움직임과 좋은 자세조절을 촉진하거나 추구하고 찾는데 더 어렵게 된다.

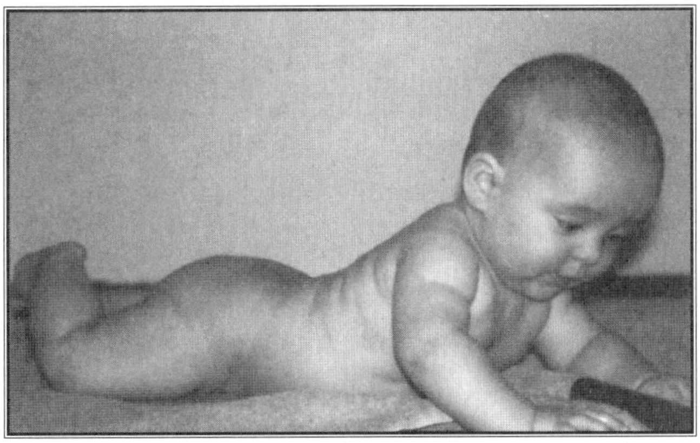

그림 7-4. 3~4개월 아이의 정상 자세 발달.

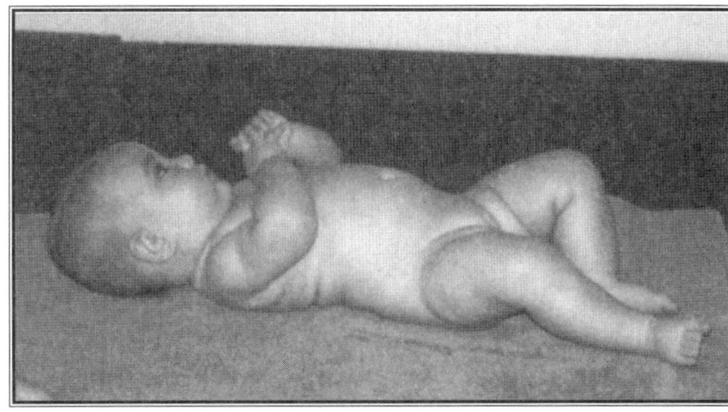

그림 7-5. 3~4개월 아이의 똑바로 누운 자세의 정상 발달과 긴장도 특성.

치료전략
TREATMENT STRATEGIES

치료는 움직임과 자세조절을 향상시키고, 구축과 변형을 최소화하거나 예방하고 먹기와 말하기전의 활동을 위한 구강 운동 기능을 향상시키고, 보호자의 애착을 발달시키고 사회적 상호작용과 적절한 반응을 촉진시키도록 구성되어야 한다. 운동 기술의 더 높은 기능적 단계를 성취하기 위해, 아이는 중력에 대한 작업 능력의 단계를 발달해야 한다. 정상 발달의 초기 단계에서, 아이는 엎드린 자세(그림 7-4)나 똑바로 누운 자세(그림 7-5)에 있는 동안 머리 조절과 견갑대 발달이 있고, 머리, 손, 체간을 중립선으로 가져가고, 그러므로 인해 앉기, 서기, 이동에서 중력에 대한 자세 조절의 기초를 확립한다. 이것이 일어나지 않을 때 그리고 부적절한 긴장(그림 7-6)이나 증가된 긴장(그림 7-7)이 있을 때 정상발달은 일어나지 않는다. 정상 체간과 고관절 근력이 증가함으로써 아이는 앉을 수 있다(약 6개월에). 손상이 없는 유아는 똑바르게 척추로 앉을 수 있고, 단계적으로 자세 조절과 균형을 위한 근력과 안정성을 얻는다(그림 7-8).

7~8개월 사이, 숙련된 아이는 사지기기를 허용하기 위해 체간 하부 근육과 골반대에 적절한 근력이 발달한다(그림 7-9), 결과적으로, 그들은 체중이동과 기기 위한 능력이 발달할 것이다. 결국 모든 어린이의 목표는 정상 보행패턴으로 이동하는 능력, 놀이와 학습을 위한 두 손

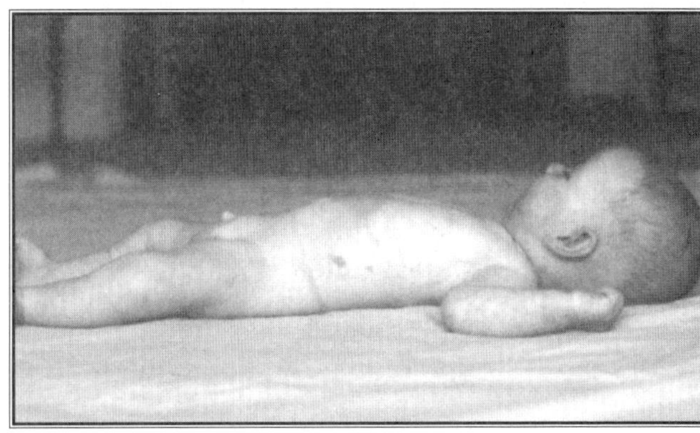

그림 7-6. 아이는 6개월에 과도한 저긴장이 보여진다. 모든 사지가 이 나이에 저긴장 일지라도, 그는 후에 경련성 *양지마비*로 발달하고 진단되었다.

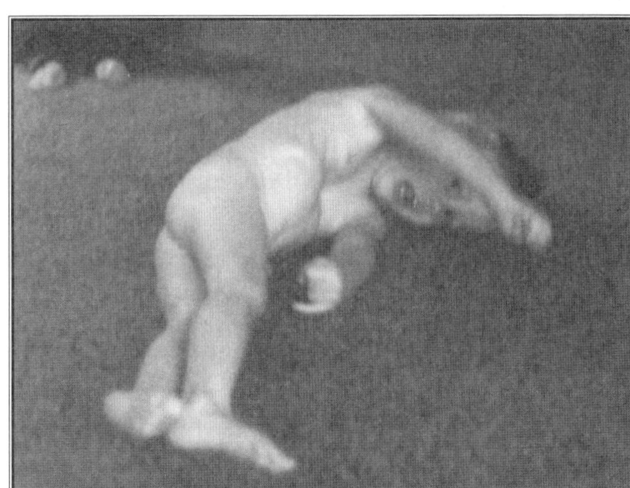

그림 7-7. 이 아이는 2살에 경련성 무정위형으로 진단되었다. 늑골에 집중하라: 후축된 흉골로 늑골곽이 편편함을 주시하라.

을 사용하기, 체간, 목의 자세 안정성 획득하기, 구두로 대화하기 위해 혀의 후퇴 능력이다. 걷기, 균형, 자세를

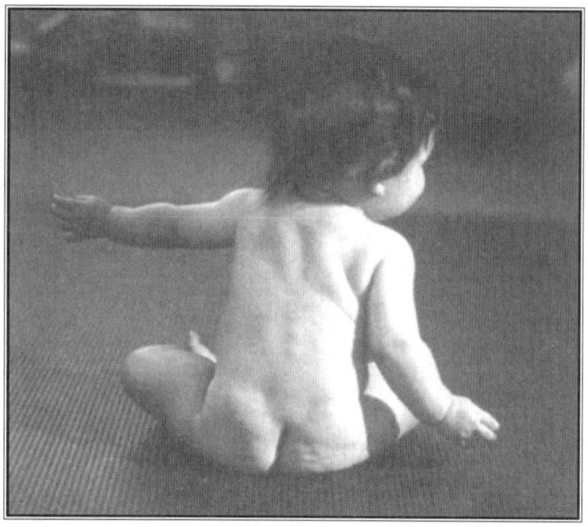

그림 7-8. 7~8개월의 정상 발달 아이는 몸이 움직이는 동안 균형을 허용하기 위해 적절한 자세 상호 작용을 가졌다. 기능은 자세조절, 평형, 보호적 반응, 회전힘, 동작 동안 중력에 대한 동요가 요구된다.

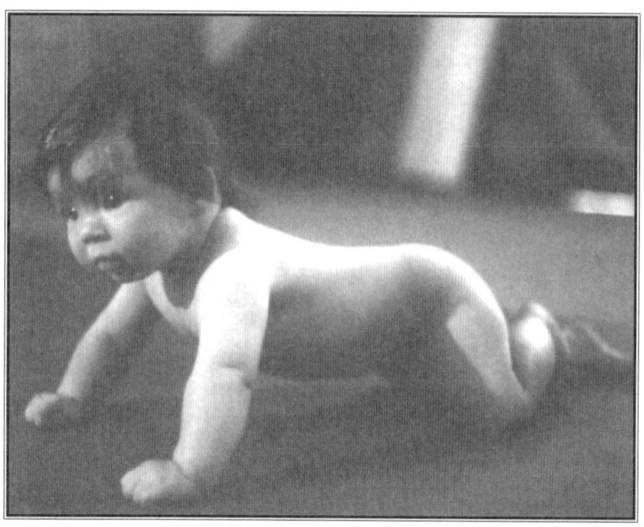

그림 7-9. 7~8개월 아이. 아이는 사지기기자세가 되며 그 자세를 유지하는 운동기술을 가졌다. 손은 주먹을 쥐고 있음을 주시하고, 이것은 이 자세를 처음 가져갈 때 정상이다. 조만간 손은 펴질 것이고, 손가락과 손목 신전으로 손바닥 면을 통해 체중지지 된다.

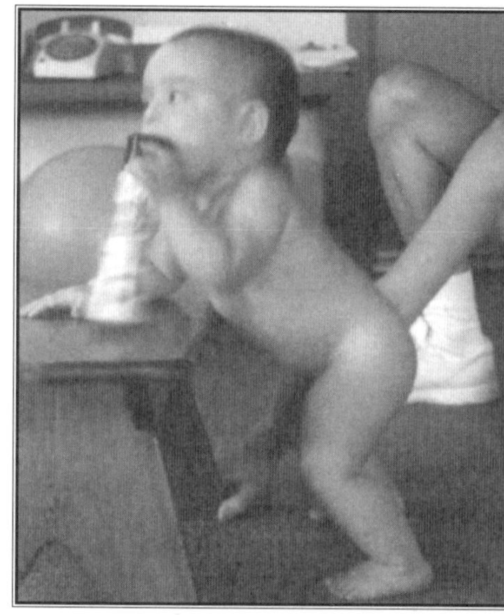

그림 7-10a. 9~12개월 사이의 정상아이는 초기에 서고 돌아다닌다. *측면:* 아이는 상부 신체 지지가 앞으로 요구됨으로 고관절 공동 작용을 이용하여 선다.

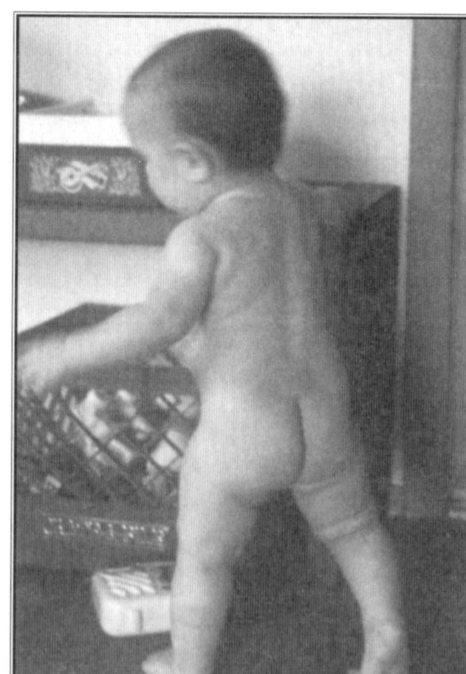

그림 7-10b. *후면:* 하지 사이에 체중 분포가 같은 아이, 그러나 균형 전략은 아직 상부 신체 지지가 요구된다: 초기 돌아다님.

동시적으로 조절하기 위한 운동계의 요구 때문에, 초기 이동은 종종 보조하기 위해 한쪽 상지가 사용되는 것이 요구된다(그림 7-10a, 7-10b). 이 프로그램이 중추신경에 의해 더 잘 조절되며 더 자동적이고 다양해지면, 아이는 두 지점 지지로 이동하고 이동 동안 상지를 자유롭게 뗄 수 있게 될 것이다. 불행하게도 뇌성마비 아이에서 이러한 많은 기능적 능력은 가능하지 않다. 중추신경의 외상 심각도와 부위는 아이의 운동과 인지 능력에 중요한 요소일 것이다. 그러나 일찍 치료가 시작됨에 의해, 자세와 움직임의 비정상적 패턴이 잘 확립되기 전에 그리고 골격계가 반대로 영향을 주기 전에 아이는 기능적 조절을 얻을 수 있음을 발견한다. 치료는 조절과 자세를 통해 중력을 제거함으로, 자세 조절과 움직임의 새로운 패턴을 가르치는 동안 자세 긴장을 변화함에 의해 효과적일 수 있다. 아래 제시된 것은 향상된 자세조절과 움직임을 촉진하는데 도움이 되는 몇 가지 기본개념이다.

- **자세잡기 :** 목 과신전, 내전된 견갑골과 거상된 어깨, 체간 과신전, 골반 전방경사, 하지 내전과 내회전을 예방하는 동안 신체를 통해 대칭과 중립선 조절을 촉진하기 위해.
- **치료적 조정 :** 촉각, 전정, 고유수용, 시각과 청각 과정을 향상하기 위해,[3,7-9] 자세 긴장을 정상화하는 것을 돕기 위해, 정위와 보호반응을 발달하기 위해, 감각과정을 통합하기 위해. 이 조정 기술은 치료사가 전형적이나 비정상적 패턴으로 흘러가는 것으로부터 아이를 예방하는 동안 정상 프로그램과 실수 교정을 실행하도록 허용한다.
- **억제와 촉진 :** 더 정상적인 자세 긴장을 촉진하고 더 좋은 가동 범위를 장려하기 위해. 전반적으로 움직임은 억제가 먼저일 것이고, 기능과 움직임의 정상 패턴으로 촉진이 뒤따를 것이다.
- **수 치료 :** 비정상적인 근육 긴장을 변화하기 위해, 자세 근육에 요구되는 중력을 감소하기 위해, 사지 움직임의 저항을 감소하기 위해(예, 욕조나 수영장).
- **구강 운동 치료 :** 먹기 기술과 말하기 전과 언어 기능을 위해 뺨, 입술, 혀의 사용을 촉진하기 위해 구강 운동 구조의 근육 긴장을(과 또는 저) 변경하기 위해.
- **가정운동 프로그램 :** 임상에 기초한 치료를 보강하고 가족, 보호자, 환자에게 능력을 주기 위해. 가정 프로그램은 앞으로의 운동학습을 보장하고, 신경가소성을 장려하기위해 정상 움직임 패턴의 반복적인 실행을 장려하는데 사용된다.

아이의 기능적 수준이 무엇이든 간에, 이것은 기능에 도달할 수 있는 움직임을 가르치는데 중요하다. 그래서 정상 움직임 패턴을 알고 이해하는 것이 중요하다. 물리치료사와 보조사는 삶의 요구에 관한 기능적 조절을 얻거나 재획득하기 위해 정상 움직임을 생산하도록 어린이를 도울 책임이 있다. 삶은 움직임에 관한 것이다. 움직이고 결국 노력없이 효과적으로 능률적으로 움직일 수 있는 것은 큰 기쁨이다. 치료동안 물리치료사와 보조사가 기능적 목표에 도달하도록 노력하는 것은 중요하다. 기능적 목적을 얻기 위해, 촉진 기법은 일상생활동작을 위한 더 정상 움직임과 기능을 촉진하는데 사용될 것이다.

Lois Bly의 책 ***Facilitation Techniques***[10]는 구르기, 기기, 앉거나 서기로 어린이를 보조하는 방법을 예를 들고 치료사의 조정기술의 중요성을 논의하고 있으며, 이 책에서는 언급하지 않는다. 다루지 않는다. 어린이가 성숙됨으로써 말타기(Hippotherapy), 수영하기, 스키와 같은 부수적 치료는 정상적이며 재미있고 사회적인 활동을 허용하는 기능으로 치료를 이동하는데 도움이 되는 훌륭한 활동이다.

평가 목적에 사용된 검사
TESTS USED FOR EVALUATION PURPOSES

많은 검사와 평가가 아이의 상태를 결정하기 위해 사용될 수 있다. 몇몇은 발달 연령을 결정하기 위해 사용된다; 다른 것은 운동 조절과 기능을 확립하기 위함이다. 그리고 또 다른 것은 아이의 신경학적 상태를 결정하기 위함이다. 다른 것은 물리치료사에 의해 임상에서 수행되는 반면 몇 가지 평가는 신경학자에 의해 수행된다. 보조사는 자료 수집을 위해 몇 가지를 수행하고 기록하도록 요구될 것이다. 그러나 물리치료사는 조사된 것을 해석할

것이다. 아래 제시된 것은 물리치료 임상에서 사용되는 표준 평가 중 일부이다:

Prech+1 — 신경학적 [11]
Melani-Comparetti — 발달적 [12]
Brazelton — 신생아 감각 기관이나 경계 상태 [13]
MIA — 움직임 장애 [14,15]
Bailey — 정상 발달 [16,17]
GMFM — 기능적 기술 [18]
Pedi — 장애목록 [19]
Dubowitz — 신경학적 [20]
Granger — 기능적 평가 [21]

물리치료 보조사에게 위임될 수 있는 치료 전략
TREATMENT STRATEGIES THAT MAY BE DELEGATED TO A PHYSICAL THERAPY ASSISTANT

중추신경 운동 기능 장애를 가진 아이는 너무 높거나, 너무 낮은 자세 긴장을 가진다. 치료적 기법을 최대화하기 위해, 정상에 가깝도록 먼저 낮추거나 높이는 것이 중요하다; 사용된 기법은 개입의 효과를 최대화할 것이다. 다음은 물리치료사에 의해 사용된 추천된 치료 기법이나 자세이다.

자세 긴장 변화하기 (Altering Postural Tone)

- **옆으로 누운 자세, 앉기 또는 선 자세 :** 비정상 긴장을 대용하기 위해 중추신경의 요구를 일으키지 않고, 내적 자세 긴장을 촉진하거나 조절하기.
- **느리고 부드러운 흔들기 :** 옆으로 누운 자세, 앉기, 무릎서기, 선 자세 동안 회전으로 그리고 체간 축 내에 회전을 특별히 강조함으로.
- **율동적 튐 :** 치료사의 무릎이나 공을 사용.
- **전 · 후방, 수평, 수직, 반대 자세에서 느리게 움직임 :** 어린이는 흔들리는 동안 보조사의 팔에 매달리거나, 침대, 추, 스케이트 판을 이용.
- **단단하고 일관된 접촉, 간헐적 접촉 피하기 :** 간헐적 접촉이 움츠림이나 보호 반응을 일으키는 반면, 단단하거나 유지된 접촉은 중추신경을 적응하도록 한다.
- **관절 구조를 통한 심부 압력(특별히 축 체간) :** 자세 긴장을 발달할 뿐만 아니라, 진정시키기 위해. 이것은 손으로 할 수 있고, 네오프렌 조끼를 사용하거나 무게가 있는 담요를 사용할 수 있다. 관절 자체를 적절히 배열함으로써 관절 구조를 통해 심부 압력을 사용할 때 매우 중요하다. 보조사가 그 선열을 확신하지 못하면, 물리치료사와 상의할 수 있다.
- **회전으로 길항 패턴을 이용하여 자세의 비정상 패턴의 억제 :** 어린이가 내회전, 전완 회내로 견관절과 주관절 굴곡, 손목굴곡, 손가락 굴곡으로 팔을 유지한다면, 그 패턴은 외회전으로 견관절 외전, 주관절 신전, 전완 회외로 손목과 손가락 신전이 되는 정적 자세가 억제될 것이다. 회전은 (외회전과 내회전, 회외와 회내) 비정상 자세의 아이의 중추신경 해제의 중추적 요소이다. 치료사는 과도한 힘을 사용하거나, 빠른 동작을 통해 해제를 끌어내려고 노력하지 않는다. 치료사에 의해 끌어낸 빠르거나 강한 힘은 어린이의 골격근 섬유를 치료하고 손상시키는 잠재력을 가졌다.
- **자세 긴장이 정상에 가까우면 모든 공간적 자세에서 움직임의 정상 패턴 촉진 :** 이 움직임 패턴은 치료적 목표가 어린이의 중추신경이 움직임을 조절해야 한다면, 아이를 보조하기가 쉬워야 한다. 앉은 자세와 선 자세에서 침착한 상호 작용과 모든 면에서 역동적 움직임 동안 자세 조절을 위한 적절한 체간 근력을 발달시키는 것이 필요하다.

펴짐근(신전근) 긴장 증가하기와 자세조절을 위한 근육 강화하기(Increasing Extensor Tone and Strengthening Muscles for Postural Control)

- **엎드린 자세동안 전-후, 수평, 각 움직임을 이용한 빠른 움직임** : 보조사는 그의 팔로, 공 위에, 흔들 침대, 스쿠터 보드에 어린이를 유지하고 머리, 체간, 사지의 자동적 자세 신전을 촉진하기 위해 가벼운 경사를 사용한다.
- **생체역학적으로 배열된 똑바로 선 자세 촉진** : 작은 동요가 있는 체간을 통해 아래 방향으로 관절 압축을 통한 증가된 고유수용성 입력에 의해 수행된다. 체간의 적절한 선열을 갖는 것이 강조되어야 한다. 선열이 비정상이라면, 아이는 그 패턴을 배울 것이고, 그것은 앞으로 전만증, 후만증, 측만증을 일으키는 잠재력을 가지고 있다. 이 척추 곡선은 종종 뇌성마비 아이에서 보여지고, 관상 시스템과 폐 시스템에 이차적인 문제를 일으킨다.
- **빠르고 불규칙적인 되튐과 움직임** : 치료사의 팔, 치료사의 무릎, 공, 흔들 침대에 아이를 유지하는 동안
- **아이의 체중이동** : 앉거나 서 있는 동안 단단한 나무나 리놀륨 바닥과 같은 유순하지 않은 면에서 처음 시작한다.
- **유순한 면에서 (예, 스펀지나 기울기판) 앉거나 선 자세에서 체중이동** : 자세조절에 따른 시각과 전정균형 반응을 향상시키기 위해서.
- **축 회전하기** : 향상된 자세 조절을 위한 전정 자극을 증가하기 위해 (그물침대나 망 흔들림, 규칙적인 흔들림, sit-n-spin을 사용하기). **주의:** 어린이의 시스템을 과자극하는 것은 구토와 두통과 같은 자동 반응을 일으킬 것이다.
- **개입은 적절한 굽힘근(굴곡근) 긴장과 균형이 이루어져야 한다** : 치료 단계에서 자세 신전근 긴장(짧은 신전근)과 근육 강화를 증가한 후에, 관절 주위의 안정성을 제공하기 위해 그리고 부드럽고, 유동적이고 조절된 움직임을 촉진하기 위해.

자세 조절과 운동성을 위해 체간 굽힘(굴곡) 긴장과 근력 강화 증가하기(Increasing Trunk Flexor Tone and Muscle Strength for Postural Control and Mobility)

- **똑바로 누운 자세에서** : 어린이의 손을 중앙선으로 가져오거나, 어린이의 손을 무릎과 발에 가져가기, 초기에 아이는 특별히 견관절 전인과 외회전으로 부터 멀어질 때 보조가 필요할 것이다.
- **모유 또는 병으로 먹기** : 손을 중간에 두고, 머리 조절을 중간으로 적절한 선열을 가지도록
- **구르기** : 체간 회전과 머리 조절을 강조하며 똑바로 누운 자세에서 옆으로, 엎드린 자세로 촉진하기. 목이 굴곡되고 회전하기 시작함으로써 머리쪽 팔은 ATNR에 영향을 받아 수축될 것이다. 치료사가 목이 회전될 때 외전으로 팔을 보조한다면, 종종 아이는 약간의 기능적 닿기와 보호적 신전이 보여질 것이다.
- **기기** : 상호적인 손과 무릎 또는 손과 발은 체간 굴곡근이 작용됨을 확인한다. 아이는 사지 패턴의 상호적 움직임이 일어나는 동안 자세 시스템의 요구 비율을 가져가기 위해 스쿠터 보드에 놓여질 것이다.
- **아이를 되튀기기** : 보조사의 무릎이나 공에서 아이의 체간을 뒤쪽 방향에서 약간 수직으로 기울이기. 이것은 목 굴곡을 촉진하는 반면 머리 정위가 장려된다.
- **흔들기** : 그물 침대나 규칙적 흔들림을 이용한 움직임(상호작용)으로 자세 조절을 위한 굴곡과 신전을 유지한다. 어린이가 굴곡근과 신전근의 자세 상호 작용을 통해 체간을 기능적으로 조절하는 능력을 가졌다면, 이 활동은 재미있게 되고 아

이는 종종 웃거나 미소짓게 될 것이다.

- **축 회전하기** : 자세 조절을 위한 신전을 유지하는 동안 더 큰 굴곡 자세를 이용한다(상호협력) (예, 흔들기, Sit-n-spin, 회전의자, 보조사의 팔에서). 다시, 이것은 아이가 운동 반응에 긍정적으로 반응이 되도록 강조되어야 한다. 어린이가 두려워한다면 속도를 줄이고 반응을 관찰한다.

억제와 촉진
INHIBITION AND FACILITATION

이것은 감각 운동 시스템 방출을 감소하거나 증가하기 위해 함께 사용되는 기법이고 위에서 설명된 기법이 사용될 것이다. 협력근이나 특별한 근육에 근육 긴장이 증가되었을 때, 긴장을 감소시키는 치료 기법이 요구될 것이다. 뇌성마비 아이의 체간, 상지, 하지의 전형적인 자세 설명은 사지마비 또는 양지마비의 기능적 제한으로 분류된다. 치료에서 아이는 다음 자세로 나타날 것이나 각 어린이는 환경의 영향과 손상에 기초해서 다양하게 나타난다.

상부 가슴(흉곽)과 상지
(Upper Thorax and Upper Extremities)

상부 흉추는 종종 견갑골이 내전이 되도록 신전된다. 견갑대는 거상되고, 외전되고, 상완은 내전되고, 내회전되고, 주관절은 굴곡, 전완 회내, 수근관절 굴곡과 척측편위, 손가락이 굴곡된다.

하부 가슴(흉곽)과 하지
(Lower Thorax and Lower Extremities)

하부 흉추와 요추는 종종 골반이 앞으로 회전됨으로 신전된다; 고관절은 신전, 외전, 내회전 되고, 슬관절은 신전, 발은 저측굴곡된다.

이 자세를 교정하기 위한 기법
(Techniques to Correct these Postures)

- 아이를 옆으로 누운 자세에 두고, 부드럽게 앞으로 뒤로 흔들고, 체간 축 주위로 수동 회전을 첨가한다.
- 긴장은 이 패턴 내에 허용되며 하지는 굴곡, 상지는 신전을 가져온다.
- 오른쪽과 왼쪽에서 이 활동을 수행한다.
- 아이가 목을 약간 굴곡함으로 똑바로 누운 자세로 그리고 견갑골을 외전하기 위해 팔을 내전쪽으로 단계적으로 가져온다.
- 하지는 고관절 굴곡되고, 약간의 외전과 외회전으로 가져올 것이다.
- 아이가 이 자세를 더 쉽게 획득할 수 있고, 작은 보조로 유지됨으로써 앉기, 엎드리기, 전완(주관절로)지지가 되기 위해 머리에 요구되는 자세로 단계적으로 촉진 움직임이 가능해질 것이다.

제시된 많은 억제와 촉진 기법은 이 책 영역 밖이다. 특별한 기법을 더 논의하기 위해 Bly에게 의뢰하라.[9]

물리치료사와 보조사는 항상 많은 특별한 기법이 임상이나 지속적인 교육과정에서 가르쳐질 것을 기억해야 한다. 동료들은 문제 해결을 찾을 것이다. 부가적인 기술을 얻기 위해 훌륭한 방법으로 기법을 사용하는 다른 치료사에게 듣고 보는 것을 받아들여라. 모든 환자 문제에 대한 답은 환자 내에서 찾을 수 있다. 보조사는 문제 해결을 부주의하게 찾을 것이다. 다른 사람과 협력이 열쇠이다. 환자는 단지 어떤 병리나 사고 때문에 멀어진 삶의 질을 재획득하도록 노력하길 원한다. 물리치료사와 보조사의 역할은 학습 경로로 환자를 돕는 것이고, 환자에게 장애가 되지 않는 것이다.

결론
CONCLUSION

오늘날, 태아에서 또는 출생 시에 외상을 입거나, 삶의 초기에 손상을 가진 아이가 청소년이 될 것이고, 나이를 먹게 된다. Medline 탐구나 Web을 찾아봄으로써 이 집단 내의 만성 문제에 관한 정보는 "발달 장애가 있는 성인" 머리기사 아래 찾을 수 있다. 많은 개인은 뼈, 근육, 신경, 말초혈관계, 내부기관의 움직임과 힘의 스트레스와 비정상 때문에 나이가 듦에 따라 새로운 움직임 문제나 연합된 기관 기능장애를 가지거나 발달될 것이다. 물리치료사가 이러한 새로운 도전에 어떻게 도달할 것인지 그리고 보조사에게 무엇이 위임될 것인지는 오늘날 알지 못하나, 건강 치료 인도 시스템에서 물리치료사와 보조사의 역할을 논의할 때, 미래의 부분이 확실히 될 것이다.

사례연구
CASE STUDIES

사례 1(Case #1)

TC는 2달 미성숙으로 태어났다. 진통동안, 그의 엄마는 혈압이 떨어짐을 경험했다. 출생 시, 그는 신장 기능 장애로 진단받고, 9개월에 문제를 올바르게 하기 위해 수술을 했다. 16개월에, 그는 그녀의 고려사항에 관해 소아과 의사에게 반복적으로 엄마가 질문한 후에 뇌성마비로 진단받았다. 그는 처음엔 *양지마비*로 진단받았으나, 물리치료사는 아이의 운동 결함이 체간, 두 다리, 한쪽 팔(*삼지마비*)이 포함되었다고 결정했다. 평가 시기에, 그는 적절한 머리조절이 부족했고, 체간 조절이 없고, 하지에 체중을 부하할 수 없었다. 선 자세로 두었을 때, 그의 하지는 지지면을 밀었고, 이것은 양성지지 반사가 자극되어서 발이 저측굴곡되고 내반되며 하지의 신전, 내전, 내회전이 발생한다. 왼쪽 상지는 굴곡되고, 목은 과신전된다. 치료 6개월간 일주일에 한번, 그리고 매일 수행되는 가정 운동 프로그램은 앉은 자세로 둘 수 있고, 놀이동안 그의 COG를 동요하는 동안 독립적으로 이 자세를 유지한다. 그는 양 방향으로 구를 수 있고, 사지로 기기가 일어나고, 그의 무릎을 잡아당기고, 일어서기 위해 잡아당기는 시도가 시작되었다. 치료를 시작했을 때, 최소한의 모음 목소리를 냈었다. 개입 6개월 후, 그는 다양한 모음을 가지고 호흡, 발성, 그리고 발음에 직접적으로 영향을 주는 자세와 운동 조절이 향상되었기 때문에 30단어의 어휘력을 가졌다.

물리치료 개입은 다음과 같다:

- 자세 긴장도 변화하기.
- 자세 조절을 위한 체간 신전근 긴장 증가하기.
- 안정성과 운동성을 위한 체간 굴곡 긴장 증가하기.
- 새롭게 획득된 운동 기술의 반복은 기능이나 운동 학습을 발달하기 위해 필요하다.
- 어린이가 즉시 개입과 촉진이 요구된다면, 물리치료사는 보조사에게 치료위임을 선택하지 않을 것이다. 아이가 몇 가지 내적 운동 조절을 보여주기 시작하면, 보조사는 그 기술 내에서 위의 모든 것에 일할 수 있고, 실행 자가 교정, 움직임의 정상패턴 발달 기회를 아이에게 허용하기 위해 외적 제한에서 작업한다.

질문(Questions)

1. TC에 이용되는 자세 또는 위치는 무엇인가? 그의 세 사지가 높은 근육 긴장을 보이는 반면, 체간 긴장은 낮음을 고려하라.
2. 자세 긴장이 정상에 가깝고 촉진된 움직임이 더 자유롭고 쉽게 된다면, 당신은 중력을 제거하거나 중력을 저항하는 활동을 선택할 것인가?
3. 체간 신전은 체간 굴곡에 의해 균형이 이루어져야 한다. 체간 굴곡 근력을 발달시킬 세 가지 방법을 제시하라.
4. TC에 제공되는 기능적 자세 하나를 보여주고, 어떤 행

동이 반복에 사용되는지 설명하라.

5. 새로운 움직임 패턴으로 아이를 변화시키거나 향상하기에 적당한 때는?

사례 2(Case #2)

JS와 그의 쌍둥이 여동생은 1개월 미성숙으로 태어났고 엄마의 비스트레스 검사 동안 심방동률이 떨어졌기 때문에 응급제왕 절개로 분만했다. 출생 시, 그는 3 lbs, 5 oz 몸무게이고 무산소성/허혈이 지속되었다. 그는 1개월간 신생아실에 있었고, 합병증을 가지지 않은 쌍둥이 보다 1주일 후에 집에 갔다. 12개월에 그는 뇌성마비로 진단되었다. 그는 진단 후에 처음으로 몇가지 치료를 받았다. 2.5세에, 그의 가족은 다른 주로 이사를 했고 거기서 물리치료와 언어치료를 2.5년간 받았다. 새로운 지역에서 평가시기에 그는 심각한 운동 손상뿐만 아니라, 감각 기능 장애로 보였다. 모든 감각계가 손상되었고 이것은 운동계에 부정적으로 영향을 주고, 근육 긴장에 심각한 증가를 일으키고, 과민해지고 움직임의 두려움의 원인이 된다. 증가된 근육 긴장은 사지의 모든 움직임뿐만 아니라, 구강과 얼굴 근육을 방해하고, 먹기와 말하기 위한 소리 생산이 손상된다.

그는 머리나 체간 조절을 하지 못하고, 앉거나 선 자세를 수행할 수 없다. 그는 말을 못하나 울음으로 대화한다. 그는 일주일에 세 번 물리치료와 개인 임상에서 일주일에 한번 언어치료로 구성된 집중적인 치료를 받았다. 신전근 긴장을 감소하고, 가동범위를 증가하거나 유지하고, 자세 긴장과 조절을 발달시키고, 근력을 증가시키고, 정상 움직임 패턴을 촉진시키는 것을 강조했다. 그의 운동 조절은 치료 2.5년 후 향상되었다; 그는 바닥에 앉고 적절하게 고정된 의자에 독립적으로 앉을 수 있다. 그는 서기 위해 자신을 당길 수 있고, 놀기 위해 똑바로 선 자세를 유지한다.

그는 언어로 대화할 수 있으나 큰 소리를 내기 위한 적절한 호흡이 부족하다. 그의 왼쪽 상지는 놀이하기, 장난감과 물체 조작하기 스스로 먹기가 오른쪽 상지를 최소한으로 보조되는 동안 사용된다. 그는 보조의 도움으로 규칙적인 유아원에 참여한다. 그는 일주일에 한번 치료적 말등 타기 프로그램에 참여하고, 거기서 그는 앞으로 근력과 자세 조절을 얻는다. JS의 치료는 계속된다; 그의 치료는 그가 의료적으로 교육적으로 그의 목표로 더 이상 진행되지 않을 때까지 계속될 것이다. 어린이가 성장하고 성숙됨으로써 그들이 그들의 완전한 잠재력을 성취하도록 돕기 위해 치료를 받는 것은 필수적이다.

질문(Questions)

1. 평가 후에 처음 JS의 치료 단계 동안, 물리치료사는 흔들기, 흔들침대에 축회전하기, 엎드리거나 앉아서 공에 되튀김과 같은 개입과 기능적 활동 쪽으으로 감각 통합 활동이 통합되도록 보조사에게 위임할 수 있다.

   보조사는 지시된 치료 동안 어떤 운동 행동이 향상되는지 기대하나?

2. 보조사는 머리와 체간 근력과 조절을 촉진하기 위해 굴곡근과 신전근 자세 긴장을 증가하는데 일할 수 있다. 이것은 딱딱한 면이나 공에 있는 동안 앉아서 할 수 있고 무릎 서기, 반 무릎 서기, 서기로 진행된다.

   이 조절을 촉진하기 위해 보조사는 공, 베개, 흔들기, 치료사의 무릎과 같은 치료적 도구를 어떻게 사용하는가? 아이들에게 더 큰 내적 조절을 갖도록 하기 위해 정립된 활동 내에서 어떻게 진행되는가?

3. 초기 치료의 2~6개월 사이, 진행된 감각 정보를 위한 JS의 증가된 인내력은 운동계의 기관화를 더 허용한다. 그는 덜 과민하고, 움직임의 두려움이 적어지며 약간의 머리 조절이 발달하기 시작한다. 그는 30~60초간 목을 신장함으로 머리를 똑바로 유지할 수 있다. 그는 앞서 견관절, 주관절 손목에 굴곡되었던 오른쪽 상지로 물체에 도달하게 된다. 치료시점에서, 보조사는 좋은 머리 조절을 촉진하기 위해 경추와 견갑대 근육

에 근력을 발달시킬 책임이 있다. 이것은 단단하고 유순한 면 양쪽에서 역학적으로 선열된 앉은 자세로 둠으로써 행할 수 있다. 그의 체간을 지지하여, 느리게 체중이동하고, 그의 COG를 BOS(앞, 뒤, 측면)의 밖으로 이동하게 한다. 어깨를 통해 아래로 압축이 적용되며 고관절에 움직인다. 그래서 동요를 일으키는 축지점으로써 고관절이 사용된다. 아이의 능력 제한을 위해 BOS를 혼란시킨다.

보조사는 혼란이 너무 어려운지 어떻게 아는가? 혼란이 학습을 적절히 일으킨다고 제시한 어린이의 행동에서 무엇을 기대하는가?

4. 이 단계 동안, 보조사는 또한 앉은 자세에서 머리 정위 반응을 발달시킬 책임이 있다. 견관절, 중간-체간, 고관절로부터 조절을 적절하게 이용하여 체간을 지지한다. 모든 면에서 그를 체중 이동시킨다. 하지는 고관절과 대퇴에서 다리를 조절함으로써 이 활동 동안 굴곡, 내전, 내회전으로 움직임을 억제한다.

아이의 어떤 운동 행동이 보조사에게 긍정적 방향으로 개입이 진행되는지 아는데 사용되는가? 다른 개인에 의해 시끄럽거나 갑작스런 움직임은 왜 아이들에게 조절을 잃게 하나?

5. 이 단계동안, 보조사는 또한 상지의 근력과 안정성을 발달할 책임이 있다. 체중부하에서 엎드린 동안, 초기에 전완에 체중 이동되고 근력이 허락되면, 신전된 팔로 간다. 초기에 수직이 되지 않는 불유순한 면에서 작업하고 수평으로 작업한다. 아이의 근력과 안정성이 향상됨으로써 유순한 면으로 이동한다.

보조사가 상지의 근력과 안정성의 목표에 도달했는지 아는데 도움이 될 아이에게 나타난 두 가지 운동행동을 정립하라.

6. 이 단계 동안, 물리치료사는 도수 체간 유동성을 통해 호흡능력을 증가할 수 있고, 보조사는 옆으로 누운 자세동안 운동성을 유지하고, 부드럽게 흔들 책임이 있다. 그래서 보조사는 불어내고, 빨아들이고, 소리를 내는 것이 요구되는 기능적 활동으로 진행된다.

보조사는 이 목표가 성취되었는지 어떻게 판단하는가?

7. 물리치료의 6~12개월 사이, JS의 머리 정위가 나타나고, 머리 조절이 발달한다. 보조사는 체간 회전을 발달시킬 책임이 있다. 옆으로 눕기, 엎드리기, 똑바로 눕기, 앉은 자세에서 수직축 주위로 견갑대와 골반대 회전하기, 먼저 한 방향으로 그리고 다른 방향으로 회전을 요구하는 활동을 이용한다. 신체는 정위 반응에서 머리에 뒤따를 것이고, 더 자유롭게 아기가 움직이는 것을 허용한다. 아이가 놀 수 있는 환경을 만드는 것은 더 큰 자가 조절과 운동 학습을 자극할 것이다. 예를 들어 아이의 한쪽에 장난감을 둠으로써 그는 그것을 잡으려고 닿기가 이루어지고 활동을 완성하기 위해 다른 쪽으로 회전한다.

아이에 의한 어떤 운동 행동이 물리치료사가 프로그램을 잠재적으로 변화시키고, 재평가가 필요한지 단서를 주는가?

8. 이 단계동안, 보조사는 똑바로 누운 자세에서 엎드리기, 앉기뿐만 아니라, 그에게 가능한 다양한 앉기 자세로 이동하는 기술을 발달시킬 책임이 있다. 적절한 배열로 정상에 가까운 자세 긴장은 가능한 부드럽고 정상적으로 움직임이 일어나도록 하는데 필요하다. 적거나 많은 보조로 그를 이끄는 것은 성공적으로 움직임을 수행하도록 돕는데 필요하다. 아이가 향상됨으로써 아이가 여전히 활동에 성공적인 동안 보조를 느리게 감소시킨다.

운동 학습과 조절이 진행됨이 앞선 문장에서 왜 명백히 지시되는가?

9. 이 단계 동안, 보조사는 전완으로 엎드린 자세를 만들거나, 사지 자세 또는 손과 발에 체중부하에 의해 견갑대와 골반대 근육의 근력과 안정성을 발달시킬 책임이 있다. 초기에, 엎드린 자세에서 주관절로 두고 한쪽 한쪽으로 체중 이동시킨다. 아이의 머리는 안정될 것이다(거북이가 껍질 밖으로 머리를 내미는 것처럼). 보조

사는 아이가 그 자신의 근육 힘을 사용하는 것 대신에 관절 구조에 휴식하지 않음을 확신할 수 있어야 한다. 아이가 단지 주관절로 유지하는 자세를 사용할 때, 이것은 그의 머리가 껍질에 들어가는 것처럼 보일 것이고, 약한 자세조절이 견갑대 내에서 볼 수 있을 것이다. 아이가 동요로 유지될 수 있고 주관절에 체중이동이 시작된다면, 보조사는 한쪽 팔이 지지 하는 동안 다른 팔로 뻗기 위해 장난감을 사용할 수 있다. 이 활동은 또한 신전된 주관절이나 사지 자세에서 행할 수 있다.

보조사는 어린이가 근력과 더 큰 안정성을 얻어낼 것을 어떻게 확신하는가?

답은 *www.slackbook.com/neuroquestions에 제시되었다.*

물리치료보조사 개입의 진행 : 사례 2 (Progression of PTA Intervention: Case #2)

대부분의 활동이 발달되고 근력과 운동성이 증가되었다면, 다음 활동이 보조사에게 위임된다:

- **다음 자세에서 경추와 상부 흉추 근력강화 증가하기:**
  a. 엎드린 자세, 전완자세, 그리고 놀이와 무게이동 동안.
  b. 닿기와 놀이동안 신전된 팔로.
  c. 공간에서 움직이는 동안 스쿠터 보드, 플랫폼 흔들기, 보조사의 팔에 매달린 엎드린 자세.

- **다음에 의해 체간-정위 반응 발달:**
  a. 모든 수평 위치에서 구르기
  b. 앉기 활동이나 놀이동안 안정으로써 구르기 또는 무릎이나 공에 앉기.
  c. 체간 지지로 흔들기. 적절한 지지를 제공한 적절한 흔들기 사용 또는 아이가 흔들기 활동동안 치료사의 무릎에 앉아 있는 동안, 골반에서 아이를 지지하고 부과된 움직임에 반응하도록 허용한다.
  d. 보호자의 고관절에서 그의 고관절로 그리고 보호자로부터 멀리 떨어뜨림으로 아이가 연장된 시간동안 앉고 상호 작용하도록 한다.

- **앉은 자세에서 수직축 주위로 능동 체간 회전 발달:**
  a. 방망이나 라켓 흔들기.
  b. 그의 발에 닿고 접촉하거나 두 손으로 한쪽 그리고 다른 쪽으로 바닥의 물체를 집어드는 동안 앉거나 굴림대에 걸터 앉기.

- **이동 움직임 가르치기(예, 똑바로 누운 자세에서 앉기, 구르기, 사지 자세, 무릎 서기에서 반무릎 서기, 바닥이나 의자에서 일어서기, 고관절이나 견관절에서 조정함에 의해 보행 촉진하기):**
  a. 대각선 움직임 패턴을 이용하여 똑바로 누운 자세에서 앉기. 이것은 똑바로 누운 자세에서 앉기의 부분적 회전 패턴이 고려될 것이다.
  b. 엎드린 자세에서 사지 자세로 움직이기, 고관절에서 조정하기. 엎드린 자세로부터 조정은 팔이 체중부하 하는 동안 슬관절 뒤로 골반대를 이끌 수 있다.
  c. 한쪽 앉기로부터 어느 것이든 무릎 서기로 갈 수 있다: 무릎 자세에서 체중이동하기. 그리고 반 무릎 서기로 한쪽 다리가 이동하기 위해 골반 회전하기. 반 무릎 서기에서 작업이나 놀이로서 아이는 한쪽 다리에서 다른 쪽으로 체중 이동한다. 그리고 반 무릎 선 다리를 선 자세가 되도록 한다. 고관절 뒤나 견갑대, 팔, 체간의 앞 어느쪽에서든 지도할 수 있다.

- **상지가 놀이를 하는 동안 선 자세 균형 증가하기:**
  a. 가구나 벽에 돌아다니기
  b. 그림 그리는 동안 서있기.
  c. 공, 플라스틱 원반 등을 던지고 받기.
  d. 자전거 타기.

참고문헌(REFERENCES)

1. Adams JH, Graham DI, Murray LS, Scott G. Diffuse axonal injury due to non-missile head injury in humans: an analysis of 45 cases. *Ann Neurol.* 1982;12:557-563.
2. Umphred DA. *Neurological Rehabilitation.* 4th ed. St Louis, Mo: Mosby; 2001.
3. Leahy BJ, Lam CS. Neuropsychological testing and functional outcome for individuals with traumatic brain injury. *Brain Injury.* 1998;12(12):1025-1035.
4. Van der Naalt J, Hew JM, van Zomeren AH, et al. Computed tomography and magnetic resonance imaging in mild to moderate head injury: early and late imaging related to outcome. *Ann Neurol.* 1999;46(1):70-78.
5. Jennet B, Bond M. Assessment of outcome after server brain damage: a practical scale. *Lancet.* 1975;1:480.
6. Kahn-D'Angelo L. The special care nursery. In: Campbell SK, ed. *Physical Therapy for Children.* Philadelphia, Pa: WB Saunders; 1994.
7. Levine MS, Kliebban L. Communication between physician and physical and occupational threats: a neurodevelopmental based prescription. *Pediatrics.* 1981;68:208.
8. White-Trent R, et al. Responses of preterm infants to unimodal and multimodal sensory intervention. *Pediatr Nurs.* 1997;23:169.
9. Bly L. *Facilitation Techniques Based on NDT Principles.* San Antonio, Tex: Therapy Skill Builders; 1997.
10. Bly L. *Motor Skills Acquisition in the First Year.* San Antonia, Tex: Therapy Skill Builders; 1994.
11. Prechtl H. The neurological examination of the full-term newborn infant. 2nd ed. *Clinics in Developmental Medicine.* No 63. Philadelphia, Pa: JB Lippincott; 1977.
12. Stuberg WA, White PJ, Miedaner JA, Dehne PR. *The Milani-Comparetti Motor Development Screening Test: Test manual.* 3rd ed. Omaha, Neb: University of Nebraska Medical Center, Meyer Children's Rehabilitation Institute; 1992.
13. Brazelton TB, Nugent JK. Neonatal behavioral assessment scale. 3rd ed. *Clinics in Developmental Medicine.* No 137. London, England: Mac Keith Press; 1995.
14. Chandler LC. Neuromotor assessment. In: Gibbs ED, Teti DM, eds. *Interdisciplinary Assessment of Infants: A Guide for Early Intervention Professional.* Baltimore, Md: Brookes; 1990.
15. Chandler L, Andrews M, Swanson M. *The Movement Assessment of Infants: A Manual.* Rolling Bay, Wash: Infant Movement Research; 1980.
16. Bayley N. *Manual for the Bayley Scales of Infant Development.* 2nd ed. San Antonio, Tex: The Psychological Corporation; 1993.
17. Black MM, Matula K. *Essentials of Bayley Scales of Infant Development-II Assessment.* New York, NY: John Wiley and Sons; 2000.
18. Russell D, Rosenbaum PL, Cadman DT, et al. The gross motor function measure: a means to evaluate the effects of physical therapy. *Dev Med Child Neurol.* 1989;1:341-352.
19. Haley SM, Coster WJ, Ludlow LH, et al. *Pediatric Evaluation of Disability Inventory (PEDI): Development, Standardization and Administration Manual.* Boston, Mass: New England Medical Center Hospitals and PEDI Research Group; 1992.
20. Dubowitz L, Dubowitz V, Mercuri E. The neurological assessment of the preterm and full-term newborn infant. 2nd ed. *Clinics in Developmental Medicine.* No 148. London, England: Mac Keith Press; 1999.
21. Granger CR, et al. *Guide for the Use of the Functional Independence Measure (Wee FIM) of the Uniform Data Set for Medical Rehabilitation.* Buffalo, NY: Research Foundation, State University of New York; 2000.

제 8 장

유전적 그리고 발달적 문제가 있는 환자

CLIENTS WITH GENETIC AND DEVELOPMENTAL PROBLEMS

주요용어(KEY WORDS)

발달적 협응 장애(Developmental Coordination disorders)
발달 지연(Developmental delays)
발달 불능(Developmental disabilities)
다운 증후군(Down Syndrome)
가족-중심치료(Family-Centered Care)
유전적 질환(Genetic Disorders)
학습불능(Learning Disabilities)
정신지체(Mental retardation)
미토콘드리아 질병(Mitochondrial Disease)
근이영양증(Muscular Dystrophy)
골유전 불완전(Osteogenesis Imperfecta)
침투적 발달 장애(Pervasive Developmental Disorder)

목표(CHAPTER OBJECTIVES)

- 발달 지연 아이와 작업할 때, 물리치료사와 보조사의 역할을 논의하기.
- 물리치료사와 보조사가 서비스를 제공하는 개입에서 5가지 발달적 기술 영역 설명하기.
- 발달 지연의 증상과 예를 정립하기.
- 가장 일반적인 유전적 장애와 유전 형태를 설명하기.
- 물리치료사와 보조사에 의해 종종 치료되는 특별한 행동 분류와 손상을 정립하기.
- 발달 지연과 유전적 장애를 가진 아이를 위한 가족 중심적 치료의 구성 요소를 설명하기.

소개
INTRODUCTION

정상 발달은 생물학적, 심리적, 문화적, 환경적 요소의 복잡한 상호 작용 결과로 평생 진행되는 과정이다[1](2장 참고). 어린이 발달에 대한 한 접근은 대단위 운동, 소단위 운동, 사회적, 감정적, 언어, 인지와 같은 특별한 영역 내에서 발달을 찾아낸다.[2] 이 분류의 각각은 발달적 순서가 있고, 긍정적 변화에 영향을 준다. 이 분류는 삶을 통해 서로 얽힌다. 한 영역에서 결함은 다른 것 내의 손상이나 이차적인 합병증을 일으킬 것이다. 발달 지연은 소아 물리치료 실습에서 보여지는 일반적인 문제이다.

그러면 무엇이 발달지연인가? 발달적 지연은 어린이가 전형적으로 기대되는 시간에 발달 이정표에 도달하지 못할 때 일어난다. 정상 발달 이정표는 대부분의 어린이가 어떤 나이 범위 내에서 수행하거나, 행할 수 있는 기능적 기술이나, 나이 - 특수화된 과제이다. 어린이 발달은 더 복잡한 기술을 어떻게 수행하는 가로 언급되고, 그들이 나이가 들어가면서 활동한다. 어린이 발달은 성장에 관한 것이 아니다. 성장은 신체적 크기에서 더 커지게 되는 것을 의미한다. 발달은 2장에서 논의된 기본적 기능적 기술 영역으로 언급된다.

발달 지연의 연방 정의는 다음과 같다:

"주와 지방 교육 기관의 생각대로 3~9세까지 어린이를 위해 장애를 가진 아이 용어는 적절한 진단 도구와 절차에 의해 측정됨으로써 주에 의해 정의된 ***발달 지연***을 경험하는 아이가 포함된다. 신체적 발달, 인지발달, 대화발달, 사회적 또는 감정적 발달, 또는 적응 발달의 영역의 하나 이상에서, 그리고 그 이유로 특별한 교육과 그리고 연관된 서비스가 필요하다."[3]

발달 이정표의 이해는 전문적인 소아과의사, 물리치료사, 물리치료보조사, 작업치료사, 작업치료보조사, 초기 어린시절 발달 전문가 또는 교육가 등의 소아과에서 일하는 사람들에게 필요하다. 부모들을 위해 그들의 아이들을 위한 긴 범위 과정 도표에 이끌기 위해 발달적 이정표와 순서 사용이 도움이 된다. 이 이정표는 발달을 위한 처방이 아니다.[1] Needlman[2]에 의해 설명된 삶의 첫 2년간 발달 이정표는 표 8-1에서 찾을 수 있다. 발달 지연이 있는 어린이와 청소년과 일하는 물리치료사와 보조사의 역할은 이 장에서 논의될 것이다. 초기 검사와 평가 동안, 물리치료사는 아이가 발달적 병력뿐만 아니라, 환자 의료적 병력을 통해 어떻게 발달되는지 논의할 것이다. 그러므로 발달 지연의 검증은 평가과정을 통해 확립된다. 이 과정은 관찰적 평가, 표준화된 발달 검사, 발달적 목록, 행동적 점검표, 부모 인터뷰의 어떤 복합이 포함된다.[4]

발달 지연이 있는 어린이와 어린 성인은 종종 다른 의료적 문제를 가진다. 이러한 사람들은 어린이의 정상발달에 영향을 주는 근골격, 신경근, 심혈관, 폐 손상의 어떤 복합을 가질 것이다.

물리치료사는 어린이의 발달을 제한하는 지연을 논의할 것이다. 부모, 보호자, 관리인으로부터 고려는 또한 논의되어질 것이다. 치료 계획은 치료사의 목표뿐만 아니라 가족의 목표가 포함될 것이다. 치료 절차의 영향과 결과뿐만 아니라, 질병 예후 또는 향상의 문헌 조사는 물리치료사의 책임이고 필수적이다. 치료사는 개입기간 동안 그리고 개입기간을 통해 체계적 방법으로 진행, 향상, 기능적 결과를 평가해야 한다. 임상의로서 밀접한 주의는 물리치료 개입결과에 이익을 줄 것이다. 이것은 물리치료사와 보조사 모두의 책임이다. 임상의에게 증거에 근거한 실습의 강조는 그들의 치료 개입 결과의 빈틈없고 전문적인 책임이 장려된다. 개입이 보조사에게 위임될 때, 명쾌한 대화 전달이 물리치료사, 보조사, 목표에 관여하는 가족 사이에 확립하는 것이 필요하고, 그들이 어떻게 측정되어질 것인지, 개입이 조정되는 것에 필요하다.

물리치료사와 보조사가 제공하는 개입에서 보여지는 5가지 발달 기술 영역은 다음과 같다:

1. **대단위 운동**: 앉기, 서기, 걷기, 달리기, 뛰기, 한발로 뛰기, 가볍게 뛰기 등의 큰 근육군을 이용하기; 균형유지하기; 자세 바꾸기.
2. **소단위 운동**: 먹기, 그리기, 옷입기, 놀기, 쓰기, 다른 것 하기와 같은 손 사용하기.
3. **언어**: 말하기와 대화전달, 신체언어와 제스쳐 사용하기, 이해하기, 다른 것이 무엇을 말하는지 이해하기.
4. **인지**: 생각하는 기술과 과정, 학습하기, 이해하기, 문제해결하기, 이유와 기억하기.
5. **사회**: 다른 것과 상호작용, 협동하기, 다른 것의 느낌에 반응하기, 가족, 친구, 다른 것과 관계 갖기.

발달 지연은 발달의 하나 또는 5가지 모두에서 일어날 수 있다. 보조사는 발달의 한 영역에서 진행은 다른 영역과 상호작용함을 기억해야 한다. 그래서 모든 도전이 물리치료사에게 보고되어야 한다.

대단위 운동 영역에서 발달적 순서는 구르기에서 기기, 걷기로 진행됨이 명확하다.[2] 또한 1영역에서 어려움은

표 8-1
삶의 첫 2년간 발달 이정표

이정표	획득의 평균 나이(개월)	발달적 암시
대단위 운동		
앉아서 머리 유지하기	2	더 많은 시각적 상호작용을 허용
앉기 위해 당기기, 머리가 처지지 않는다	3	근육긴장
손은 중간에 함께 둔다.	3	자가-발견
비대칭적 긴장성 경반사가 사라짐	4	아이는 중앙선에서 손을 볼 수 있다.
지지없이 앉기	6	증가된 탐험
등에서 배쪽으로 구르기	6.5	체간굴곡, 낙상 위험
혼자걷기	12	부모에 근접한 탐험, 조절
달리기	16	감독이 더 어렵다
소단위 운동		
딸랑이잡기	3.5	물체 사용
물체에 닿기	4	시각운동 협응
손바닥 잡기 사라짐	4	수의적 놓기
손으로 물체 이동하기	5.5	물체비교
엄지-손가락 잡기	8	작은 물체 탐험이 가능
책 페이지 넘기기	12	책 읽는 시간 동안 증가된 자율성
갈겨쓰기	13	시각 운동 협응
두개 주사위로 탑 쌓기	15	물체를 복합적으로 사용
6개 주사위로 탑 쌓기	22	시각, 대, 소 운동 협응 요구
대화전달과 언어		
얼굴, 목소리에 반응하며 웃기	1.5	사회적 참여에 아이는 더 능동적이다.
단음절 꽥꽥거림	6	소리, 접촉 감각을 실험
"아니다"에 억제	7	긴장에 반응(비 구두적)
몸동작으로 한 단계 명령을 따른다	7	비구두적 대화전달
몸동작 없이 한 단계 명령 따르기 (예, "나에게 그것을 주라")	10	구두 이해적 언어
첫 실제 단어로 말하기	12	분류의 시작
4~6단어 말하기	15	물체와 사람 이름의 획득
10~15단어 말하기	18	물체와 사람 이름의 획득
두 단어 문장 말하기 (예, "엄마신발")	19	문법 시작, 50개 이상 단어를 합병
인지		
물체가 사라진 지점에서 즉시 노려보다(예, 공을 떨어뜨린 부위)	2	물체 영속성의 부족 (눈에서 멀어지면, 마음에서도 멀어짐)
자신의 손에 응시한다	4	자가 - 발견, 원인과 효과
두 주사위를 탕 두드리다	8	물체의 능동적 비교
장난감 뚜껑을 벗긴다(숨겨진 것을 찾은 후)	8	물체의 영속성
개인적인 거짓 경향이 있는 놀이 (예, 컵으로 부터 마시려고 한다).	12	상징적 생각이 시작
장난감에 닿기 위해 막대기를 사용한다	17	동작을 연결하고 문제 해결
인형으로 거짓 놀이 (예, 인형에게 병을 준다)	17	상징적 생각

발췌: Needlman RD. Growth and development. In: Behrman RE, Kliegman RM, Jenson HB, eds. Nelson Textbook of Pediatrics. *17th ed. Philadelphia, Pa: Saunders; 2004.*

다른 영역에 영향을 줄 것이다. 예를 들어, 아이가 기거나 바닥 주위를 돌아다닐 수 없다면, 그 어린이는 그들의 환경을 탐구할 수 없을 것이다. 이것은 닿기, 탐구하기, 장난감 조작하기의 어린이 능력을 제한하고, 그래서 소단위 운동 기술에 영향을 준다.

발달 지연은 일반적으로 외과의에 의해 진단된다. 발달 지연 용어는 실제적으로 의료적 진단보다 오히려 상태의 증상이나 증후의 설명이다. 그러나 이것은 ***발달 지연*** 진단을 하는 의료 종사자로부터 물리치료 개입을 위한 의뢰를 받는 것은 비정상적인 것이 아니다. 유아의 병력과 신체검사는 초기에 정상일 것이다. 몇 년이 지난 뒤에, 부모는 종종 그들의 아이의 발달이 다른 비교 연령 아이와 같은 비율로 진행되지 않음을 주시한다. 부모는 또한 환자 병력 동안 반대 시나리오를 기록한다. 부모는 종종 매우 초기에 문제를 볼 수 있으나, 정의된 진단은 외과의가 아이를 너무 초기에 또는 잘못된 진단으로 아이를 "꼬리표" 붙이는 걸 원하지 않기 때문에 아이가 몇 살이 될 때까지 주어지지 않을 것이다. 부모는 종종 아이의 지연이 일시적일 것이다라고 말할 것이고, 이것은 해결될 것이라고 말한다. 종종, 의료 진단에서 지연은 물리치료사와 보조사에 의해 부가적 개입이 요구되는 이차적 합병증에 이르는 대상적인 발달적 운동 행동에 이른다.

미국 소아학회는 출생에서 5세까지 어린이의 발달 이정표를 가지고 있다. 이것은 만나게 되는 발달적 이정표의 획득 인정뿐만 아니라, 고위험 유아에서 성장의 첫 3년동안 발달 지연의 증상을 지켜보는 가족과 모든 치료사들에게 특별히 중요하다.[5] 표 8-2, 8-3에 제시된 문제, 증상, 증후는 물리치료사와 보조사가 친숙해야 하는 행동들이다. 아이가 비교되는 연령의 다른 아이가 특별한 기간 동안 학습 하는 기술을 학습하지 못한다면 물리치료사가 제공하는 서비스는 부모가 고려사항을 알고 외과의에게 그것을 말하도록 충고하는 것이다. 부모에게 지연의 정보는 물리치료사의 책임이다; 그래서 보조사가 관여한다면, 이 관여는 물리치료사와 나누게 될 것이다. 보조사가 개입을 제공하고, 이정표 문제 또는 진행을 인식한다면 즉각 물리치료사와 논의하는 것이 적절하다. 행동, 대단위 운동, 시각, 청각 영역에서 발달 지연을 예고하는 증상의 점검표는 표 8-4에서 찾을 수 있다. 발달 지연이 있는 어린이는 교육의 권리가 있다. 장애교육 조례(IDEA)는 국가의 특별 교육법이다.[6]

IDEA는 모든 어린이에게 최소한 제한된 환경에서 FAPE가 제공되는 주(states)들은 요구한다. IDEA 2004 (Public Law [PL] 108-446)의 재위임은 IDEA의 기본적 구조와 시민권리 보증이 제시된다.[6] 법에서 의미있는 변화는 B부분에 집중되어 있고, 3~21세 장애를 가진 어린이를 위한 허가가 위임된다. 이것은 특별한 교육, 관련서비스 장애를 가진 아이에게 FAPE의 준비를 보증하는 절차상 보호안전장치의 구조에 관여한 주요 준비가 포함된다. 매우 적당한 특별교육선생님에 관한 요구는 즉각적으로 징후에 효과적이 된다.[6]

1997년 전에, 1991년 IDEA는 태어나서 2세까지 아이는 발달 지연결과의 높은 잠재성을 가진 신체적 또는 정신적 상태로 진단될 때 또는 인지발달, 신체적 발달, 언어와 말하기 발달, 심리사회적 발달, 자가 - 도움기술[7] 영역의 하나이상에서 지연될 때, 초기 개입 서비스가 필요하다고 정의했다. 1997년 IDEA의 재위임은 "3~9세 아이에게 주와 지방 교육 기관은 발달 지연을 경험하며 특별한 교육과 관련 서비스가 필요한 어린이로서 '장애아' 로 정의된다"[8]고 덧붙였다.

발달 지연의 원인
CAUSES OF DEVELOPMENTAL DELAY

발달 지연은 많은 원인이 있다. 유전적 결함, 임신이나 출생시 합병증, 환경적 요소는 모두 가능한 원인이다. 종종 특별한 원인은 알려지지 않았다. 아이의 성장과 발달을 주시함으로써 외과의는 시간에 따라 관찰된 패턴과 변화에 기초해서 어떤 진단이 고려될 것이다.

발달 지연을 위한 특별한 원인을 찾기 위해 의료영역의 능력이 증가되었다. 아이의 지연에서 명쾌한 병인이 없다

표 8-2

가능한 지연 증상 : 1세

어린이 나이	직면하는 문제
2, 3, 4,주 동안	약하게 빨고 느리게 먹는다. 밝은 빛을 볼때 깜박임이 없다. 옆으로 움직이는 가까운 물체에 집중하고 따라하지 못한다. 팔과 다리가 드물게 움직이고 딱딱하게 보인다. 사지가 과도하게 느슨하게 보이고, floppy하게 보인다. 아래턱은 울지 않거나 흥분될 때조차 지속적으로 떨린다. 반응이 없다.
3개월 말에	4개월 후에 모로 반사가 나타나지 않는다. 큰 소리에 반응을 보이지 않는다. 2개월에 손을 주시하지 않는다. 2~3개월에 눈으로 움직이는 물체를 따라가지 않는다. 3개월에 물체를 잡고 유지하지 않는다. 3~4개월에 장난감에 닿고 잡지 않는다. 재잘거리기 시작하나 4개월에 어떤 소리를 흉내내려고 노력하지 않는다. 3~4개월에 재잘거리지 않는다. 물체를 가져가지 않는다. 4개월에 단단한 면에 발을 놓을 때, 다리를 아래로 누르지 않는다. 모든 방향에서 하나 또는 두 눈을 움직이는 것이 어렵다. 대부분 시간에 눈을 감는다. 새로운 얼굴에 집중하지 않거나 새로운 얼굴이나 주위에 매우 공포스럽게 보인다. 4~5개월에 긴장성 경반사가 여전히 보인다.
7개월 말에	단단한 근육으로 매우 딱딱해 보인다. 조각 인형 같이 매우 floppy하게 보인다. 머리는 조각인형같이 뒤로 털썩 넘어진다. 오직 한손으로 뻗는다. 꼭 껴안는 것을 거절한다. 그들을 보호하는 사람에게 애정이 없게 보인다. 사람 주위의 것을 즐거워하지 않게 보인다. 한쪽 또는 양쪽 눈을 지속적으로 안으로 또는 밖으로 돌린다. 지속적인 눈물, 눈 배수 또는 빛에 민감. 주위의 소리에 반응하지 않는다. 입에 물체를 잡는 것이 어렵다. 4개월에 소리를 찾기 위해 머리를 돌리지 않는다. 5개월에 어떤 방향(앞에서 뒤로 또는 반대로)으로 구르지 않는다. 5개월 후에 밤에 위로할 길이 없어 보인다. 5개월 후에 자발적으로 웃지 않는다. 6개월에 도움으로 앉을 수 없다. 6개월에 꽥꽥거리는 소리를 만들거나 웃지 않는다. 6~7개월에 물체에 능동적으로 닿지 못한다. 7개월에 들을 수 있는 범위에(1~6발자국) 두눈으로 물체를 따라가지 않는다. 7개월에 다리에 약간의 체중을 부하하지 않는다. 7개월에 동작을 통해 주위를 끌려고 노력하지 않는다. 8개월에 재잘거리지 않는다. 8개월에 아~웅 게임에 흥미를 보이지 않는다.
12개월 말에	기지 않는다. 기는 동안 신체 한쪽을 끌고 다닌다.(1개월 이상) 지지하고 설 수 없다. 보고 있는 동안 숨겨둔 물체를 찾지 못한다. 간단한 단어("엄마" 또는 "아빠")를 말하지 않는다. 머리를 흔들거나 물결치는 것과 같은 몸동작을 사용하는 것을 배우지 않는다. 물체 또는 그림에 지적하지 않는다.

발췌: American Academy of Pediatrics (AAP), Shelov SP, Hanneman RE, Wray W, Gray A. Caring for Your Baby and Young Child: Birth to Age Five. *New York, NY: Bantan Books: 1998.*

표 8-3
가능한 지연 증상: 2세에서 5세까지

어린이 나이	직면하는 문제
2세 말에	18개월에 걸을 수 없다. 보행의 몇 달 후에 성숙한 발 뒤꿈치-발가락 보행 패턴으로 발달이 실패하거나 발가락으로 걷는다. 최소한 18개월에 15단어를 말하지 못한다. 두-단어 문장을 이용하지 못한다. 15개월에, 일반적인 물체(예, 빗, 전화, 종, 포크, 숟가락)의 기능을 아는 것으로 보이지 않는다. 행동이나 단어를 따라하지 않는다. 명령을 따라하지 않는다. 바퀴가 있는 장난감을 밀 수 없다.
3세 말에	자주 넘어지고 계단 오르기가 어렵다. 지속적으로 흘리는 침 또는 매우 불명확한 언어. 4개 상자 이상 탑을 쌓을 수 없다. 작은 물체를 어렵게 조작한다. 원을 따라 할 수 없다. 짧은 어법에서 대화할 수 없다. "역할"놀이에 참여하지 않는다. 간단한 명령을 이해할 수 없다. 다른 어린이에 작은 흥미가 있다. 엄마로부터 분리가 극도로 어렵다.
4세 말에	공을 내리치듯 던질 수 없다. 공간에서 뛸수 없다. 세발 자전거를 탈 수 없다. 엄지와 손가락 사이에 크레용을 잡을 수 없다. 어렵게 갈겨쓴다. 상자 4개를 쌓을 수 없다. 부모가 그들을 떠날 때마다 울거나 매달린다. 상호활동적 게임에 흥미를 보이지 않는다. 다른 어린이를 무시한다. 가족외의 다른 사람에게 반응을 보이지 않는다. 공상 놀이에 관여하지 않는다. 옷입기, 잠자기에 반항하고 변기를 사용한다. 화나거나 혼란스러울 때, 어떤 자가 - 조절 없이 돌진한다. 원을 따라하지 못한다. 세 단어 이상의 문장을 사용하지 않는다. "나"와 "너"를 적절하게 사용하지 않는다.
5세 말에	극도로 무섭거나 소심한 행동이 나타난다. 극도로 공격적인 행동이 나타난다. 중요한 주장 없이 부모로부터 분리할 수 없다. 쉽게 마음이 흐트러지고 5분이상 어떤 단순한 활동에 집중할 수 없다. 다른 어린이와 놀이에 작은 흥미를 보인다. 전반적으로 사람에게 반응을 거절하거나, 오직 표면적으로 반응한다. 놀이에서 공상이나 모방을 드물게 사용한다. 많은 시간 불행하거나 슬프게 보인다. 다양한 활동에 관여하지 않는다. 다른 어린이와 성인을 피하거나 멀리하는 것으로 보인다. 감정의 넓은 범위를 표현하지 않는다. 먹기, 잠자기에 문제를 가지고 변기를 사용한다. 공상과 현실 사이를 구별할 수 없다. 이상하게 수동적으로 보인다. 전치사를 사용한 두부분 명령을 이해할 수 없다. 성과 이름을 정확하게 줄수 없다. 말할 때, 적절하게 과거시제나 복수를 사용하지 않는다. 일상활동과 경험에 관해 말하지 않는다. 상자 8개를 쌓을 수 없다. 크레용을 불안하게 잡는 것으로 보인다. 옷을 벗는 것이 어렵다. 이를 효율적으로 닦을 수 없다. 손을 씻고 말릴 수 없다.

발췌: American Academy of Pediatrics (AAP), Shelov SP, Hanneman RE, Wray W, Gray A. Caring for Your Baby and Young Child: Birth to Age Five. *New York, NY: Bantan Books; 1998.*

표 8-4

발달적 지연의 경계 증상

행동적	대단위 운동	시각	청각
같은 나이의 다른 어린이 만큼 긴 시간동안 활동에 초점을 두어 머무르거나 집중하지 않는다.	딱딱한 팔과 다리를 가짐.	눈으로 물체나 사람을 따라가는 것이 어렵게 보인다.	매우 크거나, 매우 부드러운 목소리로 말한다.
오랜시간동안 일상적이지 않은 물체에 집중한다; 다른 것과 상호작용하는 것보다 이것을 즐긴다.	같은 나이의 다른 아이와 비교해서 floppy하거나 유연한 신체 자세를 가짐.	종종 눈을 문지른다.	방을 지나 부를 때, 심지어 어떤 것에 흥미로워 할 때 어렵게 반응하는 것으로 보임.
다른 사람을 피하거나 드물게 눈을 맞춘다.	다른 쪽보다 몸의 한 쪽 면을 사용한다.	물체를 관찰하려 할때 일상적이지 않은 자세 또는 긴장 자세에서 머리를 돌리고 기울이거나 유지한다.	무엇을 말하는지 또는 방향 따라 하기가 어렵게 이해된다(3세 후에).
같은 나이의 대부분이 할 수 있는 단순한 과제를 하려고 할 때 보통과는 달리 실망한다.	같은 나이의 다른 어린이와 비교해서 매우 서툰 방법을 가진다.	바닥에 떨어진 작은 물체를 찾거나, 집어올리는 것이 어렵게 보인다(12개월 후).	큰 소음에 깜짝 놀라지 않는다.
공격적인 행동을 보인다.행동하고 다른 아이와 비교해서 매우 고집세게 나타난다.		눈을 마주치거나 집중하는 것이 어렵다.	귀가 작거나 변형되어 나타난다.
일상에 기초해서 난폭한 행동이 사라진다.		먼 거리 물체를 보려고 노력할 때, 한쪽 눈을 감는다.	나이에 적합한 소리나 단어 발달에 실패한다.
공간에서 뚫어져라 응시하고, 몸을 흔들고, 같은 나이의 다른 아이보다 더 자주 스스로에게 말을 한다.		눈은 감기거나 돌아가는 것으로 나타난다.	
보호자 또는 부모로부터 사랑과 인정을 찾지 못한다.		보기위해 눈에 아주 가까이 물체를 가져간다.	
		한쪽 또는 양쪽 눈이 크기나 색깔에 비정상으로 나타난다.	

발췌: How Kids Develop. CASRC website. 2005. Available at: http://www.howkidsdevelop.com/developDevDelay.html. Accessed May 6, 2005

면, 외과의는 유전적 원인을 찾는다. 새로운 증후와 진단은 검사에서 새로운 기술적 향상을 만들 것이다.[9]

유전적 원인은 발달 지연 아이의 5~25%가 될 것이다.[10] 이것은 정상적인 신체적 검사 또는 심지어 최소한의 신체적 조사결과가 있는 아이가 포함된다. 어린이는 그들이 유전학적 또는 염색체 비정상으로 태어날 때, 지연의 위험이 있다. 예는 ***다운 증후군***이고, 이것은 비정상 염색체 때문에 발달 지연을 일으키는 질환이다. 선천적 기형, 청각손상, 성장 지체는 발달 지연의 유전적 원인과 같은 증가될 동시 이환과 그리고 연합된 신체적 조사 결과의 몇몇이다. 물리치료사, 보조사, 교육적 재활 팀의 다른 멤버들은 종종 지연된 발달이 있는 아이를 볼 것이고, 초기 개입 프로그램, 학교, 병원 외래에서 지연된 발달의 위험이 있을 것이다.

유전적 장애
GENETIC DISORDERS

유전적 장애는 유전자에서 변화나 돌연변이에 의해 발생한다. 유전자는 DNA로서 알려진 화학물로 구성된다. DNA는 인체에서 수천가지의 단백질을 위한 규칙을 형성하는 실제적인 화학물의 일렬이다. 이 단백질은 세포 구조를 만드는데 사용되고, 신체 세포의 기능을 수행한다. DNA는 염색체라고 불리는 가닥에 저장된다. 그리고 일반적으로 신체의 각 세포핵에 위치한다.

유전적 문제는 몇 가지 방법에서 일어난다: (1) 불완전한 유전자가 어린이에게 복제되고 전달된다. (2) 자발적인 돌연변이가 일어나고, 특별한 유전자 기능이 변화된다. (3) 염색체는 스스로 정확하게 복제되지 않고, 세포에서 유전적 물질로부터 부분적 또는 완전한 삭제 또는 추가가 일어난다.[11] 중요한 단백질이 신체 기능에 어떻게 영향을 주는지는 듀켄형 근이영양증 부분에서 상세히 설명될 것이다(136쪽).

유전적 비정상의 분류
CLASSIFICATION OF GENETIC ABNORMALITIES

유전적 장애는 일반적으로 네 분류로 나눈다: 염색체 장애, 특별한 유전 결함이나 하나의 유전자 장애, 성과 관련된 장애, 미토콘드리아 문제.[12] 소아에서 보여지는 유전적 장애의 개요는 표 8-5에서 볼 수 있다.

염색체 장애(Chromosomal Disorders)

염색체 비정상은 3가지 다른 방법에서 일어날 수 있다: 염색체 수의 벗어남, 과도한 염색체, 소실된 염색체. 염색체 비정상은 또한 염색체의 소실된 요소나 과도한 부분이 포함될 수 있다.[12] 1염색체는 두쌍 염색체의 하나가 소실될 때 일어난다. 1염색체를 가진 어린이는 드물게 살아난다.[11] 상염색체 3염색체는 짝에서 과도한 염색체가 있을 때 일어난다. 21번 염색체에서 3염색체를 가진 아이는 다운 증후군으로서 잘 알려져 있고, 물리치료사와 보조사에게 매우 일반적이고 종종 보게 된다. 18번 3번 염색체(Edwards Syndrome)와 13번 3염색체(Patau Sysdrome)는 또한 상염색체 3염색체이고, 물리치료사와 보조사에 의해 치료된다.

다운증후군의 발병률은 어머니의 그리고 가능한 부모 나이로 증가한다.[13] 다운 증후군 아이는 ***정신지체*** 정도가 다양하다. 그들은 더 느리게 학습되고 복잡한 추리와 판단이 어렵다.[14] 정신 지체는 다운 증후군 아이에게 사회적 지적 잠재력이 과소평가된 것으로 잘못 이해하고 있다.

다운 증후군이 있는 신생아의 10가지 외형 특징은 저긴장, 약한 모로반사, 관절 과신장력, 목 뒤쪽에 과도한 피부, 편평한 얼굴, 치켜 올라간 눈꺼풀, 이상한 귓바퀴, 골반의 형성장애, 다섯 번째 손가락의 중간 지절 형성 장애, 유인원 주름이 포함된다. 정상 자세 긴장 발달에서 지연은 어린이가 수평으로부터 앉기 위해 당겨질 때, 심각한 머리 지체 현상이 나타나고, 공간에서 수평으로 현수될 때 완전한 항중력 신전의 부족이 제시된다.[16] 부가적인 손상은 선천적 심장 질병, 근골격 이상, 시각과 감각계의 손상이 포함된다. 근골격 손상은 종종 환추축추 탈구와 두뇌 안면 구조 비정상의 증가된 위험이 포함된다. 18번 3염색체는(Edwards Syndrome) 상염색체의 두 번째로 일반적인 것이다. 다시, 증가한 엄마 나이는 양적으로 관련된다. Edwards Syndrome 아이의 단지 10%가 생후 1년간 생존한다. 이 아이는 심혈관, 위장, 비뇨생식기, 골격계에 영향을 주는 더 심각한 조직 기형을 가진다. 초기에 저긴장인 근육 긴장은 아이가 자라면서 과긴장이 된다. 그러나 학령기전과 학령기에 의해, 긴장은 관절 과신장력으로 저긴장으로 다시 변한다.[11] 이 아이는 종종 근골격 필요성, 먹기 어려움(약한 빨기), 다양한 하부 시스템 내에서 발달적 지연을 위해 물리치료사와 작업치료사에게 의뢰된다. 많은 발달적 놀이 활동은 아이에게 부가적인 실습 시간을 허용하고, 일반화를 위해 실습의 다양성과 사회적 발달을 허용하기 위해 보조사에게 위임될 수 있다.

표 8-5
소아에 영향을 주는 유전적 질환의 개요

질환형태	질환의 특성	질환이름	임상적 형태
염색체 비정상	염색체 숫자 의변화, *47, XY, +21	다운증후군 (21번 삼중체)	편평한 후두부, 편평한 얼굴을 포함한 얼굴 형태가 특징적; 눈이 위로 치켜올라감; 저긴장; 넓고, 짧은 발과 손; 내밀어진 배; 정신지체; 심장 비정상.
		Edwards 증후군 (18번 삼중체)	작은키; 길고, 좁은 두개골; 낮게 달린 귀; 저긴장; 흔들리는 바닥 발; 측망증; 심한 정신지체.
		Patau 증후군 (13번 삼중체)	소두증; 갈라진 입술과 구개; 손과 발의 다지증; 심한 정신지체.
	성염색체의 변화	터너 증후군 (XO 증후군)	선천적으로 두꺼운 목; 성장지체; 위쪽 눈꺼풀의 안검하수증; 성적 발달 부족; 선천적인 심장과 신장 질병; 측만증; 낮은–정상 지능.
		클레네펠터 증후군 (XXY)	긴 사지; 비만이 문제가 되는 성인기가 될 때까지 성인까지 크고 호리호리하다(테스토스테론 변위치료가 없다면); 작은 성기와 고환; 낮은 평균에서 경도의 정신지체; 진전, 행동적 문제.
	부분적 삭제 증후군	Cri-du-Chat 증후군(5P-)	유아에서 높은 소리, 고양이 같은 울음; 소두증; 낮게 달린 귀; 저긴장; 심각한 정신지체; 측만증; 곤봉발; 탈구된 고관절.
		Prader-willi 증후군(15q-)	먹기에서 낮은 긴장, 유아에서 장애; 아장아장 걷는 시기에 만족스럽지 않은 식욕 발달; 중등도 정신지체; 과유연성; 비만; 아몬드 형태의 눈을 포함한 특징적인 얼굴형태; 작은 키, 손, 발, 성기.
		윌리암 증후군(7번 염색체에 탄력성 유전자가까이 삭제)	돌출된 입술, 내측 눈썹 너울거림, 벌어진 입을 포함한 특징적인 얼굴 비정상; 경도의 소두증; 경도 성장 지체; 짧은 손톱; 경도에서 중등도 정신지체; 심혈관 변형.
특별한 유전자 결함	상염색체 우성	신경섬유종증	"엷은 갈색"점이나 액와 "주근깨"을 포함한 피부의 과색소 침착 또는 저색소침착; 신경을 따라, 결합조직, 눈, 수막에 종양; 대두증; 작은 키; 측만증, 긴 뼈의 휘어짐, 탈구를 포함한 골격 비정상.
		결절 경화	간질과 정신지체를 일으키는 뇌병변; 코 주위 뺨에 피부병변; "엷은 갈색"점; 손가락 뼈에 낭과 같은 부위; 신장과 치아 비정상.
		골 유전 결함	Ⅰ형: 작은키; 얇은 뼈, 뼈의 휘어짐; 긴뼈의 골절; 관절과 신장성; 후만측만증, 편평한 발, 얇은 피부, 성인에서 귀먹음; 눈의 푸른 공막, 푸르거나 노란치아. Ⅱ형: 출생전 성장 결함; 짧은 사지; 다발성 골절; 저긴장; 수두증; 종종 조기에 죽음. Ⅲ형: 짧은 키; 긴 뼈의 휘어짐과 각이 생김; 다발성 골절; 후만측만증. Ⅳ형: 골절에 이르는 골다공증; 긴 뼈의 다양한 경로 변형; 눈의 정상 공막; 약한 치아.
	상염색체 열성	척수근 위축증	진행성 근위축과 약화; 정상지능; 정상감각; 약화는 출생전에, 초기 어린 시절에, 어린시절 후기에 시작될 것이다.

표 8-5 (계속)

소아에 영향을 주는 유전적 질환의 개요

질환형태	질환의 특성	질환이름	임상적 형태
	상염색체 열성	sickle 세포질환	이 질환군은 헤모글로빈 결함과 관련된 혈액 질환으로 특징된다. 대부분 아프리카 사람에게 보여지거나 종종 지중해 지역에서 보인다. 낫 형태의 붉은 혈액 세포는 빈혈을 일으키고, 정맥에 덩어리 위험이 있고, 다양한 상태를 일으킨다. 이것은 다리 궤양, 관절염, 급성통증, 비장, 간, 신장, 뼈, 심장, 중추신경을 포함하는 중요한 기관계에 문제를 포함한다. 어린이는 약화, 통증, 열이 있을 것이고, 성장 지체를 가질 것이다.
		Hurler 증후군	2세동안 변형으로 1세동안 정상 또는 빠른 성장이 있다; 두꺼운 입술, 편평한 콧구멍, 두터운 눈두덩이, 낮은 코중격, 돌출된 이마의 특징을 보이는 조잡한 얼굴 형태; 작은 키; 작은 치아, 확대된 혀; 후만증; 짧은 목; 갈퀴손, 고관절 탈구나 다른 관절 변형; 정신지체
		페닐케톤 요증 (Phenylketonuria)	어린이는 정신지체, 성장지체, 과긴장, 간질, 치료되지 않고 남아있다면, 머리나 피부의 색소결함을 일으키는 페닐알라닌을 대사할 수 없다. 음식에서 페닐알라닌의 양을 제한함으로써 성공적으로 치료될 수 있다.
반성질환 (모든영향은 남자에서 일어나고, X-연결성이다)		연약한 X 증후군	소년에서 정신지체의 가장 일반적인 원인 중 하나. 특징적인 얼굴 형태는 길어진 얼굴, 큰 귀, 돌출된 턱을 포함한다. 다른 특징은 성인기에 확대된 고환과 심장에서 승모판 판막의 탈수가 포함된다. 정신지체는 일반적으로 심각한 범위이고, 때때로 공격적인 행동으로나타난다. 어떤 남아는 약한 협응력과 저긴장을 가질 것이다.
	X 염색체에 비정상적 유전자	듀켄형 근이영양증	1~5세에 시작. 진행성이고 시작단계에 빠른 약화가 있다: 발가락 걷기, 외전된 보행, 전만증, 오리걸음을 포함한 특징적인 보행장애. 진행적인 약화는 의자차 사용에 이르고, 모든 영역에서 감소된 독립성에 이르고, 마지막으로 호흡이나 심장 손상에 의해 사망한다. 9세 또는 10세에 걷는 능력이 소실된다. 10대 후반에 사망한다.
		Lowe 증후군	진행성 정신지체는 중등도에서 중증 정신지체, 신장 기능장애, 후반부에 눈이 보이지 않게 되는 녹내장이 있든 없든지 피질 백내장에 이르게 한다. 저긴장, 관절 과 신장력, 성장지체, 크고 낮게 다린 귀, 창백한 피부, 금발에 이른다.
		Lesh-Nyhan 증후군	중등도에서 중증 정신지체, 탈구된 고관절, 굽은 발에 이르는 과긴장, 성장지체, 무도병, 발리즘 움직임, 진전을 포함한 움직임 장애. 입술 깨물기와 손가락 끝 깨물기를 포함한 자가 - 다각적 행동이 이 질병의 특징이다.

**주석: 46은 염색체의 정상 수이다. 47은 과염색체가 존재함을 지시한다. XY는 남성을 언급하고, +21은 21번 염색체에서 찾아볼 수 있는 과염색체를 지시한다.*

발췌: Ratliffe KT. clinical Pediatric Physical Therapy. St. Louis, Mo: Mosby; 1998:219-274, 230-231.

성염색체 장애(Sex Chromosome Disorders)

염색체 비정상의 두 번째로 일반적인 형태는 성 특성에 직결되는 염색체 짝에 영향을 준다. Klinefelter 증후군은 가장 일반적인 성염색체 비정상이다. 이것은 일반적으로 검사가 확대되는 것이 실패하고, 유방이상 비대가 일어날 때, 사춘기까지 나타나지 않는다. 핵형 XXY를 가진 대부분 남성은 정상 이해력을 갖고, 소극적인 성격을 가지고 감소된 성적 충동을 가지고 중성이 된다.

터너증후군(XO 증후군)은 일반적으로 아버지의 성염색체 소실에 의해 발생한다. 이 증후군의 특성은 성적 발육 부전, 선천적 물갈퀴 모양의 목, 팔꿈치 외반이다. 성장지체는 5~6세 후에 가장 뚜렷하다. 물리치료로 의뢰는 전반적으로 골격 비정상 때문이다. 이 손상은 고관절 탈구, 편평족, 첨내반족, 탈구된 슬개골, 내측 경골상과 변형, 골다공증 때문에 변형이 포함된다.

부분적 삭제 장애(Partial Deletion Disorders)

염색체 장애의 세 번째 형태는 부분적 삭제 증후이다. 두 가지 가장 일반적인 부분적 삭제 증후는 cri du chat 증후군과 Prader-willi 증후군이다.

Cri du chat 증후군은 또한 고양이울음(catcry) 증후군으로 알려졌다. 이 어린이의 약 70%가 여성이다. 심각한 정신지체와 연합된 근골격 변형이 근육 저긴장과 과긴장 두 가지로 존재한다. 지체의 심각성 때문에, 운동 과제에서 반복적 실습의 거대한 양은 중추신경이 기능적 운동 프로그램을 학습하고 쉽게 환경적 요구에 주력하기 전에 일어나는 것이 필요하다.

Prader-willi 증후군은 비만, 성기능저하, 작은 키, 저긴장, 기형적 얼굴 형태, 기능장애적 중추신경 수행, 음식의 강제적인 몰두가 특징이다. 물리치료사는 호흡을 향상시키기 위해 체간을 신장하고 회전하는 활동뿐만 아니라 체중 조절을 돕기 위해 대사를 증가시키는 활동을 보조사에게 위임할 것이다.

특별한 유전 결함이나 단순-유전장애(Specific Gene Defects or Single-Gene Disorders)

특별하거나 단순 유전 장애는 염색체 그 자체보다 오히려 하나의 유전자에서 일어나는 결함이나 돌연변이의 결과이다. 특별한 유전결함이 일어나는 3가지 방법이 있다: 상염색체 우성, 상염색체 열성, 반성(sex-linked).

상염색체 우성 상태는 단지 그 자체로 보여지는 하나의 돌연변이가 요구된다. 상염색체 우성이란 용어는 유전적 돌연변이다. 성염색체가 아닌 염색체 중 하나임을 의미한다. 단지 한쪽 부모가 그 자체가 분명하게 장애에 대한 우성적 유전자인 장애를 가지고 있다. 심각한 신경학적 결과와 순서를 가지는 상염색체 우성 상태의 세 가지 예는 ***골 유전 결함***, 경화, 신경성 유종증이다. 이 세 가지 증후군 중 하나로 진단된 사람은 종종 정상 움직임 발달에 기능적 제한과 지연에 이르는 근골격과 신경근 손상 때문에 물리치료와 작업치료 개입이 요구된다.

상염색체 열성 상태는 분명해지기 위해 두개의 돌연변이가 요구된다. 상염색체 열성은 장애가 두 부모의 염색체에 있음을 의미한다. 열성 유전자는 가족에서 많은 발생을 위한 배경에 발견되지 않고 줄어듬을 의미한다. 열성 유전자를 가진 사람이 같은 상염색체 유전자에 돌연변이를 가진 다른 사람과 아이를 가질 때, 부모는 장애의 증상과 증후를 가진 아이를 낳을 것이다. 상염색체 열성 장애의 예는 척수근 위축, 남성 섬유종, 겸상 적혈구 세포 빈혈, Hurler 증후군, 페닐키톤뇨증이 있다.

반성장애(Sex-Linked Disorders)

반성 장애는 성염색체를 통해 이동한다. 결함있는 유전자는 엄마의 X-염색체로 이동한다. 하나의 비정상 유전자를 이동하는 여성은 일반적으로 아버지로부터 다른 X 염색체에 정상 유전자 우성 때문에 질병의 특성이 나타나지 않는다. 그래서 X-연결된 장애는 남성과 여성에게 다르게 영향을 준다. X-연결된 장애로 영향을 받는 모든 사람은 그들이 오직 하나의 X-염색체를 갖기 때문에 남자이다. 여아는 아버지의 X 염색체로부터 정상 유전자를 받을 수 있다. 이동이 되면, 여아는 일상적으로 최소한 질병 증후의 어느 정도가 보여지는 자신의 여아에게 장애를 전달할 것이다. 두 가지 가장 잘 알려진 반성 장애는 듀켄형 ***근이영양증***과 백혈병이다. 허약한 X 증후군과 Lesch-Nyhan 증후군은 또한 반성 장애이다. Rett 증후군은 X-연결된 장애이고, 대부분 여성에게 영향을 주기 때문에 제외된다. 간질은 Rett 증후군을 가진 사람의 약 70~80%에서 발달한다.[12]

미토콘드리아 장애(Mitochondrial Disorders)

미토콘드리아 장애는 세포질 미토콘드리아 염색체에서 변형에 의해 일어난다. 미토콘드리아는 세포의 핵에서 유전자에 의해 만들어진 단백질을 이용한다. 이 단백질은 미토콘드리아에 중요하다.

돌연변이는 미토콘드리아 유전자에서 일어날 수 있다. 미토콘드리아 장애는 근육에 영향을 주고 현저한 손상은 근육병이다. 신체적 제한은 신경과 근육 세포처럼 높은 에너지가 요구되는 세포에서 에너지 결함과 연합된다. 복잡한 문제에서 모든 미토콘드리아 돌연변이는 유전성이 아니다. DNA 돌연변이의 어떤 종류가 미토콘드리아 장애가 있는 가족 내에 존재하는지 정확하게 아는 것은 가족계획에 중요하다. 유전의 다른 패턴과 가족에게 관계성의 다른 패턴이 있다. 물리치료사는 신경과 근육 세포 자체에 부가적인 손상을 일으키지 않는 확실한 운동을 하기 위해 보조사에게 어떤 개입을 위임하기 전에 병력을 가지고 있어야 한다.

치료를 위해 물리치료에 종종 의뢰된 임상적 증후군과 행동적 진단 CLINICAL SYMPTOMS AND BEHAVIORAL DIAGNOSES OFTEN REFERRED TO PHYSICAL THERAPY FOR TREATMENT

물리치료사와 보조사는 발달 지연과 유전적 장애를 가진 개인에게 종종 발견되는 일반적인 기능적 손상과 제한에 친숙해지게 된다. 선택된 유전적 장애의 전형적인 손상은 표 8-6에 제시되었다.

종종 이 아이에게 개입이 제공될 때, 물리치료사와 보조사에 의해 치료되는 특별한 행동적 분류와 손상은 다음 단락에서 정립한다.

과긴장(Hypertonicity)

과긴장과 경련(Spasticity)는 종종 혼용되어 사용된다; 그러나 그것은 같은 의미를 가지지 않는다. 경련은 속도 의존적이고, 감각 자극에 과민하고, 간대성 경련, 과활동된 심부건 반사, 비정상적 자세 또는 사지의 움직임이 있는 수동 신장에 대한 증가된 저항으로 정의된다.[17] Ashworth Scale[18], 수정된 Ashworth Scale[19], Tardieu Scale[20]은 경련을 측정하는데 사용되는 척도이다. 과긴장은 다양성, 속력, 협응에서 제한되는 딱딱하고 움찔하는 움직임으로 정의된다.[12] 과긴장으로, 중간 범위에 제한되어지려하는 근육과 움직임에 결합 조직의 증가가 있다.

근 긴장 비정상(Muscle Tone Abnormalities)

근 긴장은 신체와 머리 위치에 의해 그리고 감정적, 시스템, 환경, 행동적 요소[11]에 의해 역동적이고 영향을 받는다. 긴장 특성을 관찰할 때, 치료사는 관절 과움직임을 대상하기 위해 고정하려하는 사람과 중추신경 문제로 과긴장을 가진 아이를 구별해야 한다. 보조사는 긴장 장애의 기능적 진단에 책임이 없으나, 긴장 변화를 인지할 책임이 있고 움직임에 효과적인지 인지하고, 그 변화를 물리치료사에게 보고하고 기능이 어떻게 변화되는지 인지할 책임이 있다.

과긴장 아이를 위한 위임된 개입전략 (Delegated Intervention Strategies Children with Hypertonicity)

표 8-6

선택된 유전적 질환의 전형적인 손상

유전적 질환	저긴장	과긴장	고관절 탈구	척추변형	상지변형	다른변형	운동지연	인지지연	대뇌기능 장애
21번 삼중체	x			x	x	x	x	x	x
18번 삼중체	x	x		x	x	x	x	x	
13번 삼중체	x	x			x	x	x	x	
터너 증후군			x	x	x	x			
클레네 펠레증후군						x	x		
Cri-du-chat 증후군	x	x	x	x		x	x	x	
Prader-willi 증후군	x			x		x	x	x	
골유전 결함				x	x	x	x		
결절 경화		x					x	x	
신경섬유종증		x		x		x			
치료되지 않는 Phenyl-ketonuria				x					
Hurler 증후군		x	x	x	x	x	x	x	x
워딩-호프만 증후군	x			x	x	x	x	x	x
Kugelberg-welander 증후군	x			x		x	x		
Fragile X 증후군	x			x			x	x	
Lesh-Nyhan 증후군		x	x			x	x	x	x
Hemophilia A					x	x			
Rett 증후군				x	x	x	x		

출처: Stuberg WA, Sanger WG. Genetic disorders: a pediatric perspective. In: Umphred DA, ed. Neurological Rehabilitation. *4th ed. St. Louis, Mo: Mosby; 2001.*

저긴장(Hypotonicity)

저긴장은 종종 낮은 근육 긴장과 동의어이다. 움직임은 동작의 과도한 범위로 나타난다. 거기에는 자세 반응과 관절 주위 근육의 협력 작용이 지연된다. 안정성을 위해 체중부하 관절을 잠그는 것은 일반적이고, 종종 신체를 통해 과신전된 관절과 연합된다. 환자는 그들의 안정성을 최대화하기 위해 넓은 지지 기저면을 제공하는 자세를 취하려 한다. 저긴장 아이는 floppy 관절, 약한 근육 정의, 관절의 과운동성, 감소된 근력과 지구력을 가질 것이다.[11]

저긴장 아이를 위한 위임된 개입(Delegated Interventions for Children with Hypotonicity)

구축과 변형(Contractures and Deformities)

증가된 근육 긴장뿐만 아니라, 습관적인 자세와 위치는 구축과 변형 발달을 일으킬 수 있다. 골격 이상과 변형은 많은 유전적 장애와 연합된다.[12] 변형의 결과로 자세와 움직임의 제한은 유전적 장애와 발달 지연이 있는 아이에서 보여진다. 굴곡 구축은 종종 상지와 하지 모두에서 발견된다. 척추 변형은 또한 우세하다. 호흡상태는 척추의 가습과 골격 변형에 의해 종종 위태롭게 된다. 이 변형의 예방은 종종 물리치료사의 일차 기능적 목표가 되고, 보조사에게 위임된 개입이 된다.

구축이 있는 아이에 관한 위임된 개입 (Delegated Interventions Regarding Children with Contractures)

정신지체(Mental Retardation)

정신지체 미국 학회의 정의는 광범위하게 수락된다. 적응기술에 강조하고 IQ 점수에 강조하지 않는다.

정신지체는 지적 기능과 개념적, 사회적, 실습적 적응기술에 표현되는 적응 행동에서 의미있는 제한에 의해 특징되는 불능이다. 이 불능은 18세 전에 시작된다.[21]

정신지체 정의에 사용되는 오래된 용어는 종종 현재 사용되는 용어와 통합된다. 발달적 운동 이정표의 획득에서 지연은 종종 정신지체의 첫 적응증이다.[22] 어떤 유전적 장애와 상태의 운동 표현은 종종 더 전체적인 발달 문제를 제시한다.[23] 운동 활동의 수행은 또한 어린이의 지적 손상에 의해 영향을 줄 것이다. 그들은 더 인지적 구성요소를 가지는 운동 과제 수행과 방향 따라 하기가 어려울 것이다.[24] 정신 지체가 어린이의 전반적인 집단 사이에 발견될지라도, 이 문제의 빈도는 유전적 장애가 있는 아이에서 더 자주 볼 것이다.

정신지체가 있는 사람을 위한 물리치료 개입 (Physical Therapy Intervention for Individuals with Mental Retardation)

정신지체가 있는 아이 치료에 노력하는 전통적인 물리치료 개입은 기능적 제한을 감소하는 목표쪽으로 근골격, 신경근, 심폐기능 손상을 제한하는 것이다. 개입은 또한 운동 장애와 제한의 결과로 인지적, 대화전달, 사회 - 감정적 손상의 이차적 효과를 예방하고, 제한하는 것에 초점을 둔다.[24]

정신지체 아이를 보조하도록 구성된 많은 치료 활동은 보조사에게 위임될 것이다. 실습의 반복은 스스로 운전하는 운동 학습에 인지를 사용할 수 없기 때문에 이 아이들에게 중요할 것이다. 실습은 운동 프로그램화에 중요한 힘이 되고, 어린 시절 동안 진행됨으로써 어린이에게 필요한 성공을 제공할 수 있다. 정신지체자를 위한 지지된 실습은 표 8-7에 제공되었다. 물리치료사와 보조사는 신체적과 사회적으로 둘 다 어린이의 행동을 깨달아야 한다. 가족 구조는 물리치료 서비스의 전달에 영향을 줄 것이다. 그래서 가족 고려 사항과 문제는 무시되지 않을 것이다. 가족 구성원과 학교 요원은 어린이나 개인의 행동을 이해하는데 도움을 주는 정보를 제공할 수 있다. 행동적 놀이는 성공적으로 물리치료 서비스를 이행하는데 필수적일 것이다. 목표 설정에 포함된 부모, 보호자, 치료자를 갖는 것은 물리치료 프로그램을 고수하도록 할 것이다. 물리치료사는 보조사에게 대부분의 기능적 움직임 실습을 위임할 것이다. 그래서 보조사는 구르기, 앉기로 진행, 앉기, 손을 입에 가져가기, 서기로 진행, 서기, 옷입기, 걷기, 장난감 집기, 장난감 이동하기, 다른 놀이 활동에서 작업할 것이다.

학습불능(Learning Disabilities)

IDEA와 EHA(Education of the Handicapped Act)는 학습 불능을 "듣기, 생각하기, 말하기, 읽기, 쓰기, 단어, 수학적 계산하기의 불완전한 능력에 스스로 명백하게 드러나는 이해하기, 언어 사용하기, 말하거나 쓰기에 포함된 심리적 과정의 하나 이상의 장애"로 정의했다. 연방 정의는 또한 지각적 불능, 뇌손상, 최소 뇌 기능 장애, 실독증, 발달적 실어증과 같은 상태가 포함된다. 연방법 300.7[c] (10)의 34코드에 의해, ***학습불능***은 "시각, 청각, 운동불능, 정신지체, 감정혼란, 환경, 문화, 경제적 불이익의 일차적인 결과로 학습문제"[25]가 포함되지 않는다.

표 8-7
특별한 요구를 가진 아이들을 위한 지지되는 실습

자폐아를 위한 지지되는 실습	학습불능아를 위한 지지되는 실습	발달적 협응 장애아를 위한 지지되는 실습	정신지체아를 위한 지지적 실습
명확하게 말하기.	실패의 오랜 병력 때문에 아이는 쉽게 좌절하거나 화나게 된다. 부모가 되고 지지한다.	동료지지를 위한 치료 단계에서 다른 어린이를 포함.	명확하고 간단한 개념유지.
간단한 교육유지.	어떤 종류의 지지가 학습에 필요한지 당신이 이해하는 것을 돕도록 아이에게 요구한다.	경쟁보다 오히려 협력적인 활동을 이용하고 발달시킴.	작은 단계로 활동을 분류한다.
아이를 확인하려는 노력은 대화전에 당신과 직면한다. 이방법은 당신이 말하는 청각적 실마리 뿐만 아니라 시각적 실마리를 준다.	정보를 처리하고 반응을 일반화하는 시간을 아이에게 허용하라.	단계별로 율동적인 활동을 합병시킨다.	한번에 하나 또는 두 단계로 행할 것을 요구한다.
매일 활동 구성을 같게 한다.	필요하다면 간단한 문장 구조를 이용한다.	밧줄 뛰어넘기, 돌차기 놀이, 야구와 같이 특별한 기술을 발달하는 나이에 적합한 활동 이용.	아이에게 말하기. 아이가 반응할 수 없는 가정으로 부모나 보호자에게 떠맡기지 않기.
일상에서 변화를 위해 아이를 준비하기.	아이가 바보가 아니라 다른 어린이보다 다른 방법으로 학습됨을 인식하기.	학습 불능이나 ADHD와 같은 다른 발달적 문제를 가지고 있음을 깨닫기 그리고 이 발달적 문제를 위한 지지되는 실습 따라하기.	비슷한 연령의 다른 아이에게 사용되는 목소리의 같은 크기를 이용.
일상의 변화에 대한 아이의 행동과 반응을 깨닫고 어떻게 반대로 조정할지 깨닫기.	치료 단계가 어떻게 구성될지의 생각을 위해 선생님이나 부모에게 상의하기, 아이에게 생각을 소개하기 또는 아이로부터 협력을 이끌어내기.		시각, 청각, 촉각 신호 이용하기. 활동 보여주기, 물체 지적하기, 몇가지 다른 방법에서 개념을 반복함으로서 아이는 이해할 수 있다.
환자되기.			어린이가 참가하기 전에 도움을 원하는지 묻기.
구두와 어린이로부터 다른 적절한 반응 촉진하기.			어린이에게 반응에 대한 과도한 시간 허용하기. 그들은 생각을 조직화 하는데 더 시간이요구될 것이며 당신이 알게 된다.
사회적 상황에 아이를 포함시키기. 비록 그들이 포함되기를 할 수 있을지라도.			

출처: *Ratliffe KT. Clinical Pediatric Physical Therapy. St. Louis, Mo: Mosby; 1998:219-274, 324-330.*

학습 불능을 위한 물리치료 개입 (Physical Therapy Intervention for Learning Disabilities)

물리치료사와 보조사는 일반적으로 운동, 균형, 나이에 적절한 운동 요소가 기능적 제한에 있지 않는 한 포함되지 않는다. 다음 부분은 특별한 불능, 진단, 발달적 지연이 논의될 것이고 물리치료 개입이 포함된다. 학습불능, 정신지체, 자폐, ***발달적 협응 장애***(DCD) 아이를 위한 지지된 실습은 표 8-8에 제시되었다.

침투적 발달 장애 (Pervasive Developmental Disorder, PDD)

미국 정신과 학회(APA)는 5가지 세부 분류로 ***침투적 발달 장애***(PDD) 또는 자폐 범위 장애를 정의했다: autistic 장애, Retts 장애, 어린시절 분해 장애, Asperger 장애, PDD는 다른 점에서 특별하지 않는다. PDD의 세 가지 특성은 (증후군 특성의 3인조라 한다) 사회적 상호작용의 손상: 언어적 그리고 비언어적 대화 전달의 어려움; 제한적이고 반복적이고 전형적인 행동[26]이다.

PDD의 물리치료 개입은 종종 아이가 다음을 가질 때 제시된다:

- 대단위 운동 기술의 결함
- 약한 균형
- 서투름
- 감소된 근력
- 대단위 운동 기술에서 지연

물리치료사는 대단위와 소단위 운동 기술의 전체 범위와 근력, 범위, 균형 등의 각각의 손상에 달성되는 개입에 포함되나 제한되지 않는 치료를 보조사에게 위임할 수 있다. 치료는 개인이나 단체 치료 부분에서 제공될 수 있다. 개인이 제공하는 치료는 어린이의 발달적 절차와 친숙하다는 것이 중요하다. 종종 제한은 어떤 행동 설치에 필요하다. 물리치료사는 받아들이기 어려운 행동을 위한 특별한 결과를 보조사에게 제공할 필요가 있다. 장려되어지는 행동은 정립하기에 필요하고, 절차는 이것이 어떻게 획득되는 지에 확립된다. 각 물리치료 프로그램은 어린이에 특별함으로써 PDD 아이의 물리치료 개입에 관해 확립된 특별한 절차는 없다.

발달적 협응 장애(Developmental Coordination Disorders, DCD)

DCD의 과거 정의는 서투름, 발달적 서투름, 발달적 실행증이 포함된다. DCD는 학습불능, 감각 통합문제, 최소 뇌기능 장애(MBD)와 연합된다. DCD는 운동 협응이 예상된 수준 아래로 현저할 때 진단되고, 학업적 성취나 일상생활동작을 의미있게 방해하고, 신체적 장애로 알려지지 않았다.[27] DCD는 정규 학령기 집단의 5% 주변으로 영향을 받는 한 집단의 특성을 표현한다.[27] 병인은 알려지지 않았다. 비정상적 대, 소 단위 운동 협응과 표현적 언어 문제가 존재한다. 움직임은 어린 시절에 보여지는 비진행적 운동 비정상에 일차적으로 중점을 둔다.

발달적 협응 장애를 위한 물리치료 개입 (Physical Therapy Intervention for Developmental Coordination Disorders)

물리치료사는 DCD를 위한 개입 프로그램을 계획하고 검사, 평가하기 위해 운동 발달의 지식과 배경을 사용할 수 있다. 물리치료사는 학교에서 그리고 일상생활동작 성취로부터 어린이를 방해하는 운동 손상과 기능적 제한을 정립해야 한다. 기능적, 사회적 제한을 예방하거나 최소화하는 개입은 물리치료사나 보조사에 의해 제공될 수 있다. 대단위 운동 기술에서 결함은 종종 물리치료에 의뢰하는 일차적인 이유이다. 대단위 운동 기술을 수행하는 능력을 가진 아이는 그러나, 운동의 질에서 부족한 아이는 물리치료 서비스를 어렵게 받을 것이다. 교육적 그리고 의료적 시스템은 소단위 운동 결함을 가진 아이에게 서비스를 판단하기가 더 어렵게 만든다. 광범위한 학교팀의 구성으로서 물리치료사와 보조사 기능은 DCD 관리

표 8-8

어린이의 나이에 따라 물리치료 개입을 하는 듀켄형 근이영양증의 임상적 형태

나이	임상적 형태	물리치료 개입
출생~2세까지	늦게 걷는 것을 배울 것이다.	발달적, 기능적 기술, 근력, 가동범위 주시하기.
3~5세	넘어짐; 발가락 걷기; 서투름; 달리기가 싫음; 장단지근과 삼각근에 과영양; 목 굴곡근, 복부, 견관절과 고관절 신전근의 약화.	하퇴삼두근과 대퇴근막장근의 가동범위, 자세잡기, 수영과 같은 전반적인 운동 프로그램을 가족에게 가르치기, 근력과 가동범위 주시하기.
6~8세	발가락 걷기, 전만증, 상호교대적 팔 흔들림 부족, 지지없이 계단을 오를수 없다, 쉽게 피곤함, 제한된 이동거리, 기저면이 넓은 보행, 트렌델젠버그, 도움없이 바닥에서 일어날 수 없다.	수영과 같은 전반적인 운동프로그램, 근력과 가동범위 주시; 피로를 피하기 위해 어떻게 활동을 수정하는지 가족과 학교에 상의; 서기와 보행 프로그램 발달; 호흡 운동 가르치기; 학교에서 가동 범위 프로그램을 위한 신체교육 전문가와 상의; 족관절에 야간 보조기 처방; 척추 배열 주시.
9~11세	보조기로 걷기; 이동을 연장하기 위한 건절재 수술이나 측만증을 안정화하기 위해 수술을 시도; 호흡 불충분; 측만증시작; 수술이나 보조기가 없다면, 이동 기술이 상실 될 것이다.	KAFO 처방과 맞추기; 바퀴달린 보행기, 파라포디움 또는 상호교대적 보행 보조기 처방과 사용방법교육; 학교활동에서 보행을 통합하는 프로그램발달; 근력강화를 위한 수술전과 후에 개입 그리고 보행훈련; 호흡운동; 적절한 좌석과 자세 지지물로 장거리 의자차 조작하기; 독립된 앉기 운동성을 위해 모터스쿠터 고려; 가동범위 제공, 측만증과 사지 구축을 주시하는 자세.
12~14세	이동기술 소실, 증가된 호흡의 어려움; 비만; 고관절, 슬관절, 족관절, 주관절에 증가된 구축; 측만증 진행; 골다공증; 의존적 이동; 일상생활 동작에서 보조 요구가 증가.	가능한한 계속 서기 프로그램 진행; 비만과 구축관리; 독립적 운동성을 위한 파워 의자차; 기계적 들어올리기 도구(Hoyer 외)사용에 대한 가족과 학교 교육; 실내 변기 의자, 목욕의자, 다른 장비가 필요할 때마다 추천; 교실에서 자세 발달을 위해 선생님과 다른 팀 일원과 협력하고, 학원 과제를 촉진하기 위해 컴퓨터 가까이 하기.
15~17세	많은 일상생활동작에 의존적, 보존적 방법의 환기 요구, 증가된 호흡 절충물.	ball-bearing feeder를 포함한 일상생활동작을 보조하는 장비에 적응하기; 압력 제거를 위한 규칙적인 시간표와 도구 발달 그리고 피부주시; 제시된다면 기계적 환기를 위한 전동 또는 수동의자 적응하기; 기침, 호흡, 운동 체위 배위를 보조하는 가족 교육; 호흡기능 훈련, 기계적 또는 전동 침대 고려; 공기 흐름이나 압력이 변하는 것과 같은 편안한 매트리스; 아이를 위한 계획이나 직업 목표에 보조를 위한 어린이, 가족, 팀과 협력.
18세 이상	환기 보조 필요, 모든 일상생활 동작에 의존적. 호흡기능의 감소 후에 죽음이 온다	홀짝홀짝 마시고 숨을 헐떡이기 위한 파워 의자의 조절 적응에 필요하거나, 듀켄형 근이영양증 환자에게 영향 받기 쉬운 다른 조절에 적응하기, 피부보호, 구축 관리, 자세잡기, 높은 교육적, 직업적 활동을 받아들이기 위한 상담, 개인과 가족에게 지지 제공, 가족과 어린이의 가능한 수송에 관한 정보를 제공.

출처: Ratliffe KT. Clinical Pediatric Physical Therapy. *St. Louis, Mo: Mosby: 1998:219-274, 243.*

에 필요하고 그래서 역할은 직접 실제 개입보다 더 상담적이 될 것이다. 물리치료사는 대단위 운동 놀이와 활동에 적응하는 신체적 교육 선생님뿐만 아니라, 교실 선생님과 보조자에게 직접 상담을 제공할 것이다.

보조사는 이 어린이에서 변화를 주시하도록 요구될 것이고, 물리치료사에게 정보를 보고한다. 보조사는 또한 특별한 운동 놀이 활동을 분명하게 하기 위해 선생님과 교실 보조자를 보조하도록 요구될 것이다. 물리치료 보조사가 교실에 있을 때, 물리치료사는 보조사에게 놀이 활동이 기능적 향상에 이르게 되는 움직임 행동을 촉진하도록 요구될 것이다. 상담은 또한 앉기와 서기 자세에 관해 제공될 것이다; 바닥에 있는 동안 자세, 교실 의자에서의 자세, 의자차에서 자세; 그리고 정상 긴장도를 향상시키는 조정 기술과 어린이의 중추신경의 감정적 조직화에 관해 제공된다. 교실에서 적절한 수행을 위해 물리치료사는 앉기에서 의자의 적절한 형태와 적절한 책상 높이를 결정하기 위해 학교 장비를 상의할 것이다. 보조사는 교실에서 어린이를 관찰하도록 요구될 것이고, 장비가 적절하게 사용되어지는지 확신하는 것을 돕기 위해 선생님에게 보조가 제공된다.

발달적 불능(Developmental Disabilities)

발달적 불능은 정신이나 신체적 손상 때문에 심각한 만성 상태의 다양한 그룹이다. 발달 불능을 가진 사람은 언어, 움직임, 학습, 자가 도움, 독립적 삶과 같은 삶의 활동에 문제를 가진다. 발달적 불능은 22세까지 발달되는 동안 어느 시기에게 시작되고, 일반적으로 개인의 삶을 통해 지속된다.[28,29]

발달적 불능이란 용어는 미국의 주와 많은 학교 지역에서 사용된다. 이 용어는 전반적으로 더 심각하고 만성적이고 의료적으로 손상된 아이를 정립하기 위해 사용된다. 실제적으로, 이 기준에 긍정적 반응은 다음 영역의 3가지 이상에서 기능을 제한한다; 자가 - 치료, 이해와 표현적 언어, 학습, 운동성, 스스로 방향 설정, 독립적인 삶의 능력, 경제적 자가 - 만족감, 개별화에 필요한 결과, 연장된 기간을 위한 이 분야 제휴의 서비스. 발달 불능의 분류 아래 포함되는 것은 자폐, 뇌성마비, 간질, 정신지체, 심각한 감정적 핸대캡, 어떤 감각과 언어장애이다.[11, 28] 진단과 상태의 심각도는 일반적으로 중요한 삶의 활동에서 불명확한 보조가 요구된다. 질병과 상태의 중등도 형태는 전반적으로 발달적 불능으로 고려하지 않는다.

물리치료로 치료되는 특별한 유전적 또는 선천적 질병
SPECIFIC GENETIC OR INHERITED DISEASE TREATED BY PHYSICAL THERAPY

이 장의 나머지 부분은 유전적 장애에 의해 발생하는 의료 진단을 논의할 것이다. 물리치료사에 의해 임상적 형태와 신체적 개입 그리고 보조사에게 적절한 위임이 설명될 것이다. 물리치료사와 보조사는 가정과 직장에서 독립적이고 지속적인 활동을 촉진하는데 중요한 역할을 한다. 유전적 또는 발달적 불능으로 분류된 다양한 의료진단 중 어떤 하나를 가진 아이의 순차적인 물리치료 개입 진행은 아이에 따라 나이가 변하는 것뿐만 아니라, 아이에 따라 다양할 것이다. 물리치료사에 의한 임상적 형태와 신체적 개입 또는 보조사에게 위임은 많은 변수에 의존할 것이다. 물리치료사와 보조사는 가정과 직장에서 독립적이고 지속적인 활동 촉진에 중요한 역할을 한다. 각 어린이를 위한 치료 프로그램은 어린이의 기능적 요구에 맞추어 개인적으로 맞출 것이고, 교육적이고 의료적 치료 계획과 포괄적이고 협응될 것이고 통합될 것이다.[30] 부모와 형제 요구는 또한 이 치료 계획이 확립될 때 고려되어질 것이다. 효과적인 개입의 물리치료사와 보조사에 의한 설명은 그들의 삶을 통해 어린이의 증거에 기초한 관리에 중요할 것이다.

이 부분은 유전적 또는 선천적 질병으로 의료적으로 진단될 때 출생에서 성인기까지 아이의 순서적인 진행을 보조사가 이해하도록 도울 것이다. 특별한 의료 문제와 물리치료 개입 수준은 어린이의 특별한 기능적 요구와 나이에 적합한 활동에 의해 소개되고 변할 것이다. 보조사는 이 특별한 문제가 큰 변화를 가진다는 것을 생각하고, 물리치료사는 보조사가 어떤 위임된 개입으로 효과적으로 다루는데 이해가 필요함을 확실히 할 책임이 있다.

다운증후군 환자 (The Patient with Down Syndrome)

21번 삼염색체는 다운증후군의 세가지 형태 중 가장 일반적이다. 다운증후군 아이의 92%가 21번에 과도한 염색체를 가지고 있다.[11] 다운증후군의 발병률은 엄마 나이가 증가함으로 발생한다.[12,31] 다운증후군으로 태어난 아이는 일반적으로 분만실에서 의료팀에 의해 인식된다. 임상적 형태는 민족배경, 인종, 성에 의해 쉽게 정립된다. 진단의 확신은 염색체 핵형이라 불리는 혈액 검사에 의해서이다.

다운증후군 아이에서 보여지는 임상적 외형 (Clinical Features seen in Children With Down Syndrome)

다운증후군으로 태어난 아이는 편평한 얼굴을 가진다. 눈이 위로 비스듬히 치켜 올라가고, 짧은 목, 비정상적 모양의 귀, 눈홍채에 흰점(Brushfield Spots이라 한다), 손바닥에 하나의 깊은 횡 주름이 있다. 다운증후군의 어떤 아이는 이 모든 외형을 가지지 않는다. 더 유력하게 관련된 의료진단은 선천적 갑상선 저하, 청력소실, 선천적 심장질환, 시각장애를 포함한다. 정신지체는 다운증후군의 모든 아이에서 나타난다. 대부분 정신지체의 경증에서 중등도 범위의 낮은 IQ를 가진다. 환축추 불안정, 두개골 기저 아래 경추 상부의 기형은 다운증후군에서 매우 일반적이다. 경추의 뼈와 인대 구조 이상의 증가된 출현율은 환축추 불안정에 이른다. 이 불안정은 다운증후군에게 아탈구와 척수 압박과 충돌에 손상받기 쉽게 할 수 있다. 그래서 물리치료사는 보조사에게 개입 위임 전에 환축추 불안정을 제외할 것이다. 그러나 환축추 불안정의 일반적인 증상과 증후의 지식과 밀접한 주시는 보조사에게 중요하다. 환축추 불안정의 문제, 증상, 위험, 피해야 할 활동에 관한 부모 교육은 또한 매우 중요하다. 표 8-9는 환축추 탈구로 인한 척수 압박 증상과 증후를 정립했다. 혼몽과 따끔거리는 감각 증상은 즉각 의료 주의가 요구된다.

표 8-9
환축추 탈구 결과로서 척수압박의 증상과 증후군

무반사
바빈스키
활발한 심부건반사
간대성 경련
보행변화
신전근 저측 반사
두통
발뒤꿈치 긴장
비협응
증가된 근육 긴장
제한된 경추동작
신경학적 방광(실금 또는 정체)
목 통증
목 근육의 경축
가위 보행 자세
감각 변화
사경
현기증
약화

발췌: Gajdosik CG, Ostertag S. Cervical instability and down syndrome: review of the literature and implications for physical therapists. Pediatr Phys Ther. 1996;8:31-36.

다운증후군과 일하는 물리치료사와 보조사는 경추에 과도한 스트레스가 놓여지는 치료 활동을 깨달아야 한다. 물리치료사들의 치료는 과도한 목 굴곡, 신전, 회전자세를 피해야 하고, 강한 비틈과 머리의 회전을 피해야 한다. 경추의 관절 압축이나 압박은 조심스럽고, 부드럽게, 시행되어야 한다. 치료는 머리에서 낙상의 위험을 피하는 반대 자세에서 다운증후군 아이를 두고 시행되어야 한다. 외상 위험에서 벗어나는 신체적 활동이 중요하다.[32] 물리치료사는 보조사에게 어떤 예방책의 정보가 필요하고, 보조사는 어떤 문제가 개입동안 스스로 존재한다면, 물리치료사에게 다시 보고할 필요가 있다. 많은 어린이가 개별화된 가족 서비스 계획(IFSP)이나 개별화된 교육계획(IEP)에 참여하도록 요구하는 프로그램에 참여할 것이다. 운동 기술 발달은 IFSP나 IEP에 진행될 것이고 정기적으로 물리치료사에 의해 진행을 감독한다. 다운증후군 아이에서 측정과 감독 프로그램에서 전반적인 중요성은 아이가 집, 이웃, 학교에서 더 신체적 기술이 나타나는지 관찰하는 것이다.

발달의 특별한 단계와 관련된 다운증후군 아이를 위한 물리치료 개입전략 (Physical Therapy Intervention Strategies for Child with Down Syndrome Related to Specific Stage of Development)

다운증후군으로 태어난 신생아는 저긴장이나 약한 근육 긴장을 가진다. 이 긴장은 어린이의 머리와 체간 조절에 영향을 준다. 크게 돌출된 혀를 따라 양쪽 결함은 정상 먹기에 영향을 준다. 다운증후군 아이는 전반적인 발달이 지연된다. 과거 20년간 대부분 연구는 다운증후군 아이의 걷기 시작하는 평균 나이는 약 24개월이라 제시했다.

부모나 치료 제공자의 일차 목표는 지연되고 이동할 수 없는 아이가 걷는 것이다. 다운증후군 아이와 유아를 위한 치료 개입은 가정에서 자연스럽게 경험하는 것보다 더 적절히 또는 초과하여 운동 활동을 제공하는 것이 발달에 도움이 될 것이라는 가정에 기초해 왔다.[33] 이 가정은 운동학습, 운동조절, 신경가소성 연구에 의해 타당성이 있다(3장 참고).

초기 개입 프로그램을 경험한 다운증후군 아이는 초기 개입군이 비교군보다 지적 그리고 적응 기능 측정에 의미 있게 높은 점수를 가짐을 보였다.[34] 초기 개입을 받은 어린이는 유익한 효과를 가지고 연속적인 학습과 발달을 위한 기초가 제공된다. 그러나 이 어린이가 나이가 들수록, 학습과 발달 진행에 감소됨이 보인다.[35, 36]

다운증후군 유아에서 자세반응을 촉진하는 개입은 운동 이정표 발달을 향상시킨다.[37] 다운증후군 아이가 지각적 운동 수행에서 다양하기 때문에, 운동 영역에서 개입은 어린이의 수행 측면에 의해 다양해져야 할 것이다.[38] 다운증후군 어린이의 재활프로그램을 구성할 때, Uyanik[39] 등은 모든 치료 방법은 (예, 감각 통합치료와 신경발달치료) 복합적으로 적용되어야 하고, 다운증후군 아이의 요구에 의해 서로 지지되어야 함을 제시했다.[39] 많은 특별한 개입이 보조사에게 쉽게 위임될 수 있다.

신생아/유아단계(Newborn/Infancy Stage)

물리치료 서비스는 다운증후군 아이가 비정상적인 대상적 움직임 패턴 발달을 피하면서 성장하는 것을 돕는 것이 중요하다. 다음 4가지 요소는 다운증후군 아이가 어떻게 움직이고, 환경에 노출되는 지에 영향을 준다: 저긴장, 인대성 느슨함, 감소된 근력, 짧은 팔과 다리. 이것은 앉고 오르는 활동을 어렵게 한다.

물리치료 목표는 구르기, 앉은 자세 만들기와 같은 발달적 순서에 따른 기술을 발달시키는 것이다. 조정과 수행기법을 가르치는 것은 또한 중요하다. 치료는 상호작용의 운동 표현을 증가하도록 작업할 수 있다. 부모 목소리 쪽으로 머리를 돌리거나, 장난감이나 밝은 색 물체로 돌리는 것은 이 상호작용을 장려하는 방법이다. 보조사는 적립된 학습 환경 내에서 적절한 움직임 반응을 장려하도록 어린이와 놀이를 하는 것뿐만 아니라, 정상 움직임을 촉진하도록 어린이를 조정함에 있어 매우 편안해야 한다.

물리치료 보조사의 역할(The Role of the PTA)

신생아와 유아 단계 동안, 보조사는 발달을 장려하기 위해 역학적 자세, 대단위 운동, 발달적 그리고 놀이 활동을 수행하고 조정하는데 가족과 초기 개입 제공자와 함께 일하는 중요한 역할을 할 수 있다. 트레드밀 훈련처럼[33, 40] 장비 사용은 물리치료사에 의해 먼저 정립되나 가정교육 프로그램을 위한 부모의 훈련은 개입 절차의 기술과 이해를 가지고 있는 보조사에게 위임될 수 있다. 물리치료사에게 다른 분야(예, 작업치료), 언어 그리고 아이 치료에 포함되는 교육과 서비스를 통합하고 협응하는데 참여하는 것이 중요하다. 그래서 개입동안 보조사의 관찰은 물리치료 서비스가 다른 전문가와 가족의 기대에 지속되는지 보증하기 위해 규칙적인 기초로서 물리치료사와 상호교류 할 필요가 있다.

초기에 언급한 것처럼, 각 주는 그들의 물리치료 실습 행위와 초기 개입 프로그램에 일하는 인원의 지침을 가지고 있다. 물리치료 보조사는 학령기가 아닌 어린이의 초기 개입 서비스를 제공하는 회사에 고용될 것이다. 어린이를 평가하고 물리치료 보조사를 위한 적절한 위임과 감시를 위해 이 프로그램에 물리치료사를 둘 것이다.

아장아장 걷는 단계와 학령기전 단계 (Toddler and Preschool Stage)

다운증후군 아이는 모든 면에서 발달 지연을 가지고 대상적 움직임 패턴이 종종 관찰된다. 이것은 체간을 둥글게 하고 기울어진 골반으로 앉아있는 것을 보는 것은 일상적이다. 많은 어린이는 전만증으로 선다(배가 나오고 등은 곡선을 이룸). 고관절 외회전, 슬관절 뻣뻣, 편평한 발과 바깥쪽으로 향한 발로 서고 걷는 것이 또한 관찰된다. 많은 다운증후군 아이는 이 보행 문제 때문에 물리치료에 의뢰될 것이다. 물리치료사는 슬관절의 잠김을 예방하기 위해 발 앞쪽에 체중을 이동하고, 내회전 힘을 제공하기 위해 골반에서 아이를 유지하는 동안, 보행에서 아이를 보조하도록 보조사에게 요구할 것이다. 아이는 또한 치료 개입 부분으로서 발 보조기를 착용할 필요가 있을 것이다. 물리치료사는 보조기의 적절한 사용을 보조사에게 교육하고 보조사는 적절할 때 부모를 가르칠 수 있다.

가족은 종종 일차 목표가 되는 보행을 기대한다. 물리치료 서비스는 보행전 기술과 향상된 보행 기술 쪽으로 지시될 것이다. 보행전 기술은 무릎서기로 당기기, 서기로 잡아당기기, 쪼그려 앉기에서 서기 활동이 요구되는 활동이 포함된다. 향상된 보행 기술은 계단활동, 편평하지 않은 면에서 걷기, 다른 지형에서 걷기, 달리기, 뛰기, 공차기가 포함된다. 다시 물리치료사는 특별히 일차 목표가 정상 움직임을 촉진하기 위해 실습의 반복이라면, 많은 활동을 위임할 수 있다.

물리치료사가 그들의 발달에서 다운증후군 아이에게 이익이 될 단체 활동을 확립하고, 촉진하기 위해 초기 개입 프로그램이나 학교 전 프로그램에 책임자로 일할 필요가 있을 지라도, 단체 실행은 각 어린이에게 정립된 특별한 목표와 개입으로 만족스럽게 느껴지는 한 보조사에게 위임될 수 있다. 보조사는 대단위 운동 활동과 보행전 그리고 보행활동을 위한 치료 제공자로서 일차 치료하는 치료사가 될 수 있다. 이 프로그램은 매일 또는 격주로 단체 또는 개인적 치료 단계로 수행될 수 있다. 언어, 소단위 운동기술, 대단위 운동 활동환경과 혼합되는 사회화와 관련된 목표 사용은 필수적이다.

학령기와 청소년 단계 (School Age and Adolescent Stage)

다운증후군 어린이와 청소년은 덜 활동적이고 실내에서 더 많은 시간을 보낸다. 그래서 비활동 때문에 많은 아이가 과체중 되려고 한다. 이 단계 동안 신체적 피트니스와 운동 프로그램을 강조하는 것이 중요하다. 지역사회 여가활동 프로그램(예, 짐보리, 춤, 체육, YMCA, 공원)에 의뢰하고 수락하는 것이 필요하다. 오후와 주말 프로그램에 참여는 근력, 균형, 속도, 지구력을 발달시키고 향상시킬 것이다.

물리치료사의 역할은 다운증후군 아이가 참여하게 될 학교 팀과 오후 학교 프로그램에 상담을 제공하는 것이다. 물리치료사와 보조사는 청소년이 수술이 요구되는 의료상태를 가지고 수술 후 물리치료가 지시된다면, 더 직접적인 서비스를 제공할 것이다. 초기에 언급한 것처럼, 환축추의 불안정은 주시될 것이다. 척추 압박 증상은 경직성 반신마비, 경직성 삼지마비, 경직성 사지마비를 일으킬 수 있다. 다운증후군 아이와 활동을 수행할 때, 이 증상이나 증후가 발달된다면, 보조사는 즉각 물리치료사에게 알리고 개입을 중지한다.

다운증후군 아이의 이차적 상태에 관한 고려 때문에 학교에서 더 능동적 프로그램을 만들 노력이 이루어진다. 여기서 물리치료사는 보조사가 직원을 가르치고 근본적으로 선생님의 보조로 또는 적절한 신체적 교육인원으로 일할 것인지 선택할 것이다. 보조사는 이 어린이를 위해 부가적인 치료를 할 필요가 없다. 그러나 보조사는 참여를 장려하기 위해 건강 활동을 만들고, 계획하고 촉진할 수 있다. 단체 활동은 피트니스를 촉진하고 동료상호작용을 촉진하는데 이상적이다.

성인단계(Adult Stage)

삶의 기대는 다운증후군에게 증가된다. 다운증후군의 많은 젊은 성인은 그들의 나이든 부모와 산다. 변화 계획은 다운증후군 성인을 반-독립적 가정 상황에서 살도록 도와줄 수 있다. 젊은 성인이 삶의 기술에서 독립성을 증가시키는 기술을 배우는 것은 중요하다. 특히 그들의 부모 나이가 증가하고, 그 자신의 건강 문제가 발달된다면 보조사는 다운증후군 성인을 위한 활동을 제공하는 단체 가정 또는 센터에서 일할 것이다. 신체적 피트니스와 건강활동 촉진은 그들의 삶을 통해 중요하게 존재할 것이다. 체계적 그리고 잘 구성된 유산소 훈련 방법이 수행될 때, 다운증후군 성인은 환기에서 향상을 보인다.[41] 유산소성 노젓기 훈련처럼 실습의 구조와 반복은 다운증후군 젊은 성인에게 재미와 즐거움을 가져다 줄 뿐만 아니라, 운동 지구력과 작업능력을 촉진한다.[42] 노화 진행 부분으로서, 알츠하이머 질병이 다운증후군 성인에게 문제가 될 것이다. 균형과 낙상 고려는 신체적 적합성 뿐만 아니라 안전하게 학습하는 전략에 필요할 것이다.

골유전 결함환자 (The Patient With Osteogensis Imperfecta)

골유전 결함(OI)은 현저한 임상적 다양성의 골격 장애이다.[43] OI는 모든 인종과 민족에서 약 1:5,000~1:10,000에 비율로 발생한다.[44] 뼈에 의해 특징을 갖는 드문 유전적 장애이다. OI는 콜라겐 합성에서 결함을 일으키는 질병 양상이다. 이것은 우성적 또는 열성으로 유전하는 질병일 수 있거나 돌연변이로서 발생할 수 있다.

OI치료에 효과적인 치료는 없다. 외과의에 의한 치료 전략은 일차적으로 보존적이고, 수술적 개입이다. 약사 개입의 새로운 형태가 생김으로, 이것은 물리치료사와 보조사에게 재활에서 다각적인 접근에서 일하고 정해진 것의 결과 기록에 중요하다.

물리치료 예후는 증후의 수와 심각성에 의존한다. OI와 연합된 광범위한 임상적 다양성 때문에, 어린이가 의미있는 불능에 특별히 위험이 있음을 예견하기가 어렵다. OI의 형태 또는 심각성은 보행에 대한 최종 능력의 가장 중요한 임상적 지시이다.[43] 운동 이정표의 초기 성취는 OI형태가 불확실할 때 독립 보행능력에 기여한다. OI 유아와 어린이의 재활 목표는 다음과 같다:

- 대단위 운동 발달 획득 촉진하기
- 능동 움직임의 모든 안전한 형태 촉진하기
- 기능적 독립 최대화하기
- 삶의 질적인 면 향상하기

OI의 젊은 어린이와 청소년은 더 명확하게 신체적 제한을 받는 반면, 초등학교 아이 집단은 종종 체육 참여 제한에 반대한다.[45] 보조사는 항상 어린이가 그들의 신체에 손상이 될 수준에서 수행하려고 노력하는 질문을 갖게 되면 위임한 물리치료사와 상의할 필요가 있다. 보행은 OI 어린이의 부모에게 중요한 강조점이다. 결과는 골절과 수술에 의해 악화된다.

OI 아이는 다리의 휘어짐, 무용성 약화, 고관절 굴곡과 외회전, 발 첨족이 존재할 것이다. 척추변형과 추체 압박은 또한 존재할 것이다. 이 문제의 복합은 보조사에게 개입을 의뢰하는 물리치료사의 결정뿐만 아니라, 대단위 운동 기술의 획득을 제한할 것이다. 모든 치료사는 부모와 보호자가 그들의 아이를 조정하는 것이 두려움이 있음을 깨닫을 필요가 있다. 이 치료 제공자는 또한 잠재적인 골절의 두려움과 보호를 과도하게 해야 할 것이다.

유아기(Infancy Stage)

물리치료사는 유아의 의료적으로 부러지기 쉬운 상태 때문에 전반적으로 물리치료 서비스를 제공할 것이다. 보조사는 이 나이동안 직접적인 역할을 하지 않는다. 부모 교육은 초기 유아기 동안 가장 중요하다. 물리치료 개입은 접합을 촉진하는 기법을 수행하고 조정하는 것을 장려하는 쪽으로 지시된다. 물리치료사는 자세, 목욕, 옷 입기, 먹기 동안 기법을 수행하고 조정하는 것을 부모에게 교육시킬 것이고, 이것은 반복되고 감시되어질 것이다. 물리치료보조사는 이 운동 기술을 재강화하는데 매우 효과적일 수 있다. 골절을 예방하는 안전한 예방책은 OI 어린이와 일하는 모든 치료사에 의해 복습되고 이해되어야 한다.

옆으로 누운 자세 취하기는 후두골 편평, 사경, 고관절의 개구리 다리 자세를 예방할 것이다. 이것은 깨어있는 시간동안 추천될 수 있다. 골절 위험을 감소하기 위해, 부모는 과도한 움직임이나 힘을 사용하지 않고 상지와 하지 범위를 부드럽게 하는 방법이 보여질 수 있다. 빠르고, 움찔하는 움직임은 항상 피해야 한다. 유아는 이동하거나 자세를 취할 때 적절하게 지지되어야 한다. 아기 침대와 놀이틀은 잘 받쳐져 있어야 한다. 약간의 충격은 골절을 일으킬 것이다. 사지에 보조기를 사용하는 것은 때때로 필요하다. 유아를 이동하기 위한 좋은 완충물과 잘 덮어진 유모차와 같은 운동성 보조기는 손상이나 골절을 예방할 수 있다. 골절을 예방하는 다른 전략은 골절증상을 인식하는 것이다. 조정하거나 움직일 때, 우는 아이는 골절이 있을 것이고, 즉각 의료적 참여가 필요하다.

아장아장 걷는 단계와 학령기전 단계 (Toddler and preschooler Stage)

뼈가 허약함, 관절 느슨함의 일차적 손상과 감소된 근력은 이 나이에 움직임과 이동에 영향을 줄 것이다. 무용성과 근 위축의 이차손상은 골다공증이다. 그래서 놀이는 재미있어야 하지만, 거칠지 않아야 한다고 가족에게 강조하는 것이 중요하다. 기기 단계 동안, 이동의 어떤 의미는 장려되어야 한다.

상호교대적 기기의 능력은 서기에서 체중 부하나 일어날 수 있는 이동에 중요하지 않다. 어린이가 뛰어가고, 전투적인 기기, 상호교대적 기기를 할 수 있다면, 그는 환경에 노출될 수 있고, 이동 기술에 보조를 준다. 모든 어린이를 위한 놀이와 사회화는 중요하다. OI 어린이에서, 놀이와 사회화 둘은 운동성이나 체중부하 능력이 부족할 때 제한되고 방해될 것이다.

이것과 그리고 다른 이유로, OI 어린이는 초기 개입 프로그램에 참여할 것이고, 그 환경 내에서 일하는 물리치료보조사와 상호작용할 것이다. 그들의 의료적 진단에서 이차적인 골절의 높은 발생률 때문에, 이 아이들은 병원 외래나 재활센터, 보조사를 위한 다른 종류의 작업 환경에서 물리치료 서비스를 받을 것 같다. 골절과 근육 약화 때문에 수중 치료가 추천될 것이다. 물리치료사는 물의 저항과 보조를 통해 하지 근력 강화에 일할 수 있다. 물은 또한 보호된 환경에서 체중부하를 제공하는 의미가 있다. 수중치료는 또한 심혈관 피트니스를 향상시킬 것이다.[11, 46]

이동 전과 서기 기간 시작에, 물리치료사는 안전한 체중부하를 위한 직접적인 서비스를 제공하도록 보조사에게 요구할 것이다. 보호된 체중부하는 하지 보조기 사용으로 제공된다. 서기 프레임과 책상 또는 똑바로 누운 스탠더는 지지로 체중부하를 장려하는데 사용될 것이다. 보조사는 골절 위험을 감소하기 위해 적절한 지지로 어린이가 움직이는 방법을 가족과 학교직원에게 보여주기 위해 올바른 조정과 자세 기법이 장려될 것이다. 보조사는 또한 보조기를 착용하는 것을 감독할 수 있다. 관찰된 어떤 문제는 (예, 통증, 붉어짐, 압력 부위, 피부파괴 또는 보조기로부터의 진무름) 물리치료사나 외과의에게 즉시 보고되어야 한다. 많은 OI 어린이는 다리의 장골에 골절을 예방하기 위해 수술을 한다. 의사는 체중지지 활동 동안 체중의 기계적 지지를 제공하기 위해 대퇴나 경골에 막대를 꽂을 것이다.

수술이나 골절 후에, KAFOs는 보호, 지지를 제공하기 위해 처방되고 체중부하활동을 촉진한다. 보행은 치료적 운동과 운동성을 위해 장려된다. 체중부하 활동은 수술 후 수영장에서 그리고 땅에서 수행할 수 있다.

수술 후, OI 어린이가 학교로 돌아갈 때 보조사는 근력 강화 활동, 체중 부하 활동, 보행 훈련을 실행할 수 있다. 어린이는 이동 활동에 보조를 위해 보조기와 적합한 장비를 가질 것이다. 어린이가 이동에 지원하지 않는다면, 물리치료사는 운동성 기술을 평가할 것이다. 운동성을 위한 수동 또는 전동 의자차 훈련은 제시되고, 보조사에 의해 가르쳐질 것이다.

학령기와 청소년 시기(School Age and Adolescent Stage)

아장아장 걷는 시기와 학령기전 단계에서처럼, 골절 때문에 빈번한 입원은 학령기와 청소년기에도 발생한다. 수술과 보조기는 일차적 재활 개입이다. 물리치료 개입은 학령기전에 설명된 것과 비슷하다. 고관절 굴곡 구축을 예방하고 고관절 신전근과 대퇴사두근을 근력 강화하는 것은 중요하다. 어린이가 고관절 신전근과 대퇴사두근 근력이 향상되었을 때, AFO가 처방되고 KAFO는 더 이상 지시되지 않을 것이다. 물리치료사는 유연성, 지구력, 근력을 향상하는 피트니스 프로그램을 위해 보조사에게 절차를 위임할 수 있다.

물리치료 보조사의 역할(The Role of the PTA)

학교에서 물리치료 보조사는 OI 어린이에게 물리치료 서비스를 제공하는 매우 능동적 역할을 할 것이다. 운동성 기술을 가르치는 것은 매우 중요할 것이다.

이동성 아이를 위해, 보조사는 보조기를 착용하고 벗는 것 그리고 서기와 보행활동을 위한 보조기 사용에 관해 가르칠 것이다. 비이동성 아이 또는 오직 집에서 이동하는 아이를 위해, 보조사는 수동 또는 전동 의자차 운동성을 가르칠 것이고, 아이는 학교와 지역 사회에 접근이 가능할 것이다.

보조사는 학교에서 청소년을 감독하도록 요구될 것이다. 감독은 튼튼한 의료장비의(예, 의자차, 이동장비, 보조기) 안전한 사용을 위해 좋은 상태로 유지되는 것을 책임지도록 추천된다. 피트니스 활동에서 적절한 신체 교육 인원과 일하는 것은 또한 유용할 수 있다. 물리치료사와 보조사는 여가활동과 피트니스 프로그램 둘을 위한 지역 사회 자원에 청소년과 그의 가족을 의뢰함으로써 가치있는 보조를 제공할 수 있다.

성인기(Adult Stage)

대부분 OI 성인은 지역사회 이동을 위해 수동 또는 전동 의자차를 사용한다. 집에서만 이동하는 사람은 보조도구를 사용할 것이다. OI 환자가 성인기에 도달하면, 단지 치료사 시간은 다른 골절이나 수술적 절차가 따라오는 환자와 일하도록 요구된다. 치료 전략은 개인의 기능적 능력을 향상하는데 초점을 둔다. 그 기능적 훈련은 다양한 임상에서 보조사에게 위임될 것이다.[47]

듀켄형 근이영양증 환자(The Patient With Duchenne Muscular Dystrophy)

듀켄형 근이영양증(DMD)은 어린 시절의 가장 일반적인 치명적인 유전질병이다. 알려지지 않은 치료 때문에 이영양증의 가장 나쁜 경우이다. 그것은 모든 민족, 인종, 국가, 사회경제적 그룹에 영향을 준다. DMD는 X-연결된 질병으로서 남자에 영향을 준다. 이것은 세계적으로 남아 3,500명당 1명에 나타난다.[48,49] DMD의 유전자는 X-염색체에서 발견된다. 이영양(dystrophin)이라 불리는 큰 단백질의 고갈로 정립된다. 이영양은 근육을 강화하고 그것이 없으면 세포막은 투과성이 되고, 근육 세포는 결과적으로 죽는다. 근육의 과사용은 그것의 대사와 세포 죽음 비율을 증가할 것이다. 그래서 치료사는 과사용과 근육 손상으로 무용성을 피하기 위해 근육 활동을 균형 잡을 필요가 있다.

임상적 형태(Clinical Features)

DMD는 빠르게 진행하는 근육 약화가 특징이다. 근육의 증대와 장딴지근의 가성비대는 가장 뚜렷하다. Gower 증상은 DMD 남자를 구별하는 행동이다. Gower 증상은 DMD 아이가 골반과 체간 약화 때문에 바닥에서 일어서기까지 어떻게 일어나는가를 설명한다. 바닥면에 있을 때 DMD 아이는 주관절을 지지한 사지 자세에서 시작한다. 다음, 아이는 똑바로 일어설 때까지 한번에 하나씩 다리를 신전한다. 그러나 그의 손은 여전히 바닥에 있다(발가락-손 닿기 자세). 그리고 그의 손을 사용하여 완전히 일어선 자세가 되도록 다리를 기어 올라간다.

DMD 아이는 근육 약화의 초기 증상이 보인다. 그들은 비교적 어린 시절 후반부에 걷기 시작하고, 고관절과 슬관절 불안정이나 자세 조절 때문에 오리걸음 형태 보행이 발달한다. 그들은 바닥에서 어렵게 일어나고 계단 오르기가 어렵다. 전형적인 약화가 시작되고 근위에서 원위 근육군으로 진행된다. 어린이는 일반적으로 그들의 10대 초반에 걷기 능력이 소실된다. 다른 자가 - 도움 기술은 단계적으로 사라진다. 호흡이나 심장 원인에 의해 10대 후반이나 20세에 죽음이 발생한다. 치료개입을 위한 설명서가 없다. 보조사는 기능 장애를 제거하는 치료보다 오히려 기능적 조절을 유지하는 것을 통해 질병 과정 관리를 생각해야 한다.

유아기에서 학령기전 단계 (Infancy to Preschool Stage)

DMD 아이는 학령기전 나이가 될 때까지 의료적으로 진단하지 않고 질병의 전형적인 운동 기능장애가 나타나기 시작한다. 증상은 미묘하고 발달적 이정표에서 가벼운 지연으로초기 의료적 진단을 어렵게 한다. 유아는 또한 가벼운 저긴장으로서 설명될 수 있다. 정립된 어린이는 초기에 일반적으로 DMD의 형제자매 또는 가족 병력을 가지고 이것은 외과의의 더 의심스런 문제를 만든다. Gower 증상은 15개월 초기에 나타나고[8-10] 존재하는 질병의 제시가 주어질 것이다.

학령기전 단계(Preschool Stage)

초기 동안, DMD 아이는 아직 걸을 수 있을 때, 하나의 치료에 격렬한 것은 필요하지 않다. 이 부분에서 설명된 단축된 근육에 대한 신장은 가정 프로그램으로서 실시할 수 있다. 가족과 학교 직원은 활동을 유지하고 촉진하는데 장려될 수 있다. DMD는 일상적으로 3~5세 사이에 정립되고 진단된다. 손상 설명은 근위 부위에 (목 굴곡근, 복부근, 견갑거근, 고관절 신전근) 근약화이다. 가동범위 제한은 일반적으로 5세전에 나타나지 않는다. 하퇴삼두근과 대퇴근막장근은 일반적으로 먼저 단축된다. 전만증 자세는 나이에 따라 증가되며 견갑골 익상은 자세근군이 소실됨으로써 더 돌출된다.

물리치료 개입 목적은 가족 구성원에게 가동범위와 전반적인 근력강화 운동을 가르치는 쪽으로 지시된다. 불행하게, 어떤 종류의 물리치료 서비스의 연구가 부족하고 얼마나 많이 DMD를 다루는지 연구가 부족하다. DMD는 부러지기 쉬운 근육막을 보이는 것으로 알려졌다. 과도한 스트레스는 이 막을 찢고, 근육 세포를 손상시키고, 근육 변성을 빠르게 한다.[50] 조절되고 수정된 근력 훈련이 DMD 아이에게 기능적인 기술을 향상시킬 수 있다는 것에 관해 문헌이 모순될지라도,[51] 고저항 훈련의 사용은 DMD처럼 빠르게 진행하는 장애에 금기증이다. Ansved[51]는 운동 양식은 훈련하는 근섬유의 실질적인 양이 존재할 때, 질병의 초기 단계에 시작될 수 있음을 추천했다. 훈련의 위임은 보조사가 어린이를 피로하지 않게 하고, 피로 전 근육군 내에 제한을 학습하고 인식하는 것을 돕는 한 적절하다.

DMD 어린이는 심혈관 건강을 유지하기 위해 체중을 끌어올리는 대신에 수영과 보행과 같은 운동 프로그램에 언급될 수 있다.[52] 어떤 양의 체중부하는 골다공증을 포함하여 뼈-약화 질병 발달을 예방할 것이다. 관절가동범위를 유연하게 유지하는 것은 DMD 질병 진행에서 일반적으로 보여지는 구축 발달을 예방할 것이다.

물리치료 보조사의 역할(The Role of the PTA)

학교 전 기관이나 외래 센터에서, 물리치료사는 기능적 움직임을 통해 전반적인 근력강화운동과 가동범위의 프로그램을 보조사에게 위임하는 것이 적절하다. 아이가 아직 이동하는 동안, 형식적인 운동은 필요하지 않다. 고관절과 족관절의 가동범위를 유지하기 위해 가정 프로그램을 가르치고 감독하는 것은 중요하다. 기능적 활동 동안 자가 - 범위에 어린이를 가르치는 것은 기능적 제한을 예방할 뿐만 아니라, 신장 유지를 돕는다.

학령기 단계(School Age Stage)

일차 보호자에게 매우 어려운 시기가 될 것이다. 불능

의 초기 증후가 나타나기 시작한다. DMD 어린이는 더 자주 서툴러지고 넘어질 것이다. 놀이시간과 휴식시간동안 동료와 좋은 관계를 유지하는 도전은 더 분명해진다. 오리걸음 보행과 발가락 보행처럼 보행변위가 더 뚜렷해질 것이다. DMD 어린이는 그들이 수행하기가 어렵거나 불유쾌하거나 낙상 두려움이 있다면, 어떤 활동에 참여하는 것을 점점 주저하게 될 것이다.

물리치료 보조사의 역할(The Role of the PTA)

DMD 증후가 이 나이 동안 스스로 진행적으로 명백해짐으로서, 보조사는 학령기 DMD 어린이의 치료에 증가된 역할을 가질 것이다. 증가된 발가락 걷기 때문에 규칙적인 수동 가동범위 운동은 중요할 것이고, 이것은 가정 프로그램으로 행할 것이다. 의료 참여자가 보조기를 처방하면, 보조사는 보조기를 착용할 때, 더 독립적이 되도록 돕는 발달 전략을 도울 것이고, 새로운 장비로 걸을 때 실습을 지도할 수 있다. 신체적 활동의 정신적 실습은 어린이를 말초 근골격계 피로없이 중추신경 프로그램을 도울 수 있다.

어린이는 일상적인 가동범위와 근력 강화 운동으로 지루해진다. 학교에 수영장이 있다면, 수중치료가 사용된 다른 수명법이 능동가동범위를 제공할 수 있는 동안 재미있게 근력 강화 활동을 할 수 있다. 반면, 수영을 위해 지방지역사회센터의 의뢰가 유용할 것이다. 보조사는 또한 놀이동안 근력 강화를 도울 놀이 활동과 전략을 제공할 수 있다. 상호 협동적 활동(예, 다리 만들기, 낚시하기와 작은 무게 잡아당기기, 복부 말아넣기, quad sets)은 춤이나 음악 치료처럼 더 재미난 일상에 배열될 수 있다. 학교에서 다른 팀 구성원과 위임하는 물리치료사와 규칙적으로 상호 교류하는 것은 보조사에게 중요하다. 어린이 상태에서 어떤 변화나 장비요구는 물리치료사에게 보고될 것이다. 이것은 특별히 현재 활동이 증가된 피로의 원인일 때 사실이다.

서기와 이동 기술을 유지하기 위해, 정형외과적 수술은 고관절과 족관절에서 단축된 근육을 이완할 것이다. 수술 후 치료 목표는 아이를 근력과 기능을 유지하기 위해 다시 서고 걷도록 하는 것이다. 의료참가자는 보조기를 처방하고 서기틀이나 도구에서 체중지지를 증가하기 위해 서기 프로그램을 처방한다. Tecklin[53]은 서기와 걷기를 하루에 3~5시간 추천한다. 더 이상 이동할 수 없는 DMD 어린이를 위해, Tecklin은 지지하여 한 시간 서기는 유효할 것이라고 추천한다. 이것은 또한 뼈밀도 소실을 방지하는 것을 돕는다.[54] 물리치료사가 서기 위해 교실 프로그램을 발달시킨 후, 물리치료사와 보조사 둘은 매일 서기 프로그램을 수행하도록 학교 직원을 가르칠 수 있다. 보조사는 이동을 유지하기 위한 지구력과 능력을 유지하고 증거화 하기 위해 서기 프로그램을 감독하도록 위임될 수 있다. 보조기 착용은 또한 감독되어지고 가동범위 유지는 증명되어야 한다.

이동하는 아이를 위해, 보조사는 치료프로그램의 부분으로서 보행프로그램을 구성할 수 있다. 치료로 걷기, 학교 놀이터 주위로 걷기, 점심을 위해 또는 특별한 교실로 걷기는 학교에서 다양하게 할 수 있다.

청소년 시기(Adolescent Stage)

청소년 시기는 의미있는 불능 퇴화 시간을 형성한다. 보행은 운동성의 의미를 상실하고 청소년은 의자차 단계에 들어간다. 구축은 이동을 어렵게 하고 의자차 이동에 영향을 준다. 또한 일상생활동작이 점점 어려워진다. 잠자기는 또한 DMD 청소년이 스스로 움직이고, 돌리고, 구르기 위한 능력 소실이나 어려움에 의해 영향을 받는다. 호흡 위험은 호흡 근육의 약화 때문에 감소된 폐 능력으로 발생한다.

물리치료사와 보조사의 역할은 악화가 나타날 때마다 운동성 문제를 관리하는 청소년과 가족을 돕는 것이다. 호흡 근육은 DMD에 영향을 주고, 척수근 위축처럼 많은 형태의 근육 질병에 영향을 준다. 물리치료사는 가족과 치료 제공자에게 가슴 타진과 DMD 환자의 기도에 점액을 이동하고, 느슨하게 하는 중력 배액법을 가르칠 필요가 있을 것이다. 보조사는 학교 환경 내에서 이 절차를 행하는 교육이 되어 있어야 한다. 심부호흡과 기침 기법은 가르쳐지고 실습되어야 한다. 횡격막 호흡, 입술 호흡, 호흡장치를 이용한 호흡 운동은 호흡 패턴을 향상 시키도록 돕는 치료적 방법이고, 실습은 보조사에 의해 감독될 수 있다.[55~57] 청소년 시기 동안, 대부분 어린이와 가족은 이 단계로 진행되지 않도록 선택한다.

운동성, 자가 - 치료에서 보조에 대한 기법 그리고 직업적, 교육적, 여가활동 추구를 가능하게 하는 것은 DMD 환자에서 삶의 좋은 질을 제공하는데 중요하다. 신체적 기능, 폐 기능, 건강한 삶의 방식, 폐와 정형외과적 합병증의 사전 행동적 관리의 잦은 감독은 DMD 환자에게 가능한 삶을 오래 제공하는데 중요하다.

물리치료 보조사의 역할(The Role of the PTA)

보조사는 앞서 언급한 개입의 어느 부분에서 물리치료사를 도울 수 있다. 보조사는 전동의자차 운동성 훈련제공, 교실에서 서기 프로그램의 수행에서 보조기의 사용 감독하기, 폐 기능 향상을 돕기 위해 호흡 운동 집단에 안내하기에 매우 중요하다. 가족과 치료 제공자와 같이 일하는 것은 자세잡기, 들어올리고 이동하는 기술, 앉은 자세에서 체중 지지면의 압력 치료, 호흡 활동을 가르치는 것이 포함된다. 보조사는 DMD 환자가 미술, 독서, 컴퓨터 게임, 체커, 체스, 보드게임과 같은 책상용 게임은 물론 교육적 프로그램 수행을 지속하도록 활동을 장려한다. 전문가는 이 질병을 치료할 수 없다. 그러나 치료는 기능유지를 돕고 더 나은 삶의 질적인 면을 촉진하기 위해 질병 과정의 긍정적 관리를 강조하고 장려한다.

미토콘드리아 질병환자 (The Patient With Mitochondrial Disease)

미토콘드리아 질병의 확대된 임상 스펙트럼은 깨끗하게 하는 물건이 된다.[58] 모든 미토콘드리아 질병 환자는 신경계 손상을 가진다.[59] 가장 종종 신경학적 명시는 비정상적 근육 긴장, 간질, 추체외로 움직임, 자율성 기능 장애이다.

다양한 원인과 관계없이 근육병은 근육 손상과 연합되고 종종 신체적 손상을 일으키는 다른 기관계 손상과 연합된다.[60] 신체적 손상 결과는 운동성, 일상생활동작, 대화전달, 심호흡 피트니스, 감소된 삶의 양에 영향을 준다. 기능적 영향은 몇 가지 요인에 의존한다: 근육병이나 질병의 형태, 임상적 손상 범위, 질병기간, 진단과 치료시간, 예후 비율, 의료적 관리에 대한 반응. 재활의 전체 목표는 특별히 진행성 질병을 위해 기능과 삶의 질을 향상하는 것이다.[61]

물리치료에 의뢰된 미토콘드리아 질병이 있는 많은 유아와 어린이는 발달적으로 지연되고 이동하지 못하므로, 물리치료사는 운동성 부족과 연합된 문제 관리에 초점을 두어야 한다. 자세잡기, 조정, DS와 DMD 환자에서 설명되는 원리와 치료 생각을 수행하는 것은 미토콘드리아 장애에게 적용되고 수정될 수 있다. 의자차 운동성과 자세잡기 도구는 어린이의 삶의 초기에 제시되는 것이 가장 좋을 것이다.

가족-중심 치료
FAMILY-CENTERED CARE

가족-중심 서비스는 초기 개입과 소아 재활의 가장 좋은 실습 사이에 고려되는 서비스 전달의 접근과 철학이다.[62] 연구 증거는 어린이와 그들의 부모의 심리사회적 안녕을 촉진하기에 가족-중심 서비스의 강한 지지를 보이고 서비스 전달에 증가된 만족도에 이른다. 가족-중심 철학은 모든 가족이 심도있게 치료하고 그들의 어린이를 지지하고 양육하기 원하는 신념에 기초한다.[63] 제공된 치료는 협력에 기초한다. ***가족-중심 치료***에서, 가족은 치료의 모든 단계에 포함된다.

Thomas와 Johnson은 가족이 그들의 아이의 요구가 변하는 시간에 따라 수행하는 6가지 가족 역할을 나누었다. 이 역할은 다음과 같다:

1. 그들의 어린이의 치료에 숙련가로서 가족
2. 그들의 어린이의 치료 협응자로서 가족

3. 상담가와 충고자로서의 가족
4. 전문성의 교육자로서 가족
5. 지지 제공자로서 가족
6. 옹호자와 공상가로서 가족

부모의 역할을 이해하고 존중하는 것은 협력 노력을 향상한다. 전문가로서, 물리치료사와 보조사는 가족이 그들, 의미있는 역할을 특별한 요구가 있는 어린이, 그들 가족에게 선택하기 위해 어떻게 할 수 있고 자격을 주는지 학습할 필요가 있다.

치료 계획의 중요한 부분은 효과적인 목표 설정이다. 치료 결과를 최대화하기 위해, 물리치료사는 환자 목표를 정립하고 환자 검사 후에 객관성을 정립해야 한다.[4] 어린이와 가족을 이 목표와 객관성 쪽으로 지도하는 개입을 제공하는 것은 보조사의 책임일 것이다.

질병의 문화적 도덕성 가치, 인식, 그리고 질병 과정 그 자체는 종종 더 우호적인 결과를 가지게 될 치료 계획 발달에 연결되는 것을 놓친다. 다음 세대를 지나 예견된 인구 통계적 변화는 건강과 건강 치료에서 인종이나 민족적 불일치에 이르는 중요성을 확대한다.[64] 가족 배열, 가족 지지와 협력망, 지역 사회 근원은 모두 서비스의 전달에 영향을 준다. 소수 민족의 건강과 건강 불일치는 미국에 존재한다.[65] 비교 문화의 능력은 전문성과 사람 사이 상호 작용에 중요하며 모든 서비스 제공자가 초기에 교육되는 지역, 그리고 그 경력을 통해 중요하다. 이 능력은 가치, 행동, 모든 단체를 통해 일어나는 태도와 합병된다.[66]

불능이 있는 어린이와 일하는 물리치료사와 보조사를 위해, 교육적 환경에서 제공된 서비스를 지배하는 연방, 주, 지방법, 규칙, 법규, 지침을 알고 이해하는 것이 중요하다. 아이의 자연스런 환경을 보는 교육적 환경에서 일하는 것은 학교에 참석하는 동안 매일 직면한다. 학교 직원과 가족 구성원과 일함에 있어, 치료사는 이 어린이와 그들의 가족에게 더 좋은 삶을 만들도록 돕는데 노력한다. 팀 구성원으로서 일하는 것은 일상환경에서 적절한 장비의 위치와 조정기술의 통합계획이 포함될 것이다. 부가적으로 가정과 학교에 완전히 포함될 수 있는 개입을 위한 다양한 기회가 만들어지고 노출되는 것은 기능적 제한이 있는 사람에게 유효할 것이다.

결론
CONCLUSION

요약해서, 가족과 함께 치료사의 개인간의 그리고 상호 협력 형태를 고려하는 것은 중요하다. 가족이 포함되는 것이 필요하다. 가족에 대한 관심과 그들의 아이의 이해는 모든 치료적 단계에 포함되어야만 한다. 하나의 제공되는 서비스는 동의하는 방법에서 말하는 것이 아니라 다른 문화, 교육, 종교, 사회경제적 배경이 있는 사람 쪽으로 싫어하는 것을 증명하는 것도 아니다. 건강 치료 전문가로서 물리치료사와 보조사는 가족이 질병과정과 예후에 대해 가지는 질문에 가능한 답과 정보를 제공하기에 노력할 필요가 있다. 보조사가 대답하기에 자신의 영역 밖의 질문이 요구된다면, 그들은 물리치료사에게 가족을 의뢰하거나 대답을 제공하는 것을 가족이 알도록 할 것이다. 그러나 질문은 물리치료사와 논의할 필요가 있다. 이러한 어린이에게 서비스를 제공함에 있어 보조사의 특별한 역할은 많은 변수에 기초할 것이고, 이것은 이 장을 통해 제시되었다.

가족 중심 치료를 제공하는데 같이 일함으로써, 물리치료사와 보조사는 이러한 어린이와 그들의 가족을 위해 더 좋은 삶의 질을 제공하도록 도울 수 있다.

참고문헌(REFERENCES)

1. McConnaughey F, Quinn PO. Your baby's development. In: Stray-Gundersen K, ed. *Babies With Down Syndrome.* 2nd ed. Bethesda, Md: Woodbine House; 1995.
2. Needlman RD. Growth and development. In: Behrman RE, Kliegman RM, Jenson HB, eds. *Nelson Textbook of Pediatrics.* 17th ed. Philadelphia, Pa: Saunders; 2004.
3. Rules and regulations. *Federal Register* [online via GPO access]. 1999;64(48):12421,12439. Available at: http://www.ed.gov/legislation/FedRegister/finrule/1999-1/031299a.html. Accessed November 17, 2005.

4. *Guide to Physical Therapist Practice*. 2nd ed. Alexandria, Va: American Physical Therapy Association; 2001;81:S31-S738.

5. American Academy of Pediatrics (AAP), Shelov SP, Hanneman RE, eds. *Caring for Your Baby and Young Child: Birth to Age 5*. New York, NY: Bantam Books; 1998.

6. Individuals with Disabilities Education Act (IDEA). Public Law 108-446. Available at: http://www.cde.ca.gov. Accessed May 4, 2005.

7. Effgen SK. The educational environment. In: Campbell SK, ed. *Physical Therapy for Children*. Philadelphia, Pa: WB Saunders; 1994.

8. Szklut SE, Breath DM. Learning disabilities. In: Umphred DA, ed. *Neurological Rehabilitation*. 4th ed. St. Louis, Mo; Mosby; 2001.

9. Macmillan C. Genetics and developmental delay. *Semin Pediatr Neurol*. 1998:5(1):39-44.

10. Curry CJ, Stevenson RE, Aughton D, Byrne J, Carey JC, Cassidy S, et al. Evaluation of mental retardation: recommendations of a consensus conference: American college of medical genetics. *Am J Med Genet*. 1997;72(4):468-477.

11. Ratliffe KT. *Clinical Pediatric Physical Therapy*. St. Louis, Mo: Mosby; 1998:219-274, 313-347.

12. Stuberg WA, Sanger WG. Genetic disorders: a pediatric perspective. In: Umphred DA, ed. *Neurological Rehabilitation*. 4th ed. St. Louis, Mo: Mosby; 2001.

13. Harris SR, Shea AM. Down syndrome. In: Campbell SK, ed. *Pediatric Neurologic Physical Therapy*. 2nd ed. New York, NY: Churchill Livingstone, 1991.

14. Kozma C. What is Down syndrome. In: Stray-Gundersen K, ed. *Babies with Down Syndrome*. 2nd ed. Bethesda, Md: Woodbine House; 1995.

15. Hall D. Mongolism in newborn infants. *Clin Pediatr*. 1978;5:90.

16. Cowie VA. *A Study of the Early Development of Mongols*. Oxford, Mich: Pergamon Press; 1970.

17. Haley SM, Inacio CA. Evaluation of spasticity and its effect on motor function. In: Glenn MB, White J, eds. *The Practical Management of Spasticity in Children and Adults*. Philadelphia, Pa: Lea and Febiger; 1990.

18. Lee K, et al. The Ashworth scale: a reliable and reproducible method of measuring spasticity. *J Neurol Rehabil*. 1989;3:205-209.

19. Bohannon RW, Smith MB. Interrater reliability of a modified Ashworth scale of muscle spasticity. *Phys Ther*. 1987;67(2):206-207.

20. Boyd RN, et al. Validity of a clinical measure of spasticity in children with cerebral palsy in a double-blinded randomized controlled trial. American Academy of Cerebral Palsy Portland. *Dev Med Child Neurol*. 1998;40(suppl 78):7.

21. American Association on Mental Retardation (AAMR). The AAMR definition of mental retardation. Available at: http://www.aamr.org. Accessed May 6, 2005.

22. Chinitz SP, Feder CZ. Psychological assessment. In: Molnar GE, ed. *Pediatric Rehabilitation*. 2nd ed. Baltimore, Md: Williams and Wilkins; 1992:48-87.

23. Nomura Y, Segawa Y. Characteristics of motor disturbance in rett syndrome. *Brain Development*. 1990;12:27-30.

24. McEwen I. Mental retardation. In: Campbell SK, ed. *Physical Therapy for Children*. Philadelphia, Pa: WB Saunders; 1994.

25. National Dissemination Center for Children with Disabilities (NICHCY). *Learning Disabilities Fact Sheet 7*. Washington, DC; 2004. Available at: http://www.nichcy.org. Accessed May 14, 2005.

26. American Psychiatric Association (APA). *Diagnostic and Statistical Manual of Mental Disorders: DSM-IV-TR*. 4th ed, text revision. Washington, DC: APA; 2000.

27. David KS. Developmental coordination disorders. In: Campbell SK, ed. *Physical Therapy for Children*. Philadelphia, Pa: WB Saunders; 1994.

28. National Center on Birth Defects and Developmental Disabilities. What are developmental disabilities? Available at: http://www.cdc.gov/ncbddd/dd. Accessed May 14, 2005.

29. Developmental Disabilities Assistance and Bill of Rights Act (DD Act) of 2000. Public Law 106-402. Available at: http://www/txddc.state.tx.us/council/definition/asp. Accessed May 10, 2005.

30. Michaud LJ. Committee on children with disabilities: prescribing therapy services for children with motor disabilities. *Pediatrics*. 2004;113(6):1836-1838.

31. Cuckle HS, Wald NJ, Thompson SG. Estimating a woman's risk of having a pregnancy associated with down's syndrome using her age and serum alpha-fetoprotein level. *Br J Obstet Gynaecol*. 1987;94:387-402.

32. Gajdosik CG, Ostertag S. Cervical instability and down syndrome: review of the literature and implications for physical therapists. *Pediatr Phys Ther*. 1996;8:31-36.

33. Ulrich DA, Ulrich BD, Angulo-Kingler RM, Yun J. Treadmill training of infants with down syndrome: evidence-based developmental outcomes. *Pediatrics*. 2001;108(5):E84-91.

34. Connolly BH, Morgan S, Russell FF. Evaluation of children with down syndrome who participated in an early intervention program. second follow-up study. *Phys Ther*. 1984;64(10):1515-1519.

35. Connolly B, Morgan S, Russell FF, Richardson B. Early intervention with down syndrome children: follow-up report. *Phys Ther*. 1980;60(11):1405-1408.

36. Connolly BH, Morgan SB, Russell FF, Fulliton WL. A longitudinal study of children with down syndrome who experienced early intervention programming. *Phys Ther.* 1993;73(3):170-179.

37. Haley SM. Postural reactions in infants with down syndrome: relationship to motor milestone development and age. *Phys Ther.* 1986;66(1):17-22.

38. Spano M, Mercuri E, Rando T, Panto T, Gagliano A, Henderson S, Guzzetta F. Motor and perceptual-motor competence in children with down syndrome: variation in performance with age. *Eur J Paediatr Neurol.* 1999;3(1):7-13.

39. Uyanik M, Bumin G, Kayihan H. Comparison of different therapy approaches in children with down syndrome. *Pediatr Int.* 2003;45(1):68-73.

40. Ulrich BD, Ulrich DA, Collier DH, Cole EL. Developmental shifts in the ability of Infants with down syndrome to produce treadmill steps. *Phys Ther.* 1995;75:14-23.

41. Tsimaras V, Giagazoglou P, Fotiadou E, Christoulas K, Angelopoulou N. Jog-walk training in cardiorespiratory fitness of adults with down syndrome. *Percept Mot Skills.* 2003;96(3[pt 2]):1239-1251.

42. Varela AM, Sardinha LB, Pitetti KH. Effects of an aerobic rowing training regimen in young adults with down syndrome. *Am J Ment Retard.* 2001;106(2):135-144.

43. Englebert RHH, Uiterwaal CSP, Gulmans, VAM, Pruijs H, Helders PJM. Osteogenesis imperfecta in childhood: prognosis for walking. *J Pediatr.* 2000;137(3):397-402.

44. Byers PH, Steiner RD. Osteogenesis imperfecta. *Ann Rev Med.* 1992;43:269-182.

45. Cintas HL, Siegel KL, Furst GP, Gerber LH. Brief assessment of motor function (BAMF): reliability and concurrent validity of the gross motor scale. *American Journal of Physical Medicine and Rehabilitation.* 2003;82(1):33-41.

46. Bleakney DA, Donohoe M. Osteogenesis imperfecta. In: Campbell SK, ed. *Physical Therapy for Children.* Philadelphia, Pa: WB Saunders; 1994.

47. Englebert RH, Uiterwaal CS, Gerver WJ, van der Net JJ, Pruijs HE, Helders PJ. Osteogenesis imperfecta in childhood: impairment and disability: a prospective study with a 4-year follow-up. *Arch Phys Med Rehabil.* 2004;85:772-778.

48. Moser H. Duchenne muscular dystrophy: pathogenetic aspects and genetic prevention. *Human Genetics.* 1984;66:17-40.

49. Mostacciuolo ML, Lombardi A, Cambilla V, Danieli GA, Angelini C. Population data on benign and severe forms for X-linked muscular dystrophy. *Human Genetics.* 1987;75:217-220.

50. Sarnat HR. Neuromuscular disorders. In: Behrman RE, Kliegman RM, Jenson HB, eds. *Nelson Textbook of Pediatrics.* 17th ed. Philadelphia, Pa: Elsevier Science; 2004.

51. Ansved T. Muscle training muscular dystrophies. *Acta Physio Scand.* 2001;171(3):359-366.

52. Bar-Or O. Role of exercise in the assessment and management of neuromuscular disease in children. *Med Sci Sports Exerc.* 1996;28(4):421-427.

53. Tecklin, JS. *Pediatric Physical Therapy.* 2nd ed. Philadelphia, Pa: JB Lippincot; 1994.

54. Thompson CR, Figoni SF, Devocelle HA, Fifer-Moeller TM, Lockhart TL, Lockhart TA. Effect of dynamic weight bearing on lower extremities bone mineral density in children with neuromuscular impairment. *Clinical Kinesiology.* 2000;54(1):13-18.

55. Watts N. Improvement of breathing patterns. *Phys Ther.* 1968;48:563-576.

56. Kigin CM. Breathing exercises for the medical patient: the art and the science. *Phys Ther.* 1990;70:700-706.

57. Adkins HV. Improvement of breathing ability in children with respiratory muscle paralysis. *Phys Ther.* 1968;48:577-581.

58. De Vivo DC. The expanding clinical spectrum of mitochondrial diseases. *Brain Dev.* 1993;15(1):1-22.

59. Nissenkorn A, Zeharia A, Lev D, Watemberg N, Fattal-Valesvski A, Barash V, Gutman A, Harel S, Lerman-Sagie T. Neurologic presentations of mitochondrial disorders. *J Child Neurol.* 2000;15(1):44-48.

60. Hicks JE. Role of rehabilitation in the management of myopathies. *Curr Opin Rheumatol.* 1998;10(6):548-555.

61. Gropman AL. Diagnosis and treatment of childhood mitochondrial diseases. *Curr Neurol Neurosci Rep.* 2001;1(2):185-194.

62. King S, Teplioky R, King G, Rosenbaum P. Family-centered service for children with cerebral palsy and their families: a review of the literature. *Seminars in Pediatric Neurology.* 2004;11(1):78-86.

63. Thomas J, Johnson BH. Family roles: the most relevant aspect of family-centered care. In: Wallace HM, Biehl RE, MacQueen JC, Blackman JA, eds. *Mosby's Resource Guide to Children With Disabilities and Chronic Illness.* St. Louis, Mo: Mosby-Year Book, Incorporated; 1997.

64. Betancourt JR, Green AR, Carrillo JE. Ananeh-Firempong O 2nd. Defining cultural competence: a practical framework for addressing racial/ethnic disparities in health and health care. *Public Health Rep.* 2003;118(4):293-302.

65. Fowler K. PTs confront minority health and health disparities. *PT Magazine.* 2004:42-47.

66. Lynch EW. Developing cross-cultural competence. In: Lynch EW, Hanson MJ, eds. *Developing Cross-Cultural Competence.* 3rd ed. Baltimore, Md: Paul H Brooks Publishing; 2004.

제 9 장

척수손상 환자

CLIENTS WITH SPINAL CORD INJURY

주요용어(KEY WORDS)

자율성 반사부전(autonomic dysreflexia)
크레데(crede)
하반신마비(paraplegia)
천골보존(sacral sparing)
사지마비(tetraplegia)

목표(CHAPTER OBJECTIVES)

- 완전, 불완전 외상성 SCI 사이 차이 설명하기
- 천골보존(Sacral sparing) 정의하기
- 손상의 운동 수준과 감각 신경적 수준 정의하기
- SCI 환자의 임상적 형태의 일반적인 특징 논의하기
- 자율성 반사부전을 정의하고, 왜 이것이 의료적으로 위험하고 그것이 일어났을 때, 보조사가 할 수 있는 것이 무엇인지 논의하기
- SCI에 발생할 수 있는 합병증 정립하기
- SCI환자에게 왜 압박성 궤양이 일어나고, 그것을 어떻게 예방할 수 있는지 논의하기
- SCI환자를 위한 물리치료의 목적을 정립하고 논의하기
- SCI환자와 일하는 물리치료사와 보조사에 의해 사용된 물리치료 개입을 논의하기

소개
INTRODUCTION

외상성 SCI는 추체의 골절이나 물체의 관통처럼, 외적 힘이 상처입기 쉬운 척수에 신장, 타박, 열상, 압박을 일으킬 때 발생한다. 일차적 손상은 신경원에 역학적 손상의 결과이다. 이차적 손상은 다각적인 생화학적, 조직학적 변화 때문에 발생한다. 이차적 손상은 손상 후 하루 또는 일주일이 지나 발생한다.[1] 손상 부위와 부종과 괴사의 주변 부위에서 일어나는 파괴 분포는 척수 손상 확대를 제한하는 실험적, 임상적 치료의 일차 초점으로 고려된다.[1]

SCI 환자를 위한 물리치료는 일단 손상 부위가 안정되면, 급성 입원 상태에서 시작되고 내원과 외래 재활의학과를 통해 계속된다. 몇몇은 또한 집에서 물리치료를 받을 것이다. SCI 환자는 합병증 때문에 또는 다른 병리 때문에 일어나는 새로운 손상이나 기능적 제한이 있을 때 손상 후 몇 년간 물리치료가 요구된다. 보조사는 SCI 환자와 일하는 재활 팀의 중요한 인원이다. 그들의 역할은

SCI 환자를 위해 선택적인 개입을 제공하고, 환자 집단을 위해 적절한 검사와 측정을 수행하고, 환자가 그의 최대 기능적 능력에 도달할 때까지 실습의 모든 형태에서 환자와 가족의 교육을 제공함에 있어 물리치료사를 보조하는 것이 포함된다. 보조사가 제공하는 개입의 형태, 검사와 측정, 환자와 가족 교육의 예는 이 장을 통해 논의된다. 물리치료실장과 보조사 사이의 좋은 대화전달은 치료 프로그램의 적절한 진행을 추구하기 위해 SCI 환자를 다룰 때 필수적이다.

척수손상의 역학
EPIDEMIOLOGY OF SPINAL CORDINJURY

발병률(Incidence)

미국에서 SCI의 추적 발생률은 백만명 당 40명의 경우 또는 매년 11,000명의 새로운 경우이다. 오늘날 미국에서 SCI를 가진 집단의 수는 약 240,000명으로 생각된다. SCI는 기본적으로 젊은 백인 남자에 영향을 준다. SCI 환자의 80%이상이 남자이고, 이들의 50%이상이 6~30세이다; 11%가 손상시기가 61세 이상이다.[2]

원인(Causes)

SCI의 가장 일반적인 원인은 자동차 사고(41%)이고 다음이 낙상과 폭행, 주로 총상이다. 지난 25년간, 자동차 충돌과 여가 활동의 스포츠 활동으로 인한 손상 비율이 감소하는 반면, 낙상으로 인한 손상 비율은 증가한다. 폭행으로 인한 손상 숫자는 1990년대에 최고이고 그 이후 감소한다.[2] 알코올의 손상 전 이용은 SCI 환자에서 놀랍게도 96%에서 보고된다.[3]

삶의 기대(Life Expectancy)

삶의 기대는 최근에 증가한다. 그러나 SCI를 가지지 않은 사람보다 약간 낮다. 사망 비율은 여러 해가 지났을 때보다 손상후 첫 1년에 가장 높다. 특별히 높은 레벨 ***삼지마비***[2]처럼 심각하게 손상된 사람에서 더 높다.

신경학적 손상기술
DESCRIBING THE NEUROLOGICAL INJURY

손상 레벨과 범위(Level and Extent of Injury)

척수의 병변은 뇌에 2차적 정보 전달과 말초로 운동 정보 전달에 영향을 준다. 각 척추 신경근은 피부 근절이라 부르는 피부의 정확한 부위와 근절이라 부르는 근육군을 지배한다. 정확하게 조사한 감각과 근력에 의해, 임상의는 손상이 완전한지 불완전한지 정립할 수 있고 손상의 신경학적 레벨을 확립할 수 있다(그림 9-1). 미국 척수 손상 학회(ASIA)[4,5]에 의해 설명된 특별한 기준은 이것을 결정하는데 사용된다. 이 기준의 사용은 SCI 환자와 일하는 전문가가 "공통된 언어"로 말하게 하고, 연구 결과는 비교될 것이고, 기능적 예견이 발달될 수 있다.[4,5]

완전 손상 대 불완전 손상 (Complete Versus Incomplete Injury)

불완전 SCI는 ***천골보존***의 존재에 의해 정의되고, 이것은 척수의 S_4와 S_5에서 운동 기능, 감각 기능의 완전한 또는 부분적 보존이다. 항문감각과 외항문 괄약근의 수의적 수축은 감각과 운동 불완전 손상을 지시한다. 감각과 운동 평가에 기초해서, 5 ASIA 손상 등급의 하나는 A, B, C, D, E 로 지정한다[4,5](표 9-1). 불완전 손상으로, 손상 아래 운동 기능은 손상 심각도에 따라 다양하다. 손상부위 아래 약간의 레벨의 근육은 F+보다 약하거나 덜할 수 있다. 그러나 이것은 가장 낮은 천골 부분이 또한 보존되지 않는 한 불완전 손상에 고려되지 않는다. 완전 손상 환자에서 부분적 보존 부위가 존재할 것이다. 이것은 약간의 감각이나 운동기능으로 대부분 미추 부분이 정립된

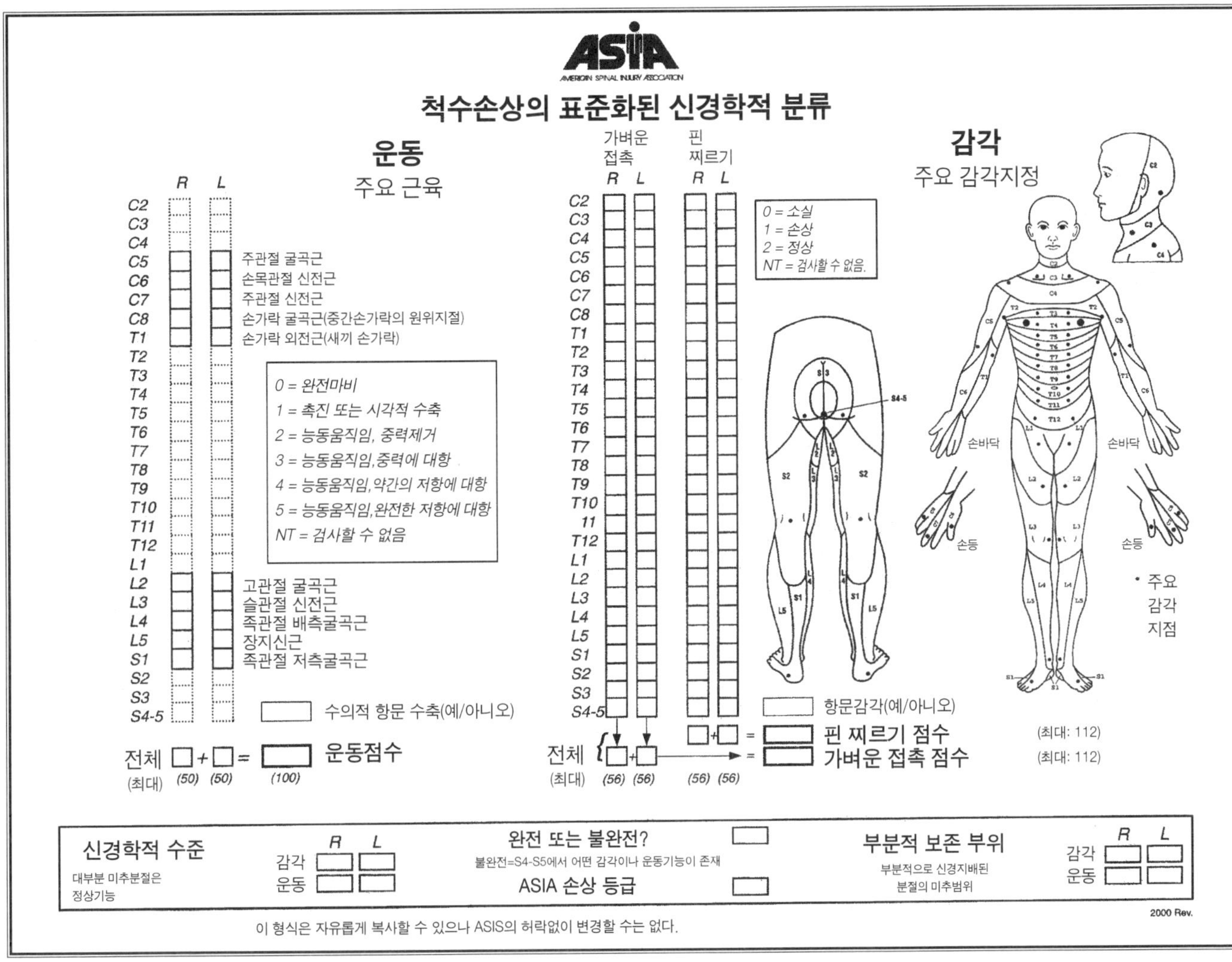

그림 9-1. 운동과 감각 손상을 지속적으로 기록하고 손상레벨 확립, SCI환자에서 ASIA 손상등급을 결정하는 기록지. (출처: *International Standards for neurological Classification of spinal cord Injury.* Chicago, Ill: american Spinal Injury Association; revised 2002).

표 9-1
미국척수손상협회(ASIA) 손상등급

A = **완전.** 감각이나 운동기능이 S_4와 S_5 천골 분절에서 존재하지 않는다.

B = **불완전.*** 감각, 그러나 운동기능은 신경학적 손상아래 존재하지 않는다. S4, S5 천골 분절이 포함된다.

C = **불완전.*** 운동 기능이 신경학적 수준아래 존재하고, 신경학적 손상아래 주요 근육의 반 이상이 3이하 근육 등급을 가진다(Grades 0 to 2).

D = **불완전.*** 운동 기능이 신경학적 수준아래 존재하고, 신경학적 손상아래 주요 근육의 최소 1/2이 3 또는 3이상 근육 등급을 가진다.

E = **정상.** 감각과 운동 기능이 정상이다.

*대부분 S4, S5에 감각이나 운동기능을 가진다. 게다가 개개인은 수의적 항문괄약근 수축이나 운동수준 아래 3수준보다 더 운동 기능의 보존을 가져야만 한다.

발췌: International Standards for Neurological Classification of Spinal Cord Injury. *Chicago, Ill: American Spinal Injury Association: revised 2002.*

다. 예를 들어, 환자의 손상이 C5로서 분류된다면, ASIA A, 그러나 그 또는 그녀는 T1에 손상된 감각을 가지고 있으며 T1은 감각 부분 보존 부위라 말한다.

손상레벨(Level of Injury)

손상레벨은 영향 받은 추골레벨보다 오히려 기능이 존재하는 척수 분절의 신경학적 레벨로 언급되는 환자 기능으로 설명된다. 척수의 특별한 분절은 특별한 근육을 지배한다. 예를 들어, 근피 신경은 상완이두근을 지배하고 C5와 C6 신경근으로 구성된다. C5 신경은 운동 단위의 충분한 수를 지배함으로써 C5 병변환자는 상완이두근이 양쪽으로 F+근력을 가진다. 손상의 운동 레벨은 주요 근육이 F+ 근력으로 신경지배 받는 마지막 신경근에 의해 결정된다. 레벨 위쪽에 신경지배하는 근육은 N 근력을 제공한다.[4,5] 손상의 감각레벨은 감각이 정상인 마지막 신경근에 의해 결정된다. SCI 환자는 신체의 오른쪽과 왼쪽에 다른 손상 레벨을 가질 것이다.

사지마비 대 하지마비 (Tetraplegia Versus Paraplegia)

SCI에 의해 영향을 받는 사지를 가진 사람을 설명하기 위한 명명법은 ***사지마비(Quadriplegia)***를 대신하는 용어로 ***tetraplegia***이다. 완전사지마비 환자에서 상지의 손상 범위는 C8 손상환자에서 가벼운 손가락 동작 소실에서부터 C1~C4 손상환자의 완전한 상지 사용소실까지 다양할 수 있다. T1은 ***하지마비***를 가졌다고 말하는 사람의 손상 첫 번째 레벨이다; 하지마비에서 상지는 영향을 받지 않는다.

반사성 대 무반사성 손상 (Reflexic Versus Areflexic Injury)

대부분 척수손상은 척수가 중추신경의 일부분이기 때문에 ***반사성***으로 또는 상위 운동 신경원 병변으로 고려된다. 반사성 손상의 증후는 경직, 과긴장, 병적 반사가 포함된다. ***무반사성*** 손상 또는 하위운동 신경원 손상은 손상이 말초신경일 때 (예, 마비총) 또는 척수에 경색 후에 보인다. 무반사성 손상의 임상적 모양은 이완성, 위축, 반사소실이 포함된다. 무반사성은 또한 해부학 또는 생리적 교류 또는 척수의 밀접한 교류에 따르는 척수 쇼크 기간에 일어난다.[1] 척수쇼크동안 반사 활동의 일시적 억제는 손상 아래 일어난다. 이 현상을 위해 제시된 설명은 척수 신경원의 감소된 흥분성, 감소된 하행성 촉진, 증가된 척수 억제가 포함된다.[1,6]

척수 손상의 특별한 종류 (Special Kinds of Spinal Cord Injury)

척수의 특별한 부위에 손상은 독특한 감각과 운동임상적 형태를 일으킨다. 몇가지 임상적 증후군은 다음에 설명된다.

브라운 시쿼드 증후군 (Brown-Sequard Syndrome)

브라운-시쿼드 증후군은 척수의 반쪽에서 일어난다. 다양한 감각과 운동 신경로가 척수의 다른 레벨에서 교차하기 때문에, 특징적인 임상적 형태는 손상부위 아래 통증과 온도 감각의 반대편 소실, 고유감각의 동측 소실, 동측 경직성 운동 마비가 보이나 순수한 손상은 드물다. 그러나 이 구별된 패턴에 근접하는 감각과 운동 소실이 존재할 수 있다(그림 9-2).

중심성 척수증후군(Central Cord Syndrome)

중심성 척수증후군은 경추 척수강직과 과신전 손상이 있는 노인에서 일차적으로 보인다. 중심성 척수증후군 환자는 손상 특성과 다리에 신경지배하는 것보다 더 중심에 팔이 있는 신경로 위치 때문에 하지보다 상지의 손상이 더 크다[7](그림 9-3).

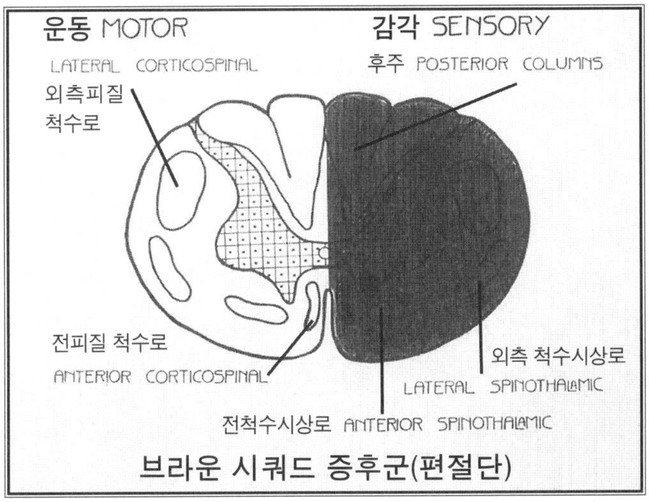

그림 9-2. 브라운 시쿼드 증후군. 검은 부분은 척수의 횡단면에서 손상 부위를 나타낸다. 완전한 반쪽 절단은 손상레벨 아래 동측 운동 기능과 고유 감각과 반대쪽 가벼운 접촉과 핀찌르기 감각 소실을 일으킨다. (printed with permission from Rancho Los amigos national Rehabilitation Center, Downey, Calif.)

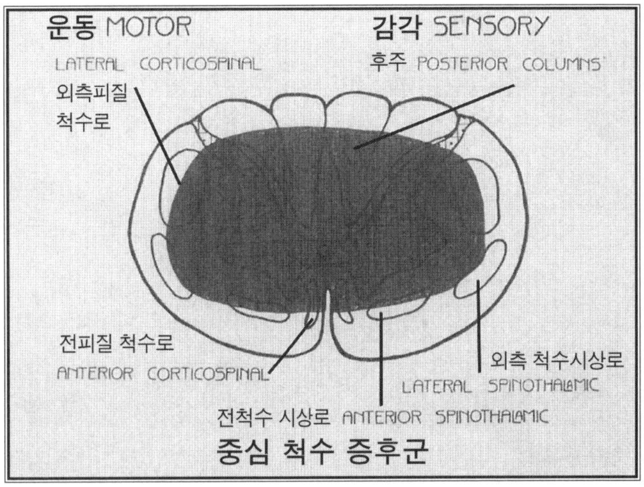

그림 9-3. 검은 부분은 척수 횡단면에서 손상 부위를 나타낸다. 각 신경로 내에 신경원이 경추가 더 중간에 위치하기 때문에 경수, 흉수, 요수 부위에 의해 구성된 하지보다 상지의 더 큰 손상이 일어난다. (Printed with permission from Rancho Los Amigos National Rehabilitation Center, downey, Calif.)

전방 척수 증후군(Anterior Cord Syndrome)

전방 척수 증후군은 척수의 앞쪽 부분이 후방 부분보다 더 손상되는 손상을 의미한다. 이 증후군을 가진 사람에서, 고유감각을 전달하는 대부분 복측로(Dorsal tracts)는 살아있고, 반면 운동 기능을 전달하는 대부분 전방 신경로는 다양한 범위에 영향을 준다.

말총(마미총) 증후군(Cauda Equina Syndrome)

마미총 증후군은 신경관내의 요천신경근에 손상으로 일어난다. 마미총이 말초신경계 부분이기 때문에 무반사성 운동 손상이 보인다.

척수 손상의 임상적 형태
CLINICAL PICTURE OF SPINAL CORD INJURY

임상적 형태가 사람에 따라 다양할지라도, 손상 레벨과 범위에 따라 다음의 특별한 특성이 공통적이다.

운동소실(Motor Loss)

손상 레벨 아래 운동 소실은 완전하거나 부분적일 것이다. 근육의 분절적 신경 지배에 기초해서 ASIA는 신경학적 레벨의 각각을 표현하는 주요 근육을 선택한다.[4,5] 각 신경학적 레벨을 표현하는 근육의 나열은 척수 손상 기록지의 표준 신경학적 분류에 제공된다(그림 9-1을 보라). 이 근육은 환자가 똑바로 누워있는 자세에 있는 동안 쉽게 검사될 수 있고, 불안정한 척추를 가진 또는 손상 후 급성기 동안 앉은 자세를 수행할 수 없는 환자평가를 허용할 것이다. 물리치료사는 개인의 재활 동안 선택 근육의 도수 근력 검사를 수행하도록 보조사에게 요구할 것이다.

호흡 근육의 손상 (Involvement of Respiratory Muscles)

L1 이상 손상으로, 호흡근의 일부 또는 전체는 영향을 받을 것이다. 강한 생체 능력(FVC)와 흡기능력(IC)은 SCI 레벨이 내려갈수록, T10까지 아래로[8] 증가된다. 건강한 사람에서 흡기는 횡격막(C3~C5 신경지배 받음)과 늑간근(T1~T11에 의해 신경 지배받음)의 복합에 의해 수행된다. 늑간근은 또한 강한 호흡과 기침을 위한 복부근(T8~T12에 의해 신경 지배)으로서 사용된다. 목 근육은

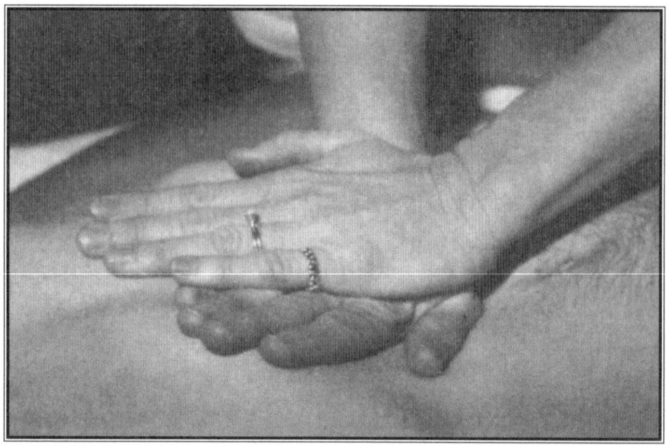

그림 9-4. 손으로 기침을 보조하기 위한 손위치. 손가락은 검상돌기 아래에 두고 힘을 집중하기 위해 겹쳐놓는 방법을 주의하라. 환자의 머리는 왼쪽으로 향한다.

(C2~C4 신경지배) 건강한 사람에서 눈에 띄지 않지만 경수 손상자에서는 활동적이다.[9] 환자가 적절한 횡격막 기능이 부족할 때, 그들은 완전한 또는 부분적 기계 환기를 받아야 한다. 적어도 초기에, 복부근이 부족한 환자는 비 기능적 기침을 가질 것이다. 그들은 분비물을 끌어올리기 위해 적절한 기침 힘을 생성할 수 없기 때문에, 깨끗한 기도를 유지하는 보조는 기관 흡입, 도수 양성 압력 흡입,[10] 기침을 위한 도수 보조[11](그림 9-4)의 의미로 요구될 것이다. 호흡 합병증은 경수와 흉수 레벨 손상에 일반적이다.[12]

감각 소실(Sensory Loss)

감각 소실은 피부근절 패턴에서 일어난다. ASIA 검사를 위해,[4,5] 감각은 가벼운 접촉과 핀 찌름이 포함되고, 기록지에 정립된 특별한 부위에 검사한다(그림 9-1). 감각은 정상, 손상, 소실로 등급화된다. 환자가 주어진 피부근절에 날카롭고 둔한 감각 입력 사이를 구분할 수 없을 때, 핀 찌름의 감각은 소실로 고려된다. 고유 감각 또한 검사되고 등급화된다. 고유감각 검사결과는 기능적 결과 예상을 돕고, 그래서 손상되거나 소실된 고유 감각 환자는 심지어 좋은 운동 기능이 있지만, 사지 움직임을 조절하는 것이 어려울 것이다. 완전손상으로, 모든 감각은 손상 레벨 아래로 소실된다. 물리치료사는 불완전 SCI 환자에게 선택 감각 검사를 반복하도록 보조사에게 요구하는 것이다.

경직(Spasticity)

경직은 척수 쇼크기간 후에 SCI 환자의 대부분에서 보여지며 이것은 손상 후 시간의 다양한 양이 지속된다.[6] 이것은 대, 소변과 성기관의 근육뿐만 아니라, 골격근에 영향을 준다. 경직과 영향 받는 근육의 범위는 다양하다; 최소가 되거나 기능과 앉은 자세의 방해가 될 것이다. 몇몇 사람은 그들을 기능적으로 보조하기 위해 그들의 경직을 이용할 수 있다. 경직은 종종 꽉찬 방광, 욕창, 요로감염처럼 자극에 의해 증가된다. 약물치료는 (예, baclofen) 경직을 감소하는데 요구될 것이다.

대소변과 성기능 장애 (Bowel, Bladder, and Sexual Dysfunction)

SCI 환자 대부분은 대소변 기능의 전체 또는 부분적 수의적 조절이 소실된다. 대소변 기능장애의 특징은 손상이 반사성인 지 무반사성인지에 의해 그리고 그것이 완전한지 불완전한지에 의해 결정될 것이다. 수의적으로 방광 조절이 부족한 사람은 대상적인 배출 프로그램의 재훈련이나 수행이 요구될 것이다. 배출하는 소변 방법은 삽입물, 콘돔, 치골 상부 카테터 사용; 간헐적 삽입도뇨법; ***크레데***라 불리는 방법(이것은 방광 힘에 압력은 소변을 밖으로 보내는 것이다)이 포함된다. 수의적 대변 기능이 부족한 사람은 실금을 경험할 것이고, 대변기능과 제거의 재훈련이 요구될 것이다.[13,14] 반사성 운동 기능을 가진 남자는 자발적이거나 자극에 의해 반사적 발기가 수행될 수 있으나 사정은 할 수 없다. 무반사성 손상을 가진 대부분의 남자는 발기 또는 사정을 할 수 없다. 여성의 생리 기간은 SCI 후 일년까지 멈출 것이다.[2] 그러나 그 시간후 정상 주기가 일반적으로 돌아온다. 여성은 SCI 후 임신을 할 수 있다.

표 9-2

자율성 반사부전의 증상과 증후

- 증가된 수축기와 이완기 혈압.
- 탕탕치는 두통.
- 오한과 소름.
- 메스꺼움.
- 얼굴과 목의 땀.
- 얼굴, 목, 팔의 홍조 또는 반점.
- 침착하지 못하거나 불안한 느낌.
- 서맥 또는 빈맥a
- 흐릿한 시각 또는 시야 범위에서 반점.
- 비강 울혈
- 거상된 혈압보다 다른 증상이 없거나 최소.
- 심부정맥

발췌: Acute management of autonomic dysreflexia: adults with spinal cord injury presenting to health-care facilities. Consortium for spinal cord medicine. J Spinal cord Med. *1997;20(3):284-307).*

자율성 반사 부전 또는 자율성 과반사(Autonomic Dysreflexia or Autonomic Hyperreflexia)

자율성 반사부전(AD)은 유해한 자극에 대한 신체 전체의 교감신경계 반응이다. 이것은 T6 이상 척수병변 환자에서 발견될 것이다.[15] 방광팽창, 대변이 꽉참, 욕창, 카테터 자극, 하지 슬괵근신장, 꽉 끼는 옷, 제한적인 다리 스트랩(bag strap), 의료적 검사(예, 정맥내 Pyelogram (IVP) 또는 바륨 관장)이 포함되는 S2~S4 척수 분절로부터 유해한 자극은 이 교감신경성 반응을 일으킬 수 있다.[15,16] AD의 증상과 증후는 증가된 혈압; 심한 두통; 땀, 얼굴 붉힘, 얼굴의 얼룩 투성이; 오한; 흐릿한 시각이 포함된다(표 9-2).

이것이 방광 팽창으로 어떻게 일어날 수 있는지의 예는 다음과 같다.[15] 정상적으로 방광이 가득 참으로써, 방광은 신장된다. 방광의 신장수용기가 작용되고, 척수의 천골 부분으로 자극을 전달한다. 거기에서 척수 시상로로 자극이 상행하고 교감 신경절에서 시냅스한다. 교감신경계의 이 자극은 교감신경 반응을 일으키고, 이것은 혈관 압축과 증가된 혈압이 포함된다. 이 증가된 혈압은 경동맥동의 압력 수용기에 의해 감지되고, 그 메시지는 설인두신경을 통해 뇌간의 혈관 운동 중추에 보내진다. 척수가 손상된 환자에서, 다시 말해서 혈관 운동 중추는 혈압이 높으며 교감신경성 혈관 수축 반응에 감소를 일으키는 것을 보고하는 교감 신경절에서 척수 아래로 메시지를 전달한다. 척수손상환자에서 혈관운동 중추로부터 자극은 정상적으로 척수 아래로 이동시킬 수 없다. 메시지는 교감 신경절에 도달하지 않고 혈압은 계속 높다.[15]

AD 소견 동안, 동맥혈압은 극도로 높은 단계에 도달하고 연장될 것이고, 뇌졸중과 사망을 일으킬 것이다.[15,17] 혈압의 급성 상승은 환자 삶에 즉각적인 위협을 가하기 때문에 AD는 의료 응급으로 고려된다.[17] AD를 일으키는 자극 원인이 정립되고 제거되어야 한다.[15-17] 보조사에 의한 즉각적인 치료 측정은 다음이 포함된다; 혈압 주시하기; 꽉 낀 옷이나 제한적인 도구(예, 붕대, 스타킹, 다리 끈) 느슨하게 하기; 환자를 앉은 자세로 일으키기; 소변 흐름이 방해되지 않도록 하기; 물리치료사, 간호사, 외과의에게 신고하기. SCI 환자 치료의 모든 시설에서는 이 응급상황을 다루는 절차와 적절한 행동 과정에 반응할 수 있는 직원이 확립되어야 한다.

SCI 환자는 또한 AD를 즉각적으로 치료하는 중요성을 인식해야 하고, 어떻게 도울 것인지 다른 사람의 교육이 필요하다. 몇몇 기관에서, 환자는 집에서 AD가 발생시 무엇을 할 것인지에 대해 문서 교육을 받는다. AD는 때때로 대 소변 훈련, 피부관리, 옷이나 카테터의 조심스런 주의에 의해 예방된다. 갑자기 발생하는 원인의 제거가 혈압을 감소시키는데 충분하지 않다면, 항 고혈압성 약으로 치료가 요구될 것이다.[15-17]

소실에 대한 심리적 반응 (Psychological Reaction to Loss)

SCI 후 초기 기간 동안 환자는 상실의 적응 단계를 경험하고, Kubler-Ross에 의해 설명된 죽은 사람에 대한 것과 비슷한 슬픔이 있다.[18] SCI에 대한 환자 반응은 아주 다양하고 화, 우울, 회피, 비현실성 기대 갖기가 포함될 것이다. 개인적 특성은 이 과정을 이해하고, 독립성을 획득하고, 과정이 성취됨으로써 목표를 끊임없이 수정함에 의해 이 단계를 통해 움직이는 것을 돕도록 환자를 지지할 수 있다.

통증(Pain)

통증은 SCI 환자에서 일반적으로 관찰되며 재활과 삶의 질에 장벽이 된다. 보고된 발생률은 약 65%이고, SCI 환자의 약 30%가 심한 통증을 기록한다.[19,20] SCI 후 통증연구는 일관된 통증 분류의 부족과 이 통증 발달에 포함된 기전정립 불능에 의해 제한되었다. 최근에 제시된 분류는[19,20] 통증의 두 가지 형태를 정립했다: (1) 아픔을 주는 통증, 이것은 근골격 통증의 예이다. 그리고 (2) 신경병적 통증, 이것은 손상레벨 위, 그 지점, 아래에 위치할 것이다. ***근골격 통증***은 역학적 불안정, 염증, 근경축, 근육과 관절의 과사용과 관련되고,[20] 둔하고, 쑤시고, 움직임과 관련되어 설명된다.[19] 이것은 종종 견관절이나 손목을 포함한다.[21-23] TENS는 근골격 통증 감소에 효과적일 수 있다.[20] ***신경병적 통증***은 아픔을 주는 통증과 질적으로 다르다. 이것은 예리하고, 칼로 찌르는 듯하고, 불에 타는 듯하고, 전기적인 통증으로 설명되고 정상적으로 유해하지 않은 자극에 대해 통증적, 과감각적 반응과 연합된다.[19,20] 신경병적 통증의 기전은 알려지지 않았으나, 통증 감각을 전달하는 척수내의 신경원 손상과 관련있는 것으로 생각한다.[20] 만성신경병적 통증은 무능력하게 할 수 있고 전통적인 의료 관리는 종종 효과적이지 않다. 약물과 도구의 통합된 치료가 요구되어진다.

합병증(Complication)

기립성 저혈압은 처음으로 앉거나 일어서기를 하는 SCI 환자에 일어날 수 있는 혈압의 하강이다. 하지 근육 펌프의 소실은 다리와 복부에서 혈액의 울혈을 일으킬 수 있고, 결과적으로 뇌로 가는 혈액의 양이 감소한다. 환자는 현기증이 나타난다. 복부 붕대 또는 코르셋과 탄력성 스타킹은 소실된 근육 긴장을 대신하여 사용된다. 기립성 저혈압은 일반적으로 시간이 지나면 해결된다. 그것이 10~12주 또는 그 이상 지속될지라도,[6] 경사침대 사용, 기울어지는 의자차 또는 약물은 환자가 똑바로 선 자세에 적응하는 것을 돕는데 요구될 것이다.

심부정맥혈전증(DVT), 정맥에 혈액 덩어리(일반적으로 다리에)는 비 활동성이나 침상 안정시에 연합된다. DVT는 혈전이 이동될 수 있고, 폐로 이동되고, 폐색전을 일으키고, 이것은 치명적으로 될 수 있기 때문에 의료 고려사항이다. DVT는 의료적으로 항응혈제로 치료되거나 항응혈제가 금기증이라면, 하부 대정맥여과를 사용한다.

공동으로 ***수반되는 손상***은 사지의 골절과 완신경총, 복부, 뇌손상을 포함한다. 뇌손상은 SCI 환자의 50% 이상에서 나타난다.[24] 뇌손상은 재활을 받는 환자의 능력에 영향을 주고, 학습능력과 SCI 후에 그들에게 놓여진 복잡한 감정적 조정을 다루는 능력에 나쁜 영향을 줄 것이다.[24]

다른 합병증은 ***이소성 골화***(HO)이고, 관절과 관절주위에 뼈의 비정상적 과성장이고, 이것은 10~20%의 발생률로 일어난다.[25] 일반적인 증상과 증후는 감소된 가동범위, 국소 부종과 통증이다. 기능적 활동과 운동에서 매일 환자와 일하는 보조사는 이 변화를 주시하는 첫 번째 사람이 될 것이다. SCI 환자에서, HO는 손상 3개월 내에 일어나고, 경직과 연합되고, 가장 종종 고관절에 영향을 준다. 이것은 뼈가 성숙해질 때까지 X-선에서 볼 수 없을 것이다. 치료는 손상입은 관절에 가동범위, 약사용(전형적으로 etidronate)[26], 그리고 필요하다면 뼈의 외과적 제거[25]이다.

감소된 뼈 미네랄 밀도(BMD)는 완전 손상 SCI 후에 일어난다. 그리고 하지마비와 사지마비에서 비슷한 변화가 보인다. BMD는 SCI 후 첫 3개월 동안 의미있게 감소하고, 16개월에 약 37%의 소실에 이른다.[27] BMD가 37% 감소하면, 골절지침은 초과하게 되고, 골절 위험에 놓이게 된다.[27] SCI 환자는 이 후반부에 일어나는 위험을 깨달아야 하고, 보조사는 이 환자와 일할 때 주의를 기울여야 한다. 주의에도 불구하고, 골절은 이동 동안 발생하거나 낙상결과, 비일상적 움직임, 하지 수동가동범위 운동 때문에 발생한다.

교감신경계 기능장애의 결과로서 일어나는 다른 문제는 ***손상된 체온 조절***이다. 환자는 추위에 관해 불평하고 따뜻한 옷을 요구한다. 그러나 더운 곳에서, 환자는 손상레벨 아래로 땀을 흘리지 않고, 신체를 차게하는 것이 어렵기 때문에 열충격(heat stroke)위험이 있을 수 있다. 근골격과[28] 심혈관[29] 변화처럼 ***정상 노화와 연합된 문제***는 SCI 환자에 확대된다.

척수 손상 후 회복
RECOVERY FOLLOWING SPINAL CORD INJURY

SCI 후 신경학적 회복을 위한 예후에 관한 지식은 외과의가 어떤 회복이 일어나고 가능한 기능적 결과동안 시간에 관해 환자와 상의하게 한다. 연구는 신경학적 회복은 성별, 인종, 골절형태, 손상기전, 수술절차의 시간이나 형태[30]와 관련되지 않음을 보여준다. 오히려 가장 중요한 예후 변수는 손상의 완전성이다. 향상된 결과는 더 젊은 환자에서 보여지고 중심성 척수 또는 브라운 시쿼드 증후군, 두가지 불완전 손상에서 보여진다.[6,31] 손상 후 바로 고용량 스테로이드가 적용되는 경우가 논쟁될지라도, 그것의 사용은 현재 추천되지 않는다.[30,32]

기능적 운동 회복(Functional Motor Recovery)

운동 회복은 환자의 기능적 능력[33]의 주요한 결정 요인이다. 그리고 운동 회복의 일차적 결정 요인은 1개월에 손상의 완전성이다. 대부분 운동 회복은 첫 3개월 내에 일어나고, 단지 매우 적은 사람이 완전에서 불완전 손상까지 후기 전환을 경험한다. 손상 후 1개월에 신경 지배되는 주요 근육은 일반적으로 F 등급 또는 더 큰 회복을 보이고, 반면 Zero 등급 환자는 F의 기능적 레벨에 회복하지 못하게 보인다.[33,34] 완전한 손상을 가진 환자는 지역사회 레벨에서 걷지 못한다.[34] 그들이 운동을 위해 보조기로 걸을지라도, 불완전 손상을 가진 환자의 더 높은 백분율은 지역사회 이동이 가능하다. - 불완전 하지 마비 환자의 76%와 불완전 사지마비 환자의 약 46%.[34]

치료
TREATMENT

척추 안정화(Stabilization of the Spine)

준 의료인과 응급실 직원 모두, 응급 직원은 손상 범위를 평가해야 하고, 반면 삶을 구하기 위해 측정을 실시한다. 이것은 개인의 생체징후를 안정화하는 의료적 치료 이용이 포함된다.

척추가 추골의 골절이나 탈구 또는 인대의 파열 때문에 불안하다면, 척주의 안정화가 요구된다. 뼈의 안정화는 신경 기능의 소실이 최소이고, 척주의 배열과 통합이 안전함을 확신한다. 사건 당시와 추골 안정화 전에, 치료는 목이나 등의 움직임을 예방하도록 수행되고, 이것은 척수에 앞으로의 손상을 일으킬 수 있다. 경추 불안정의 후기

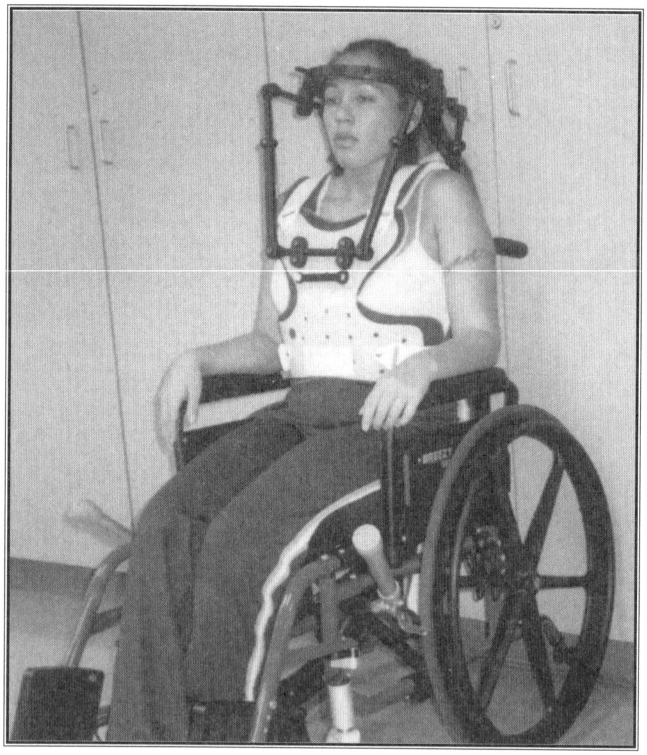

그림 9-5. Halo vest 로 고정된 경추 골절환자.

증후는 골절이나 손상 부위에 통증과 압통(Tenderness), 팔과 목에 증가된 방사통, 감각이나 근력의 증가된 소실이 포함된다. 환자가 이 특성의 증후가 기록될 때, 치료는 멈추어야 하고 물리치료사와 외과의는 즉시 통지한다.

10년 전, 환자는 Stryker 또는 원-전기 침대에서 추골골절이 치유될 때까지 12주간 있었다. 이것은 침상 안정의 연장된 기간을 의미하고, 지연된 재활과 나쁜 후유증을 일으킨다. 오늘날, 손상 형태에 따라, 척추는 보조기 사용이나, 두 가지 의미에 의해 수술적으로 안정화될 것이고, 환자는 재활을 시작하기 위해 빨리 침대에서 벗어나도록 한다.

목 손상을 위한 Halo vest (그림 9-5) 또는 Collar (그림 9-6) 또는 흉추와 요추 손상을 위한 Body jacket (그림 9-7)이라 불리는 흉요천추 보조기가 적용될 것이다. 이것은 골절된 팔에 팔을 고정하기 위해 석고고정을 하는 것과 같다. 환자가 도구를 착용하는 시간 길이와 치유 시간 동안 움직임과 활동에 제한은 골절과 안정화 형태, 골절이 잘 치유되는 방법, 외과의와 기관의 절차에 의존한다. 보조사는 의료기록에 제시된 어떤 제한점을 살펴보고 주의깊게 살펴야 한다.

물리치료 개입(Physical Therapy Interventions)

변형예방과 가동범위 유지(Prevent deformity and maintain Range of Motion)

자세, 수동 가동범위 운동, 보조기의 사용은 사지 관절의 운동성 소실을 예방할 수 있다. 이것은 특별히 사지를 움직일 수 없을 때 또는 주동근과 길항근 사이 불균형이 손상레벨 또는 과긴장된 근육 때문에 일어날 때 중요하다. 예를 들어, C5 사지마비 환자의 주관절은 상완이두근이 신경 지배되고 상완 삼두근은 아니기 때문에 굴곡하려한다. 보조기는 환자가 기능적 활동을 위해 팔을 사용하지 않을 때, 신전으로 주관절을 유지하도록 돕는다. 경수손상 환자에서, 견관절은 제한된 가동범위와 연합된 통증을 발달하는데 특별히 상처입기 쉽다. 특히 견관절의 외전과 외회전 가동범위를 유지하는 긴밀한 주의와 열, 냉, TENS처럼 통증을 감소하는 개입은 나쁘게 하는 통증주기를 예방하는데 중요하다.

모든 관절은 움직임이 유지되어야 한다. 치료는 등신전근을 부주의하게 과신장하는 것은 피하여야 하고, 이것은 팽팽한 슬괵근을 가진 사람이 길게 앉은 자세에서 슬관절을 똑바르게 하고 앞으로 기울일 때 발생할 수 있다(그림 9-8). 체간근이 과신장된다면, 체간은 이동 동안 신장되려하고 엉덩이를 끌어당기는 것이 더 어렵다. 길게 앉은 자세에서 활동을 하는(예, 옷입기, 뛰어가기, 자가 가동범위) 완전 손상 SCI 환자는 슬관절을 똑바르게 하고, 고관절을 굴곡하기 위해(Straight leg raise) 슬괵근의 100~110° 범위가 필요하다. 이 신장은 비교적 느리게 그리고 똑바로 누운 자세에서 가능한한 골반을 안정화하여 행할 때, 더 효과적이기 때문에 그림 9-9 와 같은 도구가 사용될 것이다. 초기에, 물리치료사는 수동 하지 가동범위를 제공할 필요가 있을 것이다. 적절한 상지 기능을 가진 환자는 전형적으로 끈으로 보조를 해서, 자신의 하지 수동 가동범위를 행하는 것을 배울 수 있다.

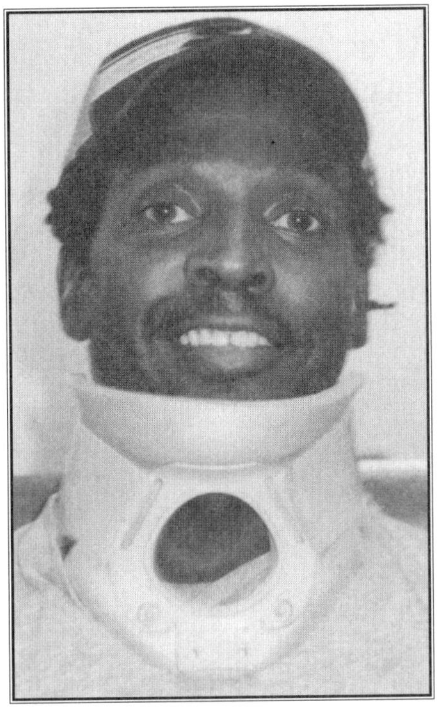

그림 9-6. 필라델피아 칼라로 고정된 경추 골절환자.

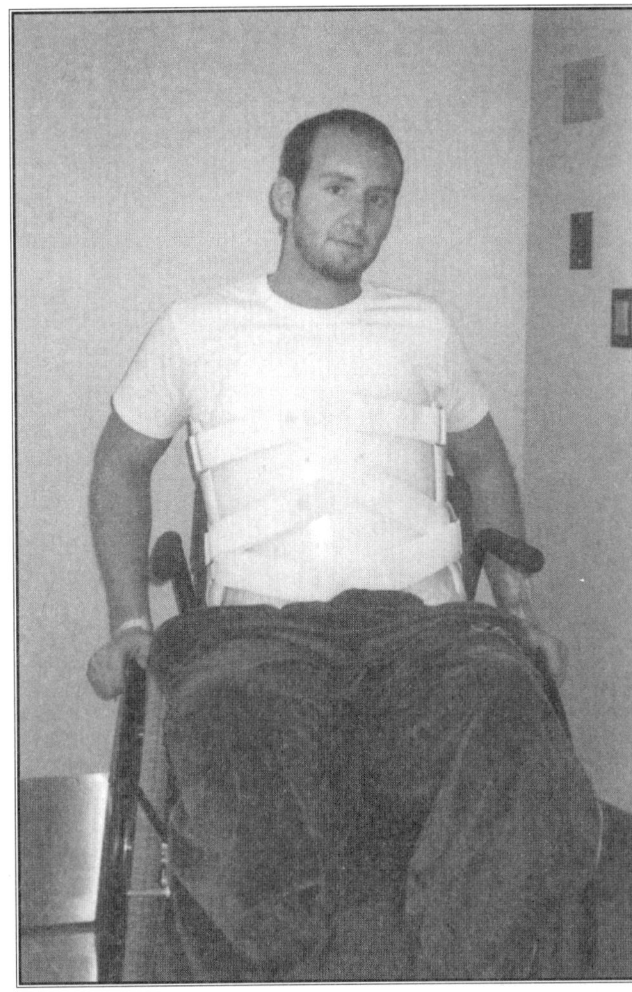

그림 9-7. 흉요천추보조기(TLSO)로 고정된 흉추 골절환자.

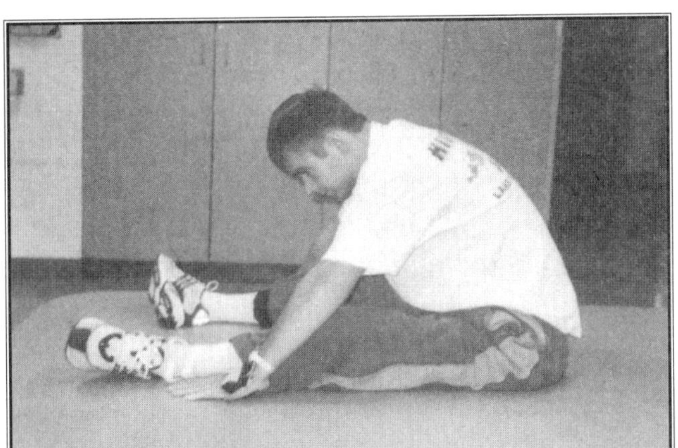

그림 9-8. C6 사지마비환자. 100° 다리 거상 가동범위는 환자가 길게 앉은 자세에서 기능적 활동 수행을 위해 앞으로 기울일 때, 등 근육의 신장을 최소화한다.

삼두근 기능이 부족한 사지마비 환자는 기능적 활동(예, 이동과 앉기 균형)을 위한 주관절을 잠그기 위해 주관절을 완전히 신전하고 손목을 신전할 필요가 있다. 척골과 원위 상완골의 형태 때문에 주관절의 수동 신장은 연부 조직 손상을 일으킬 것이다. 안정화보조기의 사용은 완전한 가동 범위 유지를 도울 수 있다.

보조사는 변형을 예방하고, 가동범위를 유지 또는 증가, 진행을 설명하기 위해 관절각도계 측정 수행으로 제공된 개입에 능동적 역할을 한다. 그들은 또한 신장과 가동범위 수행방법을 개인과 가족 구성원에게 가르치는 것이 포함될 것이다.

약한 근육 근력 강화(Strengthen Weak Muscles)

손상 레벨 아래의 신경 지배를 받는 근육은 기능을 소실하거나 약하게 될 것이다. 게다가 감소된 근력과 지구력은 침상 안정기에 연합된다. 이것은 손상 후 일반적이다. 기능이 남아있는 근육은 기능적 활동을 수행하기에 가능한 최대근력을 제공하기 위해 정진 저항 운동에 의해 근력 강화되어야 한다(그림 9-10, 9-11). 완전 손상 SCI 환자에서, 상지근육은 이동과 의자차 추진을 위해 하지의

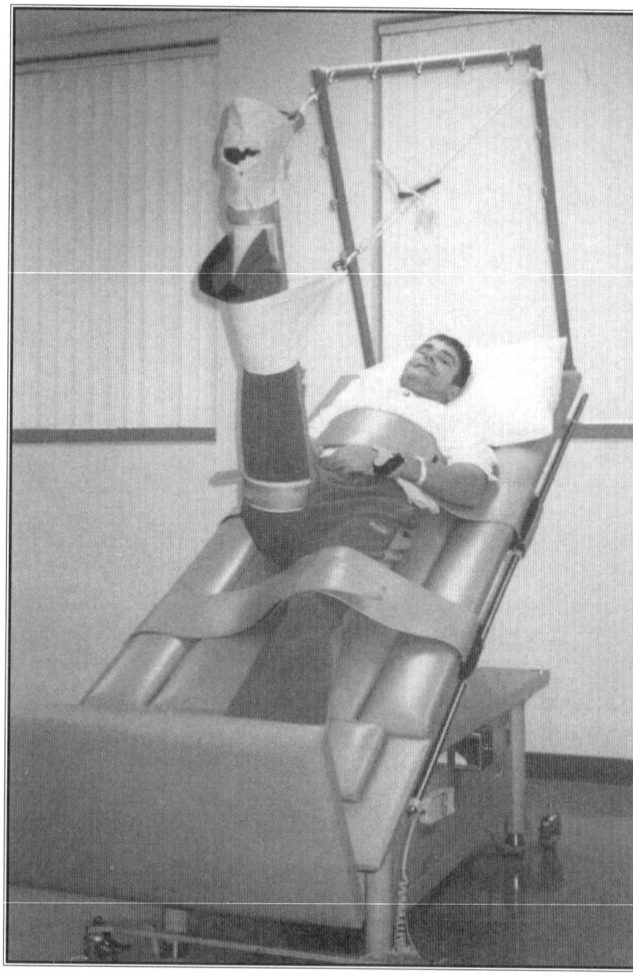

그림 9-9. 슬괵근 신장하기. 경사 침대의 머리쪽 끝에 부착된 막대기는 꼭대기를 가로지르고 부착된 클립을 위해 옆을 따라 eye bolt가 있다. knee cage는 다리를 들어올리는 동안 슬관절 신전을 유지하고 끈과 밧줄에 의해 유지된다. 이것은 또한 중립 외전/내전에서 다리를 유지하도록 한다.

그림 9-10. 치료사는 상지 근력 강화 운동을 수행하는 동안 체간 자세를 앞으로 유지하도록 환자를 보조한다. 환자는 주관절과 견관절 신전근을 강화하기 위해 "reverse dips"을 수행한다.

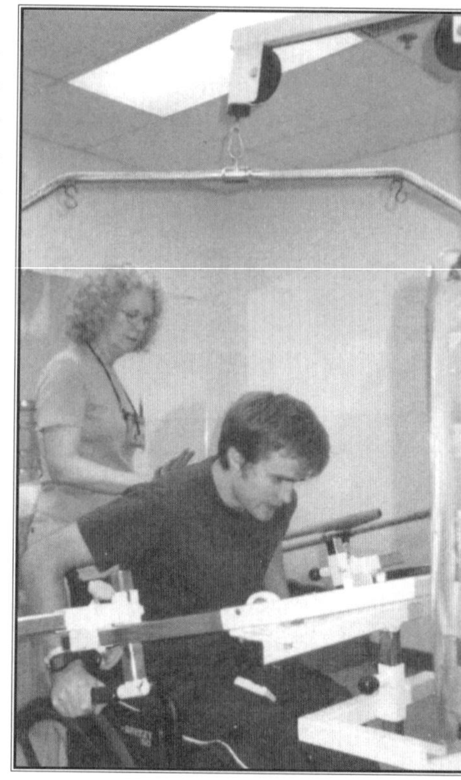

소실을 대용해야 한다. 의자차 추진동안 가장 피로해지기 쉬운 특별한 근육은 대흉근, 극상근, 중부와 후부 삼각근, 견갑거근, 중간 승모근이다.[35] 사지마비 환자는 그들의 상지 근육이 건강한 사람과 하지마비 환자보다 약하기 때문에 견관절 병리의 큰 위험이 있다.[36] 그리고 몸단장과 같은 활동은 건강한 사람에 의해 사용되는 것보다 근육 활동의 다른 패턴이 요구될 것이다.[37] 불완전 손상 환자는 그 밖에 하지 근육의 근력 강화가 요구된다(그림 9-12). 보조사는 환자의 운동 프로그램을 수정하고, 기능적 프로그램이 향상됨을 근거할 때 결정하기 위해 특별한 근육의 주기적인 도수근력 검사 수행이 요구될 것이다.

지구력 발달(Develop Endurance)

지구력 훈련은 운동성의 효율을 향상하고 전체 건강을 향상하기 위해 근육 수행과 유산소 능력을 향상하는데 목표가 있다. 심혈관 질환의 불균형적으로 높은 비율과 고혈압은 건강한 사람과 비교해서 SCI 환자에서 발생한다.[2,29] 어떤 사람은 운동에 대한 제한된 능력 때문에 이상적인 체중 유지가 어렵다. 지구력은 낮은 무게와 많은 반복횟수의 무게 훈련, 상지에 에르고메터 사용 또는 비슷한 도구 사용, 의자차 추진에 의해 수행될 수 있다. 이것 모두는 보조사 역할에 적절한 개입이다.

호흡 프로그램(Respiratory Program)

흉추 레벨 손상 환자는 초기에 건강한 사람보다 낮은 호흡 측정값을 보인다. 호흡 기능은 그들이 상지 근육 훈련을 받을 때, 건강한 수준으로 회복된다.[38] 경추 레벨 손상 환자를 위한 호흡 프로그램은 호흡 근육의 근력과 지구력을 발달시키는 개입에 초점을 둔다; 늑골 운동성 유지하기, 보조 기침 배우기, 기관 위생, 가정에서 사용하는

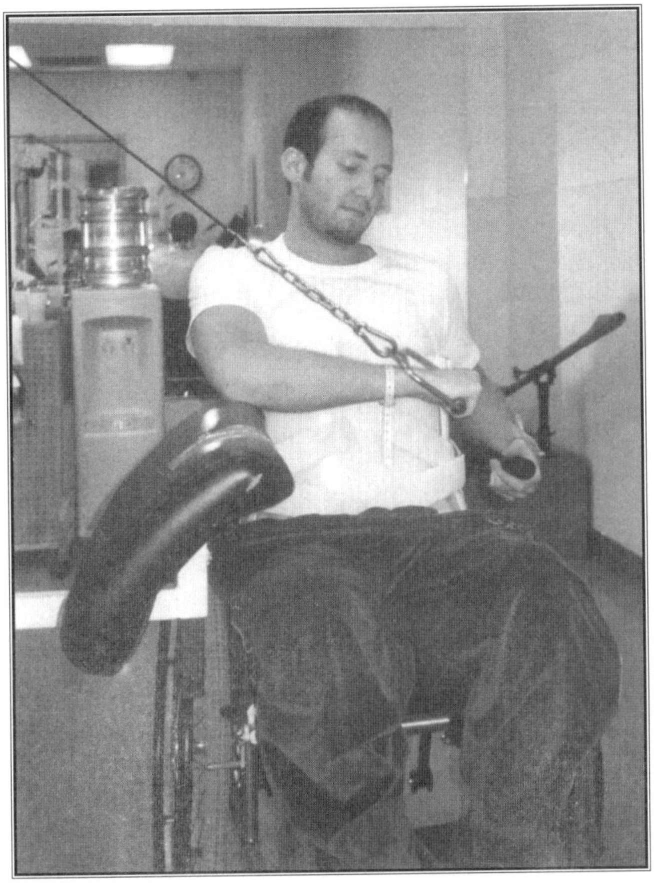

그림 9-11. 환자는 무게 부하로 상지 내회전 운동을 수행한다. 환자는 하부 체간근이 부족하고 그의 왼쪽 팔은 운동을 수행하는 동안 몸을 안정시키기 위해 사용된다.

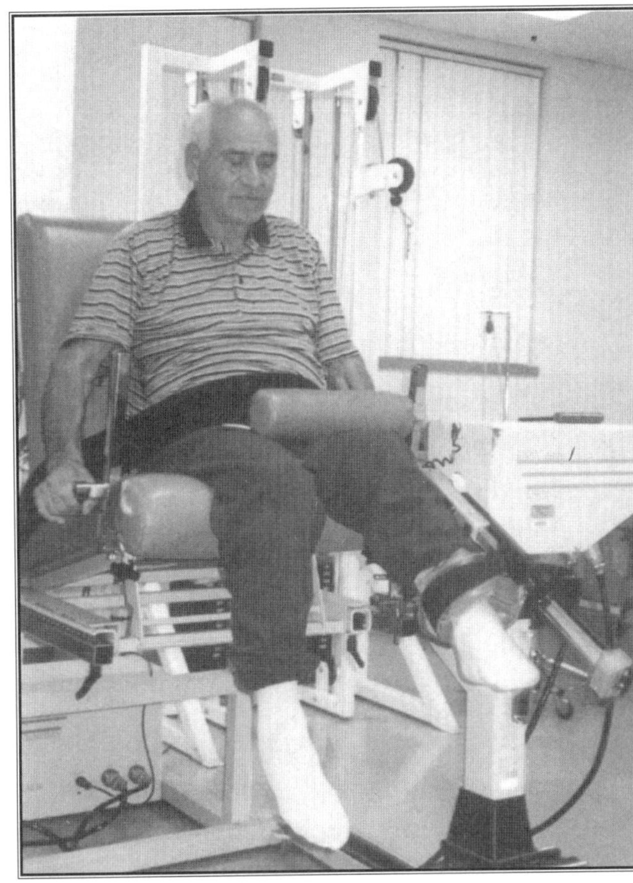

그림 9-12. 불완전 사지마비 환자는 등속성 운동 기계로 대퇴사두근의 근력 강화 운동을 수행한다.

체위 배액법에 초점을 둔다. 목호흡[39]이나 설인호흡(GPB)[40]처럼 특별화된 수의적 호흡 기법은 환기-의존 환자에게 가르쳐질 것이다. 구조화된 흡기 훈련 프로그램에 높은 적응, 횡격막 무게 사용(그림 9-13), 흡기근 훈련, 8주간 매일 15~30분은 증가된 생체능력(VC)과 흡기 능력의 측정 결과에 보여진다.[41,43] Lerman과 Weiss는 호흡유지, 늑골 확장을 위한 삼중호흡, 목운동[44]을 포함한 호흡 프로그램과 연합할 수 있는 다양한 호흡 운동을 설명한다. 운동은 증가된 저항, 운동 수행의 증가된 시간, 환자 자세의 변화에 의해 더 어렵게 할 수 있다. VC의 매주 감독은 환자의 진행을 평가하고, 필요할 때 호흡 프로그램을 수정하는데 사용된다. VC는 똑바로 누운 자세에서 경추 손상 환자에 더 크고 앉은 자세에서 하부 손상 환자에 더 크다. 일관된 자세 사용은 호흡 기능의 더 정확한 평가를 허용한다. 코르셋은 환자가 앉았을 때 호흡을 보조할 수 있다. 그것은 복부근 대용을 돕고 폐 용적을 향상한다. C6 손상환자는 초기에 정상의 20~30%의 VC를 가질 것이나, 전형적으로 더 장기 추적 조사에서 정상의 65%의 VC를 가진다.

SCI 환자를 치료하는 재활기관에서 일하는 보조사는 VC 검사를 포함하여 위에서 설명한 모든 개입 절차에 능동적으로 포함될 것이다.

기능적 기술 학습(Learn Functional Skills)

완전 손상 SCI 환자 또는 불완전 손상 SCI로부터 남아 있는 손상은 수정된 방법에서 기능적 활동 수행에 필요할 것이다. 획득된 독립범위와 이 활동을 수행하는 방법은 손상 레벨과 완전성에 의존할 것이다. 기능적 활동은 침

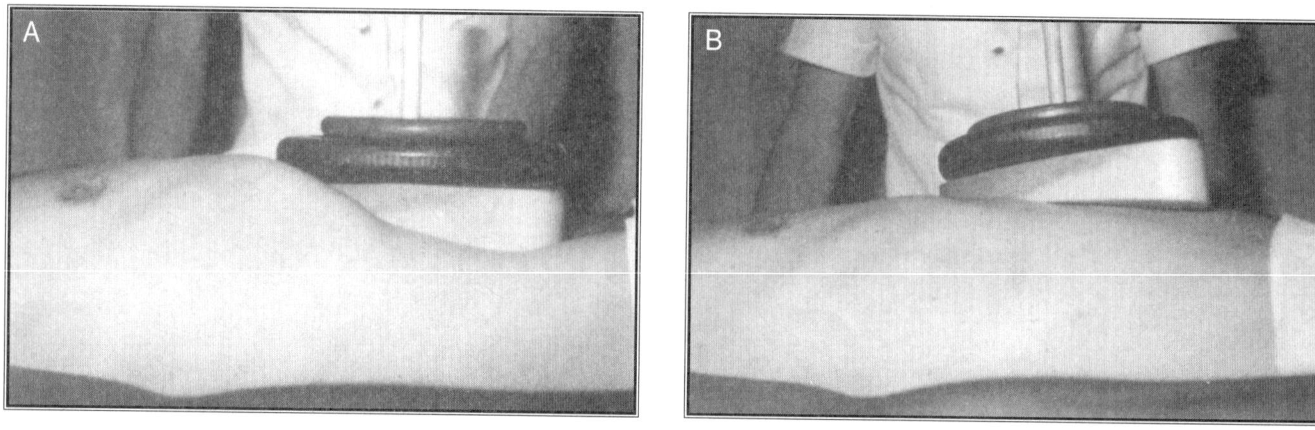

그림 9-13. 횡격막 근력강화. 횡격막의 저항 근력 강화 운동. 삼각형 무게 팔은 검상돌기 아래 부위에 맞도록 구성되었다. 호흡 전에 (A) 그리고 흡기 후 (B) 횡격막의 위치를 주시하라.

상 운동성과 이동; 앉은 자세 압력 제거; 먹기; 몸 단장, 옷입기; 목욕; 위생; 적절한 대소변 기능 수행; 운전, 걷기 그리고 지역사회에서 주변으로 이동하기; 음식과 가정 관리 활동이 포함된다. 주어진 SCI 레벨을 위해 선택된 활동 요약은 표 9-3을 보라. 그리고 예상된 결과에 더 상세함을 위해 *Outcomes Following Traumatic Spinal Cord Injury: Clinical Practice Guidelines for Health-Care Professional* 척수의료출판을 위해 협회에 의뢰하라.[46] C6 손상환자는 물체를 조작하기 위해 tenodesis 잡기를 사용할 것이다. Tenodesis는 손목이 능동적으로 신전될 때 손가락의 수동 닫힘이다. 매트활동을 실습할 때, 지지된 앉기와 같이, 치료는 tenodesis 잡기를 위해 필요한 손가락 굴곡을 유지하도록 수행되어야 한다. 이두근은 F+이나 견관절 근력이 부족한 환자는 mobile arm supports가 적합할 것이다(그림 9-14). 이 도구는 먹기와 머리 빗기와 같은 활동을 위해 환자가 그의 주관절을 굴곡하는 동안 견관절 지지를 돕기 위해 의자차에 부착된다.

보조사는 기능적 훈련 개입을 제공하고, SCI 환자에 의해 요구된 현재 보조 레벨을 평가하는데 주요한 역할을 한다. 보조사는 SCI의 다른 레벨을 위해 예상된 기능적 활동을 알고, 개입을 제공함에 있어 제한점을 정립하고 환자 재평가에 대해 물리치료사에게 요구해야 할 때를 결정하는 것은 중요하다. 아래 설명된 모든 기능적 기술을 수행하도록 구성된 개입은 보조사의 역할에 적절하다.

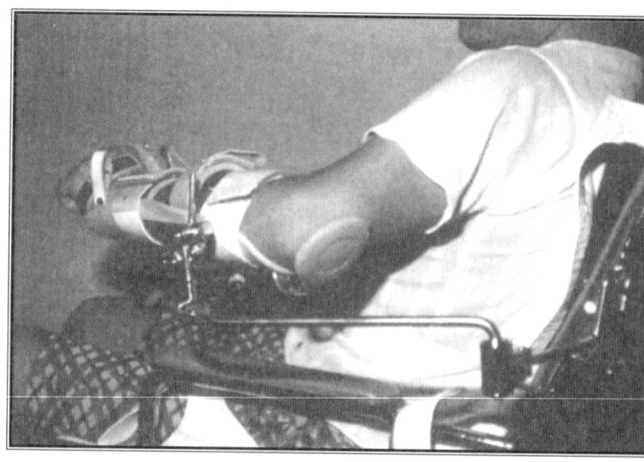

그림 9-14. 견관절 굴곡과 외전을 보조하기 위해 의자차의 등 부분에 부착된 Mobile Arm Support(MAS). 기능적인 팔사용은 약한 주관절과 견관절 근육을 가진 환자에서 수행될 수 있다.

침상 움직임(Bed Mobility)

침상 움직임은 구르기, 뛰어나가기, 침대 위와 아래로 움직이기, 균형 활동, 앉은 자세로 오기(그림 9-15A~9-15D), 길게 그리고 짧게 앉은 균형(그림 9-16), 하지 관리, 자가 가동 범위로 구성된다.

이동(Transfers)

이동은 사람이 장소에서 장소로 움직이는 것을 허용한다. 낮거나 높은 표면에 또는/표면으로가 포함된다. 레벨이 높은 사지마비 환자를 위해, 의존적 이동 또는 기계적 들어올림의 사용이 요구되어질 것이다. 미끄럼 판은 약한 팔을 가진 사람을 도울 수 있다. 하강 이동은 더 강한 팔을 가진 사람에 의해 사용된다. 하강 이동은 주관절을 똑

표 9-3
완전한 척수손상 환자를 위한 기능적 결과 선택

SCI 수준	근육 존재*	이동형태	기능적 능력	의자차 형태
C1 - C3	사각근. 부분적 목빗근(흉쇄유돌근), 등세모근(승모근).	기계적 들어올리기. 의존적.	입에 문막대기 활동. 한번 마심과 한번 휙불기, ECUs를 위해 가능한 턱조절이나 입조절 조작용 손잡이 압력을 제거하기 위해 전기적 힘이 보조한다.	기울여지는 동력 의자차, 한번 마심과 내뿜기, 턱 또는 입 조절 조작용 손잡이.
C4	가로막(횡격막)(부분). 흉쇄유돌근, 상부 승모근.	기계적 들어올리기. 의존적.	조작용 손잡이 활동, ECUs를 위해 한번 마심과 휙불기, 입 또는 턱 조절 조작용 손잡이. MAS가 사용될 것이다.	한번 마심과 휙 불기, 턱, 입 또는 가능한 머리 조절 조작용 막대기가 있고 기울기가 가능한 동력 의자차.
C5	가로막(횡격막). 어깨세모근(삼각근), 위팔두갈래근(이두근).	기계적 들어올리기. 의존적, 가능한 미끄럼 판으로 보조.	스스로 먹기, 가벼운 치장하기, 가벼운 기능적 활동, 손목과 손 보조기로 컴퓨터 사용. 가능한 루프로 전방 압력 제거.	가능한 중앙에서, 손 조절로 기울기가 가능한 동력 의지차.
C6	요골측 수근신전근, 대흉근 쇄골부분.	미끄럼 판, 보조 또는 독립적으로; 하강이 가능.	구르기, 앉기, 옷입기, 화장하기, 쪼그려 앉기, 짧은 그리고 길게 앉기 균형. 전방 압력 제거. 보조도구로 운전가능.	손 조절, 가능한 추진바퀴로 조작하기 위해 초경량으로 된 동력 기립.
C7	위팔세갈래근(삼두근). 수근관절굴곡근. 손가락신전근, 대흉근, 흉골 부분. 넓은등근(광배근).	하강; 미끄럼 판이 요구될 것이다.	구르기, 앉기, 옷입기, 화장하기, 앉기 균형, 의자차에서 차로 이동, 하강 또는 전방 압력 제거.	초경량 수동 의자차, 가능한 추진바퀴로, 가능한 한 동력 의자차.
C8	손가락굽힘근(손가락 굴곡근).	하강.	하강 압력 제거, 바닥과 계단을 제외한 독립적 기능적 활동.	초경량 수동 의자차.
T1	손 내재근.	하강.	C8와 같다.	초경량 수동 의자차.
T2 - L1	속갈비사이근(늑간근), 체간 굽힘근(굴곡근)과 펴짐근(신전근)의 증가된 신경지배.	하강.	RGOs와 상지 보조도구로 이동, 오직 운동을 위해, 바닥과 계단을 제외한 모든 기능적 활동에 수정된 독립.	초경량 수동 의자차.
L2	요방형근. 고관절 굴곡근.	하강.	오직 운동을 위해 KAFOs 또는 RGOs 그리고 상지 보조도구로 이동, 모든 기능적 활동에 수정된 독립.	초경량 수동 의자차.
L3	넙다리네갈래근(대퇴사두근).	서기 또는 쪼그린 자세.	AFOs와 상지 보조도구로 이동. 모든 기능적 활동에 수정된 독립.	전형적으로 아직 가벼운 무게 또는 초경량 수동 의자차가 요구된다.
L5	족관절 배측굴곡근, 슬관절 굴곡근. 고관절 외전근.	서기.	AFOs로 이동. 상지 보조도구가 요구되지 않을 것이다. 모든 기능적 활동에 수정된 독립.	장거리를 위해 의자차가 요구될 것이다.

표 9-3 (계속)

완전한 척수손상 환자를 위한 기능적 결과 선택

SCI 수준	근육 존재*	이동형태	기능적 능력	의자차 형태
S1	저측 굴곡근. 고관절 신전근.	숙련됨.	보조기 또는 상지 보조 도구없이 이동. 기능적 활동에 독립.	대소변에 수정된 독립이 될 것이다. 의자차가 필요없다.

AFO = 족관절 보조기
KAFO = 슬관절 족관절 보조기
RGO = 상호 교대적 보행 보조기
SCM = 흉쇄유돌근
ECU = 환경적 조절단위
MAS = 팔지지 보조기
수정된 독립 = 적절한 장비로 독립

지침은 심혈관, 근골격, 신경학적 또는 다른 문제로 수정이 요구될 것이다.
*각 레벨에서 새로운 근육은 앞서-신경지배된 근육에 첨가된다. 밑줄 그어진 근육은 그 레벨에서 ASIA 주요 근육이다.[4,5]

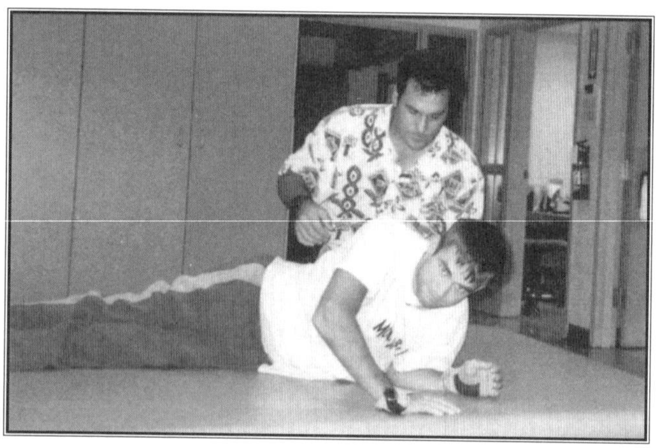

그림 9-15 A. 매트에서 앉기를 연습하는 C6 사지마비환자, 환자는 한쪽으로 구르고 치료사는 앉기 움직임을 시작하기 위해 환자를 보조한다.

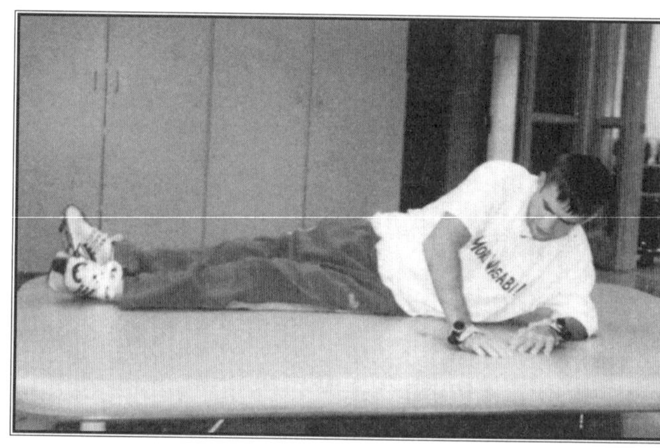

그림 9-15 B. 환자는 앉기 위해 밀기 전 단계로 매트에서 팔을 들어올린다.

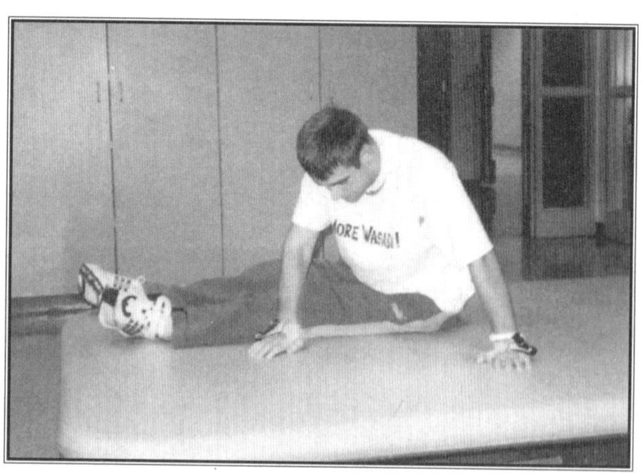

그림 9-15 C. 환자는 그가 똑바로 앉을 때까지 앞으로 팔을 계속 움직인다.

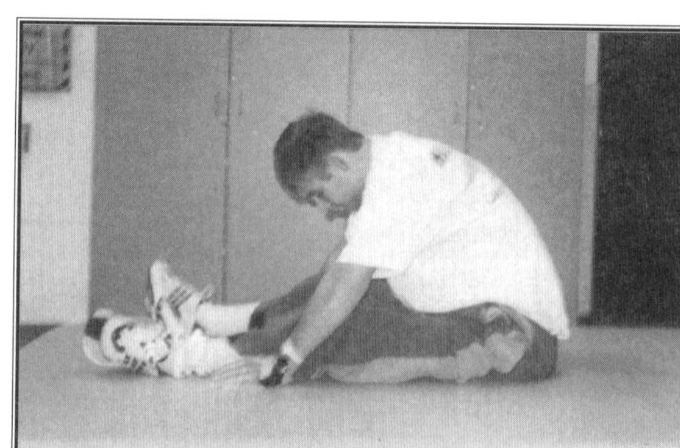

그림 9-15 D. 환자는 길게 앉은 자세가 될 때까지 팔을 계속 움직인다. 그는 연습으로 이 활동을 독립적으로 할 수 있을 것이다.

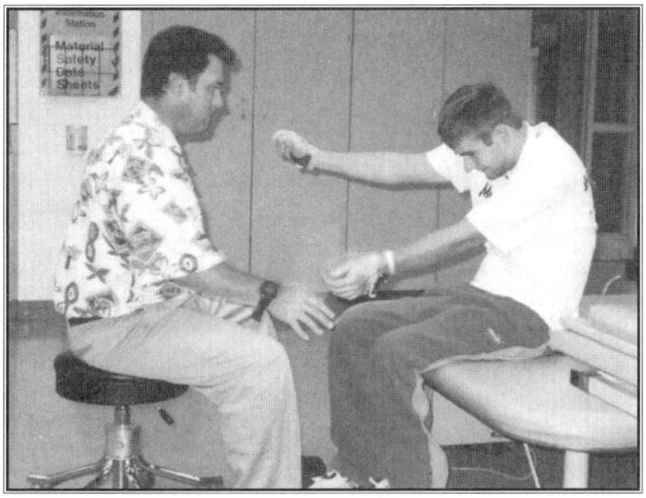

그림 9-16. 치료사와 함께 앉기 균형을 연습하는 C6 사지마비 환자.

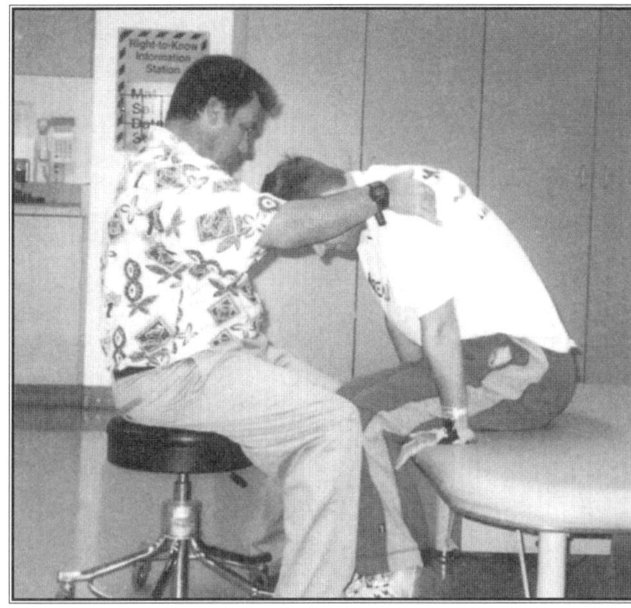

그림 9-17. 치료사는 매트에서 하강 들어올림을 연습하는 C6 사지마비 환자를 지지한다. 매트에서 하강을 수행하는 기술은 이동을 더 쉽게 수행할 것이다.

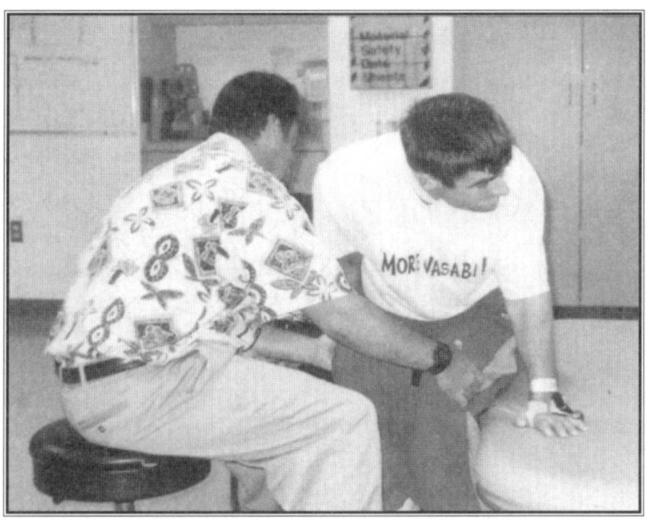

그림 9-18. 의자차로 하강 이동하는 C6 사지마비 환자를 보조하는 물리치료사. 오른쪽으로 그리고 의자차로 그의 엉덩이를 움직이는 것을 촉진하기 위해 그의 몸을 들어올리고 있을 때. 환자는 왼쪽으로 그의 머리를 돌리는 방법을 주시하라.

바르게 하고 견관절을 내려누르고, 지지면에서 엉덩이를 들어올리고, 돌아서 가까운 면으로 이동할(그림 9-17, 9-18) 때 수행된다. 서기 또는 쪼그려 앉기 - 축회전 이동은 그들의 하지에 무게를 수행하기에 적절한 운동 기능을 가진 사람에 의해 사용된다. 모든 면으로의 이동은 실습되어지고, 매트, 침대, 변기, 의자차, 욕조, 차, 땅, 그리고 다른 앉기 표면이 포함된다. 물리치료사 또는 보조사는 이동 동안 환자보조에 능숙해야 한다. 그리고 환자는 보조에 신뢰를 가져야 한다. 초기에, 환자는 충분히 앞으로 멀리 기대거나 효율적으로 이동하기에 충분히 견관절과 머리를 움직이는데 실패할 것이다. 손상의 다양한 레벨에 있는 사람을 위한 기능적 활동을 수행하는 방법의 상세한 설명은 Somers[47]에 의한 *Spinal Cord Injury: Functional Rehabilitation* 책에서 찾아볼 수 있다.

의자차 운동성 훈련(Wheelchair Mobility Training)

의자차 운동성 훈련은 좁은 공간에서; 자갈이나 풀과 같이 편평하지 않은 지형 위에서; 문지방위로; 경사진 곳 위와 아래로; 문 통과하기; 뒤로, 앞으로, 옆으로 조작방법 학습이 포함된다. 수동의자차 사용 환자는 모든 의자차 사용자에 의해 학습되는 기술에다가 커브 조정하기, 계단 위 아래로 가기, 땅에서 의자차로 가기(그림 9-19A ~ 9-19F) 방법을 배운다. 앞으로 또는 뒤로 위치한 것을 포함하여 바퀴 위치, 의자각도, 바퀴가 펼쳐진 양(중앙이 휘어짐, camber), 의자차에서 사람의 자세는 의자차 추진 효율성을 최대화하는데 중요하다. 수동의자차 사용 환자는 바퀴돌리기(*Wheelie*) 수행, 뒤로 기울어지는 동안 큰 바퀴도 균형 잡기를 배운다. 환자는 머리 위에 안

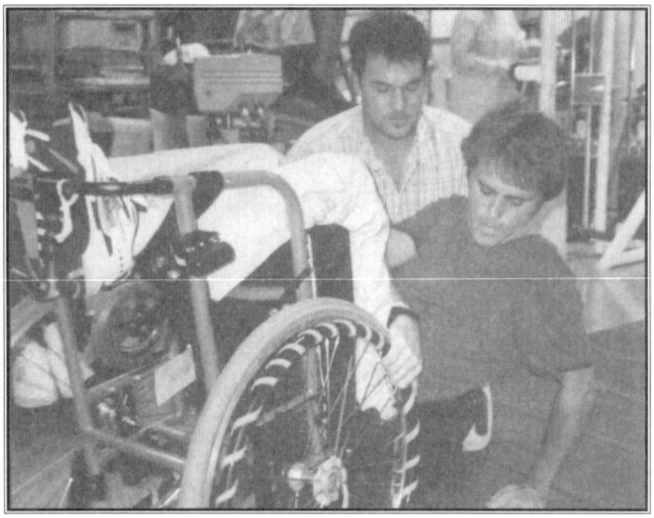

그림 9-19A. 의자차 이동을 위해 바닥 연습을 하는 환자를 보조하는 치료사. 환자는 의자차로부터 바닥으로 내려온다.

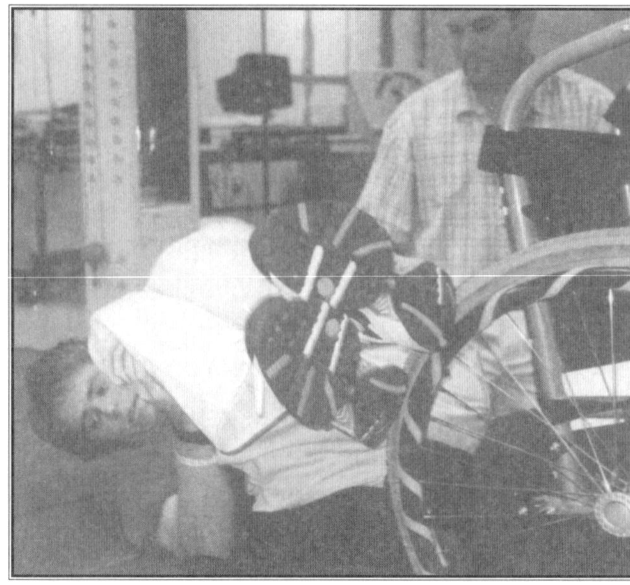

그림 9-19B. 그리고 환자는 한쪽으로 그의 다리를 굴리고, 의자차로부터 멀어진다.

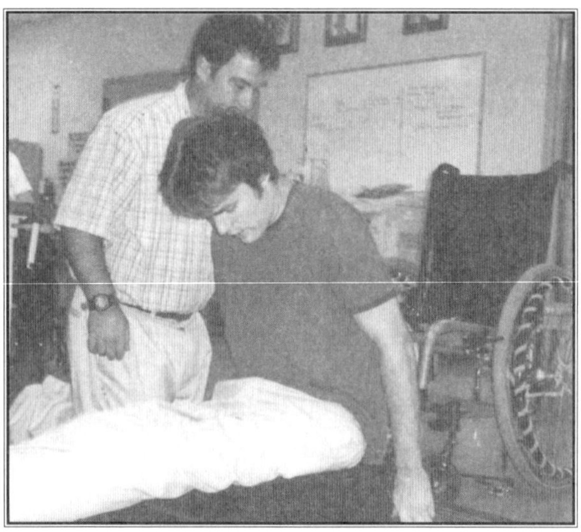

그림 9-19C. 환자는 적절한 장소에서 의자차를 두고, 쿠션에 앉는다. 땅에 쿠션을 두고 스스로 들어올리기 위한 거리를 감소하지 않는다.

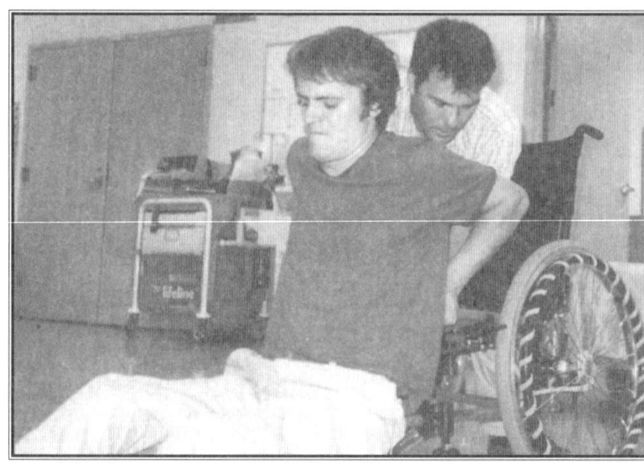

그림 9-19D. 보조로, 환자는 의자차로 스스로 몸을 들어올린다.

그림 9-19E. 환자는 일단 의자차에 앉으면 스스로 아래에 쿠션을 둔다.

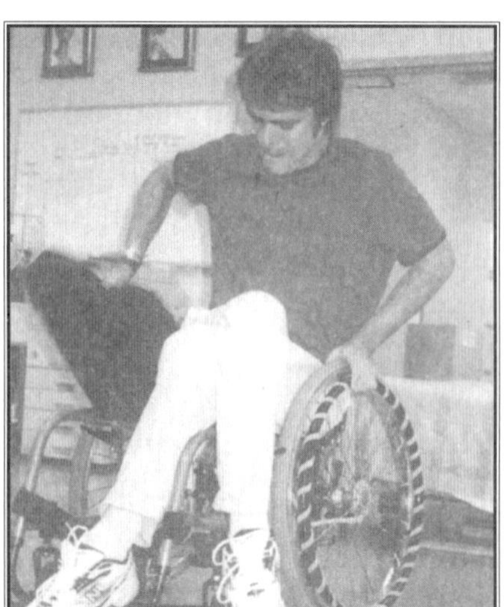

그림 9-19F. 환자가 자신의 앉은 자세를 다시 조정한다.

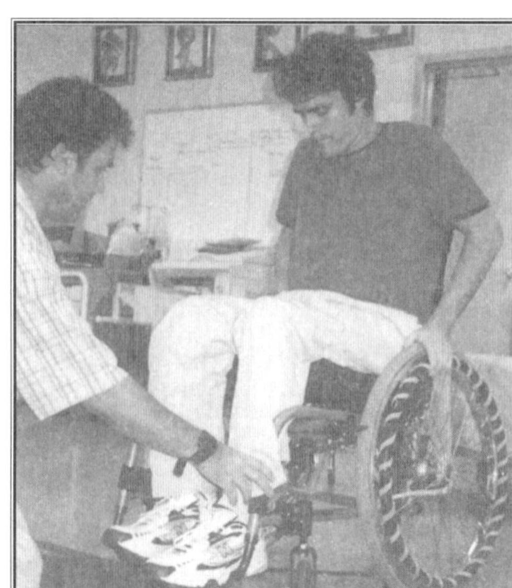

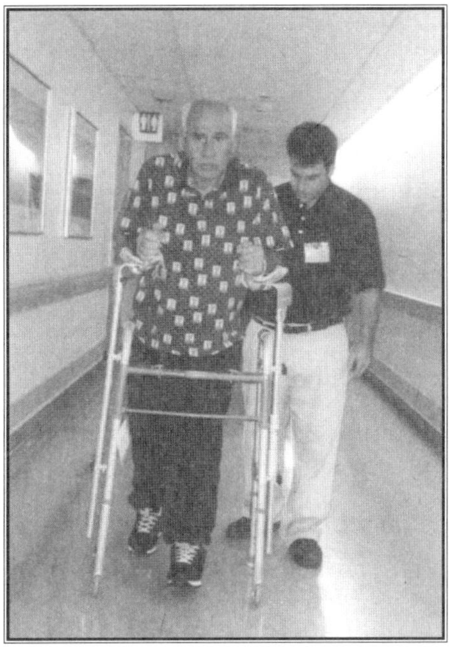

그림 9-20. ASIA D, C6 사지마비 환자와 걷는 치료사. 보행기의 팔 받침에 양쪽 팔을 두는 것은 삼두근과 손가락 굴곡근이 약하기 때문에 필요하다. 환자는 그의 바지 아래 배측 굴곡을 보조하고 멈추기 위해 양측 폴리프로필렌 AFO를 신는다. AFO의 이 형태의 외형은 뛰어나다.

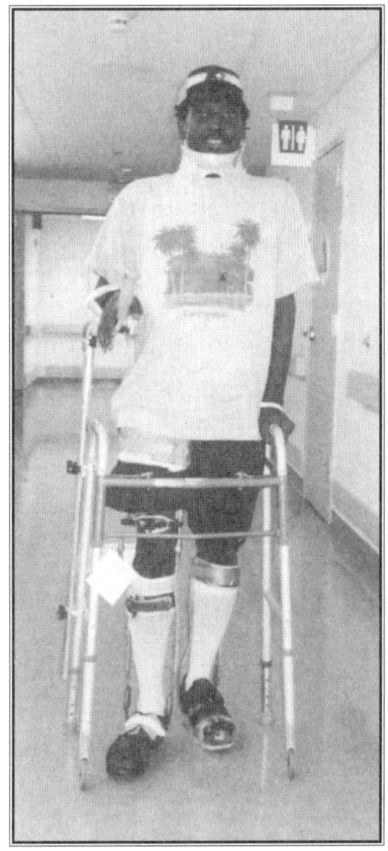

그림 9-21. 보조기를 사용하여 걷는 사지마비 환자. 일시적인 보조기 사용, 오른쪽 KAFO와 왼쪽 AFO는 환자의 영구적인 보조기가 처방되고 제작되기 전에 이동을 허용한다. 팔 받침은 환자의 오른쪽 팔 지지를 돕는다. 이것은 삼두근의 약화가 있다.

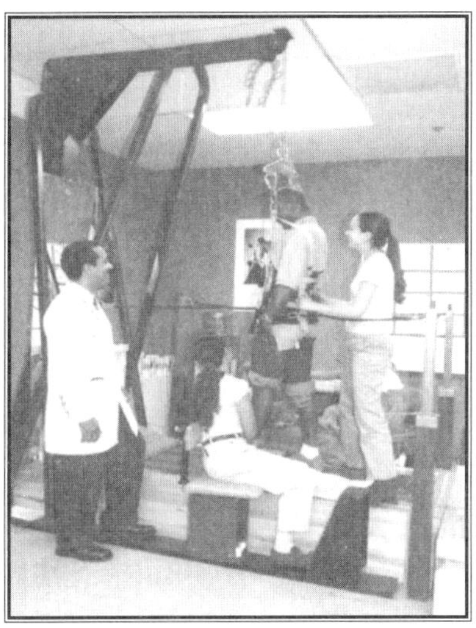

그림 9-22. 불완전 손상 SCI 환자를 위한 체중지지 트레드밀 훈련에 관해 직원과 상의하는 외과의. 훈련시키는 직원은 움직이는 다리를 보조하고 체간 회전과 체중이동을 조절하기 위해 위치한다. 검은 멜빵과 머리 위 체중지지 시스템을 주시하라.

전하게 끈을 부착해 놓은 동안 또는 치료사에 의해 지지되는 동안 이것을 실습할 수 있다. 밀고 나가는 면은 속도에 영향을 준다. 타일이 카페트보다 더 쉽다. 수동 의자차에서 레벨이 더 높은 손상 환자는 낮은 손상레벨 환자보다 느린 속력으로 밀고 짧은 거리를 이동한다. C6 사지마비 환자는 4% 경사를 조정할 수 없는 상지 약화에 의해 극히 제한되고, 수동 추진의 방법은 효율적이지 않다.[48]

보행훈련은 특히 불완전 손상이 있는 사람에서 그들의 하지에 적절한 운동 회복을 가진 사람을 위한 기능적 훈련의 중요한 부분이다. 이동이 가능한 SCI 환자는 약한 근을 대용하는 하지 보조기가 요구될 것이다.[49] AFO는 유각기와 부하반응에서 발 떨어짐을 예방하기 위해 약한 배측 굴곡근을 대용할 수 있다. AFO는 또한 입각기에서 제한되지 않는 배측굴곡을 예방함으로써 약한 저측 굴곡근을 대용할 수 있다(그림 9-20). KAFO는 약한 대퇴사두근을 대신하여 사용된다(그림 9-21). 일반적이지는 않지만 잘못된, 많은 임상가의 신념은 하지 보조기의 사용은 근육 수축을 일으키지 않을 것이고, 그러므로 근력 회복을 방해한다는 것이다. 이 개념은 SCI 환자에서 장딴지근 기능의 연구에 지지되지 않았다.[50] 그래서 AFO는 보행이나 이동동안 환자 기능을 향상할 때 사용될 것이다. HKAFO처럼 더 넓은 보조기는 고관절을 조절하는 상호 교대적 보행보조기(RGO)가 다리를 앞으로 보내는데 보조를 제공하기에 사용되고, 그러므로 하부경추 또는 흉추 손상 환자에 의해 사용되어질지라도, 일반적으로 너무 부담이 된다.

최근에 머리위 비체중계에 의해 제공된 체중지지는 트리드밀에서 걷거나, 땅위에서 불완전 SCI 환자 이동을 촉진하기 위해 혼합된다(그림 9-22). 훈련가나 역학적 도구는 정상 보행패턴으로 다리를 움직이도록 환자를 돕고 정상보행에 도달하는 속도가 획득된다. 현재, 이 개입은 완전 손상환자에서 땅 위로 걷는 것으로 넘어가는 증거가 존재하지 않는다. 완전손상 환자는 일반적으로 운동성의 일차 방법으로서 걷는 것을 의존할 수 없다.

그들은 운동의 형태로서 그것을 사용할 것이다. 팔로 몸을 들어올리는 고에너지 비용, KAFO 또는 RGO 이동 환자에서 느린 속도, 견관절 근육의 요구는 실행할 수 없는 보행형태를 만든다. 이동 운동의 다른 방법, ParaStep (Sigmedics, Fairborn, Ohio)은 하지 근육을 활동시키기 위해 전기 자극을 사용한다. 이동되는 m 당 에너지 비용은 KAFO's, RGO's, ParaStep으로 걷는 것이 비슷하다.[TM 51] 고관절 굴곡, 슬관절 굴곡, 족관절 저측굴곡 구축과 같은 가동범위 제한은 걷기 위한 사람의 능력을 방해할 것이다. 저측굴곡 구축은 일반적으로 선 자세에서 신장에 의해 감소될 수 있으며 구축이 줄어들 때, 족관절에 순차적인 석고고정을 적용하는 일련의 석고 고정을 사용하여 감소될 수 있다. 고관절 굴곡 구축을 신장하기 위해, 반대편 고관절은 골반을 안정시키기 위해 적절하게 굴곡되어야 한다. 똑바로 누운 자세에서 신장되는 고관절은 중립 외전에서 침대에 매달려 있고, 다리를 아래로 잡아당기기 위해 무게를 단다.

지역사회 재돌입 활동 제공 (Provide Community Re-entry Activities)

지역 사회에 방문, 영화관, 음식점, 오락 공원에 놀러가기; 의자차 스포츠 소개; 비슷한 활동이 다방면적인 팀에 의해 조정된다.

적응 장비 획득(Obtain Adaptive Equipment)

물리치료사와 작업치료사는 가장 적절한 적응 장비를 선택하고, 설명하는 책임을 가진 팀 구성원들이다. 물리치료사는 특히 보조사가 환자와 이 기능적 활동을 실습한다면 그리고 환자의 상태를 더 잘 깨닫고 있다면, 입력과 제안을 위해 보조사에게 요구할 것이다. 각각의 시설 정책에 따라 보조사는 팀에 의해 선택되어진 장비를 조작하고 획득할 책임이 있을 것이다.

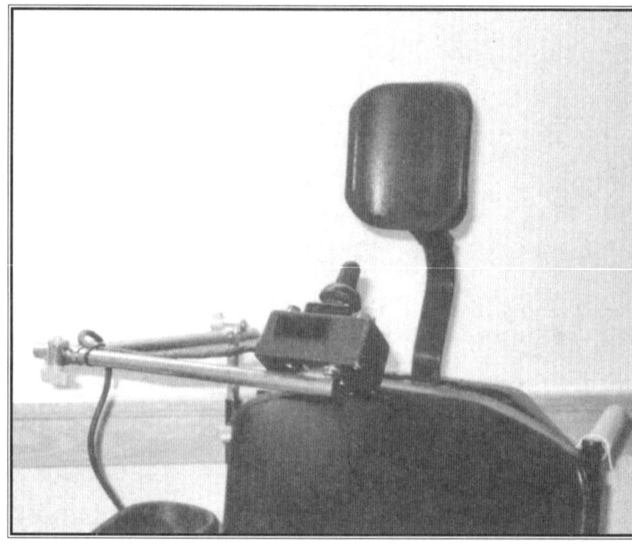

그림 9-23. 턱 조절 운전 기계와 동력 의자차에 활대(boom) 위치.

의자차(Wheelchair)

많은 SCI 환자는 이동을 위해 의자차에 의존한다. 가장 적절한 의자차는 개인의 손상레벨, 나이, 상지근력, 직업이나 학교계획, 가정 상황, 수단, 다른 의료적 문제가 있는지 등을 포함한 많은 요소에 의존한다. 늙고, 약하고, 의료적 문제를 가진 환자는 하지마비 또는 불완전손상일지라도 동력 의자차가 요구될 것이다. C1~C4 손상 환자는 의자를 운전하기 위해 머리, 턱(그림 9-23), 빨기와 내뿜기 조절이 되는 동력 의자차가 요구될 것이다. 압력을 제거하는 능력이 부족한 환자는 동력 경사 또는 기울기가 되는 의자차가 필요할 것이다(그림 9-24). 제한된 거리를 걷는 환자가 지역사회 이동을 위해 의자차가 요구될 것이다. 단단한 초경량 수동 의자차는 (그림 9-25) 더 활동적인 사람에 의해 과도하게 접혀지는 것을 선택한다. 등받이 높이, 큰 바퀴와 작은 바퀴 크기, 타이어 형태, 팔걸이, "bucket"(의자 뒤쪽이 앞쪽과 비교해서 더 낮아진 양), 바퀴 펼쳐짐(바닥에서 의자로부터 바퀴가 밖으로 펼쳐진 양), 발판과 같은 의자차 구성요소는 각 환자의 요

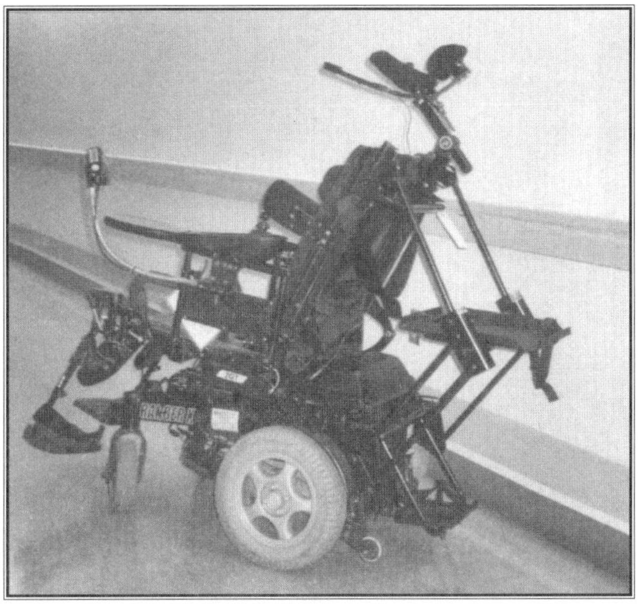

그림 9-24. 환기 장치 상자가 있는 고-기능 동력 의자차. 동력 기울기를 조작하기 위해 뺨 스위치가 머리 받침에 부착되었다. 보조품은 체간 지지와 팔 받침이 포함된다.

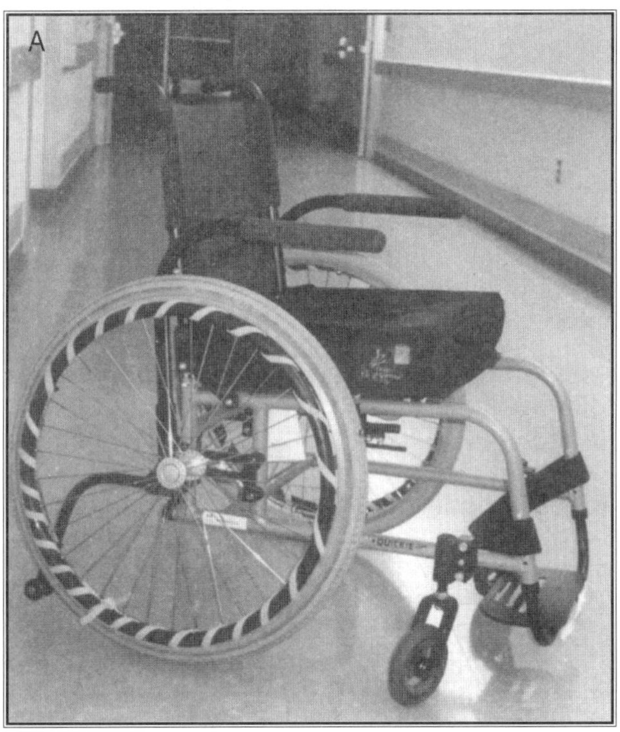

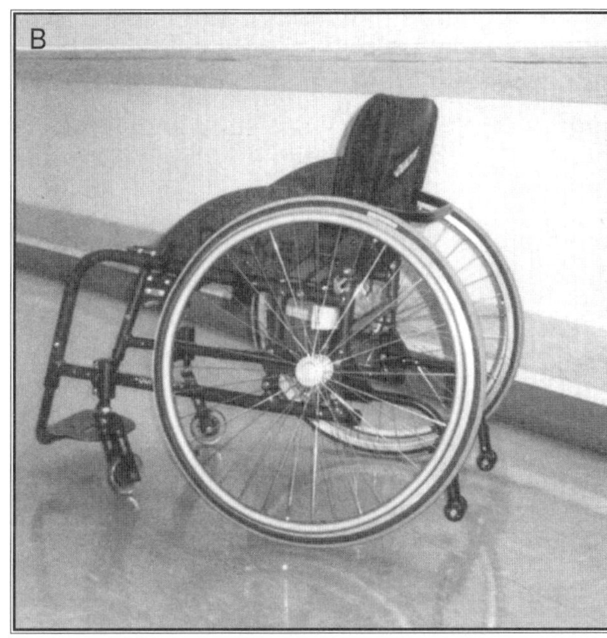

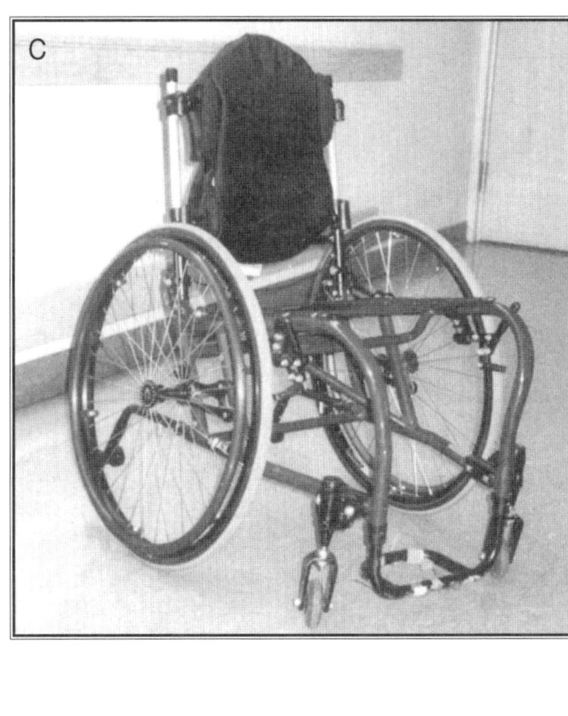

그림 9-25. 단단한 초경량 의자차의 예. 모든 의자차는 조절 가능한 굴대판이 있고, 이것은 의자에 관해 앞으로 또는 뒤로 움직이게 하기 위해 바퀴의 위치를 허용한다. 모든 것은 뒤로 과도하게 기울어지는 것으로부터 의자차를 유지하기 위해 함-기울임관이 있다. (A) 높은 등과 팔 받침. 관은 추진 동안 추진바퀴(pushrim)에 더 큰 접촉을 허용한다. (B) 낮은 좌석 등, 팔받침 없고, 작은 바퀴가 작다. (C) 조절 가능한 단단한 등받침은 등장식으로 대용한다. 이것은 부가적인 지지를 제공하고, 경수나 높은 흉수레벨 손상 환자의 앉은 자세를 향상시킬 수 있다.

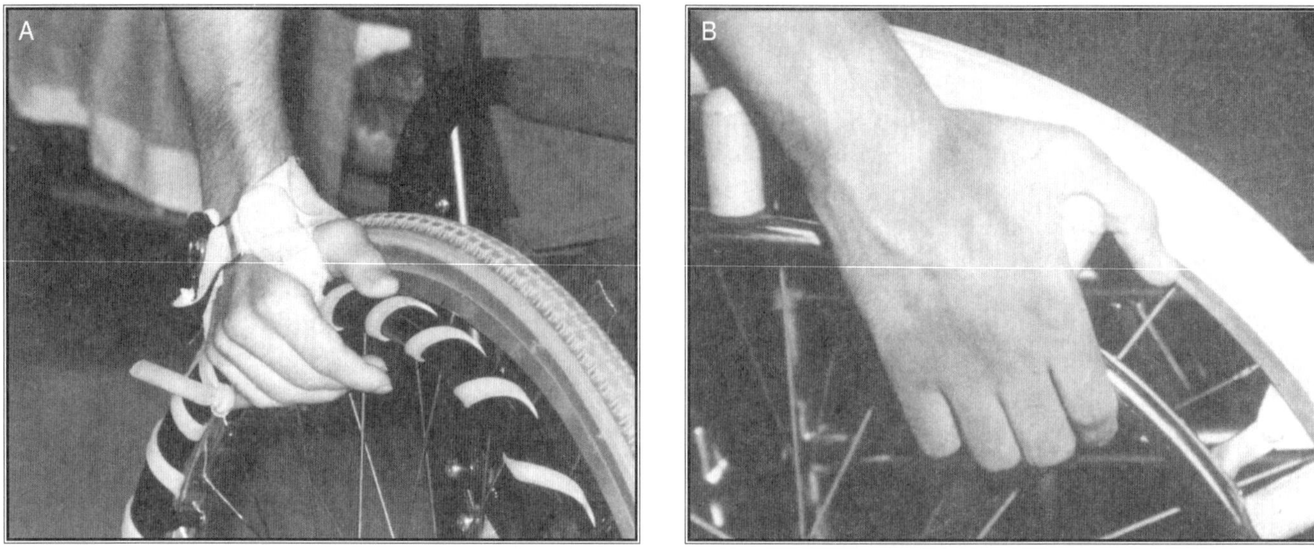

그림 9-26. 추진바퀴(pushrim)을 잡기 위해 사지마비 환자를 보조하는 수정방법. (A) 가죽 장갑과 핸드림 주위에 감싼 튜빙. 플라스틱으로 덮여진 핸드림은 환자의 영구적인 의자차에 주문될 수 있다. (B) 수직돌기(projections). 이것은 또한 45°로 될 수 있다. 돌기(Projections)은 의자차의 넓이를 증가할 것이고, 더 어렵게 문을 통과하게 한다.

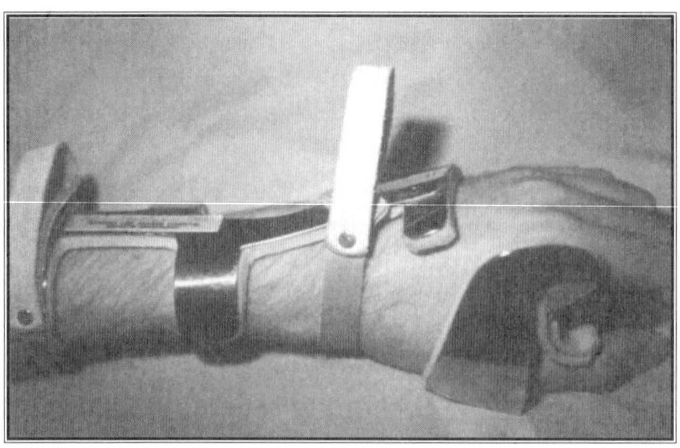

그림 9-27. 환자가 기능적 활동을 수행하는 동안 손목을 안정시키는 손목-손 보조기. 일상생활도구 또는 펜처럼 도구를 손바닥에 부착할 수 있다.

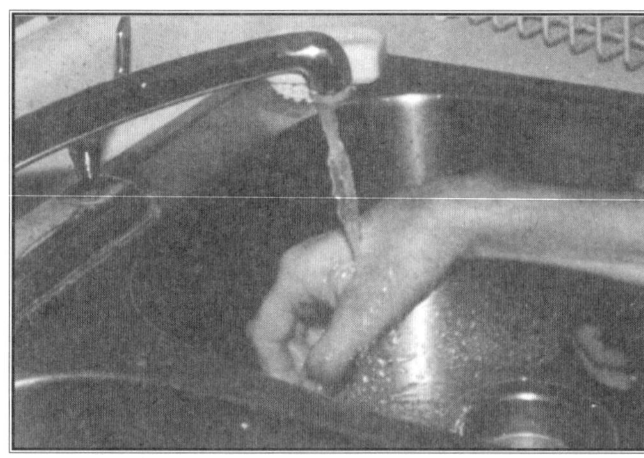

그림 9-28. 감소된 감각이 있는 환자는 화상 위험이 있다. 팔팔 끓는 뜨거운 액체를 팔이나 다리에서 피하도록 하는 주의가 있어야 하고 너무 뜨거운 물 사용은 피한다.

구에 맞추어 제작될 수 있다. 의자의 이 형태의 추진 에너지 비용은 무거운 보통 무게의 의자보다 낮다.[52] 플라스틱으로 덮여졌거나, 돌기(projections)와 같은 특별한 핸드림은C6~C8 사지마비 환자처럼 손기능이 제한되었을 때 미는 표면에 더 좋은 접촉을 허용한다(그림 9-26). 이동을 위해 의자차에 의존하는 사람은 의자차 유지에 관해 충분히 학습해야 하고, 의자에서 삶을 연장하도록 유지하고, 좋은 작업 상태를 유지하여야 한다.

적응장비(Adaptive Equipment)

적응 장비는 쿠션, 욕조의자, 거상되는 변기의자, 닿기, 상지 보조기(그림 9-27), 글러브와 같은 기능을 촉진하는 장비가 포함된다. 압력을 더 좋게 재분배하고 앉은 자세 지지를 제공하는 쿠션은 스펀지, 겔, 공기 또는 복합용이 있다.

어떤 보고는 서기 도구는 방광 문제를 감소하는데 도움이 있음을 지시한다. 그러나 임상적 시도는 존재하지 않

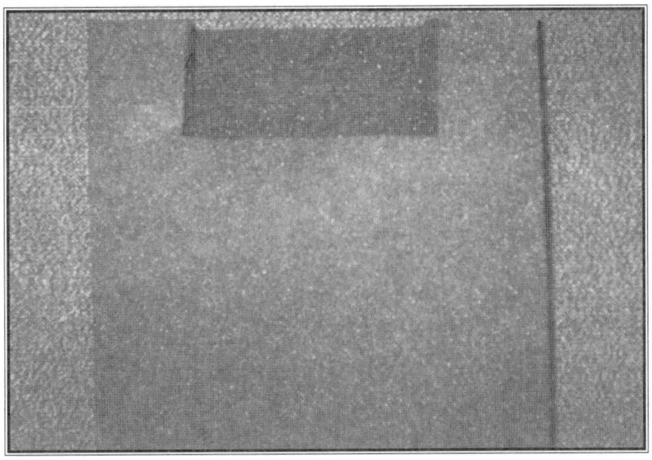

그림 9-29A. 좌골 부위 잘라냄으로 4인치 층판화된 스펀지 의자차 쿠션(고밀도 위에 과도한 고밀도). 잘라냄(cutout)은 쿠션 높이를 통해 3/4에서 이루어지고, 그러므로 좌골 조면아래 압력을 제거하는 동안 쿠션의 완전성이 유지된다.

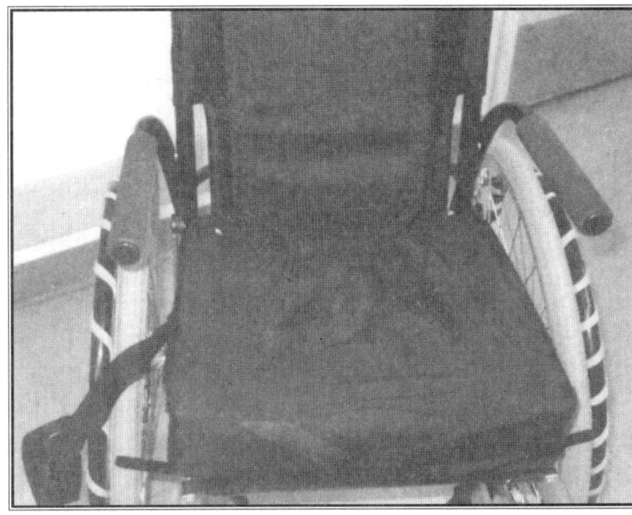

그림 9-29 B. 윤곽화된 스펀지 바닥 위에 젤 의자차 쿠션. 앉은 자세 압력의 재분배는 이 쿠션으로 이루어진다. 젤은 좌골 조면 부위에 주로 있다.

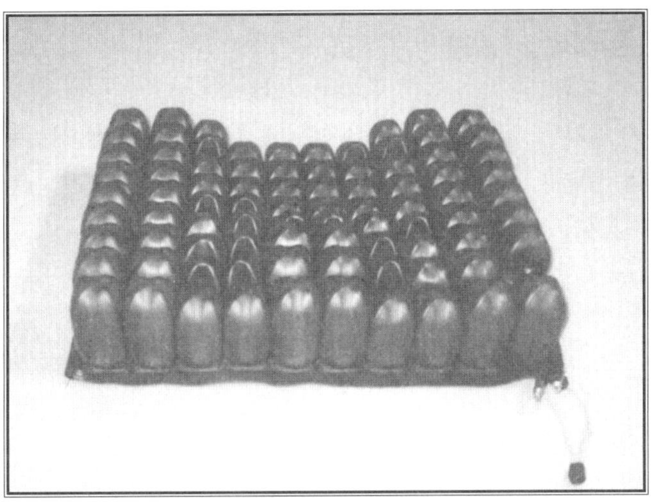

그림 9-29 C. 공기 의자차 쿠션. 이것은 골반의 뼈 변형이 있는 환자에게 뛰어난 압력 재분배를 제공한다. 이 쿠션은 압력제거를 돕기 위해 좌골조면 위로 낮은 공기 방울을 가졌다. 쿠션 압력은 욕창이 일어날 수 있는 변화를 예방하기 위해 몇 일마다 정기 검사되어야 한다.

고 제 3자 지불자는 의료적으로 필요한 이 장비 부분을 고려하지 않을 것이다.

욕창예방(Prevent Pressure Sores)

Bedsores 또는 pressure ulcers라 불리는 욕창은 뼈 돌출부 위에 과도한 압력이나 전단력에 의해 발생되어 피부나 아래에 있는 조직에 손상을 준다. 마치 물 공급이 정원 호스가 비틀리거나 밟혔을 때 감소되는 것처럼 혈관에 제공된 압력은 혈액 흐름을 제한하고, 조직에 제공되는 산소를 제한한다. 그 후에, 이 혈관에 의해 공급되는 조직은 죽고 괴사가 일어난다. 욕창은 어떤 뼈 돌출부 위에 일반적이다. 다른 곳보다 몇몇 부위가 더 손상입기 쉽고 자세에 의존한다. 예를 들어, 천골은 똑바로 누워있거나 침대에서 앉은 자세에 있을 때 가장 위험하고 발 뒤꿈치는 똑바로 누운 자세에서, 좌골조면은 앉은 자세에서 가장 손상받기 쉽다.[53] 압력이 제거되었을 때, 혈액 공급이 회복되고 조직은 살아난다. 전형적으로 SCI 환자는 그들이 보호감각이 결핍되고, 제한된 움직임 능력을 가졌기 때문에 욕창 위험이 있다. 욕창을 일으키는 다른 요소는 두껍고, 거친 옷(예, 꾸며진 것 같은 또는 청에 고정시킨 것), 덩어리지거나 접혀진 이불, 쿠션 덮개, 또는 옷; 습기, 특히 방광 사고 때문에; 화상(그림 9-28); 질병-맞춤 옷; 약한 영양; 감각이 없는 피부에 부주의로 인한 손상; 정형외과적 변형(예, 측만증과 골반경사)[53]이다.

욕창을 예방하는 두 가지 가장 중요한 방법은 특별한 압력-제거 쿠션(그림 9-29A~9-29C)과 매트리스 사용 그리고 뼈 돌출부 위의 압력의 주기적 제거이다. 압력 제거를 기억하는 것을 돕기 위해, 머리글자로 "RAISED"

RAISED

Reposition to
Alleviate
Ischial
Skin
Embarrassment and
Destruction

그림 9-30. 기억하기 쉽게 "RAISED" 라는 두문자어를 만들었으며 압력 제거를 위해 좌골 조면에 체중을 들어올림을 설명한다 (발췌: *Methods of Ischial Pressure Relief for Patients with Spinal Injury*. Downey, Calif: Physical Therapy Departtment. Rancho Los Amigos Medical Center; 1980.)

단어를 만들었다[54](그림 9-30). 이 용어는 앉아있을 때, 좌골에 압력을 들어올리는 과정을 의미하고, 이것은 환자가 "압력 제거" 보다 기억하기가 더 쉬울 것이다.

압력 제거의 적절한 횟수 연구는 제한되었다. 전반적으로 하지마비 환자 또는 압력 제거를 위해 그들의 팔을 사용할 수 있는 사람은 15분마다 15초간 압력 제거를 교육받을 것이다. 다른 추천된 시간 틀은 매 30분마다 30초 압력 제거 또는 시간 당 1분 압력 제거이다.[52] 앞으로의 연구는 이 시간 틀이 휴식 레벨에 혈액 산소 회복을 허용하기에 적절한지 결정하는 것이 요구된다.[55]

앉은 자세에 있는 동안, 압력은 엉덩이를 의자에서 들어올림에 의해 하강 압력을 제거함으로 제거될 수 있다(그림 9-31); 의자에서 좌골 조면을 들어올리기에 충분히 앞으로 기울이기(그림 9-32); 또는 옆에서 옆으로 기울이기. 경사지거나 기울기 시스템이 장착된 동력 의자차를 가진 환자에서 압력 제거는 눕거나, 최소 65° 뒤로 기울임에 의해 수행된다.[55]

매트리스처럼 특별한 장비는 뼈 돌출부 위에 압력 제거를 도울 수 있거나 보다 크고 적은 뼈 부위 위로 압력 재분배를 도울 수 있다. 앉은 자세에서처럼, 압력 제거는 매트리스에 의해 제공된 압력 재분포에 대해 필수적이다. 압력제거는 2시간마다 침대에서 사람을 돌아 눕기로 제공된다; 압력 변화 매트리스 사용하기; 또는 엎드리거나 반-엎드린 자세로 눕기, 엎드리거나 반-엎드린 자세에

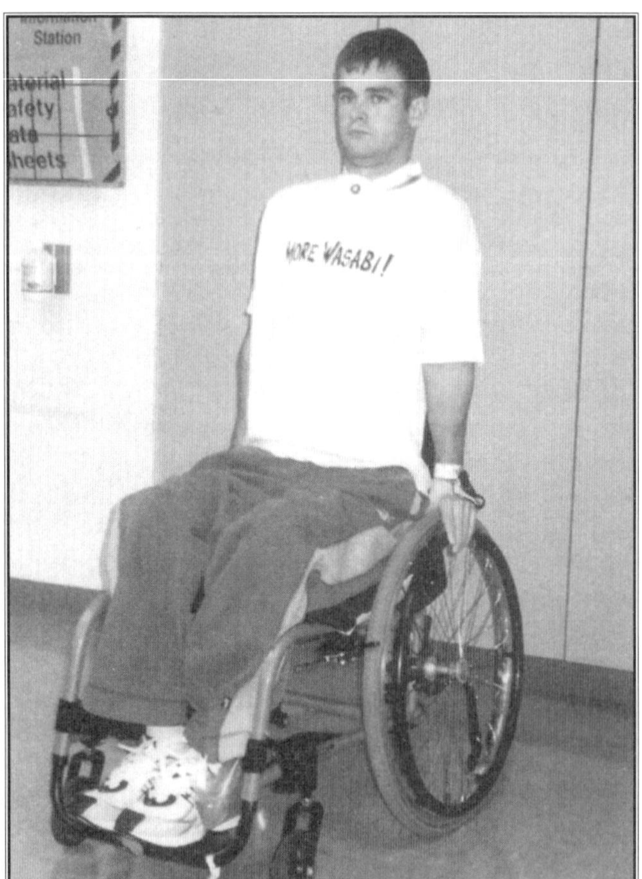

그림 9-31. 하강 압력 제거를 수행하는 사지마비 환자.

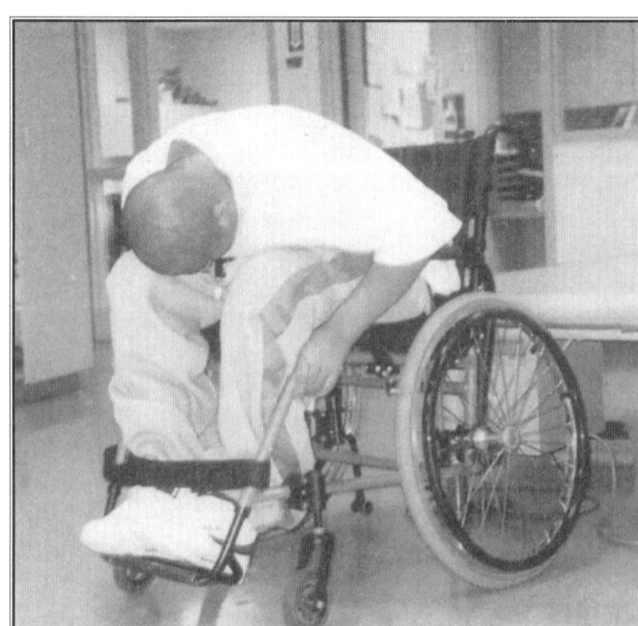

그림 9-32. 전방 압력 제거를 수행하는 사지마비 환자.

표 9-4

욕창 분류

I 단계:	손상받지 않은 피부의 희어지지 않는 홍조(USPHS). 검은 피부를 가진 사람에서, 피부의 변색, 따뜻함, 부종, 경화 또는 딱딱해짐은 또한 보여질 것이다.
II 단계:	부분적으로 두꺼워진 피부는 피부, 외피부, 또는 둘이 소실된다.
III 단계:	완전히 두꺼워진 피부는 아래로 광범위하게 피부하조직에 손상이나 괴사로 소실된다. 그러나 근막 아래는 통과하지 않는다. 궤양은 인접한 조직을 해치든 해치지 않든 깊게 구멍을 낸다.
IV 단계:	완전히 두꺼워진 피부는 광범위한 파괴, 조직괴사로 소실되고 또는 근육, 뼈 또는 건이나 관절낭처럼 지지구조가 손상된다.
***비 - 단계:**	욕창은 eschar로 덮여져서 아래조직의 상태를 결정할 수 없다.

주의: 일단 욕창이 단계화되면, 그 단계에서 남아 있는다. 예를 들어, II 단계 욕창은 치유로 II 단계(III 단계가 아니다)가 된다.

*란초 로스 아미고 국제재활센터에서 사용된다.
발췌: Treatment of Pressure Ulcers. Clinical Practice Guideline #15 (AHCPR Publication #95-0652). Rockville, Md: U.S. Department of Health and Human Services; 1994.

서, 베개는 골반과 슬관절을 포함하여 뼈 부위를 받치는데 사용된다. 이중 한 가지 자세로 누울 수 있는 환자는 뼈 돌출 부위에 압력이 최소이기 때문에 돌아 눕기 없이 오랜 기간 잘 수 있다. 더 잘 휴식할 수 있고, 간호 또는 따라다니는 치료량이 감소된다.

컴퓨터화된 압력-감각 도구로 만들어진 압력은 앉은 자세 압력에 관해 부가적인 정보를 제공하기 위해 물리치료사에 의해 수행된 평가 형태이다. 압력은 매트리스나 쿠션처럼 적응 장비의 다양한 부분에 측정될 수 있고, 압력을 제거하는 수정된 장비 또는 자세의 효율성이 비교될 수 있다. 물리치료사와 보조사는 교육 도구로서 결과적인 압력 지도를 사용할 수 있다. 앉은 자세에서 과도한 압력 부위를 위한 좋은 조사는 물리치료사 또는 보조사의 손으로 뼈 돌출부의 촉지에 의해서이다. 과도한 압력 부위가 정립될 때, 쿠션이나 앉은 자세는 압력을 최소화하기 위해 변형될 수 있다.

욕창은 SCI 환자와 사회에 대가를 받는다 - 신체적으로, 사회적으로, 금전적으로. 욕창을 예방하기 위해 또는 심각해지기 전에 그것을 정립하기 위해 SCI 환자는 필요하다면, 긴 손잡이가 있는 거울과 보조물을 이용하여 아침과 저녁에 피부를 관찰하도록 가르쳐진다.

욕창은 매우 빨리 일어날 것이고 (예, 30분 내에), 치유를 위해 심지어 I 단계 욕창일지라도 일주일이상 걸린다. 욕창이 일어난다면(표 9-4), 욕창을 제거하기 위한 압력의 완전제거는 치유에 적절하다. 욕창을 가진 환자는 앉은 자세를 피하거나 심각하게 제한할 필요가 있을 것이다.[53] 욕창이 Ⅲ 또는 Ⅳ단계로 진행된다면, 수술이 요구될 것이다.[56]

척수손상 환자와 가족 교육하기 (Educate the Person With Spinal Cord Injury and Family)

SCI 환자, 가족 구성원, 숨겨진 수행인원은 집에서 SCI 환자를 도와주는 방법을 배워야 한다. 스스로를 치료할 수 없는 SCI 환자는 그들의 치료를 제공한 다른 직접적인 방법을 배워야 한다. 많은 재활 프로그램은 SCI 환자를 위해 다양한 주제를 다루는 장소를 분류한다. 이것은 SCI 특성과 그것이 신체에 영향을 주는 방법에 관한 소개, 척수 재생, 성기능, 적응바퀴, 의자차 유지에 관한 연구, 의자차 파는 사람에 관해, 수행원 임대하기, 일단 병원을 떠난 후 환자 보조하는 다른 주제가 포함될 것이다.

접근성을 위한 가정 평가 (Evaluate the Home for Accessibility)

환자 집을 방문하는 것은 구조적 장벽을 최소화하고, 집으로 그리고 집안에서 이동을 위한 추천, 그리고 가구 배치와 침실과 욕실 구성을 위한 추천에 의해 기능적 독립성을 최대화 하는 것이 가정에 추천될 것이다. 보조사가 기능적 훈련에서 환자와 직접적으로 일할 때, 그들은 가정 방문 동안 문제 - 해결 과정에 기여할 수 있다.

재활프로그램에서 퇴원과 지역사회로 재통합 (Discharge from the Rehabilitation Program and Reintegration into the Community)

대부분 SCI 환자는 더 심각한 손상이나 작은 수단을 가진 사람이 식사치료(board-and-care), 숙련된 간호, 아급성 시설처럼 보조된 가정환경으로 퇴원이 요구될지라도, 집으로 퇴원한다. 사지마비 환자와 하지마비환자는 가족구성원, 친구, 또는 지불된 보호자로부터 보조가 요구될 것이다. 어떤 지역 사회는 그들의 삶의 변화에 계속적으로 대처하기 위해 SCI 환자와 그들의 가족을 도와주는 지지 단체가 있다. 시간은 새로운 삶의 방식에 신체적으로, 감정적으로 적응하기 위해 SCI 환자에게 요구된다. 그러나 성공적인 사회와 직업적 재통합은 성취되는 목표이다. 재활로부터 퇴원 후 시간 동안, 작업환경과 작업에 존재하고 있는 신체적 제한에 어떻게 수정할 수 있고 적응 장비가 어떻게 이용될 수 있는지 결정하기 위해 직업적 훈련을 이용할 것이다. 유효한 운전 면허증을 가진 사람은 손 조절로 운전하는 것을 배울 것이다. 어떤 의료 센터는 척수 손상 환자를 받을 수 있는 체육관이 있거나, 그들은 상업적 체육관을 이용하기 위해 운동 방법을 수정할 수 있을 것이다. 의료 추적 조사는 방광기능과 전체적 건강을 감시하기 위해 그리고 후기 합병증이 최소화되도록 하기 위해 요구된다. 각각의 SCI 환자는 충족되고, 의미있는 삶을 가지길 원하고, 지지와 보조로 성취할 수 있다.

질문
CHAPTER QUESTION

Ⅰ. 존은 22세이고, 2개월 전에 자동차 사고로 C6 레벨 SCI이고, ASIA A이다. 그는 컴퓨터 과학을 공부하는 지역 공동 대학에 학생이었다.

1. 어떤 근육이 신경 지배가 존재하나?
2. 컴퓨터 사용을 계속할 수 있을 것인가?
3. 어떤 종류의 적응 장비가 컴퓨터 사용에 요구될 것인가?
4. 물리치료사는 환자를 위한 목표로서 미끄럼판 이동을 정립한다. 어떤 활동이나 개입이 이동을 수행하기 전에 시작되기를 원하는가?
5. 어떤 종류의 의자차가 그의 직업적 목표에 필요하고 주어질 것인가?

Ⅱ. 환자는 다리를 똑바로 들어올리기 위한 가동범위를 얻기 위해 슬괵근을 신장시키는 경사침대에 있다. 그의 손상 레벨은 T2이다. 그는 땀과 두통의 합병증이 시작되었다.

1. 어떤 일이 일어날 것을 예상하는가?
2. 당신은 먼저 무엇을 할 것인가?
3. 그의 혈압이 올라간다면, 당신은 무엇을 할 것인가?

Ⅲ. 당신은 2개월 전에 손상 당하고 ASIA C, L1 레벨의 SCI 환자와 일한다. 당신은 의사가 회복과 손상 레벨에 관해 환자에게 말하는 것을 안다. 환자는 지금 고관절 굴곡근과 대퇴사두근에 (P-) 에서 (P) 근력을 갖고, 배측굴곡근, 슬괵근, 고관절 외전근에 (Tr) 근력을 가졌다.

1. 그의 하지에 근력을 강화하는 것을 유지하는 것이 중요한가?
2. 그는 더 강해질 수 있나?
3. 손상 후 13개월이 지난다면, 운동으로부터 계속 이익이 있을 것인가? 왜?

Ⅳ. 당신은 T6 하지마비와 젤 쿠션에 앉아 있는 환자와 일하도록 요구된다. 어제 그가 앉은 첫날이었고, 현기증 문제가 없었다. 물리치료사는 압력 제거와 욕창예방의 교육프로그램을 받도록 요구한다.

1. 이 환자를 치료함에 있어 어떤 점을 원하나?

Ⅴ. 당신은 C2~C5 사지마비 환자를 위해 동력 의자차 이동을 분류한다.

1. 지역사회에서 기능할수 있도록 하기위해 어떤 활동 학습이 이 환자에게 중요한가?
2. 수동 의자차를 사용하는 환자라면, 어떤 부가적인 활동이 중요한가?

Ⅵ. 당신은 T7 하지마비 환자와 일한다.

1. 어떤 기능적 활동이 차 이동을 위한 준비로 일할 것인가?

사례연구
CASE STUDY

사회병력. 환자는 26세 랜디라는 남자로 결혼했으며 3, 5세의 두 아이가 있다. 환자는 그의 통나무집 지붕 수리를 위해 가족 보조를 받는 동안 지붕에서 떨어졌을 때 T9 완전 손상 SCI(ASIA A)이었다. 낙상 원인에 술은 포함되지 않았다. 그는 전자회사의 조립부분에서 8년간 일했다. 그는 단층집에 전세로 사는데 들어가기 위해 3개의 계단이 있다. 난간은 없다. 욕실은 아주 작고, 욕조가 있다. 그의 아내는 가정주부이고, 집과 아이를 돌본다. 그는 주말에 정원 일을 한다. 그는 작업으로부터 크게 확대된 가족과 많은 친구가 있다. 그들은 그를 위해 기금을 마련하고, 병원에 종종 그를 방문한다.

의료병력. 낙상 시기에, 그는 그의 팔에 약간의 타박상을 제외하고 다른 손상은 없었다. 흉추 골절은 X-선에 의해 진단되었고, 수술은 요구되지 않았다. 그는 6주간 흉요천추보조기(TLSO)를 착용했다. TLSO를 벗을 때, 외과의는 모든 기능적 활동이 해결되는 제한이 없다고 했다. 그는 그 전의 의료문제는 없었다.

재활센터. 랜디는 재활센터 입원환자로 의뢰되었다. 재활센터로 이동해서, 그는 심부정맥혈전증의 존재에 관해 검사받았다; 아무것도 발견된 것이 없다. 각 팀 구성원은 환자를 평가했다; 외과의는 치료를 위해 의료 명령을 썼고, T9, ASIA A로서 손상의 신경학적 레벨을 확립했다. 재활 프로그램의 중요한 요소는 대소변과 피부관리가 포함되고; 침대 밖에 있는 환자 시간을 증가하기, 자가-치료와 이동 시작하기가 포함되고, 계획이 전체 재활에 머무르는 동안 즉각적으로 이행되었다.

물리치료사 평가 : 물리치료사는 환자를 평가하고, 다음을 발견했다:

근력 :

상지 = 정상 (N)

하지 = 제로 (0)

체간 = 늑간근 손상; 복부근의 T8에 의해 신경 지배되는 것을 제외하고 상실.

감각(날카롭거나 둔함, 가벼운 접촉, 고유감각) :

상지 = 정상 (N)

하지 = 소실

체간 = T8까지 정상 ; 아래는 소실

가동범위 :

기능적 제한 내에서, 똑바로 다리들기(SLR)를 제외하고, 양쪽으로 60° 이다.

기능적 능력. 앞서 환자는 모든 기능적 활동에서 독립적이었다. 평가시기에, 그는 침대에서 구르기, 병원침대 손잡이를 이용하여 앉기 위해 중등도 보조가 요구되고 모든 이동을 위해 한 사람의 최대 보조가 요구된다. 그리고 짧은 거리에 같은 지형에서 의자차 추진에 독립적이다. 물리치료사가 초기 평가부분으로서 침대에서 의자차로 처음 옮길 때, 환자는 약간의 현기증을 경험했고 그것은 치료 기간 내에 해결되었다.

동맥혈압 - 118/78

심박동률 - 70

VC(환기능력) - 정상의 60%

저측굴곡근과 내전근에 가벼운 경직이 양측으로 있고 기능을 방해하지 않는다.

환자 목표. 환자는 스스로 보호할 수 있고, 작업으로 돌아가고, 그의 가족을 돌볼 수 있기를 원한다. 그는 또한 다시 걸을 수 있기를 원한다.

퇴원 목표. 물리치료 퇴원목표는: 바닥을 제외하고 모든 면에서 하강 이동에 독립적, 그는 중등도 보조가 요구될 것이다; 침상 이동에서 독립적 그리고 침대에서 엎드린 자세 수행하기; 계단을 제외하고, 모든 의자차 기술에서 독립적; 그의 치료의 모든 면의 지식에서 독립적이다. 물리치료사가 가르쳐야 할 책임이 있는 특별한 정보는 기본적 의자차 유지, 쿠션 관리, 자가-가동범위 수행, 앉은 자세 압력 제거이다. 다른 훈련은 대소변 치료에서 독립된 피부관리, 목욕하기와 신변보호에 독립성의 목표를 성취하는 것이다.

물리치료 프로그램. 물리치료사는 이 환자를 위해 호흡 프로그램을 정립하지 않았다. 랜디의 환기 능력은 이미 정상의 60%이고, 그의 흡기근은 손상 입지 않았다. 연구[38]와 경험에 기초해서, 물리치료사는 랜디의 환기능력은 이동훈련, 의자차 추진, 재활프로그램 일부분으로 상지근력활동에 참여함으로써 앞선 레벨로 회복할 것이다.

물리치료사는 랜디를 위해 다음 프로그램을 정립한다:

상지 근력운동. 랜디의 상지근육 검사가 정상일지라도 그는 그의 하지를 대신하기 위해 "최정상" 근육이 필요할 것이다. 상지근력 강화 목표는 특별히 SCI환자를 위해 구성된 상지운동 분류에서 랜디가 수행될 것이다.

이동훈련과 기능적 활동. 보조사는 이 활동에 책임이 있을 것이다. 보조사는 랜디를 침대에서 그리고 침대로부터 매트, 화장실, 차, 욕조, 바닥, 다른 면에 이동을 진행할 것이다. 필요할 때마다 그리고 일반적으로 적절한 명령에서 물리치료사는 랜디가 이미 하강이동을 수행할 때 정립할 것이다. 그는 차처럼 어떤 이동을 위해 미끄럼판을 여전히 사용할 때, 그러나 침대처럼 다른 면에서 하강이동을 행할 때, 이동 시간을 가질 것이다.

랜디는 그의 작업에서 그전 활동을 하는 것과 작업과 집에서 일어나는 문제 해결에 익숙하다. 이 태도 때문에 그는 더 쉽게 이동하는 방법과 그의 형편에 맞는 환경을 만들어가는 방법을 해결하려고 항상 노력한다. 이러한 종류의 행동은 자가 - 만족감과 퇴원 후에 발생하고 촉진되어지는 문제 해결에 중요하다. 재활과정동안, 랜디는 그의 치료에 관해 결정을 하고, 프로그램 과정을 결정하는 것을 돕고 목표 우선권이 요구된다.

보조사는 또한 앉기, 구르기, 앉기로 이동, 쪼그려 앉기, 의자차 기술을 포함한 기능적 활동에 작업할 것이다. 기능적 활동과 이동 훈련은 겹친다. 예를 들어, 앉기 균형은 뛰어가기(scooting), 침대로 이동, 의자차 활동 수행, 이동하기에 중요하다. 환자가 뼈 돌출부를 보호하는 베개로 엎드리거나, 반-엎드린 자세를 취할 수 있을 때, 그는 밤에 해야 하는 뒤집기 양을 감소할 수 있고 그러므로 요구되는 보조양도 감소할 수 있다. 1~2시간 엎드리기는 물리치료 동안 시작되고, 간호사와 랜디 스스로에 의해 수행된다.

랜디는 단단한 슬괵근이 있다. 물리치료사는 보조사에게 슬괵근 신장 형태에서 신장을 감독하고, 환자의 매일 진행을 평가하도록 요구한다.

치료의 여러 측면에 관한 환자 교육. 환자 치료에 포함된 다른 건강 치료 훈련에 의해 제공된 교육에다가, 많은 재활 센터는 SCI 후 신체가 작업하는 방법, SCI 에서 연구 상황, 지역사회 수단, 의자차 매도인, 성 활동, 다른 주제와 상호작용하는 방법에서 환자 교육을 위한 분류를 제공한다. 게다가 가족 교육은 중요하다. 이 환자의 부인은 그에게 큰 힘이 될 것이고, 그의 치료의 모든 면에 관해 교육되어질 필요가 있다. 랜디의 부인은 중요한 지지자가 될 것이기 때문에 그녀는 훈련, 병원에서 떠나기 전 이동 훈련에 포함된다.

물리치료사는 의자차에 관해 환자와 상의할 것이다. 모든 완전손상환자는 초경량 의자차[52]가 유효하다. 다양한 초경량 의자차가 가능하고 각각 특별한 모양이 있다. 랜디가 차에서 의자차를 이동할 것인지, 작업에 돌아갈 것인지, 어떤 보험이 허용되는지와 같은 요소는 고려될 것이다. 가능하다면, 랜디는 결정하기전 다양한 초경량 의자차를 타볼 것이다. 보조사는 바람이 빠진 타이어 고정하는 방법, 바퀴 camber, 작은 바퀴 브레이크 조절하는 방법과 같은 의자차의 기본적 유지에 랜디와 함께 일할 것이다.

보조사는 환자에게 의자차 기술을 훈련하고, 차에서 의자차로 이동하는 방법을 가르친다.

가정환경 평가. 물리치료사와 보조사는 또한 랜디와 가정 설계를 논의하고, 올라가는 변기의자, 욕실의자, 벽 손잡이처럼 랜디가 필요할 장비를 위한 다른 협력자와 협동한다. 그들은 또한 가정 방문 필요성을 논의할 것이다. 랜디가 이동 수행에 능숙하고 독립적이고 좋은 문제 해결 기술을 가졌을지라도, 그는 잠재된 문제로서 욕실의 작은 크기를 정립한다. 잠재된 장벽에 기초해서 물리치료사 또는 보조사는 방문을 할 것이고, 전형적으로 작업치료사와 욕실 평가에 좋은 해결점을 찾는다. 랜디의 체류가 시작됨으로 난간처럼 다른 장비 요구는 논의되고, 모든 것이 퇴원시기에 가능할 것이다. 랜디의 아버지와 형은 보조사에 의해 주어진 설명서에 의해 난간을 만든다. 재활 시기 끝 즈음에, 랜디는 일요일에 하루 그리고 다음 주말에 밤 허용 계획이 있어서 그는 병원에서 떨어지는 기술 검사와 집에서 기회를 가진다. 정립된 어떤 문제는 그가 병원에서 쉽게 받아들이는 동안 다루어질 수 있다.

질문(Questions)

1. 어떤 근육군이 강조될 것인가?
2. 어떤 종류의 이동을 보조사가 시작할 것인가?
3. 어떤 활동이 하지 거상의 90~110° 부족에 절충될 것인가?
4. 보조사는 언제 SLR을 획득을 위한 신장을 멈출 것인가?
5. 이 환자의 자율성 반사부전증에 관해 고려할 필요가 있는가?
6. 어떤 특별한 교육이 물리치료에 의해 수행되나?
7. 이 환자는 그의 쿠션, 압력 제거, 피부보호, 하지가동범위에 관해 알아야 할 이유는 무엇인가?
8. 보조사는 어떤 의자차 기술을 이 환자에게 적용하나?

답은 www.slackbook.com/neuroquestions에 제시되었다.

마지막 결과(Final Results)

랜디는 4주 재활 프로그램을 받았다.

첫주 동안, 외과의는 그의 손상 예후를 논의했다. 그는 어떤 결과가 있을 것인지 확실히 아는 것이 불가능한 동안, 같은 손상의 대부분 환자가 근육 회복이나 보행 능력을 가지지 않는다고 제시했다. 랜디는 의사가 한 말에 슬펐으나, 스스로 돌보는 방법을 학습하는 것으로 이미 이동하였다. 두 번째 주 동안, 회의는 가족이 랜디의 퇴원에 관해 가지는 질문을 논의하는 동안 유지되었다. 심리학자는 손상을 다루고 앞으로 계획을 돕기 위해 랜디를 만났다.

두 번째 주 끝에, 랜디는 스스로 옷을 입고, 신변처리를 하고, 욕조와 변기 이동을 학습하고, 침대와 매트로 하강 이동을 하고, 스스로 자가-IC를 행한다. 간호사는 아침에 피부 관찰을 하고, 도뇨 사이 시간을 넓힘으로써 그는 밤에 종종 IC를 하지 않을 것이다. 그는 또한 매일 다방면적인 분류에 참여한다. 그의 SLR은 여전히 제한되었으나, 수정은 길게 앉은 자세 수행활동에서 모든 협력자에 의해 수행된다.

세 번째 주에, 그는 소변 프로그램을 위해 보조로 변기에 이동되고, 목욕을 위해 욕조에 보조와 욕조 의자로 이동되고, 미끄럼판을 이용하여 차에 이동되고, 밤의 절반이 엎드린 자세가 된다. 이 일주일 동안 그는 방광 감염이 발달될 때 작은 퇴보가 있었다. 그는 혼수상태이고, 열이 있고 땀이 나고 하루의 치료를 받지 못했다. 항생제로 몇 일간의 치료는 염증을 깨끗이 하고, 그는 감염이 완전히 해결되기 전에 치료로 돌아올 수 있다. 감염에도 불구하고, 그는 밤 방문을 갈수 있었고 다음주 가정 방문에서 해결되는 문제를 정립했다. 그의 SLR은 100° 이다.

4주째 끝에, 랜디는 이미 집에 갔고 대부분 치료를 독립적으로 수행할 수 있다. 그와 그의 아내는 그를 돌보는 것에 관해 학습했고, 문제가 발생할 때 해결점을 정립할 수 있다. 그는 물리치료사가 그를 위해 확립한 모든 목표를 성취했다. 게다가, 랜디는 스스로 세운 대부분의 목표를 성취했다. 비록 그가 앞으로 보조기와 목발로 보행을 시도하려고 기대할지라도, 그는 걸을 수 없다. 그는 아직 직업에 복귀하지 않았으나 수행할 수 있는 작업이 기다리고 있고 작은 수정과 의자차로 가능하다. 그의 다음 작업자는 그의 복귀를 기대한다. 그는 가족과 친구의 큰 지지망을 가지고 있고, 이것은 부인에게 중요할 것이다. 그의 삶은 변하였고 어떤 면은 같아지지 않을 것이다. 그와 그의 아내(그리고 아이들)는 그의 손상에 적응하고 변한 삶의 방식을 가질 것이다. 그는 여전히 잠재된 의료 문제에 관해 추적이 요구될 것이고 변화된 삶에 적응함으로써 감정적, 심리적 도움이 지속적으로 필요할 것이다.

SCI 환자와 개개인을 위한 연구는 SCI 문제에서 흥미롭다:

기관(ORGANIZATIONS)

크리스토퍼 리브 마비 재단
이 재단은 SCI 때문에 마비된 것을 위한 치료와 치료 발달을 위한 연구 자금지원을 위해 위탁되었다. 또한 장애를 가지고 살아가는 사람들을 위한 삶의 질을 위한 보조금을 제공한다.

500 Morris Avenue
Springfield, NJ 07081
(800) 225-0292
www.apacure.com

미국척수손상협회
척수손상환자의 치료를 특수화하기 위해 내과의와 다른 건강치료전문가들의 기관

2020 Peachtree Road NW
Atlanta, GA 30309-1402
(404) 355-9772
www.asia-spinalinjury.org

국제척수손상협회(NSCIA)
SCI와 관련된 다양한 주제의 정보와 온라인 뉴스를 제공한다.

6701 Democracy Blvd., Suite 300-9
Bethesda, MD 20817
(800) 962-9629, 301-214-4006
www.spinalcord.org

국제척수손상통계센터(NSCISC)
척수손상네트워크. SCI에 관한 연구계획과 통계에 관해 정보를 제공한다.

1717 6th Avenue South, Room 544
Birmingham, AL 35233-733
(205) 934-3320; FAX (205) 934-2709
www.spinalcord.uab.edu

다른 웹사이트(OTHER WEBSITES)

www.ninds.nih.gov/disorders/sci/sci.htm

신경학적 장애와 뇌졸중의 국제협회, 건강국제협회, 이것은 뇌와 신경계의 장애에서 생역학적 연구를 지지한다.

참고문헌(REFERENCES)

1. Atkinson PP, Atkinson JLD. Spinal shock. *Mayo Clin Pro.* 1996;71:384-389.
2. National Spinal Cord Injury Statistical Center. Birmingham, Ala: Accessed January 2004.
3. Kolakowsky-Hayner SA, Gourley EV 3rd, Kreutzer JS, et al. Pre-injury substance abuse among people with brain injury and people with spinal cord injury. *Brain Inj.* 1999;13:571-581.
4. Marino RJ, Barros T, Biering-Sorenson F, et al. International standards for neurological classification of spinal cord injury. *J Spinal Cord Med.* 2003;26(Suppl 1):550-556.
5. International standards for neurological classification of spinal cord injury. Chicago, Ill: American Spinal Injury Association; 2002.
6. Dittunno JF, Little JW, Tessler A, et al. Spinal shock revisited: a four-phase model. *Spinal Cord.* 2004;42:383-395.
7. Merriam WF, Taylor TKF, Ruff J, McPhail MJ. A reappraisal of acute traumatic central cord syndrome. *J Bone Jt Surg.* 1986;68-B:708-713.
8. Baydur A, Adkins RH, Milic-Emili J. Lung mechanics in individuals with spinal cord injury; effects of injury level and posture. *J Appl Physiol.* 2001;90:405-411.
9. Short DJ, Silver JR, Lehr RP. Electromyographic study of sternocleidomastoid and scalene muscles in tetraplegic subjects during respiration. *Int Disabil Stud.* 1991;13:46-49.
10. Bach JR. Mechanical insufflation-exsufflation. Comparison of peak expiratory flows with manually assisted and unassisted coughing techniques. *Chest.* 1993;104:1553-1562.

11. Alvarez S, Peterson M, Lunsford BR. Respiratory treatment of the adult patient with spinal cord injury. *Phys Ther.* 1981;12:1737-1745.

12. Jackson AB, Groomes TE. Incidence of respiratory complications following spinal cord injury. *Arch Phys Med Rehabil.* 1994;75:270-275.

13. Neurogenic bowel management in adults with spinal cord injury. *Consortium for Spinal Cord Medicine.* Washington, DC: Paralyzed Veterans of America; 1998:11.

14. Benevento BT, Sipski ML. Neurogenic bladder, neurogenic bowel, and sexual dysfunction in people with spinal cord injury. *Phys Ther.* 2002;82:601-612.

15. Comarr AE. Autonomic dysreflexia(hyperreflexia). *J Am Paraplegia Soc.* 1984;7(3):53-57.

16. Acute management of autonomic dysreflexia: adults with spinal cord injury presenting to health-care facilities. Consortium for spinal cord medicine. *J Spinal Cord Med.* 1997;20(3):284-307.

17. Naftchi NE, Richardson JS. Autonomic dysreflexia: pharmacological management of hypertensive crises in spinal cord injured patients. *J Spin Cord Med.* 1997;20(3):355-360.

18. Kubler-Ross E. *On Death and Dying.* New York, NY: Macmillan Publishing; 1969.

19. Siddall PJ, Loeser JD. Pain following spinal cord injury. *Spinal Cord.* 2001;39:63-73.

20. Burchiel KJ, Hsu FPK. Pain and spasticity after spinal cord injury: mechanisms and treatment. *Spine.* 2001;26(245):S146-S160.

21. Gellman H, Sie I, Waters RL. Late complications of the weight-bearing upper extremity in the paraplegia patient. *Clin Orthop Related Res.* 1998;233:132-135.

22. Subbarao JV, Klopfstein J, Turpin R. Prevalence and impact of wrist and shoulder pain in patients with spinal cord injury. *J Spinal Cord Med.* 1995;18:9-13.

23. Curtis KA, Drysdale GA, Lanza RD. Shoulder pain in wheelchair users with tetraplegia and paraplegia. *Arch Phys Med Rehabil.* 1999;80:453-457.

24. Davidoff G, Morris J, Elliot. Rath E, Bleiberg J. Closed head injury in spinal cord injured. patients: retrospective study of loss of consciousness and post-traumatic amnesia. *Arch Phys Med Rehabil.* 1985;66:41-43.

25. Garland DE. A clinical perspective on common forms of acquired heterotopic ossification. *Clin Orthop.* 1991;263:13-29.

26. Banovac K. The effect of etidronate on late dev elopement of heterotopic ossification after spinal cord injury. *J Spinal ord Med.* 2000;23(1):40-44.

27. Garland DE, Stewart CA, Adkins RH, et al. Osteoporosis after spinal cord injury. *J of Orthop Res.* 1992;10:371-378.

28. Thompson L, Yakura J. Aging related functional changes in people with spinal cord injury. *Top Spinal Cord Rehabil.* 2001;6:69-82.

29. Bauman WA, Adkins RH, Spungen AM, et al. The effect of residual neurological deficit on serum lipoproteins in individuals with chronic spinal cord injury. *Spinal Cord.* 1998;36(1):13-17.

30. Pollard ME, Apple DF. Factors associated with improved neurologic outcomes in patients with incomplete tetraplegia. *Spine.* 2003;28(1):33-39.

31. Roth EJ, Lawler MH, Yarkony GM. Traumatic central cord syndrome: clinical features and functional outcomes. *Arch Phys Med Rehabil.* 1990;71:18-23.

32. Pointillart V, Petitjean ME, Wiart L, et al. Pharmacological therapy of spinal cord injury during acute phase. *Spinal Cord.* 2000;38:71-76.

33. Waters RL, Adkins R, Yakura J, Sie I. Functional and neurologic recovery following acute SCI. *J of Spinal Cord Med.* 1998;21:195-199.

34. Waters RL, Adkins RH, Yakura JS, et al. Motor and sensory recovery following incomplete tetraplegia. *Arch Phys Med Rehabil.* 1994;75:311.

35. Mulroy SJ, Gronley JK, Newsam CJ, et al. Electromyographic activity of shoulder muscles during wheelchair propulsion by paraplegic people. *Arch Phys Med Rehabil.* 1996;77:187-193.

36. Powers CM, Newsam CJ, Gronley JK, et al. Isometric shoulder torque in subjects with spinal cord injury. *Arch Phys Med Rehabil.* 1994;75:761-765.

37. Gronley JK, Newsam CJ, Mulroy SJ, et al. Electromyographic and kinematic analysis of the shoulder during four activities of daily living in men with C6 tetraplegia. *J Rehab Res.* 2000;37(4):423-432.

38. Silva AC, Neder JA, Chiurciu MV, et al. Effect of aerobic training on ventilatory muscle endurance of spinal cord injured men. *Spinal Cord.* 1998;36:240-245.

39. Gilgoff IS, Barras DN, Adkins HV. Neck breathing: a form of voluntary respiration for the spine-injured ventilator-dependent quadriplegic child. *Pediatr.* 1988;82;741-745.

40. Warren VC. Glossopharyngeal and neck accessory muscle breathing in a young adult with C2 complete tetraplegia resulting in ventilatory dependency. *Phys Ther.* 2002;82:590-600.

41. Derrickson J, Ciesla N, Simpson N, et al. A comparison of two breathing programs for patients with quadriplegia. *Phys Ther.* 1992;72:763-769.

42. Liaw MY, Lin MC, Cheng PT, et al. Resistive inspiratory muscle training: its effectiveness in patients with acute complete cervical cord injury. *Arch Phys Med Rehabil.* 2000;81:752-762.

43. Lin KH, Chuang CC, Wu HD, et al. Abdominal weight and inspiratory resistance: their immediate effects on inspiratory muscle functions during maximal voluntary breathing in chronic tetraplegic patients. *Arch Phys Med Rehabil.* 1999;80:741-745.

44. Lerman RM, Weiss MS. Progressive resistive exercise in weaning high quadriplegics from the ventilator. *Paraplegia.* 1987;25:130-135.

45. Linn WS, Spungen AM, Gong H Jr, et al. Forced vital capacity in two large outpatient populations with chronic spinal cord injury. *Spinal Cord.* 2001;39:263-268.

46. Outcomes following traumatic spinal cord injury: clinical practice guidelines for health-care professionals. *Consortium for Spinal Cord Medicine.* Washington, DC: Paralyzed veterans of America; 1999:9, 10-20.

47. Somers MF. *Spinal Cord Injury: Functional Rehabilitation.* Norwalk, Conn: Appleton and Lange; 1992.

48. Newsam CJ, Mulroy SJ, Gronley JK, et al. Temporal-spatial characteristics of wheelchair propulsion. *Am J Phys Med.* 1996;75(4):292-299.

49. Waters RL, Miller L. A physiologic rationale for orthotic prescription in paraplegia. *Clin Prosth Orthot.* 1987;11:66-73.

50. Beekman CE, Miller-Porter L, Schoneberger M. Energy cost of propulsion in standard and ultralight wheelchairs in people with spinal cord injuries. *Phys Ther.* 1999;79:146-158.

51. Waters RL, Mulroy S. The energy expenditure of normal and pathologic gait. *Gait and Posture.* 1999;9:207-231.

52. Beekman C, Perry J, Boyd L, et al. The effects of a dorsiflexion-stopped ankle-foot orthosis on walking in individuals with incomplete spinal cord injury. *Top Spinal Cord Inj Rehabil.* 2000;4(4):54-62.

53. *Treatment of Pressure Ulcers. Clinical Practice Guideline #15 (AHCPR Publication #95-0652).* Rockville, Md: U.S. Department of Health and Human Services; 1994.

54. Methods of ischial pressure relief for patients with spinal injury. Downey, Calif: Physical Therapy Department, Rancho Los Amigos Medical Center; 1980.

55. Coggrave MJ, Rose LS. A specialist seating assessment clinic: changing pressure relief practice. *Spinal Cord.* 2003;41:692-695.

56. Rubayi S, Pompan D, Garland D, et al. Proximal femoral resection and musculocutaneous flap for the treatment of pressure ulcers in spinal cord injury patients. *Ann Plast Surg.* 1991;27:132-138.

제 10 장

외상성 뇌손상 환자

CLIENTS WITH TRAUMATIC BRAIN INJURY

주요용어(KEY WORDS)

혼수상태(coma)
반충손상(contre-coup injury)
충손상(coup injury)
미만성 축삭 전단 (diffuse axonal shearing)
글라스고우 혼수척도(Glasgow Coma Scale)
지속적인 식물인간 상태(persistent vegetative state)
인지기능의 란초 로스 아미고 레벨(Rancho Los Amigos Levels of cognitive Function)
외상성 뇌손상(traumatic brain injury)

목표(CHAPTER OBJECTIVES)

- TBI의 중요 원인 설명하기.
- 손상 기전과 TBI와 연합되는 의료 합병증 논의하기.
- 글라스고우 혼수척도의 중요한 분류 설명하기.
- 인지기능이 란초 로스 아미고 레벨에 포함된 중요한 레벨과 그리고 연합된 인지적 행동 개요 설명하기.
- TBI로부터 회복되는 환자를 위한 물리치료사 검사의 주요 구성요소를 설명하기.
- 특별한 환자 집단에서 보여진 일반적인 인지, 근골격, 신경근 손상 정립하기.
- TBI 환자를 위한 물리치료 관리 주의사항 나열하기.
- 물리치료 검사에 제시된 근골격과 신경근 손상을 위해 수행된 중요개입 설명하기.
- 확립된 목표 쪽으로 환자를 향상시키기 위해 인지적 그리고 기능적 훈련 전략을 통합하는 기법 논의하기.
- 퇴원 계획, 가정 프로그램, 장비획득, 지역사회 통합과 관련된 주요활동 설명하기.

소개
INTRODUCTION

TBI 환자 관리는 특별한 환자 집단과 일하는 모든 건강치료 전문가에게 중요한 도전을 제공한다. 백만명 이상이 미국에서 일년에 TBI 손상을 입고; 게다가, 80,000~90,000명이 손상에 의한 이차적 장애로 삶을 살게 될 것이다.[1]

외상성 뇌손상(TBI)은 "변성이나 선천적인 특성이 아닌 외적 신체적 힘에 의해 발생하는 뇌의 손상이고, 의식이 감소되거나 변형된 상태를 만들고, 인지 또는 신체적 기능 손상을 일으킨다"[2]로 정의될 것이다. 치료를 받고 있는 모든 손상의 70~90%가 단지 경증으로 분류될

지라도,[1,3] TBI는 미국에서 모든 손상과 관련된 죽음의 1/3로 계산된다. 머리 손상의 중요한 원인은 화재와 관련된 손상뿐만 아니라, 자동차와 여가활동, 자동차 사고를 포함한다. 남자가 여성보다 거의 2배의 많은 손상을 입는다. 15~24세 사이 또는 75세 이상이 TBI의 큰 위험을 나타낸다.[4] 폭력과 보행자 자동차 외상이 비청소년 집단에서 보다 손상의 더 큰 발병률로 계산될지라도, 자동차 충돌은 미성년에서 머리 손상의 주요한 원인이다. 그러나 미성년과 비미성년 집단 사이 기능적 회복 패턴에서 유의한 차이는 존재하지 않는다.[5] 65세 이상에서, TBI의 주요 원인은 낙상과 관련된 사고이다.[6]

머리 손상 후유증은 삶의 질의 모든 구성요소에 사실상 영향을 주고 황폐케 할 수 있다; 신변처리, 가정관리, 작업 책임감, 여가활동.[7] 보호에 대한 요구가 가정환경에서 가능한 수단을 초과한다면, 약한 회복 결과는 결국 장기 기관제 배치에 이를 수 있다. 대중적 인식은 노인에게 낙상 예방 전략의 경계를 통해 손상 예방에 점차적으로 중점을 둔다. 그리고 여가활동 스포츠와 자전거 활동 동안 헬멧 사용을 증가시킨다. 지방과 국가 뇌손상연합회는 TBI로부터 회복되는 어린이와 성인을 위한 강한 지지 촉매로서 공급된다.

이론적 틀: 물리치료 보조사의 역할
THEORETICAL FRAMEWORK: ROLE OF THE PHYSICAL THERAPIST ASSISTANT

보조사에 의해 수행되는 개입을 개요하는 이론적인 틀은 1장에서 논의했다(그림 1-1 참조).이 특별한 환자 집단의 신경학적 개입은 전체-레벨 실습을 넘어 전문적인 의견 레벨이 요구된다. 이 환자와 일하는 보조사는 지도자(Mentoring), 지속적인 교육, 임상에서 혼자 연습하는 활동을 통해 경험을 얻는다. 임상적 전문 의견과 부가적인 책임감은 또한 재활에서 직업 수단 진행을 통해 발달될 것이다.[8] 신경학적 환자 관리에 전문적 의견을 가진 물리치료사와 보조사는 초년생 임상가와 학생들의 임상적 전문 의견을 촉진하기 위한 강력한 숙련된 지도자로서 봉사한다.[9] 물리치료사와 보조사는 TBI 환자와 보조사의 개입기술을 향상하기 위한 팀 노력을 통해 환자 관리에 접근하는 초기에 선출됨을 주시할 것이다. 숙련된 보조사는 환자와 상황적 고려가 안정적이지 않고 예상하기 어려운 더 복잡한 환자의 선택 개입에 위임될 것이다.[10] 예를 들어, 혼란된 환자의 기능적 활동은 적개심이나 부적절한 행동의 잠재적 폭발이 주어진 개입전략의 즉각적인 수정이 명령된다. 효과적인 위임 전략은 치료 궤도에서 보조사에 의해 수행된 개입이 적합하도록 물리치료사가 감독함으로 의사소통을 계속하도록 한다.

의료적 그리고 회복문제
MEDICAL AND RECOVERY ISSUES

손상기전(Mechanisms of Injury)

뇌에 외상적 손상 후에 충돌의 초기 부위는 ***충손상***으로 알려졌다. 반동 효과 때문에 이것은 초기 충돌 후에 두개골에서 일어나고, ***반충손상***이 종종 일어난다(그림 10-1). ***미만성 축삭 전단*** 용어는 제한되지 않은 움직임 동안 뇌의 외상적 회전 가속력과 연합된 신경적 손상으로 언급된다.[11] 광범위한 뇌조직 변형이 전단력을 통해 일어나고, 관성 부하가 손상동안 초래된다. 머리 손상은 전반적으로 두 분류로 시작된다; 개방과 폐쇄. 두개골과 수막은 폐쇄 손상 후에 손상되지 않는다. 반면 개방 손상은 이 보호 구조의 골절과 열상을 일으킨다. ***좌상***은 손상 부위에서 일어나는 더 국소화된 출혈로 언급되고, 공통적으로 뇌의 전두부분과 측두부에 보여진다.

두개골 내에 지속적인 손상은 또한 동시에 생기는 부종에 의해 동반된다. 이것은 반대로 뇌압을 증가시킨다. 정상 뇌압은 0~15 mmHg 사이이고, 거의 치명적인 레벨로 지속적으로 상승할 수 있다. 게다가, 뇌 분포압은 지속적인 머리 손상 후에 손상될 것이고, 신경계에 산소 공급이 부적절해진다.[12] 부가적인 2차 손상은 조직 빈혈(hypox-

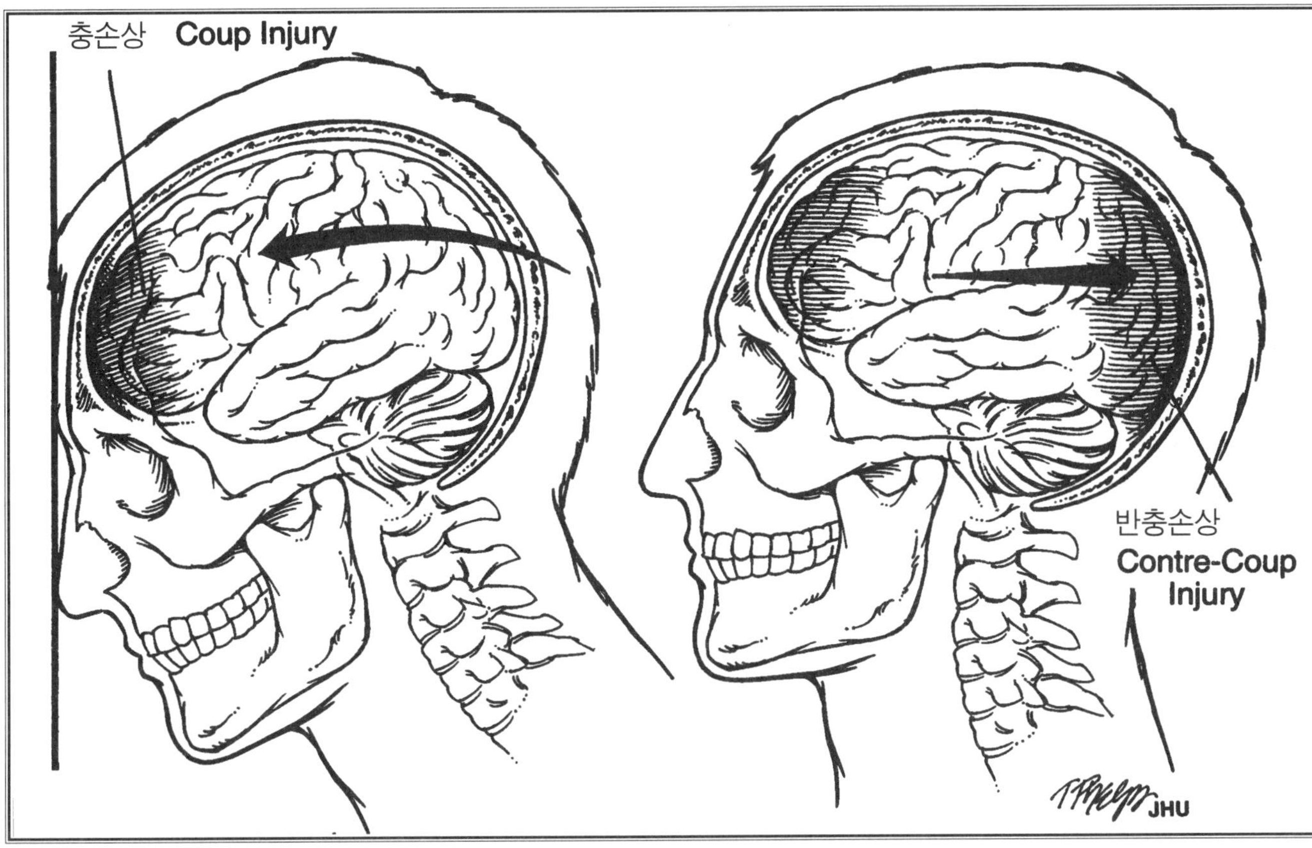

그림 10-1. 손상기전: 충손상과 반충손상(Tim Phelps 그림).

emia) 또는 감염으로 발생하고, 감염은 두개골에 개방성 관통이 발생할 때 더 일반적으로 발생한다.

합병증(Complications)

불행하게도, TBI는 드물게 다른 정형외과적 또는 내부기관 외상없이 단독으로 일어난다. 두개골 골절은 존재할 것이고, 골절선이나 위치의 특별한 형태에 의해 분류된다. 공통적 골절은 선상, 함몰, 기저 두개골 골절을 포함한다; 게다가, 골절의 각 형태는 일반적으로 독특한 특성과 연합된다. 예를 들어, 함몰 두개 골절은 종종 두개골에 구타 후에 일어나고, 반면 기저 두개골절은 수막의 높은 발병률과 연합된다.[13] 이 합병증에다가 환자는 또한 다발적 얼굴 골절과 두개표피 열상을 경험할 수 있다. 얼굴 골절 심각도는 LeFort 분류 체계에 개요되었다. 사지골절과 내부기관 손상은 앞으로 잠재적인 삶-치료적 합병증을 만든다. 이것은 회복기간을 연장시킨다. 손상의 일반적인 부위는 골반,

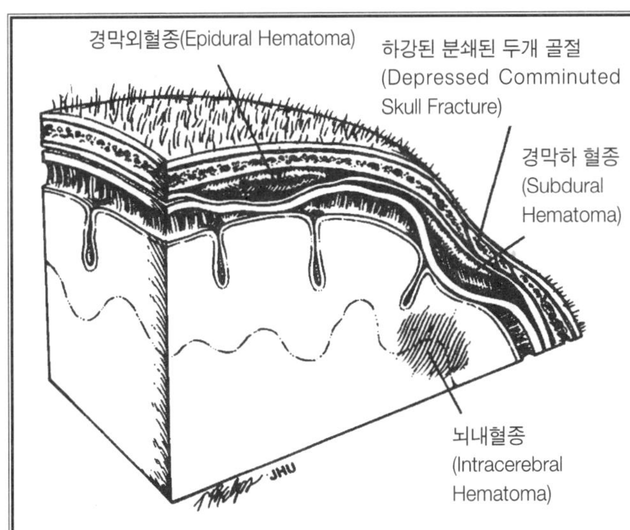

그림 10-2. TBI로부터의 합병증(Tim Phelps 그림).

대퇴, 상완골 골절을 포함한다. SCI와 TBI 후 환자의 세포 외 뼈의 형성에 의해 특징적인 상태인 이소성골화의 존재는 앞으로의 관절 동작 제한의 원인일 것이다.[14]

회복의 다른 합병증 요소는 머리 손상 후 혈종의 존재이다(그림 10-2). 경막하 혈종은 경막하 공간으로 출혈

과 복합되는 대뇌교각 정맥의 파열과 관련된다. 투명함의 변동 기간은 출혈 에피소드 형태의 특징이다.[15] 경막외, 또는 경막 혈종은 일반적으로 중간 수막 동맥에 찢어짐이 원인이다. 혈종의 이 형태를 가진 환자는 변형된 의식, 두통, 병변 부위에 특별한 다른 증상과 증후의 다양한 정도를 경험할 수 있다.[15] 뇌내 혈종은 뇌속에 더 깊이 위치해 있고, 더 심각한 외상성 손상과 기저 두개골절을 수반한다. 광범위한 혈종 형성은 두개절개(craniotomy) 절차를 통해 수술적 배설이 요구될 것이다. 이 거대한 혈종은 공간-점령 병변의 크기 때문에 대뇌반구의 중앙 이동의 잠재적인 원인이 될 수 있다. 심각한 손상을 가진 환자는 기계구멍천공(burr hole drilling)과 결과적인 두개골 부분의 제거로 기본적인 두개절개 절차를 받는다. 그 후의 뼈 접목으로 두개 가소성(cranioplasty) 절차는 신경조직 보호를 확실하게 하기 위해 후에 수행된다.

간질은 TBI 후에 앞으로의 의료합병증으로 존재하고 경도에서 긴장성-간대성(tonic-clonic)까지 다양할 것이다. 간질은 손상 후 즉각적으로 일어날 수 있거나, 회복과정에서 그 후에 발달 할 수 있다. 최근 증거는 늦은 후-외상성 간질의 발달은 더 광범위한 뇌손상과 연결됨을 제시한다.[16] 환자는 재발하는 간질 활동을 관리하기 위해 머리 손상 후 예방적인 항경련 약물(예, Dilantin [Parke-Davis, Morris Planes, NJ])을 복용한다. TBI로부터 회복하는 환자와 일하는 건강 치료 전문가는 후-외상성 간질 에피소드를 가진 환자들을 위해 간질 사고 동안 환자를 안전하게 하기 위해 응급절차에 숙달되어야 한다. 환자는 에피소드 동안 보호되어야 하고, 행동의 형태와 기간은 잘 설명되어야 한다.

재발하고, 자발적인 간질 활동은 약물관리가 필요하다. 간질 관리에 이용되는 공통된 약물은 Dilantin, Tegretol (Novartis, Base, Switzerland), Phenobarbitol이 포함된다. 간질 약물의 적절한 반대 효과는 또한 재활 기관에서 인식되어져야 한다. 특별히 운동 피질에 겨냥해서, Dilantin 은 뇌에서 비정상적 전기적 방출 활동을 억제한다.[17] 중요한 부작용은 실조, 신경질적, 혼란이 포함된다. Phenobarbitol 과 Tegretol은 둘 다 잠재적인 부작용으로서 졸림이 일어날 것이고, 환자는 치료하는 동안 문제의 과 진정제를 위해 주시되어야 한다.[17] 미국에서 더 최근에 소개된 약물인 Zonisamide는 원위 상지 운동 불능(dyskinesias)을 일으키는 것을 통해 반대 인지적 부작용이 적게 나타난다.

집중치료실 관리
(Intensive Care Unit Management)

TBI 후에, 적절한 의료 개입은 직접적인 손상과 이차적 합병증 둘 다 즉각적으로 다루어야 한다. 다발적-외상 환자는 종종 지방이나 개인 외상 센터로부터 이동된다. 심각한 손상은 삽관이 다발적 정맥내 선(Line)을 위한 요구가 필요하다. ICP 모니터는 압력 변화와 변화도를 기록하도록 주어질 것이다. Mannitol (Baxter, Deerfield Ill)처럼 삼투성 이뇨제는 반대의 ICP를 감소하기 위해 이용된다. 복강이나 흉강부위의 손상은 가끔 관 삽입을 정당화 할 수 있다. 광범위한 심실이나 액체 모니터가 요구되는 이 환자들은 특별화된 폐동맥 모니터, Swan-Ganz 카테터(Baxter, Deer field, Ill), 삽입을 가질 것이다.

의료 개입의 매우 급성기에, 환자는 ***글라스 고우 혼수 척도***를 이용하여 평가될 것이고, 결과 점수는 손상의 심각도를 분류할 것이다. 도구는 머리 손상후 개인 기능의 세가지 영역을 평가한다: 운동 수행, 개안, 구두 반응(표 10-1).[19] 등급은 15점으로 구성되고, 손상 심각도는 3가지 부분의 각각으로부터 점수의 합을 통해 서술된다. 13~15점의 글라스고우 등급 점수는 경도손상을, 9~12점은 중등도 손상, 3~8점은 심각한 TBI로 구성되었다.[11,20] 전반적으로 경도 뇌 손상 환자는 의식 소실이 덜 심각함을(<20~30분) 설명하고 후-외상성 기억상실증(<24시간)을 보인다.[21] 중등도와 중증 뇌손상의 표현은 더 뚜렷하며 종종 뇌간 손상과 연결된다. 나쁜 결과와 연합되는 요소는 연합된 이차적 손상, 지속적인 혼수, 오래 지속되는 후-외상성 기억 상실이 포함된다.[22] 재활 팀 구성원은 초기 글라스 고우

표 10-1
글라스고우 혼수 척도

눈	뜨기:	자발적	4
		구두명령에	3
		통증에	2
	반응없음		1
운동반응	구두자극에:	명령수행	6
	통증 자극에:	통증부위에	5
		굴곡-움추림	4
		굴곡-비정상 (제피질경직)	3
		신전(제뇌경직)	2
		반응없음	1
구두반응	지남력 있는 대화		5
	지남력이 없는 대화		4
	부적절한 단어		3
	이해할 수 없는 음성		2
	반응없음		1
전체범위			3~15

발췌: Teasdale G, Jennett B. Assessment of coma and impaired consciousness: a practical scale. Lancet.*1974;2:81-84.*

점수를 알아야 하고, 어떤 검사나 개입 활동을 수정하기 위해 손상 시기에 합병증을 확실하게 한다.

회복 수준의 분류 (Classification of Levels of Recovery)

TBI로부터 회복은 손상범위, 연합된 의료 합병증, 환자의 질병발생 전 상태에 관련된 요소의 다수에 의존한다. ***인지기능의 란초 로스 아미고 수준***은 종종 TBI 후 환자를 분류하고, 회복 순서에서 행동 패턴을 설명하기 위해 종종 이용된다(표 10-2).[23] 8 등급으로 구성되고, 이 등급은 환자의 초기 반응없는 상태에서 시작되고, 마지막 행동적 분류에 인지적 향상을 추적하는 회복 연속체를 도식화한다.[24] 초기 세가지 등급은 환자의 최소 반응 단계에 영향을 준다. I 등급은 반응이 없고, 반면 Ⅱ 등급은 지시된 자극에 전반적인 반응을 관찰하도록 되었다.[23,24] 전반적인 반응은 종종 대단위 신체 움직임 또는 생체 징후의 증가로 특성화 된다. Ⅲ 등급 환자는 손 꽉쥠이나 시각 따라가기처럼 더 특별히 이끌어낸 반응 패턴을 보이기 시작

표 10-2
란초 로스 아미고의 인지기능 등급

Ⅰ. 반응없음.
Ⅱ. 전반적인 반응
Ⅲ. 국소화된 반응
Ⅳ. 혼돈-화남
Ⅴ. 혼돈-부적절함
Ⅵ. 혼돈-적절함.
Ⅶ. 자동적-적절함.
Ⅷ. 목적있는-적절함.

출처: Maikmus D. Integrating cognitive strategies into the physical therapy setting. Phys Ther. *1983;63:1952-1959.*

하고 구두자극에 대한 반응이 시작된다. 거대한 손상과 심각한 뇌손상을 가진 환자는 이 초기 분류 등급 내에 영구적으로 존재할 수 있다는 것을 주시해야 한다. 란초 등급의 Ⅳ 등급은 혼동된 환자와 관련되어 행동을 설명한다. 이 등급에서 환자는 직접적 환경에서 감각 경험의 다수를 통합할 수 없다. 환자의 환경에 대한 대단위 주의는 매우 제한적이다. 침범기간은 과자극의 기간이 일어날 때 발생할 것이고, 환자는 매우 쉽게 흐트러지게 된다.[23,24]

Ⅴ~Ⅷ 등급은 목적있고 적절한 행동 쪽으로 인지 결함의 단계적인 해결을 설명한다. Ⅴ 등급에서, 비록 환자가 언어, 기억, 연습(praxis)에서 실질적인 결함을 설명하는 것이 계속될지라도, 혼동된 행동이 약해진다. 환자는 고도로 주의산만하고, 특별한 과제에 집중하는 것이 어렵게 보이며 부적절한 행동을 보인다. 혼동된 적절한 행동은 6번째 등급에 구성되었고, 환자는 간단한 명령에 따르는 능력으로 증가된 목표-지향적 행동을 보이기 시작한다.[23,24] 남아있는 두 개의 란초등급에서 (Ⅶ-자동적/적절한 그리고 Ⅷ-목적있는/적절한) 환자는 점점 지남력이 있고, 향상된 학습 능력을 보인다. 게다가 반응은 본질적으로 더 자동적이 된다. 판단은 마지막 수준에서 손상으로 남아있을 것이다. 예를 들어, 환자는 집에서 응급동안 적절한 활동 수행이 어려울 것이다.

급성 재활 단계 후에, 환자는 재활센터, 아급성 기관,

가정간호에서 앞으로 재활을 받기 위해 퇴원할 것이다. 환자는 적절한 치료와 주시가 보호자에 의해 제공될 수 있다면 집으로 돌아갈 것이다. 입원환자는 매일 더 집중 치료가 제공되도록 초기에 제시될 것이다. 그러나 재활센터는 종종 승인(admission)을 위해 최소 란초 수준을 명령하는 특별한 정책을 갖고, 직업소개는 낮은 기능적 수준에 있는 환자에게 어려울 것이다.[25]

물리치료 관리
PHYSICAL THERAPY MANAGEMENT

검사(Examination)

물리치료사는 보조사에 의한 개입 활동 선택의 시작 전에 검사를 수행할 것이다. 주어진 환자의 잠재적으로 변형된 정신상태, 적절한 사회적 병력과 가정 환경 정보는 가족 구성원이나 다른 보호자를 통해 획득될 것이다. 상세한 시스템 재검사 수행에서, 치료사는 환자의 어떤 손상이 전체 기본적 인지와 기능 상태에 영향을 주는 정도를 확인할 것이다. 검사와 측정의 목표는 앞으로 손상과 기능적 제한 범위를 평가할 것이다.

보조사는 각성, 정신, 인지 상태의 변화를 명백하게 알아야 하고, 이것은 TBI 환자를 다룰 때 직면할 것이다. 검사결과는 혼수 또는 ***지속적인 식물인간 상태***와 일치하는 각성 손상의 다양한 수준을 지시할 것이다. ***혼수***란 용어는 구두자극에 대한 반응의 부족으로 다른 형태의 자극에 다양한 반응, 그리고 잠-깸 주기의 소실[15]로 언급된다. 지속적인 식물인간 상태는 반응없는 행동의 비슷한 패턴을 의미한다. 이것은 더 긴 기간 상태에 영향을 받는 경향이 있다. 인지, 각성, 대화 전달의 심각한 방해는 표준화된 검사 절차를 방해할 것이다. 예를 들어, 환자는 단지 간단한 한-단어 명령에 따를 수 있고, 검사 전략은 증가되어야 한다. 인지 검사 영역의 주요 구성요소는 지남력, 의식수준, 기억이 포함된다. 혼동과 비지남력은 고려될 것이고, 잔여혼수와 둔함은 종종 머리 손상 후 일시 정신 착란과 연합된다.[26] 게다가, 환자는 후-외상성 기억 상실의 부수적인 기간이 보일 것이고, 회복기간 동안 영구적인 기억 결함이 보인다.

부가적인 신경학적 검사는 뇌신경, 감각, 협응력의 선택적 평가가 포함될 것이다. 소뇌결함이 있는 환자는 측정장애와 반복 운동 불능 장애와 같은 사지 결함이 보여질 수 있다. 게다가 중심성 실조 패턴은 앉은 자세 또는 보행 활동에서 주시될 것이다. 신경학적 검사는 중요한 조사결과를 표현할 것이고, 이것은 보조사에 의해 개입을 위한 암시를 가진다. 예를 들어, 감각 장애(disturbances)는 치료적 조정 적응이 요구될 것이고, 뇌신경 결함은 반맹증과 같은 상태 때문에 개입 조정이 요구된다.

상세한 근골격 검사는 근긴장, 근력, 관절 가동범위와 관련된 조사결과를 허용할 것이다. 긴장에서 비정상은 하나 또는 모든 사지에서 발견될 것이다. 더 심각한 손상을 가진 환자는 제피질이나 제뇌 강직과 일치하는 자세 패턴이 보일 것이다. 제뇌 강직을 가진 환자는 모든 사지에서 강한 신전 자세를 보인다. 제피질 강직을 가진 환자는 심각하게 굴곡된 상지와 비슷한 하지 신전 자세를 보인다. 물리치료사는 수정된 Ashworth 등급을 통해 긴장성 장애를 양적으로 선택할 것이다. 이 등급에서 근 긴장은 가능한 가동범위를 통해 다양한 저항 느낌으로 설명된다.[27] 비정상적 자세 또는 이소성 골화 때문에 관절구축과 제한을 위한 잠재성이 주어지고, 관절 통합은 철저히 평가되어야 한다. 상세한 관절 각도기 측정은 지속적인 가동범위제한을 강조할 것이다. 인지결함이 형식적인 검사 절차를 방해할 때, 근 수행의 검사는 중력-제거 그리고 항중력 면 둘에서 설명된 운동패턴 분석을 통해 완성될 것이다. 높은 기능적 수준에서 환자는 더 전형적인 근력-검사 기법에 지원될 것이다.

외피 검사는 어떤 가능한 피부자극 상태, 발진, 압박괴사 부위를 탐지하기 위해 체계적 피부 조사가 포함된다. 자세성 사지가 시작되는 환자는 특별히 위험하다. 치료사는 특별히 압박성 욕창이 발달하기 쉬운 부위를 검사해야 한다. 이것은 좌골 조면, 대전자, 천골이 포함된다.

침대에 제한된 환자는 견갑극이나 오훼돌기처럼 피부를 위태롭게 하는 공통 부위가 적게 발견될 것이다. 보호 도구는 환자가 침대에서 자세를 자발적으로 바꿀 수 없을때 제시될 것이다.

높은-수준의 환자를 위해, 검사 활동은 기능적 운동성의 모든 부분의 평가로 지속될 것이다. 교각자세, 구르기, 똑바로 누운 자세에서 앉기로 이동을 포함한 침대 운동성 활동은 요구된 보조 수준과 질적인 수행전략을 위해 관찰될 것이다. 정적 동적 균형은 앉은 자세와 선 자세에서 자세조절을 조사하기 위해 평가될 것이다. 노인에서 낙상위험을 정립하기 위해 사용된 일반적인 균형 도구는 머리 손상을 가진 개인에게 균형 수행을 양적화하기에 추정되었고 performance Oriented Mobility Assessment[28]와 Berg Balance Test[29]가 포함된다. 이 도구는 TBI 환자 집단에 완전히 타당화되지 않았다; 그러나, 물리치료사는 낙상 때문에 머리 손상을 가지는 노인 환자에게 이 도구를 이용하도록 선택할 것이다.

환자의 보행과 이동능력 상태의 조심스런 검사는 지속적인 보행변위, 요구된 보조 수준, 근 대용 패턴처럼 중요한 조사결과를 허용할 것이다. 후에, 유산소 능력과 기능적 지구력은 활동에 반응하는 생체징후, 감지된 노력, 다른 표준화된 유산소 능력의 측정을 통해 측정될 것이다. 이러한 기초 측정은 감소된 운동능력과 피트니스 수준이 보고되기 때문에 특히 TBI에서 회복하는 환자에게 중요하다.[30]

평가, 진단, 예후 (Evaluation, Diagnosis and Prognosis)

검사 후에, 물리치료사는 평가에서 결과의 통합을 형성하고 진단과 예후를 확립한다. 진단은 손상된 운동성, 운동 기능, TBI에 이차적 감각 통합과 관련될 것이다. TBI 환자 관리의 변수는 *Guide to Physical Therapist Practice* 2판[7]에 기술되었다. 두개의 중요한 실행 패턴은 머리 손상을 가진 성인 환자 관리를 지시하고, 방문자 수의 예상된 범위; 치료기간에 영향을 주는 요소; 적용되는 검사, 측정, 개입과 같은 관련된 실행 내용물이 포함된다 (표 10-3). TBI 환자를 위한 예후는 손상 특성, 중복이환 상태, 기능의 앞선 수준에 기초한다. 환자의 예후에 관한 물리치료사의 임상적 진단과정은 확립된 장단기 목표를 지지하는 최근 증거에 기초할 것이다. 예를 들어, 치료사는 머리 손상 후에 그들의 제한점의 감소된 지각을 가진 환자는 실제적이지 않는 목표를 설정하려 한다는 것을 고려해야한다.[31] 게다가, 뇌손상 심각도, 하지 과긴장, 부수적인 하지 손상은 TBI 후 어린이와 성인에서 잠재적인 이동을 예상하도록 보여지는 요소이다.[32] 이소성 골화와 같은 합병증은 TBI 후 약한 기능적 결과와 연합된다.[14]

표 10-3
성인 머리 손상과 연합된 실행패턴

패턴 5D	손상된 운동 기능과 감각 통합은 청소년기 또는 성인기에 획득된 중추신경의 비진행적 장애와 연합된다.
패턴 5I	손상된 각성, 가동범위, 운동 조절은 혼수, 혼수에 가까운 또는 식물인간 상태와 연합된다.

개입(Interventions)

물리치료사의 치료 계획 내에서 시작하는 개입은 초기 검사에서 정립된 기능적 제한과 손상을 경감하는 것의 조심스런 분석이 요구된다. 게다가, 보조사는 치료 계획 내에 확립된 목표와 맞춘 효과적인 개입을 목표하기 위해 물리치료사의 검사와 측정결과를 조심스럽게 검토해야한다. 가동범위 관절 각도계 측정과 근육 검사 등급은 시행되어지는 특수한 부위를 확증할 것이다. 게다가, 상위 운동신경원 결함에 집중하는 것은 환자의 운동 조절을 향상하기 위해 치료적 운동 전략을 혼합하도록 보조를 효과적으로 허용할 것이다. TBI로부터 회복하는 환자는 손상

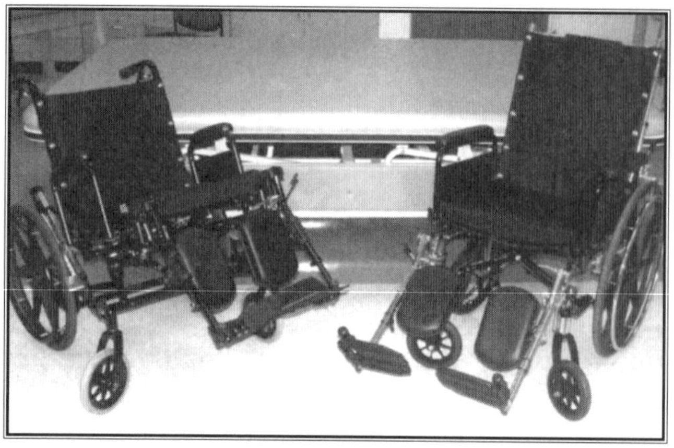

그림 10-3. 공간에서 기울어짐과 경사 의자차는 종종 특별한 좌석 요구를 가진 환자에게 이용된다.

심각도에 따라서 편마비의 다양한 수준이 보일 것이다. 운동 수행은 브런스트럼 회복 단계를 통해 진행되고, 능동적 분열은 회복 패턴을 찾아내고, 촉진시키기 위해 인식되어야 한다.[33] 예를 들어, 보조사는 비정상적 공동패턴과 비교함으로써 사지 움직임 혼합의 증가된 복잡성을 통해 진행하는 것을 주시해야 한다. 마지막으로 기능적 운동성 활동은 침대와 의자차 운동성, 이동, 균형, 보행 수행에서 중요한 결함이 있음을 이행한다. 물리치료 평가에다가 보조사는 작업치료와 언어 병리평가가 검사되어야 하고, 진행은 환자의 치료계획에 관련된 부가적 정보를 위해 주시한다. 이 평가는 존재하고 있는 지각, 의사소통, 인지 손상과 관련된 정보를 제공할 것이고, 이것은 본질적인 일상생활동작의 수행에 영향을 준다.

손상과 기능적 제한을 위한 특별한 개입
SPECIFIC INTERVENTIONS FOR IMPAIRMENTS AND FUNCTIONAL LIMITATIONS

좌석 고려사항(Seating Considerations)

환자 상태의 모든 측면은 환자를 위한 초기 좌석 시스템을 만들때 조심스럽게 고려되어야 한다. 보조사는 적절한 자세와 좌석 배열을 위해 의자차에 적응 변화를 만드는 물리치료 감독과 함께 일할 것이다. 자세조절이 부족

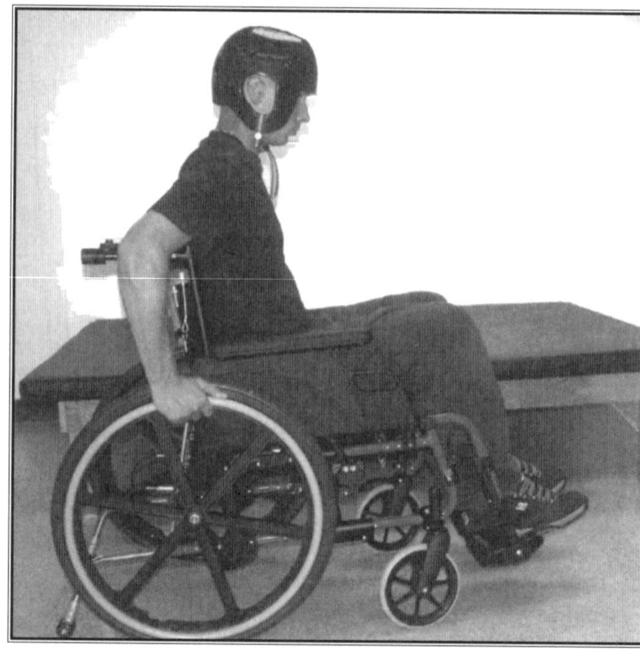

그림 10-4. 환자를 위한 초기 단기 목표는 독립적으로 의자차 부분 관리 수행과 치료 기간쪽으로 추진하기가 포함된다.

한 환자는 머리 자세위치를 부착한 기울어지는 의자차(tilt-in space W/C)가 이로울 것이다.[34] 경사진 의자차는 정형학적으로 고정도구 그리고 연합된 골절이 있는 환자에게 사용될 것이다(그림 10-3). 잔존한 편마비 결함이 있는 환자는 바닥 높이에서 감소된 의자가 주어져서 추진방법에 유효한 반높이 의자차(hemiheight W/C)가 사용될 것이다. 환자 요구를 위해 어떤 좌석 시스템에 적응될 때 제시된 어떤 변화의 장점과 단점을 인식하는 것이 중요하다. 예를 들어, 상지 보조가 요구된다면, 앉아서 일어서는 방법을 수행하는 환자의 능력을 방해할지라도, 의자차에 책상용 팔걸이의 부착은 어떤 책상 표면 접근에 유용할 것이다.

환자가 초기에 의자차를 이용하기 위해, 추진방법과 부분 관리 교육을 위한 적절한 시간이 충족되어야 한다. 환자는 브레이크-잠금 방법, 다리 받침대 관리, 편평한 면과 회전 극복을 위한 전반적인 추진 전략이 가르쳐져야 한다. 안전의 중요한 점은 인지 결함이 존재하고 판단 손상이 있을 때 재강화되어야 한다. 종종, 환자를 위한 초기 단기 목표는 계획된 단계에 물리치료 분야와 재활 체육관 사이를 독립적으로 추진하게 될 것이다(그림 10-4).

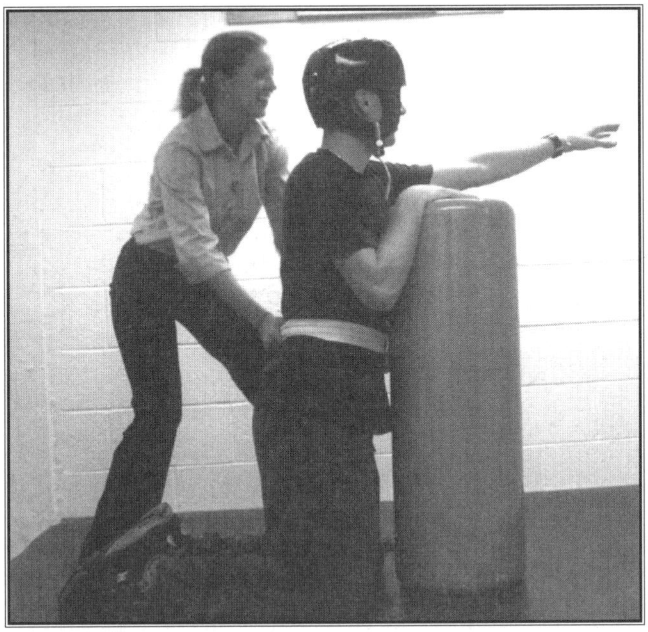

그림 10-5. 신경 촉진 기법은 상위 운동 신경원 결함이 존재할 때, 적절한 운동 수행을 향상하기 위해 수행된다.

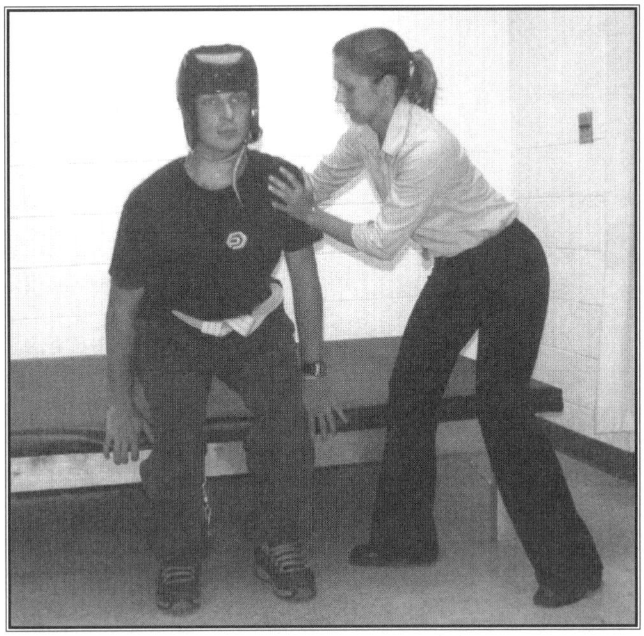

그림 10-6. 앉은 자세에서 서기로 이동과 같은 활동은 환자에게 과제 목록 내에서 운동 프로그램을 수행하도록 허용한다.

치료적 운동(Therapeutic Exercise)

보조사는 손상된 관절 통합이나 근육 수행[7]을 위해 다양한 치료적 운동 프로그램의 적용에 포함되는 선택된 활동을 위임받을 것이다. 손상 그 자체이거나 침상 안정의 반대 효과로부터 발달된 약화가 강하게 나타나고, 환자는 근육 수행에서 고려되는 결함이 존재할 것이다. 보조는 검사된 근육의 특별한 근육 등급을 구분하거나 영향 받은 부위를 효과적으로 위치하고, 안정화하기 위한 근육 긴장의 등급을 위해 검사 결과 조사를 신중히 해야 한다. 적절한 치료적 운동 프로그램과 운동성 활동은 이러한 검사 결과에 기초해서 실행되어져야 한다. 예를 들어, TBI 환자 분석에서, Duong 등[35]은 이러한 환자는 이동과 이동활동에 큰 보조가 요구된 것에 3/5 하지 근력보다 적음을 발견했다. 수동가동범위와 능동 보조된 전략은 이완된 사지에 제시될 것이고 보조사는 사지를 효과적으로 자세잡기 위해 다양한 보조기를 착용하고 벗는 것이 요구될 것이다.[36] 스프린트는 포괄적인 신장 프로그램 대신에 사용할 수 없다. 그러나 오히려 치료에 포함된다.[37] 과감한 수동가동범위 방법에서 과긴장은 사지의 연장된 굴곡이나 신전된 자세를 만들 때, 관절 통합을 유지하기에 필요하다. 중등도 또는 중증 TBI로 진단된 105명의 환자 연구에서, 발목 구축 발달에 중요한 손상받기 쉬운 요소는 내반과 저측 굴곡 근육에 근 긴장 이상이 포함됨이 관찰되었다.[38]

TBI로 인한 손상에 따라, 신경 촉진 기법은 상위 운동 신경원 결함으로 적절한 운동 수행을 이끌어 내는데 요구될 것이다(그림 10-5). 능동적 분열 패턴은 편마비된 사지의 능동 사용을 촉진하기 위해 기능적 활동과 함께 이용될 수 있다.[39] 게다가, 체중부하와 같은 전략을 사용하는 기법은 이완된 사지에 안정성을 촉진할 수 있다. 보조사는 약화된 근육군의 활동을 위해 양측 사지 패턴을 수행하도록 선택될 것이다. 뇌졸중 재활에서 압박-감소 치료를 포함한 개입은 또한 TBI로부터 회복하는 사람에게 현재 유용하게 제공된다.[41] 이 절차는 편마비된 사지의 증가된 기능적 사용을 촉진하기 위한 노력에서 손상 받지 않은 상지를 제한하는 것이 포함된다.

유능한 임상의는 주요한 인지 결함 주위로 적합한 치료적 절차에 새로이 도입될 수 있다. 환자는 전통적인 주요한 계획 수행보다 오히려 과제의 상황 내에서 운동활동으로부터 더 유효할 것이다(그림 10-6). 부가적인 사지 또는 척추 골절손상이 발생하기 쉬운 환자는 골절의 위치와 심각도에 기초해서 부가적인 치료적 운동 프로그램의 조정이 요구될 것이다. 석고고정이나 외적 고정 형태에 있는 어떤 사지 조정 때 주의가 사용될 수 있다.

기능적 운동성 훈련 (Functional Mobility Trainning)

기능적 훈련 개입은 환자의 재활적 성공과 밀접한 관계가 있다. 보조사는 물리치료사 감독에 의해 확립된 장-단기 운동성 목표 쪽으로 환자를 효과적으로 단계적으로 진행시킬 수 있는 영역 내에 있다. 인지적 그리고 정신적 회복에 따라, 적절한 운동성 방법은 환자가 적절한 기능적 독립을 성취하도록 이끌 것이다. 낮은 기능 또는 인지적 수준에 있는 환자는 이동 기법과 침대 운동성 순서에서 광범위한 실습 훈련이 요구된다.[42] 심각하게 손상된 협응력, 심한 편마비, 정형계적 외상이 있는 환자는 표면에서 표면으로 방법적 노력으로 의존적 이동 전략이 초기에 요구될 것이다. 연합골절이나 다른 합병증으로 TBI로 손상받기 쉬운 환자는 특별한 도전이 제공된다. 광범위한 골절과 정형외과적 합병증은 여러 사지에 체중부하 제한으로 이차적인 수정된 이동 전략이 필요하다. 게다가, Halo 조끼와 같은 고정 도구는 균형 반응[43]과 똑바로 누운 자세에서 앉기와 같은 정상 자세 이동을 변화시킨다. 미끄럼판과 상지 골절 플랫트폼 도구와 같은 도구는 이동과 침대 운동성 과제 수행에 유용하다.

보조사는 교각자세, 구르기, 똑바로 누운 자세에서 앉기를 포함한 모든 침대 운동성 기술에서 독립적으로 환자를 이끌 수 있다. 앉기에서 서기 이동은 특별히 회복동안 어려울 것이다.[44] 편마비 사지를 가진 환자는 이 사지의 사용을 이용하고 촉진하는 전략이 가르쳐져야 한다. 교각자세와 같은 활동은 능동적 분열 패턴으로 기능적 과제를 합병시킨다. 공과 받침대와 같은 치료 조정은 환자 자세를 안전하게 하는데 도움을 제공할 것이다.

균형 손상을 위한 개입 (Interventions for Balance Impairments)

TBI로부터 회복하는 환자는 그들의 손상과 관련된 균형 손상이 설명될 것이다. 균형 개입은 주어진 환경적 요소와 개개인 자신의 생체역학적[45] LOS 내에 신체의 COM을 유지하는데 목표가 있다. 균형조절은 자세조절을 효과적으로 유지하기 위해 전정, 체성감각, 시각계에 의한 기여에 영향을 받는다. 이 시스템의 상호작용은 운동 조절에 시스템 접근으로 묘사되고, 균형 반응을 조절하기 위해 중추 신경내에 다양한 구조 사이의 통합되고, 다발적-시스템 망을 표현한다. 이러한 더 최근 모델은 앞선 계층적 구조와 비교해서 중추 신경의 역동적 특성을 더 잘 묘사한다.

물리치료사에 의한 초기 검사는 균형 손상 범위와 기능적 앉기와 서기에 요구된 주의 정도를 명백화한다. 보조사는 공통적인 균형 도구의 점수 해석뿐만 아니라, 주요 구성 요소를 인식해야 한다. Tinetti 도구로서 잘 알려진 Performance Oriented Mobility Assessment[28]는 노인 집단에서 균형과 보행 장애를 평가하도록 구성되었다. 도구는 28점으로 구성되고 간단한 명목 척도를 이용한다. Berg Balance Scale은 4점 등급으로 나뉘어진 연속된 과제동안 개인의 균형 조절 평가에 사용된 간단한 검사이다. 14가지 기술 분류 수행으로 56점이 가능하다.[29] 대상자는 다양한 과제를 수행해야 하고 이것은 이동, 바닥에서 물체 집어올리기, 각 발로 교대로 의자 닿기가 포함된다. 45점 이하 점수는 지역사회 거주 중장년층에서 보조도구 사용을 강하게 예견한다.[46] 치료사의 초기 검사로부터 점수는 재활프로그램에 필요한 개입 목표 지점이다. 예를 들어, 표준화된 균형 도구에서 앉기에서 서기 방법에 어려움을 가진 환자는 활동을 성공적으로 수행하기 위해 근력 강화 활동이나 다양한 지면에서 일어서기와 같은 앞선 활동이 요구된다. 뇌졸중과 TBI환자 집단에서 이 도구를 타당화하는 부가적인 연구가 필요하다.

재활프로그램으로부터 균형 향상을 보이는 환자는 보

행진행이 동반되지 않음을 주시해야 한다.[47] 게다가 환자의 급성 치료 입원으로부터 의료적 합병증이 균형 수행을 손상시킨다. TBI로부터 회복하는 환자 사이에 균형 결함과 연합되는 요소의 최근 다각적인 분석에서, 의료 합병증의 출현은 (예, 호흡 합병증과 요로감염) 앉기 균형 손상과 강하게 관련됨을 찾을 수 있다.[48]

균형 손상은 근 약화가 원인이 될 수 있거나, 더 과장될 수 있다. 외전근 약화의 존재는 손상된 쪽으로 편측 서기에 비정상적 대상된 체간-기울기의 결과일 것이다.[49] 이 대상작용 전략은 특별히 환자가 편마비 또는 진행되는 잠재력 때문에 감소된 상지 보호 반응을 가진다면, 가르쳐져야 한다. 지팡이나 다른 보조적 도구로 간단한 빛-접촉은 고관절 외전근 활동을 향상함에 의해 자세조절 향상에 유용하게 제공될 것이다.[50]

균형 훈련은 또한 자세 조절을 유지하기 위해 사용된 전략의 주의 깊은 활동에 영향을 줄 수 있다. 연속되는 족관절, 고관절, 발떼기 전략은 운동 조절 문제 또는 비정상적 협력 때문에 방해될 것이다. 게다가, 고관절과 족관절에 유연성 제한은 앞으로의 전략 활동을 방해할 것이다. 태극권(Tai ch'i)의 기법 적용에서 최근 증거는 이 개입 접근은 심각한 머리 손상을 입기 쉬운 개인에 서기 균형을 향상시키는데 효과적임을 제시한다.[51] 심각한 균형 손상이나 전정 기능 장애가 있는 환자는 물리치료사에 의해 더 향상된 개입이 요구된다. 불행하게도, TBI 후 영구적인 현기증은 손상후 작업으로 복귀하는 희망을 가진 환자 사이에 재취업의 중요한 장벽으로 보여진다.[52]

보행과 이동훈련 (Gait and Locomotion Training)

보행 개입은 환자의 기능적 운동성 프로그램에 중요한 요소이다. 보행 수행의 질적과 양적 요소 평가는 필수적이다. 환자는 보행에서 사지를 지지하거나 하지를 전진하기 위해 적절한 근육 활동이나 보조 도구 없이 보행 훈련 활동을 향상시킬 수 없다. 머리 손상 후 3개월 이내에 종종 독립 기능적 이동을 성취하는 환자는 젊거나, 심각하지 않은 손상이거나 재활 시작 전에 좋은 기능적 이동 측면을 가진 사람이 포함된다.[53]

머리 손상 환자의 보행 질적인 면은 재활 훈련에서 중요한 우선 요소가 된다. 보조사는 이 연합된 손상에 보행 변위를 원인 관계로 연결해야 한다. 예를 들어, 가자미 근육의 긴장(tightness)은 입각기에 전반슬 경향과 연결될 것이다. 마찬가지로 족관절 배측굴곡에 잔여 약화는 계상 또는 원회선 유각 패턴을 일으킬 것이다.[49] 입각기와 유각기에서 배측굴곡근의 역할 이중성 때문에, 갑작스런 철썩거림이 부하반응 동안 관찰될 것이다. 보행 편위의 지속성은 가능한 보조기 후보를 위해 환자를 평가하는 물리치료사 감독관에게 전달해야 한다.

하지에 결과적인 경련성 편마비를 가진 환자는 부가적인 보행 편위를 가질 것이다. 특별한 보행 문제는 내전근 또는 가위 보행, 뻣뻣한 슬관절, 첨내반족[54]이 포함된다. 특별한 개입이 보행의 질적인 면을 위해 이용될 것이다. 신장 기법은 경련성 근육군을 신장하기 위해 수행될 수 있다. 과도한 신장은 보행 질적인 면을 향상하기 위해[54] BoTox(Allergan, Irrine, Calif) 주입 또는 페놀 신경 차단과 같은 선택 화학 신경 절차가 제시된다. 게다가, 보조사는 연속적인 석고고정절차로 물리치료사를 보조할 것이다. 이 기법은 주어진 관절을 지나 정적 신장력을 유지하기 위해 하루 기간 동안 석고 적용이 포함된다.[55]

보행과 이동 훈련 동안 수정 전략은 보행 질적인 면을 정상화하고 속도, 거리, BOS와 같은 양적인 요소를 향상하기 위해 이행된다. 짧은 거리 이동에서 독립은 심각한 손상으로부터 회복하는 환자에게 6개월 또는 그 이상이 소요될 것이다.[42] 적절한 보행도구의 선택은 광범위한 인지결함이 지속될 때 문제가 될 것이다. 종종 환자는 지팡이, 목발, 보행기의 연속성과 배치에 어려움이 존재한다. 높은 기능적 수준의 환자는 모든 표면에서 훈련될 것이고 경사도, 커브, 편평하지 않은 표면에서 활동을 수행할 수 있다. 바닥에서 이동 교육은 또한 낙상 위험이 있는 환자에게 면 관리의 통합 부분이다(그림 10-7). 종종, 가벼운

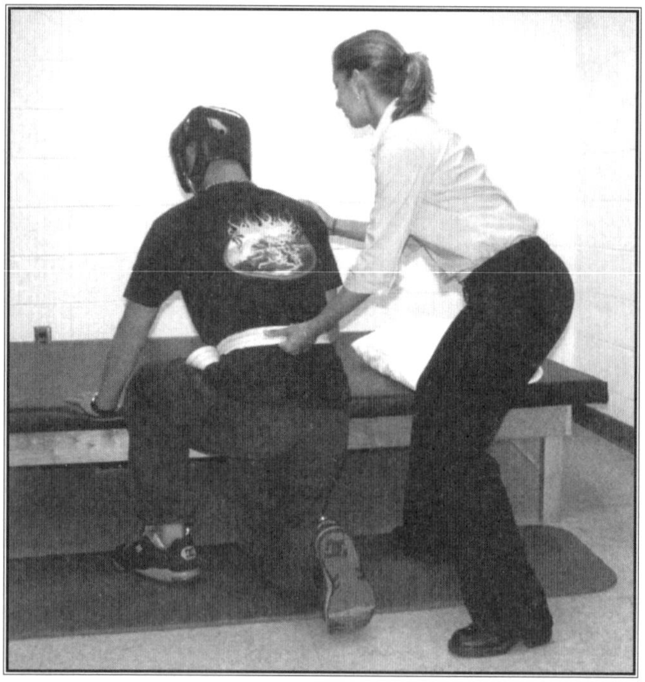

그림 10-7. 바닥 이동에서 교육은 높은 수준 환자를 위한 개입의 통합부분이다.

보행 변위는 TBI 후에 지속되고, 환자는 느린 보행 패턴과 증가된 보호를 통해 안전성을 최대화 하려 한다.[56] TBI 환자에게 보행 트레드밀 무체중 기법의 적용이 최근 사용되었다. 비록 이 집단에 개입의 효율성을 지지하기에 증가가 제한되어 있을지라도.[57]

뇌손상이 있는 환자를 위한 특별한 고려사항 SPECIAL CONSIDERATION FOR THE PATIENT WITH BRAIN INJURY

혼수상태 응급(Coma Emergence)

심각한 TBI 환자는 집중 치료실에서 광범위한 의료 관리가 요구될 것이다. 의료적 안정 후에, 환자는 혼수상태 응급 프로그램이 이행되는 기관에서 퇴원할 것이다. 물리치료사는 표준화된 혼수상태 응급 등급 형태를 통해 진행을 추적할 것이다. 세 가지 공통적으로 사용되는 도구는 JFK-Revised 도구, Coma Near Coma Scale, Western Neuro Sensory Stimulation Profile[58]이 포함된다. 이 도구들은 표준화된 감각 자극에 반응이 양적으로 구성되는 것을 도와준다. 이 도구에서 최대 점수에 도달하는 환자는 더 향상된 목표를 가질 것이고, 개입 계획이 확립된다. Western Neuro Sensory Stimulation Profile[59]은 특별히 느린 회복 과정을 보이는 환자 조사에 유용하다. 최소 반응 상태에서 벗어나는 환자는 경사 침대나 서기활동을 이용하여 점차적으로 움직일 것이다. 환자는 앉기 시간을 단계적으로 증가하기 위한 앉기 시간표로 시작된다. 생체 징후는 자세 변화에서 기립성 변화와 생리적 부작용에 대해 조심스럽게 감시되어야 한다. 환자는 혈압과 발한에서 비정상적 변동이 설명될 수 있다. 보조사는 종종 다발성 의료 문제의 복잡성과 재검사를 위한 계속된 요구가 주어지는 혼수 응급 프로그램에서 물리치료 감독관과 협력하여 일한다. 게다가 환자는 종종 들어올리기, 자세잡기, 연속적인 석고 고정, 서기 활동을 위해 두사람이 요구된다.

흥분된 환자(The Agitated Patient)

모든 재활 팀 구성원을 위해 가장 도전적인 문제 중 하나는 아마 흥분된 환자의 관리이다. 의미있는 흥분은 환자의 체류기간, 기능적 독립 방해 그리고 결과적으로 절박한 퇴원 방해에 기여할 수 있다.[60] 물리치료사와 보조사는 환자로부터 잠재적인 반대 반응 때문에 이 단계동안 환자에게 전달되는 다수의 감각 경험에 주의해야 한다. 환자는 종종 그들의 환경 내에서 즉각적인 감각 정보를 진행할 수 없을 때 화를 내고 과격해진다. 게다가 환자는 비교적 작은 요구나 과제의 존재에 과도하게 반응할 것이다.

보조사는 적절한 감각 경험을 전달하기 위해 개입을 효과적으로 전략화해야 한다. 감각 과부하를 예방하기 위해 적절하게 기간이 구성되어야 한다.[23] 종종, 조용한 장소들은 주의 산만을 감소하는데 도움이 되며 작아진 목소리 크기는 더 진정시키게 된다. 치료기간은 여러 개의 단기 기간으로 수정되어야 할 것이다. "중간 휴식"기간은 요구되지 않은 행동이 방향 수정을 할 수 없을 때 실행될 수 있다. 흥분된 환자는 촉각 방어 행동 기간을 보이기 때문에 움직임 방법동안 구두와 도수 자극으로 주의가 주어져야 한다.

인지통합과 신경근 개입(Integration of Cognitive and Neuromuscular Interventions)

머리 외상 재활에서 궁극적 도전은 환자를 확립된 목표 쪽으로 효과적으로 이끌고, 독립을 최대화하기 위해 인지와 기능적 훈련 전략을 통합하는 것이다. 치료적 개입 내에서 추가된 인지 범위는 경험된 보조사의 기술을 필요로 하는 복잡함이 추가된다. TBI 후 인지 손상은 실제적일 것이다. 손상 후에 발생하는 수면 장애는 또한 치료 기간을 방해할 수 있다.[61] 환자는 느린 진행을 보일 것이고, 과제 수행을 적절하게 하기 위해 증가된 시간이 요구된다.[62] 감소된 집중 기간은 또한 나타나고, 환자는 구성된 과제를 위해 계속된 방향 수정이 요구된다. 배경, 주의 산만한 소음을 줄이기와 같은 간단한 전략이 도움이 될 수 있다. 보조사는 종종 학습이 재활활동에서 상당히 감소된 비율에서 일어남을 고려해야 한다. 적절한 시간 분배와 신호 순서는 기술 획득을 촉진하기 위해 치료 기간 내에 구성되어야 한다. 유능한 보조사는 운동 과제를 가르칠 때 진행되는 잠재성을 인식하고, 문제 해결을 위한 적절한 시간을 허용한다. 마지막으로 물리치료 임상의는 손상된 인지 문제가 란초등급의 후반 단계에 있을지라도 증거가 제한되어 있다. 인지와 운동 회복률은 필수적으로 동시에 일어나는 것은 아니다. 그리고 움직임 기술에서 독립적인 반면, 약한 판단을 가진 환자는 병원이나 집 환경에서 감독없이 남겨진다면, 잠재적으로 위험한 상황을 만든다.

인지와 기능적 개입은 종종 다양한 방법에서 혼합된다. 보조사는 환자가 화재 훈련 동안 건물에 존재하는 것처럼 응급동안 필요한 속도 변화를 수행하는 것이 요구되는 동안 보행 개입이 수행될 수 있다. 앞선 기간동안 가르쳐진 안전 전략을 재강화하는 것은 환자에게 요구된 과제의 중요한 구성요소를 정립하는 것을 도울 것이다. 보조사는 가정이나 지역사회 상황을 준비하기 위해 환자의 능력을 최대화하는 중요한 문제-해결 전략에 고용될 수 있다. 그러한 활동은 계단 극복 동안 희미한 불빛에서 난간을 지지하여 안전한 방법을 수행하는 것 또는 119에 전화하는 것이 포함될 것이다. 환자의 인지적 회복은 인지 일지[63]를 통해 감독될 수 있다. 이것은 기억, 언어, 주의, 추리와 같은 측정에서 진행을 추적하는데 사용되는 간단한 임상 도구이다. 진행 성취와 환자 결과는 또한 기능적 독립 측정(FIM)도구처럼 평가 측정을 통해 감독되어 질 수 있다. 이 결과 측정은 TBI로부터 환자 회복의 타당성을 설명한다.[64]

예방(Precautions)

TBI 환자를 위한 기능적 운동성 프로그램과 개입은 몇가지 중요 문제에 주의가 요구된다. 흥분된 환자는 주의깊게 감독해야 하고 24시간 직접 감독이 요구된다면, 혼자 남겨두어서는 안된다. 게다가 보조를 확신하는 재활 전문가는 어떤 흥분된 사건이 일어난다면 치료 영역 내에 즉각적으로 이용할 수 있어야 한다. 밀폐된 지역(예, 계단 틈)에서 기능적 활동은 가까이에 특별한 직원을 배치한다. 과감한 행동의 의미있는 폭발사이 "힘의 표시"침묵을 위한 적절한 수단이 있어야 한다. 예를 들어, 다방면의 직원이 적대적 행동 사건을 흩뜨리기 위해 환자 방으로 돌진하도록 요구될 것이다. 보조사는 가족 악용이나 폭행의 희생을 가지는 환자를 보호하기 위해 실행된 정책을 인식하고 있어야 한다. 게다가 가명은 환자 보호와 비밀성을 유지하기 위해 기관절차 부분으로서 사용된다.

기능의 낮은 수준에 있는 환자 관리는 또한 예방적 측정이 요구된다. 두개개방술 절차를 밟은 환자는 헬멧 사용이 요구될 것이다. 환자는 침대에서 벗어날 때 헬멧을 착용하기 위해 규칙적으로 요구된다. 환자가 헬멧없이 움직일 때, 치료는 손상 부위 위로 과도한 압력이 주어지지 않아야 한다. 재활 팀 구성원은 또한 치료기간 동안 카테터 관리, 산소통 그리고 음식튜브 관리를 설명해야 한다.

퇴원계획과 지역사회 재돌입
DISCHARGE PLANNING AND COMMUNITY REENTRY

장비조달과 가족훈련(Equipment Procurement and Family Training)

보조사는 구성된 재활 과정 후에 퇴원 계획의 모든 측면에 참여한다. 튼튼한 의료 장비의 적절한 주문이 퇴원 시기에 요구될 것이고, 보조사는 요구된 보조 장비와 이동 요구의 명령에 참여할 것이다. 의자차가 요구된다면, 적절한 그림이 환자의 요구에 적당하도록 주문되어진다. 예를 들어, 적절한 의자 넓이와 깊이는 환자 크기에 조절되고 준비된 장비 모양이 하지지지 필요와 정형외과적 고려사항을 위해 제공되어진다. 거상되는 다리받침은 또한 하지 골절이나 순환 손상이 있는 사람에게 요구될 것이다.

퇴원 계획의 중요한 요소는 집에서 치료와 보조가 요구되는 퇴원 환자를 위한 가족 훈련 활동이 포함된다. 보조사는 환자의 기능적 요구에 맞는 운동성 전략으로 보조자를 효과적으로 훈련할 것이다. 이 활동은 이동기법, 이동시 보호, 의자차 관리기술, 가정 운동 프로그램의 감독이 포함된다. 가족 훈련 프로그램은 또한 자동차 이동과 계단과 커브 극복으로 이끌 것이다.

물리치료사 감독에 의한 추천과 협력하여, 보조사는 지속된 치료 개입을 위한 요구가 제시될 것이다. 환자는 치료 계획에서 환자를 위해 확립된 장기 목표 쪽으로 지속된 작업 노력에서 외래 과정이나 가정 치료가 요구될 것이다. 높은 기능적 수준에 있는 환자는 앞선 직업과 사회적 역할 쪽으로 이동하기 위한 지역 사회 재돌입 프로그램에 유용할 것이다.

가정 평가(Home Assessment)

퇴원 전, 보조사 또는 물리치료사 감독관은 환자의 가정환경을 평가하고 잠재적인 환경 장벽을 정립하기 위해 가정방문 할 것을 선택할 것이다. 환자가 집에 돌아갔을 때, 발생할 수 있는 가능한 안전 문제를 전체적으로 조명하도록 구성될 것이다. 출입구 넓이, 경사, 바닥면의 조사는 의자차로 가정에 돌아가는 환자에게 특별히 중요하다. 게다가 보조사는 가정에서 중요 입구와 출구 통로를 분석해야 한다. 몇 가지 재활 세트에서 환자는 획득된 움직임 기술의 활용을 위해 퇴원 전에 방문 시간을 내어 가정에 돌아가도록 허용할 것이다. 종종 재활팀 구성원은 잠재적인 환자 요구의 다각적인 지역을 조사하기 위해 가정 평가에 참여한다(표 10-4). 보조사는 퇴원계획과 추천과 관련된 문제 정립을 위해 물리치료사 감독관에게 중요한 연결관으로서 일하게 된다.

표 10-4
가정방문 동안 제시된 주요질문

1. 환자가 안전하게 집 안으로, 밖으로 나갈 수 있을 것인가?
2. 어떤 환경적 장벽이 존재하는가?
3. 욕실에 손잡이용 막대기 또는 부가적 도구가 필요한가?
4. 의자차가 이용된다면, 현관턱을 제거할 수 있는가?
5. 집의 어디에서 계단이 있는가?
6. 계단에 난간이 가능한가? 그렇다면, 오른쪽 또는 왼쪽?
7. 화재 등이나 전화처럼 안전한 도구가 존재하는가?
8. 모든 방에서 가구 주변을 조정할 수 있을 것인가?

가정 프로그램(Home Programs)

입원 재활 기간으로부터 퇴원 후 개별화된 가정 프로그램의 구성은 환자의 기능적 상태의 모든 구성요소에 조심스런 주의가 요구된다. 운동 개입은 약한 근육군에 목표를 잡고 기능적 활동과 합병된다; 게다가 운동은 적절한 요구를 전달하는 양에서 적절해야 하나 숫자에서 과도하지 않아야 한다. 가정 프로그램은 가능하다면 보호자와 이동 활동을 제공한다. 프로그램은 간단한 교육적 인쇄물

범위를 벗어나 넘어 확대하는 것이 중요하다. 수행일지는 특별히 보호자 감독이 적절하지 않을 때 부착하여 확인하는데 도움을 줄 것이다. 기록 교육은 중요하고 큰 복사물로 환자와 보호자에게 친숙한 주요 용어를 포함해야 한다.[65]

의료 용어의 사용이나 잘 알지 못하는 용어는 교육 과정에 이롭지 못하다. 그림은 종종 유용하고 특별히 보조사가 중요한 수행 전략이나 프로그램에서 강조점을 강조하고자 할 때 유용하다. 효과적인 가정 프로그램은 퇴원 시점에 여전히 존재하는 잔여 인식 결함을 고려한다. 가정 프로그램을 감독하는 보호자는 어떤 주의나 과정 결함의 대신으로 적절한 수행을 촉진하기 위한 전략에 관해 적절한 교육을 받아야 한다.

지역 사회 통합(Community Integration)

TBI로부터 회복하는 환자는 입원 재활기간동안 지역사회 재 돌입 활동이 시작된다. 예를 들어, 재활 팀 구성원은 지역사회 산책(예, 나무그늘이 있는 산책길)이나 여가 활동에 환자를 포함시킬 것이다. 마지막 란초 단계 Ⅶ, Ⅷ 수준에서 행동을 보이는 환자는 특별히 그러한 활동에 적절하고 보조사는 이상적인 판단 과정과 사회적 상호작용과 같은 현상을 관찰 할 수 있을 것이다. 환경적 배경 내에서 보행과 이동 과정은 또한 지역 사회 산책 동안 분석될 수 있다.

환자는 또한 특별한 환자 집단을 위해 구성된 성인 하루 프로그램으로 지역사회 재돌입 활동은 지속할 것이다. 이 프로그램 고용 창시를 위한 이동에서 환자를 돕고 중요한 심리 사회적 지지를 제공한다. 적절한 문제-해결 기술에 목표한 중요한 활동은 여전히 존재하는 잔여 인지 결함 때문에 제시된다.[66] 머리 손상 후에 삶의 좋은 질적인 면과 연합되는 요소는 뿌리깊은 지역사회와 사회적 지지가 포함된다.[67] 환자의 성공적인 고용회복을 이해하는 주요 요소는 의미있는 인지 손상과 낮은 교육수준이 포함된다.[68] 하루 프로그램은 또한 우울을 경험한 환자를 위한 보조 수단을 제공할 수 있고, 이것은 TBI와 연합된 가장 일반적인 이차 상태 중 하나이다.[69]

결론
CONCLUSION

TBI 환자의 재활은 그들의 환자를 위한 삶의 질 전체를 향상하기 위한 주요 인지적 전략으로 기능적 훈련의 원리와 맞물리는 독특한 기회를 보조사에게 제공한다. 조심스럽게 계획된 개입 프로그램은 기본적인 치료적 운동 범위에서 지역사회 재돌입 활동까지이다. 보조사에 의한 개입은 TBI 환자의 관리와 관련되어서 Nagi 장애와 환자/고객 관리 모델의 중요한 구성요소이다. ICIDH-2(WHO-2) 형식처럼, 장애의 더 최근 모델은 활동의 부가적인 주제와 앞선 사회적 그리고 고용 역할을 수행하는데 참여함을 강조한다.[70] 복잡한 손상과 기능적 제한이 있는 환자의 접근은 보조사와 물리치료사 감독관 사이의 협력 중 하나일 것이다. 유능한 물리치료사/ 보조사 팀은 적절한 개입과 재검사 활동을 성공적으로 수행할 것이고, 계속된 상호 전달과 협력하여 환자를 위한 기능적, 신경 행동학적 결과를 적절하게 하기 위해 성공적으로 수행한다.

질문
CHAPTER QUESTIONS

1. TBI 후에 발생하는 의료 합병증은 무엇인가?
2. 하지 체중 부하 제한을 가지고 있고, 인지 손상이 있는 환자를 위한 보행 훈련에 사용될 수 있는 전략 형태는 무엇인가?
3. 행동이 란초 수준 Ⅳ에 일치하는 환자를 치료할 때, 유지되어야만 하는 다양한 안전 예방책은 무엇인가?
4. 충 손상과 반충손상은 무엇을 의미하나?
5. 간질약을 복용하는 후-외상성 간질 환자를 위한 중요한 개입 고려 사항은 무엇인가?

답은
www.slackbook.com/neuroquestions에 제시되었다.

사례연구
CASE STUDY

Leszek 환자는 자유롭게 통행하다가 교통사고를 당한 19세 폴란드 학생이다. 그는 확산성 축삭 전단력으로 오른쪽 전두면 대뇌 좌상을 입었다. 그는 또한 오른쪽 전두엽에 가벼운 경막하 혈종을 보인다. 초기 Glasgow 혼수 척도는 응급실에서 12였다. 그의 급성기 치료는 후－외상성 간질 소견에 유효하며 이것은 적지 않게 그의 정체를 길게 한다. 의료적 안정 후에, 그는 초기 검사가 물리치료사에 의해 수행되는 재활팀에 이동된다. 환자의 인지 상태는 란초 수준 VI에 일치한다.
허가서에 물리치료사는 검사를 수행한다. 조사 결과는 다음을 포함한다:

병력과 시스템 재검사 : 정보는 환자의 기억 결함 때문에 환자의 가족으로부터 얻었다. Leszek의 부모는 폴란드 이민자이며 그들은 16년 전에 이 나라에 이동했다. Leszek은 대학생이고 회계학전공이다. 그는 주말에는 지방 음식점에서 종업원으로 일했다. 그의 과거 의료 병력은 천식이 있었고, 중요한 수술은 하지 않았다. 그는 춤추기와 축구를 즐겼다. 그들은 Leszek을 "빠른 숙련가" 로서 특징지었다. 그는 2층 집에서 그의 부모와 살았다. 층 사이에 8계단이 있다. 가족은 애완용 개인 Borek 이 있고, 건강하다. 환자는 한명의 여동생이 있고, 1월에 결혼하게 될 것이다. 환자의 최근 약은 간질 약과 Albuter이 있다.

검사와 측정(Tests and Measures):

지남력 : 단지 이름에 지남력이 있다.

각성/정신 : 기면상태; 활동 시작에서 느림.

단기기억 : 약함: 세가지 물체를 기억할 수 없음.

뇌신경 : I- XII 정상

감각 : 모든 사지에 가벼운 접촉과 고유 수용기 정상

가동범위/관절 통합 : 수동적으로 관찰되는 상지 제한은 없다. 하지 수동 가동범위는 오른쪽에서 5° 왼쪽에서 10° 의 완전한 고관절 신전의 제한이 나타난다. 슬관절과 족관절은 제한이 없다. 의미있는 근육 긴장 비정상은 발견되지 않는다.

근력 :

상지: 대부분 견관절과 주관절 근육군에서 4/5. 수근관절과 손 근육은 5/5

하지: 근위부 약화: 3+/5 고관절 외전근과 신전근; 4/5 고관절 회전근, 굴곡근; 4/5 대퇴사두근/슬괵근; 5/5 족관절 /발근육

반사 : 2+: 이두근, 삼두근, 상완 요골근; 1+ 방형근; 2+ 가자미근

협응 : 경도. 오른쪽 상지 측정장애가 손가락-코 검사에서 보인다.

균형 : 3분이상 정적으로 지지되지 않은 앉은 자세 유지하기. 환자는 BOS 밖으로 뻗기 활동에서 균형을 잃는다. 지지하지 않고 설 수 없다; 롬버그(+)보임.

침대 움직임 : 똑바로 누운 자세에서 앉기 위해 중등도 보조; 교각자세를 위한 최소 보조; 구르기 위한 최소 보조; 앉기에서 서기 위한 중등도 보조.

보행과 이동 : 환자는 중등도 보조와 바퀴달린 보행기로 10피트를 이동한다. 그는 감소된 발짝수와 보폭 길이를 보인다; 보행에서 발을 질질 끌려고 하는 것이 강하게 보인다. 트렌델렌버그(+)가 양쪽에서 관찰된다.

의자차 움직임 : 관리 부분에서 감독이 요구된다. 최소 보조로 20피트를 추진하고, 회전과 방향 변화를 위해 광범위한 실마리가 요구.

유산소 능력 : 휴식시 심박동률 - 64 bpm. 다음 amb-88 bpm. 단축된 호흡이 이동 후에 관찰되지 않는다.

산소 포화 : 휴식기 - 95 %, 이동 후 - 92 %

폐 : 상부 기도에 가벼운 울혈 소리. 다른 곳 청진에 깨끗함.

목표

장기 (3 주)

1. 보조도구를 이용한 이동에 가족들의 감독 요구.
2. 구두화된 안전 예방책으로 걷기(75피트 이상거리).
3. 독립적인 이동과 침대 움직임.

4. 오른쪽 손잡이와 정확한 발떼기 순서로 계단 극복 감독.
5. 가정 운동 프로그램 감독.
6. 고관절 근력 : 4/5 양쪽으로 그리고 가동범위: 15° 수동 고관절 신전.
7. 튼튼한 의료장비 조달.
8. 가족 훈련 활동의 성취.
9. 다가올 결혼을 위한 준비로 가족 구성원과 감독하에 춤추기.

단기(1주)

1. 바퀴달린 보행기로 최소 보조로 40피트 이동.
2. 최소보조와 안전을 위한 최소 신호로 이동.
3. 감독과 최소 신호로 구르기와 교각자세; 최소 보조로 앉기에서 서기.
4. 고관절 신전 PROM이 5° 증가.
5. 감독으로 물리치료 기간에 그리고 기간으로부터 의자차 추진.
6. 독립적인 의자차 부분관리.

평가, 예후, 진단

물리치료사는 Leszek이 그의 최근 기능적 측면, 나이, 발병전 상태에 의한 최소 제한 때문에 훌륭한 재활 잠재력을 보인다고 제시했다. 비록 손상된 인지가 앞선 지역 사회와 직업과 관련된 활동에 즉각적인 참여를 방해할지라도. 그의 전체적 기능적 움직임 상태를 향상하기 위한 예후는 좋다. 물리치료사의 진단은 관련된 균형 손상과 이동, 침대 움직임, 보행에서 기능적 제한과 함께 TBI와 연합된 손상된 운동 기능을 뜻한다.

치료계획

환자는 보행훈련, 치료적 운동, 균형활동 그리고 이동을 위해 매일 1시간 동안 물리치료를 받을 것이다. 적절하고, 튼튼한 의료장비 조달과 가족 훈련 활동이 포함될 것이다. 환자의 예측된 입원기간은 3주이다.

개입

초기 평가 후, 보조사는 매일 환자를 치료하기 시작한다. Leszek은 또한 작업 치료와 언어치료를 받는다. 의자차와 일시적인 좌석 시스템이 준비된다. Leszek은 매일 계획에 포함된 활동을 포함한 기능적 훈련 절차를 수행한다. 치료적 운동은 세러 밴드(Theraband) 운동, 의자차 팔굽혀펴기, 앉은 자세에서 서기 반복, 골반 들어올리기의 수행이 포함된다. 보행훈련은 요구된 보조의 전체적 수준을 감소하는 동안 거리를 증가하는데 중점을 둔다. 란초수준 IV과 일치하여, 그는 새로운 과제를 어렵게 학습하는 것을 통해 간단한 방향을 잘 따른다. 보조사는 학습 과정을 향상하기 위해 반복과 시각적 신호를 사용한다; 예를 들어, 의자차 브레이크는 이동 전에 브레이크를 잠그는 것을 상기하기 위해 색깔있는 테이프로 덮어싼다. 게다가 보조사는 특별한 기술 구성요소를 강조하기 위해 몇가지 중요한 폴란드 용어를 학습한다. 증상은 또한 시간표된 활동을 위한 시간을 지시하기 위해 환자의 방에 비치되며 환자는 매일 물리치료에 수행된 활동 일지를 유지한다. 각 물리치료 기간에서, 환자는 특별한 기술 수행에 포함된 중요한 안전 전략을 말로 나타낸다. Leszek은 치료 기간에 스스로 독립적으로 이동하기 시작한다.

환자는 그의 치료절차를 통해 착실하게 진행되고, 구성된 목표를 획득이 증가된다. Leszek의 인지는 그의 움직임 방법에서 진행 속도와 함께 또한 향상된다. 보조사는 곧 이동활동을 보호하기 위해 일자 지팡이를 사용할 수 있다. 그의 균형이 진행됨으로써 보조사는 더 도전적인 역동적 활동을 수행하기 위해 축구공을 가져다 준다. 게다가 공은 즐거웠던 과거 활동을 표현하며 치료에서 재방문 할 수 있다. 보조사는 바닥 이동과 평평하지 않은 면 이동과 같은 더 향상된 활동으로 환자를 진행시킨다. 그는 치료사의 재검사 동안 Berg 균형 검사에서 48점을 받았고, 환자는 도구의 가장 요구되는 분류에 포함된 과제에서 작업하기 시작한다. 보조사는 119전화하러 달려가기처럼 다양한 응급 방법으로 그의 판단을 도전한다. 치료의 마지막 주에서, 그는 그의 여동생의 다가오는 결혼식을 위한 준비로 빠른 폴카 스텝을 수행할 수 있다. 퇴원계획 활동은 가족 훈련 기간과 요구된 장비의 신청이 포함된다. Leszek은 지역사회 이동거리를 길게 하기 위해 일시적으로 의자차를 여전히 요구한다.

쿠션 형태와 똑바른 지팡이는 또한 신청된다. 그의 부모는 보행, 계단 극복, 차 이동 기법에서 안전하고 효과적인 보호를 설명한다. 전체 가정 운동 프로그램은 Leszek과 그의 부모와 함께 조직화하고 검토한다. 퇴원 치료 과정은 추천된다. 퇴원 후 2주, 보조사는 예식장에서 Leszek이 춤추는 사진을 받았다.

물리치료사와 보조사 협력

개입 절차를 통해, 물리치료사 감독관과 보조사는 확립된 목표 쪽으로의 환자 진행을 논의한다. 한 경우에, 치료사는 환자의 원위 상지에 피부 발진이 발달한 것을 검사하도록 요구한다. 게다가 보조사는 Leszek의 보행이 지난 몇일 이상 눈에 띄게 안정적이지 않음을 치료사에게 전달했다. 평가 후에 외과의는 통지하고, 이것은 발진이 환자의 간질약의 부작용 때문임을 결정했다.

참고문헌(REFERENCES)

1. Thurman DJ, Alverson C, Dunn KA, Guerrero J, Sniezek JE. Traumatic brain injury in the United States: a public health perspective. *J Head Trauma Rehabil.* 1999;14:602-615.
2. Brain Injury Association of America. Causes of brain injury. Available at: http://www.biausa.org/Pages/causes_of_brain_injury.html. Accessed November 1, 2004.
3. Cassidy JD, Carroll LJ, Peloso PM, Borg J, Von Holst H, Holm L, Kraus J, Coronado VG. Incidence, risk factors, and prevention of mild traumatic brain injury: result of the WHO collaborating center task force on mild traumatic brain injury. *J Rehab Med.* 2004;43:28-60.
4. Centers for Disease Control and Prevention. Traumatic brain injury. Available at: http://www.cdc.gov/doc.do/id/0900f3ec800081d7. Accessed May 27, 2004.
5. Burnett DM, Kolakowsky-Hayner SA, Slater D, Stringer A, Bushnik T, Zafonte, R, Cifu DX. Ethnographic analysis of traumatic brain injury patients in the National Model Systems Database. *Arch Phys Med Rehabil.* 2003;84:263-267.
6. Brain Injury Association of America. CDC report shows prevalence of brain injury. Available at: http://www.biausa.org/Pages/cdc_report.html. Accessed July 20, 2004.
7. *Guide to Physical Therapist Practice.* 2nd ed. Alexandria, Va: American Physical Therapy Association; 2001.
8. Carpenter CA. The physical therapist assistant. In: Pagliarulo, MA, ed. *Introduction to Physical Therapy.* 2nd ed. St. Louis, Mo: Mosby; 2001:47-71.
9. Jenson GM, Gwyer J, Shepard KF, Hack LM. Expert practice in physical therapy. *Phys Ther.* 2000;80:28-43.
10. Watts NT. Task analysis and division of responsibility in physical therapy. *Phys Ther.* 1971;51:23-30.
11. Smith DH, Meaney DF, Shull WH. Diffuse axonal injury in head trauma. *J Head Trauma Rehabil.* 2003;18:307-316.
12. Murdock KR. Physical therapy in the neurologic intensive care unit. *Neurol Rep.* 1992;16:17-21.
13. Murdock KR, Klein P. Physical therapy intervention for acute head injury. *Phys Ther Prac.* 1994;3:19-36.
14. Johns JS, Cifu DX, Keyser-Marcus L, Jolles PR, Fratkin MJ. Impact of clinically significant heterotopic ossificans on functional outcome after traumatic brain injury. *J Head Trauma Rehabil.* 1999;14(3):269-276.
15. Paz JC, West MP, eds. *Acute Care Handbook for Physical Therapists.* 2nd ed. Boston, Mass: Butterworth-Heinemann; 2002.
16. Englander J, Bushnik, Duong TT, Cifu DX, Zafonte R, Wright J, Hughes R, Bergman W. Analyzing risk factors for late posttraumatic seizures: a prospective, multicenter investigation. *Arch Phys Med Rehabil.* 2003;85:365-373.
17. Keltner NL, Folks DG. *Psychotropic Drugs.* Philadelphia, PA: Mosby; 2002.
18. Hoch MB, Daly L. Anticonvulsants. *J Head Trauma Rehabil.* 2003;18:383-386.
19. Teasdale G, Jennett B. Assessment of coma and impaired consciousness: a practical scale. *Lancet.* 1974;2:81-84.
20. Graham DI. Pathophysiological aspects of injury and mechanisms of recovery. In: Rosenthal M, Griffith ER, Kreutzer JS, Pentland B, eds. *Rehabilitation of the Adult and Child with Head Injury.* 3rd ed. Philadelphia, Pa: FA Davis; 1999:42-52.
21. Kay T, Harrington DE, Adams R, et al. Definition of mild traumatic brain injury. *J Head Trauma Rehabil.* 1993;8:86-87.
22. Evans RW. Predicting outcome following traumatic brain injury. *Neurol Rep.* 1998;22:144-148.
23. Malkmus D. Integrating cognitive strategies into the physical therapy setting. *Phys Ther.* 1983;63:1952-1959.

24. Hagen C, Malkmus D, Durham P. Levels of cognitive functioning. In: *Rehabilitation of the Head Injured Adult: Comprehensive Physical Management*. Downey, Calif: Professional Staff Association of Rancho Los Amigos Hospital; 1979.
25. Gray DS, Burnham RS. Preliminary outcome analysis of a long-term rehabilitation program for severe acquired brain injury. *Arch Phys Med Rehabil*. 2000;81:1447-1456.
26. Nakase-Thompson R, Scherer M, Yablon SA, Nick TG, Trzepacz PT. Acute confusion following traumatic brain injury. *Brain Inj*. 2004;18:131-142.
27. Bohannon RW, Smith MB. Interrater reliability of a modified Ashworth scale of muscle spasticity. *Phys Ther*. 1987;67:53-54.
28. Tinetti, M. Performance-oriented assessment of mobility programs in elderly patients. *J Am Ger Soc*. 1986;34:119-126.
29. Berg K Measuring balance in the elderly: validation of an instrument. *Can J Public Health*. 1992;83:S9-11.
30. Bhambhani Y, Rowland G, Farag M. Reliability of peak cardiorespiratory responses in patients with moderate to severe traumatic brain injury. *Arch Phys Med Rehabil*. 2003;84:1629-1636.
31. Fischer S, Gauggel S, Trexler LE. Awareness of activity limitations, goal setting and rehabilitation outcomes in patients with brain injuries. *Brain Inj*. 2004;18:547-562.
32. Dumas HM, Haley SM, Ludlow LH, Carey TM. Recovery of ambulation during inpatient rehabilitation: physical therapist prognosis for children and adolescents with traumatic brain injury. *Phys Ther*. 2004;84:232-242.
33. Sawner K, LaVigne J. *Brunnstrom's Movement Therapy in Hemiplegia*. 2nd ed. Philadelphia, Pa: JB Lippincott; 1992.
34. Bergen AF. The prescriptive wheelchair: an orthotic device. In: O'Sullivan SB, Schmitz TJ, eds. *Physical Rehabilitation: Assessment and Treatment*. 4th ed. Philadelphia, Pa: FA Davis; 2001:1061-1091.
35. Duong TT, Englander J, Wright J, Cifu DX, Greenwald BD, Brown AW. Relationship between strength, balance, and swallowing deficits and outcome after traumatic brain injury: a multicenter analysis. *Arch Phys Med Rehabil*. 2004;85:1291-1297.
36. Blanton S, Grissom SP, Riolo L. Use of a static adjustable orthosis following tibial nerve block to a residual plantarflexion contracture in an individual with brain injury. *Phys Ther*. 2002;82(11):1087-1097.
37. Lannin NA, Horsley SA, Herbert R, McCluskey A, Cusick A. Splinting the hand in the functional position after brain impairment: a randomized, controlled trial. *Arch Phys Med Rehabil*. 2003;84:297-302.
38. Singer BJ, Jegasothy GM, Singer KP, Allison GT, Dunne JW. Incidence of ankle contracture after moderate to severe acquired brain injury. *Arch Phys Med Rehabil*. 2004;85:1465-1469.
39. Platz T, Winter T, Muller N, Pinkowski C, Eickhof C, Mauritz KH. Arm ability training for stroke and traumatic brain injury patients with mild arm paresis: a single-blind, randomized, controlled trial. *Arch Phys Med Rehabil*. 2002;82:961-968.
40. Mudie MH, Matyas TA. Can simultaneous bilateral movement involve the undamaged hemisphere in reconstruction of neural networks damaged by stroke? *Disabil Rehabil*. 2000;22(1-2):23-37.
41. Karman N, Maryles J, Baker RW, Simpser E, Berger-Gross P. Constraint-induced movement therapy for hemiplegic children with acquired brain injuries. *J Head Trauma Rehabil*. 2003;18(3):259-267.
42. Watson MJ, Hitchcock R. Recovery of walking late after a severe traumatic brain injury. *Physiotherapy*. 2004;90:103-107.
43. Richardson JK, Marr Ross AD, Riley B, Rhodes RL. Halo vest effect on balance. *Arch Phys Med Rehabil*. 2000;81:255-257.
44. Zablotny CM, Nawoczenski DA, Yu B. Comparison between successful and failed sit-to-stand trials of a patient after traumatic brain injury. *Arch Phys Med Rehabil*. 2003;84:1721-1725.
45. Shumway-Cook A, Woolacott MA. Normal postural control. In: Shumway-Cook A, Woolacott MA, eds. *Motor Control: Theory and Applications*. 2nd ed. Philadelphia, Pa: Lippincott Williams and Williams; 2001:163-191.
46. Bogle Thorbahn LD, Newton RA. Use of the Berg balance test to predict falls in elderly persons. *Phys Ther*. 1996;76:576-585.
47. Wade LD, Canning CG, Fowler V, Felmingham L, Baguley IJ. Changes in postural sway and performance of functional tasks after traumatic brain injury. *Arch Phys Med Rehabil*. 1997;78:1107-1111.
48. Greenwald BD, Cifu DX, Marwitz JH, Enders LJ, Brown AW, Englander JS, Zafonte RD. Factors associated with balance deficits on admission to rehabilitation after traumatic brain injury: a multicenter analysis. *J Head Trauma Rehabil*. 2001;16(3):238-252.
49. Lippert LL. *Clinical Kinesiology for the Physical Therapist Assistant*. Philadelphia, Pa: FA Davis; 2000.
50. Jeka JJ. Light touch contact as a balance aid. *Phys Ther*. 1997;77:476-487.
51. Shapira MY, Chelouche M, Yanai R, Kaner R, Szold A. Tai Chi Chuan practice as a tool for rehabilitation of severe head trauma: three case reports. *Arch Phys Med Rehabil*. 2001;82:1283-1285.
52. Chamelian L, Feinstein A. Outcome after mild to

moderate traumatic brain injury: the role of dizziness. *Arch Phys Med Rehabil.* 2004;85:1662-1666.

53. White DK, Katz DI, Alexander MP, Klein RB. Recovery of ambulation after traumatic brain injury. *Arch Phys Med and Rehabil.* 2004;85:865-869.
54. Esquenazi A. Evaluation and management of spastic gait in patients with traumatic brain injury. *J Head Trauma Rehabil.* 2004;19(2):109-118.
55. Singer BJ, Jegasothy GM, Singer KP, Allison GT. Evaluation of serial casting to correct equinovarus deformity of the ankle after acquired brain injury in adults. *Arch Phys Med Rehabil.* 2003;84:483-491.
56. McFadyen BJ, Swaine B, Dumas D, Durand A. Residual effects of a traumatic brain injury on locomotor capacity: a first study of spatiotemporal patterns during unobstructed and obstructed walking. *J Head Trauma Rehabil.* 2003;18:512-525.
57. Seif-Naraghi AH, Herman RM. A novel method for locomotion training. *J Head Trauma Rehabil.* 1999;14(2):146-162.
58. Duff D. Review article: altered states of consciousness, theories of recovery, and assessment following a severe traumatic brain injury. *Axone.* 2001;23(1):18-23.
59. Ansell BJ, Keenan JE. The Western neuro sensory stimulation profile: a tool for assessing slow-to-recover head-injured patients. *Arch Phys Med Rehabil.* 1989;70(2):104-108.
60. Bogner JA, Corrigan JD, Fugate L, Mysiw WJ, Clinchot D. Role of agitation in prediction of outcomes after traumatic brain injury. *Am J Phys Med Rehabil.* 2001;80(9):636-644.
61. Castriotta RJ, Lai JL. Sleep disorders associated with traumatic brain injury. *Arch Phys Med Rehabil.* 2001;82:1403-1406.
62. Rios M, Perianez J, Munoz-Cespedes JM. Attentional control and slowness of information processing after sever traumatic brain injury. *Brain Inj.* 2004;18:257-272.
63. Alderson AL, Novack TA. Reliable serial measurement of cognitive processes in rehabillitation: the cognitive log. *Arch Phys Med Rehabil.* 2003;84:668-672.
64. Corrigan JD, Smith-Knapp K, Granger CV. Validity of the Functional Independence Measure for persons with traumatic brain injury. *Arch Phys Med Rehabil.* 1997;78:828-834.
65. Mostrum E, Shepard KF. Teaching and learning about patient education. In: Shepard KF, Jenson GM, eds. *Handbook of Teaching for Physical Therapists.* 2nd ed. Boston, Mass: Butterworth Heinemann; 2002:287-319.
66. Rath JF, Hennesy JJ, Diller L. Social problem solving and community integration in postacute rehabilitation outpatients with traumatic brain injury. *Rehabil Psychol.* 2004;48(3):137-144.
67. Kalpakjian CZ, Lam CS, Toussaint LL, Merbitz NK. Describing quality of life and psychosocial outcomes after traumatic brain injury. *Arch Phys Med Rehabil.* 2004;83:255-265.
68. Franulic A, Carbonell GC, Pinto P, Sepulveda I. Psychosocial adjustment and employment outcome two, five, and ten years after TBI. *Brain Inj.* 2004;18:119-129.
69. Gordon WA. Community integration of people with traumatic brain injury: introduction. *Arch Phys Med Rehabil.* 2004;85:S1-S2.
70. The international classification of function, disability, and health. *Disability Date Breifing.* Canberra, Australia: Austr Inst Health Welfare; 2002;20:1-5.

제 11 장

뇌졸중 환자

CLIENTS WITH STROKE

주요용어(KEY WORDS)

정서적 장애(affective disorder)
질병부인(anosognosia)
실어증(aphasia)
실행증(apraxia)
보행훈련동안 체중지지(body-weight support during gait trainnig)
압박-유도 움직임 치료(constraint-induced movement therapy)
뇌혈관 사고(Cerebrovascular accident, CVA)
연하곤란(dysphagia)
부전실어증(dysphasia)
편부전마비(hemiparesis)
출혈성 뇌졸중(hemorrhagic stroke)
동측성 반맹증(homonymous hemianopia)
허혈성 뇌졸중(ischemic stroke)
열공성 경색(lacunar infarction)
학습포기(learned nonuse)
밀기증후군(pusher syndrome)
뇌졸중 후 견관절 통증(shoulder pain after stroke)
뇌졸중(stroke)
일과성 허혈(transient ischemic attack, TIA)
편측무시(Unilateral neglect)

목표(CHAPTER OBJECTIVES)

- 뇌혈관 사고의 형태를 설명하기.
- 전형적으로 수반되는 뇌졸중의 손상과 기능적 제한을 설명하고, 보조사가 물리치료 개입의 준비동안 이것을 조절하는데 사용할 수 있는 전략을 정립하기.
- 보조사가 물리치료사의 치료 계획 내에서 환자의 진행을 결정하기 위해 사용되어지는 자료수집 기술을 정립하기.
- 뇌졸중을 가진 환자를 위한 물리치료사의 치료계획 내에 포함되어지는 절차상 개입과 교육, 환자 또는 고객과 관련된 정보전달을 포함하여, 효과적인 물리치료 개입을 위한 전략을 설명하기.

소개
INTRODUCTION

뇌혈관 질병은 뇌에 공급되는 혈액을 포함한 어떤 질병으로 언급된다. 뇌혈관 질병이 뇌조직의 죽음에 이를 때, 또한 ***뇌혈관 사고***(CVA)라 불리는 ***뇌졸중***이 발생한다. 다양한 증후가 뇌손상 위치와 크기에 의존하여 발달된다. 불행하게도, 뇌졸중은 일반적이다; 미국에서 약 750,000명의 뇌졸중이 매년 발생하고, 이것은 가장 일반적인 신경학적 장애가 되며 성인에 발생되는 장애 원인이 된다.[1,2] 물리치료 개입은 일반적으로 뇌졸중 후 손상과 기능적 제한을 제시한다. 적절하게 적용된 물리치료 개입은 뇌졸중 증후와 관련된 장애를 감소할 수 있다.

뇌졸중 형태(Types of Stroke)

뇌졸중에는 두 가지 넓은 분류가 있다; 허혈성과 출혈성, 더 일반적으로 발생하는 ***허혈성 뇌졸중***은 뇌 부분에 혈액 공급 소실이 포함된다. 이것은 뇌에 혈액을 공급하는 하나 이상의 동맥이 막혀있기 때문에 발달한다. 폐색은 동맥경화처럼 단계적으로 혈관을 폐색시키는 병리적 변화로부터 발생할 수 있다. 또는 혈관을 막는 색전으로부터 발생한다. 허혈성 뇌졸중의 두 가지 추가적인 분류가 있다: ***열공성 경색***과 ***일과성 허혈***. 뇌내 출혈로서 언급되는 *출혈성 뇌졸중*은 뇌의 혈관이 파열될 때 발생하고 주위 조직으로 혈액 흐름을 일으킨다.

허혈성 뇌졸중(Ischemic Stroke)

뇌를 포함한 허혈은 뇌조직의 고-에너지 요구 때문에 크게 고려된다. 뇌에서 대사성 예비를 저장하는 기전은 없다. 그래서 적절한 혈액 공급은 이 조직에 의해 사용되는 글루코스, 산소, 영양분의 모든 것을 제공하도록 요구된다. 혈관이 차단되었을 때, 혈액 공급은 폐색부위에서 원위로 방해된다. 허혈성 괴사의 완전한 또는 거의 완전한 혈액 공급 방해 지역에서, 조직의 죽음은 몇 분 내에 발생한다. 이 세포 손상은 뒤집을 수가 없다. 괴사 부위 주변은 혈액 공급이 감소되거나 완전히 방해되지 않은 지역이다. 이 부위의 조직은 허혈 시간동안 감소된 기능을 가질 것이나, 혈액 공급이 빨리 회복된다면 정상기능으로 돌아올 수 있다. 그러나 혈액 공급이 짧은 기간 내에 회복되지 않는다면, 괴사 부위는 확대되고, 더 큰 조직 죽음과 더 큰 장애에 이르게 된다. 이 때문에 즉각적인 의료 집중이 절대적으로 필요하다.[1]

열공성 경색(Lacunar Infarction)

열공성 경색은 초승달-형태의 외형으로 이름 지은 뇌 안쪽 심부의 작은 뇌졸중이다. 이것은 피각, 기저핵, 시상, 내낭에서 일반적이다. 모든 뇌졸중처럼, 열공성 경색과 연합된 증후는 포함된 정확한 구조에 따라 다양하다. 작은 부위를 포함할지라도, 효과는 포함된 부위가 다양한 기능을 제공하기 때문에 아주 드라마틱할 수 있다.[1]

일과성 허혈(Transient Ischemic Attack)

일과성 허혈은 뇌에서 혈액 공급의 일시적 방해에 의한 원인이 있고, 사지약화, 감각결함, 기능적 운동성의 어려움과 같은 손상이나 기능적 제한의 갑작스런 시작을 일으킨다. 일과성 허혈 증후는 기간에서 다양하다. 그러나 대부분 1시간 이내 그리고 24시간 이내에 해결되고, 모든 증후로부터 완전히 회복된다. 일과성 허혈은 종종 뇌졸중에 앞서 나타나며 증상이 해결되었을지라도, 의료 집중이 요구된다.[1]

출혈성 뇌졸중(Hemorrhagic Stroke)

출혈성 뇌줄중의 중요한 영향은 순환 소실로부터의 손상과 누출되는 혈액 자체로부터의 손상이다. 뇌 조직으로 누출되는 혈액은 부피를 가진다(그것은 공간을 차지한다). 그러나 두개골은 부피증가에 조절될 수 없다. 이것은 뇌조직의 압박에 이르게 되고, 신경원에 직접적인 손상을 일으킨다. 이것은 또한 인접한 혈관 압박을 일으킬 것이고 혈관 좁아짐이나 닫힘을 일으킨다. 이 영향은 출혈 지역에서 제일 큰 반면 두개골의 둘러싸여진 특징은 뇌 전체에 거상된 뇌 내압을 일으키고, 특별한 의료 관리가 요구된다. 누출되는 혈액의 다른 효과는 인접한 조직의 자극이다. 혈액의 화학적 요소는 뇌 조직에 유해하며 앞으로의 손상을 일으킨다.[1]

혼동된 문제
CONFOUNDING PROBLEMS

CVA환자를 치료할 때, 중요한 강조점은 뇌졸중의 결과인 손상과 기능적 제한에 있을 것이다. 그러나 뇌졸중으로부터 회복하는 대부분의 사람들은 미리 존재하고 있는 무시할 수 없는 의료 문제를 가진다. 이 의료 문제는 물리치료 개입에 참여하고 진행시키는 환자의 능력에 직접적으로 영향을 줄 수 있다.

뇌졸중으로부터 회복하는 환자에서 찾을 수 있는 일반적인 심혈관 질환은 고혈압, 심장 사고 병력 또는 관상동맥 우회수술(CABG) 병력의 관상동맥 질환, 말초혈관질환(PVD)이 포함된다. 보조사는 치료 활동 동안 개개인의 심혈관 상태를 감독할 필요가 있을 것이다. 심장사고 또는 CABG 병력이 있다면, 뇌졸증이 발생했을 때 알아두는 것이 중요하고, 그래서 운동 강도와 관련된 적절한 예방이 따를 수 있다. 예를 들어, 최근에 CABG를 경험하고 결과적으로 CVA를 가진 환자는 기능적 활동 동안 상지에 주어지는 압력 양과 관련된 예방책을 가질 것이다. 이것은 환자가 의자를 손으로 누를 수 없기 때문에 앉기에서 서기 이동을 위한 변형된 전략이 필요하게 될 것이다.

직면하게 되는 일반적인 근골격 상태는 관절염, 관절 대치, 절단, 골다공증, 병리적 골절(고관절, 손목, 등), 요통, 회선근개 손상과 회복이 포함된다. 다시, 이 상태와 관련된 손상과 제한은 CVA 후 회복동안 환자의 진행에 영향을 줄 수 있다. 예를 들어, 왼쪽 하지의 횡-대퇴절단을 가지고 오른쪽 편마비를 보이는 환자는 기능적 움직임을 위해 한손 운전이 되는 의자차가 요구될 것이다. 이미 존재하는 상태와 관련된 예방책은 개입 준비동안 고려사항을 수행해야 한다(예, 체중부하 제한이나 전체 관절 예방).

이러한 환자 집단과 만나는 다른 일반적인 상태는 당뇨와 만성 폐쇄성 폐질환(COPD)이다. 당뇨환자와 일할 때, 보조사는 저혈당증의 증상을 인식하는 것이 중요하고 그래서 적절한 활동이 일어날 수 있다. COPD 진단을 받은 환자는 치료적 활동동안 산소보충이 필요할 것이다. 보조사는 호흡률을 주시하며 산소 침투를 감독함에 의해 운동에 대한 환자의 반응을 감독할 필요가 있을 것이다. 환자는 물리치료 기간동안 적절한 호흡 전략을 위해 구두지시가 필요할 것이다. 이 환자는 치료를 위한 지구력에 제한이 있을 것이고, 기간은 다른 활동 사이에 휴식을 허용하기 위해 나눌 필요가 있을 것이다.

CVA로부터 회복하는 환자와 일하기 시작할 때, 보조사는 이미 존재한 의료 상태 때문에 단지 제한을 고려하는 것뿐만 아니라, 환자의 초기 평가에 기록된 것처럼 환자 기능의 앞선 수준을 고려해야 한다. 각 환자는 진단에 관계없이 독특하다. 다양한 의료 상태가 있는 많은 환자는 활동에 지속적이고, 소문에 의하면 "건강"하다. 반면 다른 환자는 비활동성 때문에 전반적인 약화와 비만으로 앉아서 지내는 생활 방식을 가지나, 어떤 진단된 의료상태를 가지지 않을 것이다. 그러므로, 환자의 앞선 기능 수준의 이해는 치료적 개입을 위한 기대 형태에 도움을 줄 것이다. 게다가, 환자의 앞선 기능적 활동의 지식은 환자의 운동이나 활동의 인식에 대한 통찰력을 제공할 것이다. 그리고 치료에 적절히 참여하도록 장려하는 가장 좋은 접근법을 결정하도록 보조사를 이끌 수 있다.

물리치료 공급에 나쁜 영향을 줄 수 있는 심리사회적 문제는 또한 인식되어져야 한다. 환자의 문화적 배경과 장애와 의료 개입에 관계된 신념은 고려되어야 한다. 예를 들어, 숨겨야만 하는 개인의 약점으로서 장애를 보는 사회적 그리고 문화적 배경은 다른 반응을 만들 수 있다. 한 환자는 앞선 사회적 역할과 재직면할 수 있도록 하기 위해 장애를 극복하도록 동기화 될 것이고, 반면 다른 사람은 우울해질 것이고 치료 참여에 흥미를 잃을 것이다. 신념이나 반응에 관계없이, 이러한 문제에 민감하고 적절한 회복을 위해 환자의 신념 내에서 일하는 것은 모든 건강 치료 전문가의 책임이다. 가족과 사회 지지자는 종종 집으로 돌아갈 수 있거나 변형된 퇴원 조절이 요구되는 환자에서 차이점을 만들 수 있다. 보조사는 환자에게 가능한 사회적 지지 쪽으로 통찰을 얻기 위해 그리고 퇴원 환경을 위한 예후를 주시하기 위해 초기 평가를 검토할 수 있다. 기능적 움직임에서 가벼운 제한을 가진 환자는 독립된 삶으로 돌아올 수 없을 것이다. 그러나 배우자 또는 다른 가족 구성원이 가능하다면, 이것은 집으로 돌아오거나 보조화된 생활 기관으로 움직일 필요가 있는 개인 사이에 차이점을 의미할 수 있다. 치료는 필요한 보조를 제공하는 가족의 능력과 의지를 결정하기 위해 수행되어야 한다. CVA환자는 종종 나이가 많으며 그들의 배우자도 좋은 건강 상태는 아니다; 이것은 환자가 집으로 돌아간다면 환자뿐만 아니라 배우자에게 위험해질 것이다.

물리치료 보조사의 역할
ROLE OF THE PHYSICAL THERAPIST ASSISTANT

뇌졸중의 증후가 뇌손상 크기와 위치에 따라 광범위하게 다양할 지라도, 뇌졸중으로부터 회복은 종종 예견된 형태를 가진다. 환자가 의료적으로 안정적이고 뇌졸중 증후가 예견할 수 있는 예후에 따라 나타날 때, 물리치료사는 선택된 물리치료 개입을 제공하기 위해 보조사를 지도하도록 선택할 것이다. 이 개입을 보조하기 위한 준비에서, 보조사는 일반적인 손상과 기능적 제한의 기본적 이해뿐만 아니라, 그들을 이끄는데 이용되어질 수 있는 최신 개입 전략을 가지는 것이 중요하다.

전형적인 손상과 기능적 제한
TYPICAL IMPAIRMENTS AND FUNCTIONAL LIMITATIONS

뇌졸중 후, 환자와 그의 가족은 편마비와 동반되는 기능적 제한을 다루기를 원하고 인식할 것이다. 그러나 뇌손상 형태 때문에, 물리치료 개입은 환자에게 나타나는 증후의 광범위한 범위를 다루어야 한다. 이것은 인지, 의사전달, 심폐능력, 근력, 협응, 감각의 손상 그리고 이러한 손상과 동반되는 기능적 제한이 포함된다. 물리치료 개입은 이러한 일반적인 손상의 일부를 직접적으로 다룰 것이고, 반면 다른 손상은 개입에 중점을 두지 않고, 그들이 물리치료 참여와 예상된 목표 쪽으로의 환자 진행에 나쁜 영향을 줄 수 있는 이상 고려 대상으로 수행되어야 한다. 물리치료사는 운동계획과 실행증, 감소된 심폐능력, 손상된 전정 감각, 손상된 근력이나 운동 조절, 견관절 통증, 균형 결함을 포함한 손상을 직접적으로 다루기 위한 개입을 제공하도록 보조사에게 지시할 것이다. 인지손상, 시각 인식 결함(편측무시), 질병인식 불능, 감정 장애, 의사전달 장애, 연하곤란, 손상된 체성감각, 손상된 시각을 포함한 손상은 물리치료 개입에 의해 직접적으로 다루어지지 않을 것이다. 그러나 보조사는 이러한 손상이 환자의 기능적 제한과 장애에 나쁜 영향을 줄 수 있음을 인식할 수 있는 것이 중요하다. 종종, 치료개입의 수정은 이러한 부가적인 손상을 고려해서 수행하도록 요구될 것이다. 보조사는 각 경우에 사용되는 적절한 전략을 결정하기 위해 다방면의 팀 구성원과 물리치료사와 상의할 수 있다.

운동 계획의 손상과 실행증(Impairments in Motor Planning and Apraxia)

습관은 목적있는 활동이나 기술의 수행이다. 그러므로 실행증은 목적있는 움직임의 수행에서 획득된 손상이다. Shumway-Cook과 Woollacott에 의해 정의됨으로써 ***실행증***은 "약화, 비협응이나 감각소실, 약한 언어 이해력이나 명령에 집중하지 못함으로 움직임이 발생될 수 없는 실행장애이다".[3] 이것은 뇌졸중 후에 발달될 수 있고, 운동 과제를 위한 활동 계획을 정신적으로 형성하기 위한 불능으로부터 나타난다. 계획의 형성이나 수행에서 혼란은 의외의 기능적 제한을 일으킬 것이다: 침대에 엎드려 눕거나 머리를 빗질하라는 요구에 승낙하지 못하는 능력, 뒤집어서 계속적으로 옷을 입거나, 빈 컵을 마시거나, 순가락으로 음식을 자르려고 하는 것 등.[3]

실행증이 있는 사람 사이의 증후는 크게 다양하다. 임상에서 만날 수 있는 실행증의 어떤 형태는 다음을 포함한다:

- **관념성 실행증**: 자발적으로 또는 명령에 활동을 이해하고 형성하는 것에 실패.
- **관념운동성 실행증**: 환자는 계획된 활동을 알고 기억할 것이다. 그러나.....그는 어떤 손으로

도 그것을 수행할 수 없다.

- **운동성 사지 실행증**: 마비, 실조, 감각 소실에 의해 설명될 수 없는 숙련된 활동 수행에서 사지의 서투름과 솜씨 없음.
- **안면-구강 실행증**: 환자는 명령에 따라 안면 움직임을 수행할 수 없다(입술을 핥기, 성냥을 불어끄기 등).[4]
- **운동 비지속성**: 신체적 활동을 지속할 수 없는 능력; 일반적으로 환자가 눈을 감을 수 없고, 혀를 내밀 수 없고, 마비되지 않은 팔을 명령으로 들고, 20초간 활동을 지속할 수 없을 때 정립된다.[5]

첫 뇌졸중 환자의 1/3은 실행증 증후를 가질 것이고, 왼쪽 대뇌 반구 병변을 가진 환자 사이에 더 일반적이다.[6] 실행증은 퇴원 시 환자가 지지할 다른 것에 높은 의존성이 있을 것이라고 지시되는 뇌졸중의 병원 시기에 존재한다. 실행증은 환자에게 개입이 제공될 때, 보조사는 실행증에 의해 손상되는 과제를 인식해야 하고, 이 과제를 위한 환자의 학습 전략에 초점을 두어야 한다. 예를 들어, 환자가 활동 시작에 손상된다면, 강조는 훈련에 둘 수 있고 문제가 하나 이상의 수행 실수라면, 강조는 실수를 발견하기 위해 되먹임에 두어야 한다.[7]

감소된 심폐 능력 (Diminished Cardiopulmonary Capacity)

뇌졸중 환자는 손상된 피트니스를 가진다(예, 신체 활동과 일을 수행하는 능력). 획득된 활동 비지구력은 다음에 기인할 수 있다:

- 감소된 심호흡 피트니스.
- 편마비, 감각소실, 비협응에 수반되는 에너지 요구.
- 침대 안정과 비활동으로부터 상태 악화와 운동 계획 불충분[2,8,9].

게다가 입원 환자 재활을 위한 최근 임상 실행은 뇌졸중 후 14일 동안 재활 서비스를 받은 개인 사이의 활동 수준이 매우 낮기 때문에 상태악화에 기여하는 것으로 나타난다. Bernhardt 등은 입원 환자 재활을 받은 환자 사이에, 단지 개인의 하루의 13%가 움직임 회복에 기여하는 치료적 활동에 참여를 포함한다고 하였다.[10] 축적된 효과는 뇌졸중 환자 사이의 사망자 수의 주요한 원인은 심장(예, 뇌혈관 질병)이나, 뇌 (예, 뇌졸중)[2]에 영향을 주는 혈관 질병이다.

이것은 뇌졸중 후에 적용되는 물리치료 개입을 위한 결과이다. Gordon 등은 지도될 수 있는 운동프로그램을 추천한다:

- 가능한한 빨리 활동에 참여할 수 있는 지구력 획득.
- 감소된 신체 지방과 향상된 글루코스 조절의 이익을 위한 유산소 훈련.
- 뇌졸중에 동반되는 기능적 제한과 사망자 수를 최소화하기 위해 향상된 유산소 피트니스.[2]

이 목표를 성취하기 위해, 물리치료사에 의해 구성된 것처럼, 운동 프로그램은 심장 재활 프로그램과 비슷한 요소로 구성될 것이다. 운동은 적절한 횟수와 기간 그리고 환자가 훈련 이익을 수행할 수 있는 형태가 필요할 것이다. 개별화되고 안정된 운동 수행을 위해, 보조사는 운동 개입 동안 환자의 반응에 관한 자료를 수집해야 한다. 자료 수집은 심혈관 반응(예, 심박동률, 혈압, 부정맥 감독)과 심폐 반응(예, 호흡률과 산소포화)과 환자의 감지된 노력에 대한 자료가 포함된다.

손상된 전정 감각 (Impaired Vestibular Sensation)

전정계는 중력과 관련된 머리 움직임과 머리 자세를 감지한다. 이 정보는 사지와 체간을 위한 움직임 체계에 정보를 주고, 시각 예리함을 향상하기에 사용된다. 뇌졸중이 전정 정보의 전달이나 해석을 방해할 때, 이것은 현기증(동작의 환상), 안구진탕증(눈의 불수의적인 뒤-앞으로 움직임), 평형 불능(불균형의 감각), 실조(약화로 나타나지 않는 움직임의 비협응)의 증후 또는 이러한 증후의 혼합이 원인일 것이다. 현기증이나 평형 불능의 증후는 메스꺼움을 일으키고, 약물은 물리치료 개입에 환자가 참여하도록 허용하기 위해 적절하게 메스꺼움을 감소할 것이다.

손상된 근력 또는 운동 조절 (Impaired Strength or Motor Control)

뇌졸중 후 병원에 있는 환자의 89%는 약화가 있다.[11] "뇌졸중 후 발달하는 약화 또는 마비의 심각도는 손상된 뇌 조직 위치에 따라 다양하다. 약화는 뇌졸중의 크기(예 뇌지역의 부피)보다 손상된 위치(예, 구조)에 더 대표적이다.

편마비 (hemiparesis)는 신체의 오른쪽 또는 왼쪽 절반의 약화를 설명하는 용어이고, 편마비(hemiplegia)는 감각 소실과 결합한 비슷한 편측 약화를 설명한다. 역사학적으로, 뇌졸중 후에 발달하는 약화는 반대측을 포함한 편마비로서 설명되어진다(예, 뇌졸중으로부터 손상된 뇌의 반대편 신체의 절반인 사지와 체간). 그러나 근력의 소실은 비록 적은 범위일지라도, 뇌졸중에 동측(같은면) 체간과 사지를 포함한다. 그러므로 *약한 쪽*과 *강한 쪽*이란 용어는 뇌졸중 후 약화의 패턴을 설명할 때 정확하게 추천된다. 약화 패턴은 근력을 향상시키기 위한 운동이 신체의 양쪽에서 제시되고, 단지 약한 쪽에 주어짐이 아니기 때문에 물리치료 개입 수행 때 중요하다.[12]

뇌졸중 환자의 15% 이하가 완전히 운동 기능이 회복되고, 약화가 더 심각할수록 예후가 나쁘다. 그것은 뇌졸중 후 더 큰 약화를 가진 환자는 더 느린 회복을 기대하고 적은 근력 결함이 있는 사람보다 약화가 지속될 것이다. 게다가, 뇌졸중 후 약화의 심각성은 이동, 서기, 계단보행을 위한 기능적 제한의 심각도와 관련된다.[11]

뇌졸중 후 어깨관절(견관절) 통증 (Shoulder Pain After Stroke)

뇌졸중 후 견관절 통증의 발달은 정신 감정적 고통과 기능 제한의 원인이 될 수 있다. 이것은 종종 합병증이고 문헌으로 뇌졸중 환자의 34~84%에 영향을 준다고 제시한다.[13] 몇몇 이론은 이 장애를 위한 병리적 책임을 설명하기 위해 제시되었고, Turner-Stoker와 Jackson이 다음처럼 요약했다:

- 경련성과 이완성의 증후와 필적하는 근육 불균형의 발달, 상완와 관절의 비정렬을 일으킨다.
- 유연성을 제한하는 관절낭의 염증으로 유착성 낭염(예, 동결견)의 발달
- 중력의 견인 효과를 대상하기 위한 부적절한 근육 지지 때문에 발달하는 상완와 관절의 부적합으로 관절 아탈구
- 회선근개 또는 건의 자극 또는 찢어짐과 같은 낭외적 구조의 염증
- 말초 신경의 견인이나 충돌로부터 신경손상
- 복잡한 지역의 통증 증후군의 발달(예, 반사 교감성 이형성증)[14]

이 이론은 견관절 조직에 자극이나 반복적인 외상 때문에 통증이 발달한다고 제시하고, 견관절 통증의 발달을 예방하기 위해 구성된 사전 행동적 접근은 개입 전략 우선권을 주는 것이 제시된다. 불행하게도, 특별한 방법을 지지하는 강한 증거는 존재하지 않는다. 보호적 전략은 정적 자세 프로그램을 고수하며 손상된 상지를 위한 슬링이나 다른 지지적 도구의 사용을 포함한다. 지지도구는 상완와 관절에 중력의 견인 당김과 맞서는데 사용된다. 팔 슬링은 사지를 효과적으로 지지할 것이다; 불행하게도 이것은 또한 그 상지의 능동적 사용을 제한하고 실망시키게 된다. 다른 선택은 근위부 상완을 둘러싸는 커프 지지이고, 상부체간과 반대 견관절로부터 매단다(그림

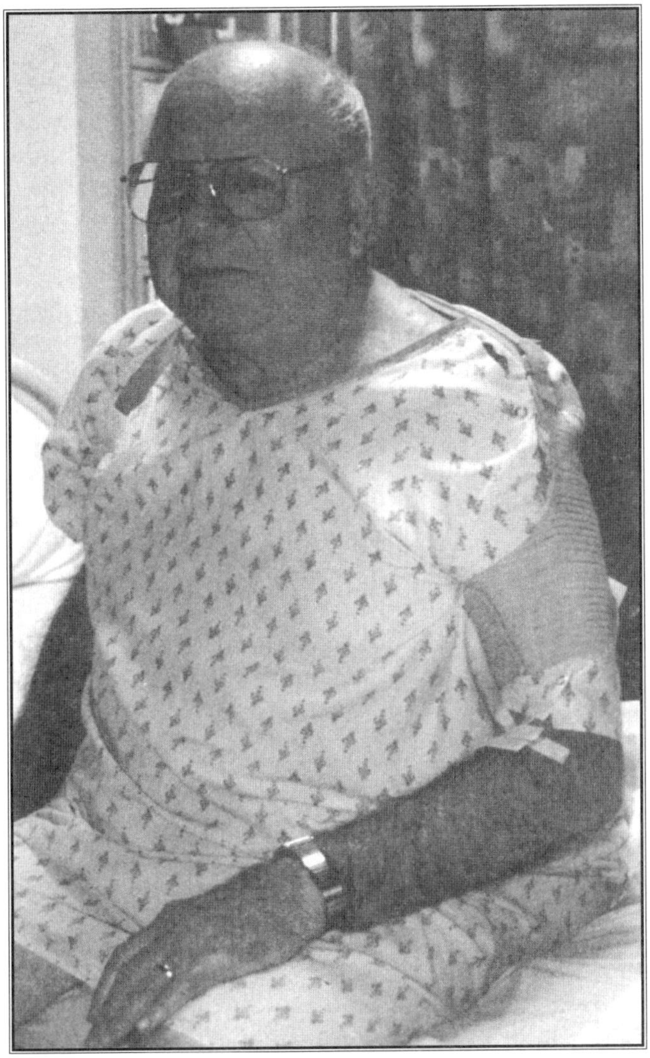

그림 11-1. 편마비된 상지의 어깨관절에서 커프지지한 환자.

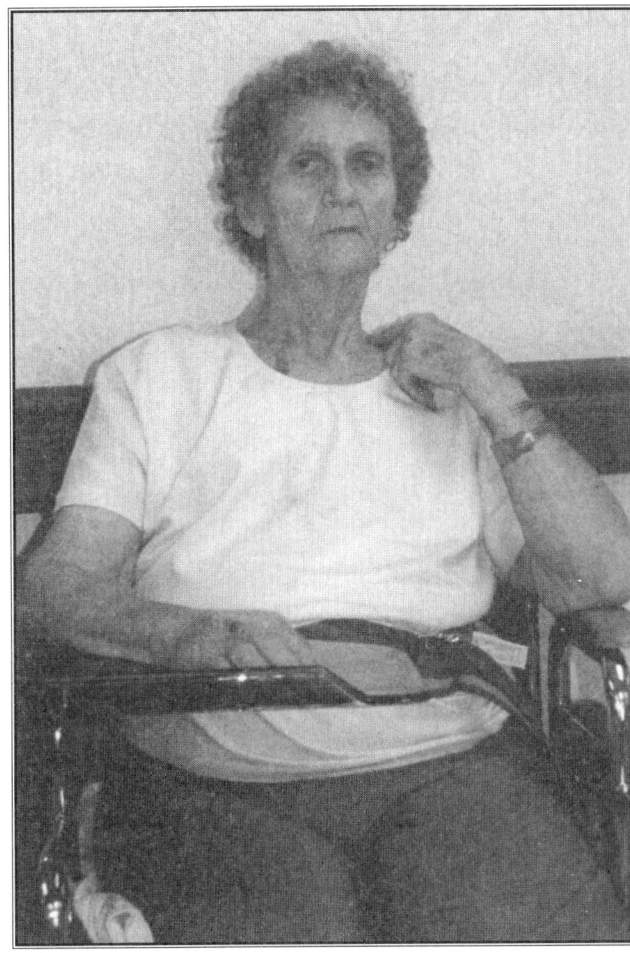

그림 11-2. 약한 상지를 지지하기 위해 의자차에 팔지지대를 이용하는 환자.

11-1). 손상된 사지 아래에 매달아놓는 액와 두루마리나 패드 부착은 그것이 상완와 관절을 적절히 지지하지 못하기 때문에 좋지 못하다. 의자에 있는 환자는 또한 무릎 책상에 부착된 팔 받침 또는 무릎 책상에 직접적으로 팔을 지지할 수 있다[14](그림 11-2).

다른 보호 전략은 견관절 유연성의 보존이다. 이것은 수동가동범위를 통해 획득될 수 있다. 그러나 치료는 어깨 근육을 억제하도록 시행되고, 이것은 경련성이나 경축 때문에 움직임을 저항할 것이다.[14]

신경근 전기자극(NMES)은 편마비 환자에게 적절한 전기치료 개입이고, 극상근이나 후삼각근의 수축을 획득하기 위한 물리치료 개입 요소로서 적용될 수 있다. NMES 개입의 목표는 말초자극을 통해 이완되거나 약한 견관절의 근력을 보존하는 것이다. 그렇게 함으로써 상완와 관절의 아탈구는 감소되거나, 감소된 통증이나 증가된 운동성의 효과로 예방된다.[14]

균형결함(Balance Deficits)

낙상 위험은 손상된 균형 때문에 뇌졸중후 더 크게 나타난다. 정상 균형이 감각(시각, 전정, 체성감각)과 운동조절(근력, 협응, 개인의 반응률을 포함)을 위한 시스템의 효과적인 수행이 요구됨으로서 균형이 기대되고, 이 활동은 종종 뇌졸중 후 손상된다. 그러므로, 뇌졸중을 가진 사람은 앉기, 서기, 걷기 때 손상된 균형을 교정하기

위한 개입이 요구될 것이다.[15]

이 균형 혼란에다가, 뇌졸중 환자의 약 5%가 "밀기" 행동을 보인다. Roller에 의해 설명된 것처럼, 뇌졸중 후 환자에서 "***밀기 증후***는 불안정성에 대한 대상 작용이 없이 편마비 쪽으로 기울이고, 능동적 밀기에 의해 특징된다."[16] 반면 대부분 똑바로 선 자세에서 머리를 유지한다.[16] 이 장애가 있는 사람은 수정에 저항할 것이고, 보호자가 중립(똑바로) 자세 쪽으로 보조하려고 시도할 때, 환자는 그들이 넘어질 것 같다고 불평하고, 밀기 행동이 존재할 것이다.

이러한 "밀기" 행동은 뇌졸중으로부터 뇌손상이 똑바른 자세(앉기와 서기에서)를 정확하게 해석하고 느낄 수 없도록 한다. 이러한 잘못된 해석은 사실 그들이 옆으로 기울일 때 똑바르다고 생각하도록 한다. 개개인은 또한 물리치료사나 보조사에 의해 똑바른 자세를 지지하는 동안 낙상 느낌을 가질 것이다. 그러므로 개인의 반응은 기울이거나 밀거나, 똑바른 자세 교정과 멀리 지속될 것이다.[17] 보조사에 의해 수행된 개입은 가능한 감각에 환자의 주의집중을 포함하고, 이것은 시각, 전정 감각이나 고유수용기, 그리고 지지면의 자각이 포함될 것이다. 개입은 거울을 사용하거나 단단한 면에서 앉기 균형을 훈련하는 것처럼 이러한 감각 피드백을 증대시킬 것이다. 실습은 실수를 발견하고, 교정 전략을 발달하기 위한 환자의 능력을 향상하기에 필요한 전략이다.

인지손상(Cognitive Impairment)

인지능력은 행동이나 활동을 이끄는 진단과정, 이해력, 추리의 정신과정을 포함한다. 뇌의 부분이 손상되었을 때, 거기에는 뇌가 정보를 받아들이고, 진행하고, 해석하고, 반응하는 방법에 혼동이 있을 것이다; 뇌졸중 후 우리가 관찰한 행동은 이러한 과정의 혼동 결과이다.[3] 뇌졸중 환자를 치료하는 동안 가장 자주 직면하는 인지 손상은 무시, 실행증(위에서 설명), 질병 부인, 대화장애이다. 이러한 손상은 인식의 혼란이고, 물리치료 개입에서 환자의 참여, 향상, 목표획득에 장벽을 만들 수 있다. 그러므로 선택된 물리치료 개입을 제공할 때, 보조사는 이러한 인지 손상의 행동적 표현을 인지하고 적절하게 반응할 수 있어야 한다.

어떤 개인에서 인지 수행의 다른 기여는 지각의 변형이고, 이것은 의미있고 이해 가능한 정보로 변환시키는 과정이다. 뇌졸중 후 일어날 수 있는 감각 혼동의 양과 형태 때문에, 그들이 손상된 인지를 가지고 있다는 것은 놀랄 일이 아니다. 손상 형태가 인지 수행에서 악화시키는데 사용될 때, 보조사는 감각 입력(예는 아래에 제공)을 증대시키고, 감각이나 지각적 결함에 대한 대상 작용을 하는 전략에 관해 환자, 가족, 다른 보호자에게 교육하도록 일할 것이다.

편측무시(Unilateral Neglect)

편측무시는 재활과정에서 그것의 횟수와 영향 때문에 인식에 중요한 질병이다. 편측 무시의 증후는 뇌졸중에 의해 손상된 뇌의 반대쪽을 보고, 경청, 알아보는 시각, 소리, 접촉의 불능이다.[18] 이것은 또한 무시, 시공간 무시, 편측 공간 무시, '왼쪽' 무시로서 언급된다. 무시는 종종 직면하는 손상이고, 뇌졸중 후 출현률은 10~82%이다.[19] 무시는 뇌의 오른쪽 반구가 손상된 뇌졸중에 전통적으로 연합되고 왼쪽 환경이나 신체의 무시를 일으킨다.(부주의 또는 모름); 그러나 비록 뇌졸중 후 4~8주에 회복이 더 잘 일어날지라도,[19,20] 이것은 또한 오른쪽 무시를 일으키는 왼쪽 대뇌반구 병변일 때 관찰될 것이다.

보조사는 환자 환경의 왼쪽 또는 오른쪽 요소에 주의 불능에 동반되는 증후로부터 기능적 영향을 고려해야 한다. 증후는 기억영역(정신 표현과 회상), 동작-의지(운동 수행) 또는 주의(감각에 대한 반응)[19]에 결함으로서 표현될 것이다. 기억을 포함한 무시는 아주 두드러진다. 환자가 회상하는 것으로부터 정신적 전망에 기초해서 그들의 집을 설명하는 능력에 손상이 있을 것이다. 예를 들어, 왼쪽 편측무시 환자는 계단 바닥으로부터 계단을 "그리기" 하고 손잡이가 왼쪽에 있다면, 계단에서 손잡이를 회상할 수 없을 것이다. 그러나 그가 계단 꼭대기로 전망을 바꾼다면, 같은 손잡이를 회상할 수 있을 것이다(손잡이는 그의 오른쪽에 있게 될 것이다). 무시가 운동-의지를 손상할 때, 환자는 신체의 오른쪽이나 왼쪽 반이 포함된 움직임을 활동하거나 계획하는 능력이 손상될 것이다. 이것은 행동에 의해 보여진 것처럼 기능에 반대로 영향을 줄 것이다. 음식이 접시의 왼쪽에 있음을 인식하지 못하는 것처럼, 계속해서 음식의 반을 먹지 못한다; 신체의 반에 옷을 입거나 화장을 하지 못한다; 또는 한쪽에서 물체를 셀 수 없다(예, 문). 그리고 그 쪽으로 걸을 수 없고 손상이나 낙상을 일으킨다. 무시가 주의를 손상시킬 때, 거기에는 개인의 환경 부분 내에서 일어나는 자극에 반응하지 않을 것이다. 예를 들어, 환경의 왼쪽 면이 손상된 무시환자는 통합에 관계없이 왼쪽으로부터 시작되는 감각, 소리, 시각, 접촉에 반응하지 않을 것이다. 다른 예는 길을 건너가는 동안 왼쪽에서 차가 접근할 때, 정지할 수 없을 것이다.

무시가 있는 사람은 입원환자의 더 긴 프로그램이 요구되고, 기능적 능력의 회복이 적게 성취되며 매일 활동에 더 큰 보조가 요구되기 때문에 무시는 뇌졸중 후 나쁜 결과와 연합된다.[19] 다양한 개입 전략이 사용되고, 이것은 보조사가 모든 것을 적용하도록 훈련되어지는 것과 다르다. 그러므로 친숙하지 않는 기법을 적용할 때, 보조사는 물리치료사로부터 지도를 요청해야 한다. Pierce와 Buxbaum은 편측무시를 위한 개입을 알기 쉽게 검토했다. 간단히 요약하면 다음에 제시된 개입 기법으로 분류된다:

다음을 통해 각성 획득하기:

- 흥분성 신경 전달물을 자극하는(도파민처럼) 약물.
- 무시 지역으로 환자를 경계시키는 청각이나 청각과 시각의 피드백.

무시된 시각 범위 쪽으로 시각 추적을 증가시키는 개입을 통하거나, 시각 인지 훈련을 통해서 시각 집중 향상.

다음을 포함하여 손상된 쪽에 제시된 개입을 통해 편-공간 표현 향상하기(예, 의식):

- 편마비 사지의 활동이나 움직임.
- 압박-감소 치료.
- 정신 형상 훈련.
- 시각 범위를 재훈련하기 위해 프리즘렌즈로 안구훈련.
- 한쪽 눈에 안대를 하거나 두 눈을 위한 시각의 반쪽- 범위를 차단하기 위해 안경을 수정하여 시각 집중을 재훈련.
- 열량 자극(귀 외이관에 차가운 물 놓기).
- 시각 범위를 지나 수평으로 움직이는 시각 자극을 통해 안구운동 자극.
- 목 후방 근육에 진동 자극.
- 체간 회전(수동).[18]

이 모든 개입은 편측 무시의 효과를 감소시키는 약간의 이익을 설명한다. 그러나, 전체적으로 검토했을 때, 이 개입의 증거는 제한되었다.[18]

편측 무시를 위한 개입에 반응하는 증거가 일치하지 않는 것을 인정하는 것은 이것이 이 문제를 위한 증거를 발전시키고, 환자의 증후에 기초한 개입의 다른 전략을 사용하도록 하기 때문에 보조사에게 중요하다. 다양한 개입 전략이 주어지고, 이것은 모든 것을 적용하도록 훈련되어지는 것과 다르다. 그리고 보조사가 친숙하지 않는 기법을 만났을 때, 그들은 물리치료사로부터 지도를 요청해야 한다. 또한 보조사는 편측 무시를 위한 개입에 환자 반응이 있든지 없을 때를 정립할 필요가 있고, 물리치료사에게 그 정보를 전달한다.

질병부인(Anosognosia)

질병부인은 약화, 기능적 제한, 다른 결함처럼 자신의 신경학적 증후를 부인하는 것이다. 뇌졸중 후 관찰되어진 예는 편마비, 시각소실, 실어증, 움직임 장애, 실행증을 부정하는 것이 포함된다. 이것은 전형적으로 뇌졸중 후

손상의 지속적인 부정의 행동, 약화를 최소화하는 것, 약화의 효과에 무관심을 보이는 것을 통해 보조사에 의해 관찰된다(예, 그것을 관절염이나 피로 또는 사지 외상 때문이라고 생각한다). 공통적인 동시발생의 뇌졸중 증후는 반신감각혼동, 편측 무시, 옷 입기나 구조상의 실행증, 감소된 지적 기능, 운동 비지속성, 안면실인증(친숙한 얼굴의 손상된 인식)이고, 기억력은 일반적으로 부족할지라도. 질병부인의 발병률은 대부분의 임상가에 의해 인식된 것보다 크다. 문헌은 오른쪽 대뇌반구 뇌졸중을 가진 사람 사이에 28~85%가 나타나고, 왼쪽 대뇌반구 뇌졸중을 가진 사람 사이에는 0~17%가 나타난다고 제시한다. 뇌졸중 시작 후 12~22주에 이 증후가 일반적으로 해결될지라도, 질병부인의 존재는 전반적으로 기능적 회복을 위한 약한 예후적 지시로 고려된다.[21,22] 작가는 질병부인 증후가 지속되는 경우를 위한 개입 전략을 의식하지 않는다. 다행히도 이것은 이 증후를 가진 사람의 10% 이하에서 발생한다.

의사전달 장애(Communication Disorders)

부전실어증은 의사전달의 후천적 손상이고 이것은 표현(말하기)능력, 이해(이해력이 있는)능력 또는 둘 다 포함된다. ***실어증***은 의사 전달 능력의 완전한 소실로 더 정확하게 언급될 지라도, 이 장애를 위해 임상에서 가장 종종 사용되는 용어이다.

뇌의 피질은 두 영역, 브로카와 워니클로 구성되며 이것은 일차적으로 의사전달을 책임진다. 의사전달은 측면화된 뇌기능이고, 이것은 의사전달의 다른 구성요소는 뇌의 각 부분에 우세하게 조절됨을 의미한다. 대부분 사람에서, 말하기는 뇌의 왼쪽 대뇌반구에 측면화되어 있고 비구두성 의사전달은 오른쪽 대뇌반구에 측면화되어 있다(이 법칙이 왼쪽이 우세한 사람의 절반에 적용되지 않을지라도). 뇌졸중 후 관찰된 의사전달 손상은 뇌졸중에 의해 영향 받은 위치에 따라 다양하다.

왼쪽 대뇌피질의 브로카 영역을 손상한 뇌졸중 후, 사람은 스스로 구두로 표현이 어려울 것이다. 손상은 말하는 단어의 생산과 구조화를 위한 운동 프로그램의 과정에 있다. 이것은 느리거나 비유창성 말하기, 약한 발음, 또는 문법적으로 부정확한 언어로서 표현될 것이다.

왼쪽 대뇌 피질의 워니클 영역에 영향을 입었을 때, 의사전달의 이해 요소에 손상이 있을 것이다. 손상은 언어의 이해력에 있다. 그러므로 이러한 사람들은 보조사가 말로 하는 교육 후에 어려움을 가질 것이다. 이 병변이 있는 사람은 유창하게 말하는 능력이 존재할 것이다. 그러나 단어 사용이 손상되고 환자는 의미 없는 단어나 문장의 사용을 보일 것이다. 의사전달의 장애를 수반하는 예견된 좌절에다가, 이런 병변 형태는 또한 흥분과 그리고 연합된 감정 반응에 기여할 것이다.[23]

비구두 의사전달은 오른쪽 대뇌반구에 뇌졸중 후 손상이 있을 것이다. 브로카 영역이 손상되었다면, 환자는 표현에 손상이 있을 것이다. 감정적 제스쳐의 사용 또는 말하기의 억양으로 표현한다. 워니클 영역이 손상되었다면 환자는 다른 것으로부터 비구두적 신호(예, 얼굴 표정이나 몸동작)을 해석하는데 어려움을 가질 것이다. 이 영역의 병변은 또한 공간 관계(예, 거리)를 이해하는데 부족함을 가질 것이다.[24]

보조사는 부가적인 의사전달 장애를 만날 것이고, 이것은 다음을 포함할 것이다:

- **건망성 실어증**: 이름과 단어 찾기 손상.
- **눌어증**: 말하는 동안 손상된 발음(구두-안면 근육의 비협응이나 약화로부터).
- **실독증 또는 무독증**: 손상된 읽기(쓰기 의사전달의 이해력).
- **쓰기 장애 또는 서자 불능**: 쓰기를 통한 의사전달에 손상된 능력.
- **착어증**: 말할 때 단어의 부적절한 교환.[25]

의사 전달 손상은 치료적 개입에 대한 환자의 반응과 기능에 대한 그의 능력에 반대로 영향을 줄 것이다. 이 장애의 복잡성 때문에, 보조사는 물리치료사와 상의해야 하며 또한 언어 병리사와 상의하고 각 환자에게 적절한 의사전달 전략을 정립해야 한다.

감정 장애(Affective Disorders)

*감정*은 행동의 분위기 또는 감정적 요소로 언급된다. 이것은 뇌졸중 환자 사이에 감정적 반응이 있을 것을 기대한다. 그리고 이것은 슬픔, 부정, 복종, 화냄, 기분의 현저한 변화, 무관심, 충동적이거나 사회적으로 부적절한 행동을 조절할 수 없는 능력이 포함될 것이다.[26] 그러나 뇌졸중으로부터 손상의 위치나 형태는 건강치료 팀의 상황 내에서 관리하기 위해 필요한 심각하거나 지속적인 감정 변화에 기여할 것이다. 고용에 필요한 의료 관리 추가 때문에, 보조사는 다음 행동을 만날 때 물리치료사와 상의해야 한다: ***의지결여*** (과도한 무관심), ***화***, ***감정적 불안정성*** (감정 상태 사이의 빠른 변화), ***병적 웃음***과 ***울음***, 그리고 ***우울*** (또는 후뇌졸중 우울로 불림).

어떤 환자의 하나의 도전은 상황을 위한 사회적 문화적 기대를 유지하는 행동을 설명한다. 뇌졸중은 이 능력의 소실 결과일 것이고 이것을 ***억제의 소실*** 또는 ***탈억제***로 불린다. 탈 억제가 발생할 때, 환자는 뇌졸중 전에 그들에게 받아들이기 어려운 방법으로 행동할 것이다(예, 음탕한 농담을 하거나 다른 것에 신체적으로 더듬기). 보조사는 이것이 발생할 때 부적절한 행동으로 다루어야 한다. 이 활동은 환자의 전형적인 행동 또는 뇌졸중의 증후로 받아들일 수가 없기 때문에 그리고 행동적 기대감을 분명하게 한다. 탈억제가 있는 환자는 건강치료 팀의 모든 구성원에 의해 적용되고, 행동의 전형적 상황이나 향상에 대한 적절한 반응을 성취하기 위해 이해되는 행동적 형상 프로그램이 요구될 것이다.

연하장애(Dysphagia)

연하장애는 구두, 인두, 후두, 식도 근육의 비협응이나 약화로 발생하는 삼키기 장애이다. 연하장애가 있는 환자는 이 근육의 조절이나 근력을 향상하는 치료에 유용할 것이다. 이것이 획득될 때까지, 환자는 폐 흡기를 예방하기 위해 제한된 식사를 할 것이다. 연하장애와 관련된 일반적인 제한은 농도가 진한 액체를 마시도록 허용하고 이것은 삼키기 과정이 느려지는 것이고, 정확하게 삼키기 위해 더 쉽도록 하는 것이다. 이 상태의 재활에서 환자를 보조하는 보조사는 진동이 흡기를 일으킬 수 있기 때문에 음식 제한을 승낙해야 하고, 이것은 합병증(예, 폐렴)에 이를 수 있다.

손상된 체성 감각(Impaired Somatosensation)

체성 감각계는 근골격계와 피부로부터 뇌에 정보를 전달한다. 이런 정보과정이나 해석에 책임이 있는 뇌의 부분이 뇌졸중에 의해 손상되었을 때, 환자는 체성감각 손상을 가질 것이다. 이것은 환자가 해로운 것으로부터 움츠리고 통증을 느낄 수 없거나 지연될 것이기 때문에 안전성에 영향을 줄 것이다. 이것은 또한 체성감각이 우리의 사지와 신체의 움직임 위치와 비율에 관해 우리에게 정보를 주기 때문에 움직임, 협응, 균형에 손상을 줄 것이다. 이런 정보 없이, 우리가 정확하게 움직일 수 없고, 이것은 실조의 원인 중 하나이다(약화의 결과가 아닌 움직임의 비협응).

발달되는 다른 증후는 ***학습된 포기***이고, 이것은 사지로부터 감각의 부재는 모든 기능으로 보조하기 위해 손상되지 않은 감각이 있는 사지에 의존하여 적절한 행동에 기여하고, 반면 손상된 체성감각이 있는 사지는 기능의 보조에 사용되지 않는다. 체성감각을 향상하도록 제시된 개입은 촉각 자극, 전기자극이나 피부의 쓰다듬기를 통해, 또는 촉각 지각을 위한 훈련, 물체의 인지를 통해, 질감구분, 자세인지[27]가 포함될 것이다.

손상된 시각(Impaired Vision)

시각 정보를 전달하거나 해석하기 위한 경로에 방해받은 뇌졸중은 시각 손상의 원인일 것이다. 동측성 반맹증은 뇌졸중 후 시각 손상으로 일반적으로 직면하고, 시야 범위의 오른쪽 또는 왼쪽 반의 시각 결함이나 소실의 결과이다. 이러한 시야 범위 소실은 두 눈에서 발생하고, 편측 무시와 혼동하지 않아야 한다. 동측성 반맹증은 시각 감각의 손상이고, 편측 무시는 집중 또는 깨닫는 것의 손상이다. 다른 장애는 동시에 또는 단독으로 존재할 것이다.

시각 예민함은 또한 희미해진 시각이나 복시(이중으로 보임)와 같은 증후로 뇌졸중 후 손상될 것이다. 이것은 응시(예, 물체에 시각 고정을 유지하는 것)를 안정화하는 능력에 방해 때문에 발달하고, 이것은 정상 시각을 위한 선행조건이다. 응시불안정을 위한 한 가지 이유는 안정화에 책임을 지는 뇌간 핵의 분열이고(이것은 전정-안구 그리고 안구 운동성 반사에 의해 중재된다), 이 핵에 입력되는 전정 또는 시각 감각의 소실로부터 발생한다. 다른 원인은 눈을 위한 움직임 시스템의 분열과 눈을 움직이는 또는 이 근육을 신경지배하는 뇌간 위치의 근육 조절의 분열이다. 이것은 복시 또는 흐린 시각을 일으킬 것이다.[25]

기능적 제한(Functional Limitations)

뇌졸중 후 기능적 제한의 심각도는 손상된 뇌조직의 위치와 앞서 설명된 손상 존재에 따라 다양하다. 기능적 제한은 스스로 움직이고자 하는 환자의 능력, 자세변화, 완전한 일상생활동작에 영향을 줄 것이다. ***물리치료 실행 지침***[28]의 개요처럼 기능적 제한은 다음을 포함할 것이다:

- 움직임 계획에 어려움
- 도수 조작적 기술의 어려움
- 잦은 낙상
- 일상 활동 동안 균형의 소실
- 지형 극복의 어려움[28]

요약해서, 뇌졸중 후 개인의 임상적 표현은 다양하고 모든 일상생활동작을 위한 전체 보조가 요구되는 것부터 뚜렷한 손상이나 기능적 제한이 없는 사람까지 범위가 다양하다. 게다가 뇌졸중은 뇌의 어떤 기능에 영향을 받음으로써 의사전달, 습관과 같은 인지적 기술 또는 심지어 깨어있는 능력까지 손상될 것이다.

이것은 또한 각 환자들을 위해 시간에 따라 증후가 다양해질 것을 주시하는 것이 중요하다. 이것은 물리치료사의 초기 평가 정보로부터 각 환자의 기본적 기능적 능력의 이해 발달에 중요하다. 보조사의 기대는 환자가 물리치료 개입에 반응하여 기능적 능력에 향상을 보이는 것이고, 이것은 일반적으로 물리치료사의 치료계획에 확립된 목표 쪽으로 또는 목표 성취 과정으로서 관찰될 것이다. 향상률은 물리치료사에게 전달될 것이다. 어떤 경우에, 보조사는 기능적 능력의 악화가 주시될 것이고, 이것은 또한 물리치료사에게 전달되어져야 한다. 이것은 특별히 기능이나 인지 능력에 주시되는 악화가 있을 때, 또는 환자가 급성 의료 서비스가 요구되는 합병증이 경험되어지기 때문에 더 혼수 상태가 될 때 중요하다.

검사 도구, 검사와 측정
EXAMINATION TOOLS, TESTS AND MEASURES

물리치료사의 검사는 환자의 손상과 기능적 제한의 기초 측정을 정립할 것이다. 이 자료는 물리치료사에 의해 평가되고, 물리치료사의 치료계획의 발달과 예후 정보를 준다. 물리치료가 더 증거에 기초한 실습으로 움직일 수록, 이것은 초기 검사와 평가 그리고 계속되는 평가 동안 표준화된 검사와 측정에 통합하는 것이 더 일반적이다. 이러한 표준화된 검사와 측정의 어떤 것은 결과측정이나 등급으로서 언급된다. 등급의 형태를 위한 두가지 뛰어난 수단은 Lewis와 McNerney's *The Functional Toolbox*[29]와 *The Functional Tool Box II*[30]이다. 물리치료사의 환자 평가 노트의 검토에 의해, 보조사는 환자에게 무엇이 기대되고 무슨 행동이 기대되는지에 관해 생각을 가질 것이다. 보조사는 수집된 자료의 노트를 가지길 원할 것이고 물리치료사에 의해 위임되는 것처럼, 제공된 개입에 환자의 반응을 주시하기 위해 자료 수집을 위한 적절한 기법을 선택하기 위한 평가에서 물리치료사에 의해 사용된 검사와 측정 노트를 갖길 원할 것이다.

운동조절: 근력과 협응 (Motor Control: Strength and Coordination)

근력은 자료 수집하는 방법이 환자의 능력에 따라 다양할지라도, 물리치료사의 검사 요소로서 측정된다(예, 교육을 따라하는 능력과 약화의 심각성). 근력 측정은 도수근력검사, Hand-held dynamometry를 통해 또는 기능적 능력의 기록(예, 앉기에서 서기로 이동하는 능력)을 통해 수행될 것이다. 역사학적으로 뇌졸중이나 관련된 상위운동 신경원 병변을 가진 사람의 근력 측정의 역할에 관해서 논쟁하였다(예, 경련성을 포함한 증후에 의해 수행되는 뇌의 병변); 그러나 증거는 뇌졸중 후 근력의 측정은 신뢰성있고, 타당한 자료를 제공하며 예후 결정에 가치있는 정보[31]라고 제시되었다.

뇌졸중 후 손상된 근력(200쪽) 부분에 정립된 것처럼, 뇌졸중 쪽으로부터 반대 사지에 더 큰 약화를 가지는 것이 일반적이다(예, 오른쪽 중대뇌 동맥 뇌졸중 후에 왼쪽 팔과 다리는 오른쪽 팔과 다리보다 더 뚜렷한 약화가 존재할 것이다). 대부분 환자에서, 근력은 근력 손상이 지속적일지라도 시간에 따라 향상될 것이다.[11]

그러나 근력이 향상됨으로서, 종종 증거가 되는 다른 손상은 독립된 사지 움직임의 불능이다. 이것은 하나의 관절을 움직이려고 시도할 때, 그 사지에서 다른 관절이 공동 작용으로 정립되는(50쪽에 언급) 패턴으로 움직인다. 물리치료 개입 목표 중 하나는 이 패턴에서 움직일려는 경향을 감소시키고, 독립된 움직임 능력을 향상시키는 것이다. 협응은 또한 뇌졸중 후 영향을 받을 것이고, 손상되었을 때 이것의 증후는 다음에 설명될 것이다:

- 반복 운동 불능 장애. 이것은 빠르게 교대적인 움직임 수행 능력의 어려움이다.
- 측정장애. 이것은 움직임의 거리, 힘, 속도 조절 능력의 손상이다.
- 활동성 진전. 이것은 진전이나 흔들림이 수의적(의도적) 움직임 수행동안 발생함을 지시한다.
- 움직임의 전반적인 느림. 움직임의 시작과 끝내는 능력에 부가적인 지연이 있다.

협응을 위한 검사 절차는 4장에 언급했다.

유연성(Flexibility)

수동가동 범위는 일반적으로 이미 존재한 손상을 정립하기 위해 측정된다(예, 관절염). 게다가 이 기초 자료는 뇌졸중에 의해 영향 받은 근육에 뻣뻣함의 발달 위험 때문에 모아진다. 이것은 경련성을 동반하는 신장에 대한 저항에다가, 근육이 종종 탄력성 감소 때문에 유연성의 단계적 소실을 발달시킨다.

기능적 제한(Functional Limitations)

뇌졸중 후, 환자는 침대 운동성, 앉기에서 서기 또는 서기에서 앉기로 이동, 이동 활동, 계단 오르기, 그리고 많은 다른 일상생활동작 능력이 제한될 것이다. 기능적 능력의 설명은 기능을 수행하는 환자의 능력 표현에 의해, 기능 수행의 타이밍에 의해, 물리치료 결과 측정 등급에 의해 할 수 있을 것이다.

환자의 기능적 능력의 설명은 기능 수행에 기여하거나 환자의(그리고 보호자가 아닌) 능력을 효과적이고, 정확하게 설명하는 것에 기초해야 한다. 기능적 독립측정(FIM)으로부터 설명은 이것에 효과적이고 4장에서 설명했다.

환자의 과제 수행의 시간적 측정은 또한 가치 있는 임상적 자료를 제공한다. 예는 앉기에서 서기로의 이동 기능과 이동 속도를 측정하기 위해 시계를 사용하는 것이다. 이동은 한번에 의자로부터 일어서기에 필요한 시간,

세 번 연속적인 반복으로 일어서기에 필요한 시간, 10초 내에 완전히 할 수 있는 반복된 이동(앉기에서 서기 다시 앉기)횟수를 측정할 수 있다. 6분 걷기 검사와 같은 측정은 운동 능력 측정으로 구성되었고, 뇌졸중 후 어떤 환자들을 위해 사용될 것이다.[3] 그러나 아주 낮은 이동이나 운동 능력을 가진 환자는 이동 활동률과 같은 측정을 통해 더 잘 설명될 것이다. 한 기법은 10피트를 가로지르는 환자 이동 활동 수행 시간을 결정하는 것이다. 이것은 보행 시기 동안 측정되어진다. 시작과 끝은 결과로 변형될 것이다. 그리고 보행속도는 기간 나누기 거리로서 쉽게 계산될 수 있다. 5초에 10피트를 가로지르는 환자는 초당 2피트의 보행속도를 갖고, 15초가 요구되는 환자 속도는 초당 0.67피트의 보행을 가진다.

이동활동 능력에서 다른 중요한 차이는 다른 환경에 집중하는 환자의 능력이다. 걷는 면의 외형(예, 시각 대비), 질감(예, 타일 대 카페트), 방해물의 존재로 수행을 변화시킬 수 있다. 환경적 복잡성은 방해물의 존재, 국소활동(예, 다른 사람이 가까이서 걷는다), 또는 공간에서 다른 차이가 수행을 손상시키기 때문에 수행이 변형될 것이다. 예를 들어, 환자는 조용한 물리치료 분야에서 효과적으로 걸을 수 있을 것이다. 그러나 그의 수행은 바쁜 병원 복도를 걸을 때 나빠질 것이다. 이것이 발생할 때 차이는 기록되어지고 물리치료사에게 보고한다.

Barthel Index, Fugl-Meyer Assessement of Sensorimotor Recovery After Stroke, Rivermead ADL Scale, National Institutes of Health Stroke Scale과 같은 표준화된 검사도구로부터 자료 평가는 보조사 영역 밖의 일이다. 그러나 제공된 물리치료 개입 상황 내에서, 보조사는 제공된 개입에 환자의 반응을 결정하기 위해 자료를 모을 것이다. 평가하는 물리치료사가 표준화된 검사도구를 사용할 때, 보조사는 그 도구로부터 측정 요소를 적용할 필요가 있을 것이다. 이것을 정확하게 하기 위해, 보조사는 치료계획 내에 사용하기 위한 자료 수집 기법을 정립하기 위해 그리고 이 자료 수집을 위해 각 기법의 정확한 수행을 위해 물리치료사와 도구를 검토해야 한다.

균형측정(Balance Measures)

균형 손상 검사로부터 자료의 환자 검사와 평가는 보조사의 책임 밖의 일이다. 그러나 제공된 물리치료 개입 상황 내에서 보조사는 제공된 개입에 대한 환자 반응을 결정하기 위해 균형에서, 관한 자료를 수집할 필요가 있을 것이다. 평가하는 물리치료사가 균형 측정 도구를 사용한다면, 보조사는 도구의 구성요소를 적용할 필요가 있을 것이다. 위에서 설명한 것처럼, 보조사는 기법의 정확한 수행을 장려하기 위해 물리치료사와 상의해야 한다. 이 측정의 예는 다음과 같다:

- Timed up and go
- Berg Balance Scale
- Functional Reach Test
- Unipedal standing (기간을 위한 시간)

전반적으로, 보조사는 자세(앉기 대 서기)와 기능적 활동에 관해 기초해서 환자의 균형반응을 주시하길 원할 것이다. 종종, 환자는 과제 증가 요구로서 균형을 어렵게 증가하도록 할 것이다. 이 정보는 주시되어야 하고, 설명되어야 하고, 물리치료사에게 전달되어야 한다. 4장은 균형 평가에서 부가적인 정보를 제공한다.

지구력(Endurance)

운동 능력은 뇌졸중 후 손상된다. 이 손상의 몇몇은 환자가 약화를 위해 집중해야 하기 때문에 편마비로부터 발생할 것이다. 그러나 심호흡 피트니스는 또한 영향을 받는다. Mackay-Lyons와 Makrides는 뇌졸중 후 1개월 내에, 운동에 대한 능력이 건강하고 앉아있는 사람의 전형적인 능력의 60%까지 감소되고, 심근경색으로부터 회복하는 사람들과 같은 반응을 보인다고 보고했다.[9] 물리치료사의 검사는 기초선을 결정하기 위해 그리고 감소된 능력이 운동 동안 반대 반응을 위한 잠재력을 증가하기 때문에 환자의 반응 측정을 포함할 것이다.

수집된 자료는 일반적으로 운동량과 그 활동 수준에서 환자 반응에 관한 정보가 포함될 것이다. 보조사는 환자가 반복적으로 이동할 수 있는지, 특별한 거리를 이동하는지, 계단을 몇 계단 올라가기처럼 활동 양을 주시해야 한다. 이 정보는 환자와 첫 번째 개입 기간을 위한 운동과 활동 예상을 결정할 때 보조사에게 도움을 줄 것이다. 물리치료사의 검사는 또한 운동에 대한 환자의 반응에 관한 정보가 포함되어야 한다. 이것은 일반적으로 환자의 심박률, 호흡률, 혈압, 산소 포화도(맥박 산화적정)의 측정을 통해 정립된다. 보조사는 환자의 심폐 능력 내에서 운동을 제공하기 위해 운동 개입동안 이 자료 수집을 지속해야 한다.

개입(Interventions)

물리치료 실행 지침[28]의 정의에 의해, 물리치료 개입은 세 가지 요소를 포함한다: (1) 협응, 의사전달, 문서조사, (2) 환자 또는 고객과 관련된 교육, (3) 절차개입.[28] 개입에 제공된 각 세 가지 요소는 뇌졸중으로부터 회복하는 개인을 위한 물리치료사의 치료계획에 포함되어야 한다. 보조사는 물리치료사에 의해 제시됨으로서 각 부분에 참여할 것이다.

서비스의 협응은 존재하게 될 반대 증후 때문에 뇌졸중 환자에게 매우 중요하다. 뇌졸중으로부터 회복하는 대부분 환자는 물리치료사, 작업치료사, 언어병리사, 간호원, 신경정신학자 그리고 다른 사람을 포함한 건강치료종사자로부터 치료를 받게 될 것이다. 환자를 안전하게 하기 위해 제공된 치료에 협력하는 모든 분야는 모든 재활과 치료 기간에 참여하기 위해 필요한 시간과 에너지를 가지게 될 것임이 중요하다. 어떤 분야에서, 다방면적인 회의는 환자와 일하는 다른 건강치료 종사자 사이에 협응과 의사전달을 허용할 것이다. 이것은 물리치료 절차 개입, 환자의 근력에 관한 정보에 의해 직접적으로 다루어질 수 없는 환자의 손상에 관한 가치없는 정보로 물리치료사와 보조사에게 제공될 것이고, 이 문제를 관리하기 위한 전략이 제공될 수 있다. 숙련된 의사전달은 물리치료사와 보조사 사이 구두 상호작용과 제공된 개입과 이 개입에 대한 환자의 반응을 명백하게 기술하는 보조사에 의해 적절한 문서제시가 포함된다.

환자 또는 고객-관련 교육의 제공은 모든 물리치료 기간의 한 부분일 뿐만 아니라, 교육에 대한 환자의 반응 제시 기록이 될 것이다. 교육에 대한 환자의 반응 기록은 전형적으로 행동 변화의 존재 또는 부재에 의한 증거로서 교육의 이해 또는 방향을 따르는 개인의 능력 설명이 포함된다. 환자가 독특한 손상과 기능적 제한을 포함한 그들의 상태에 관해 더 많이 배움으로써, 그들은 독립된 신체 기능을 결코 수행할 수 없을 지라도 자신의 치료를 조절하려는 더 좋은 준비가 될 것이다. 부가적으로, 뇌졸중으로부터 회복한 환자들을 위한 치료 시 환자의 가족과 보호자는 치료제공과 환자를 위한 지지에 관한 교육이 요구될 것임은 일반적이다. 요약해서 교육은 뇌졸중 환자에게 제공되는 개입 내에서 우선시 되어야 한다. 뇌졸중으로부터 회복하는 환자에게 사용될 수 있는 절차 개입은 많고 다양하다. 도전은 그들의 재활과정에서 그 지점에서 개인의 필요에 기초해서 적절한 개입을 선택하고 적용하는 것이다. 그 문제-해결은 물리치료사의 치료계획 상황 내에서 그리고 환자의 손상과 기능적 제한, 의료상태, 건강치료 팀의 다른 구성원의 고려, 목표와 퇴원 계획 등의 고려로 행해져야 한다.

치료적 운동 개입을 위한 전략 (Strategies for Therapeutic Exercise Interventions)

물리치료사에 의해 구성된 치료 계획은 뇌졸중 후 물리치료를 받는 각 환자에게 독특할 것이다. 그러므로 보조사는 각 환자의 개인적 요구에 그것을 적용하고, 치료계획을 해석할 수 있어야 한다. 다양한 치료적 전략과 기법이 뇌졸중 후 손상, 기능, 장애에 향상을 촉진하기 위해 주장되어졌기 때문에 도전을 주춤거리게 할 수 있다. 이

표 11-1

신경근 장애가 있는 환자에서 진행되는 치료적 개입

운동 학습과 실행과 관련된 변수

- 실행에서 다양화(예. 블록 실행 — 무작위 실행)
- 움직임의 구성요소 실행하기(예, 부분 과제 훈련 — 전체 과제 훈련)
- 과제 집중(예, 최소방해-인지적/집중적 요구)
- 피드백(예, 외적 피드백(수행지식, 결과지식) — 내적 피드백)
- 환경적 진행(예, 단순 — 복잡)

움직임이나 과제 특성과 관련된 변수

- 움직임의 크기(예, 작은 범위-움직임의 큰범위, 대단위 공동 작용 — 독립된 움직임)
- 속도(예, 느린 보행 — 빠른 보행)
- 일의 양(예, 활동/운동의 횟수, 강도, 기간 증가)
- 지구력(예, 과제에 유지되는 능력 증가)
- 지역적(예, 독립된 움직임 — 다관절 움직임: 근위 움직임 — 원위 움직임)

다른 변수

- 발달적 변수(예, 낮은 — 높은 COG, 큰 — 작은 BOS)
- 지지도구(예, AFO 또는 지팡이)
- 주어진 보조(예, 지도를 위한 구두 명령 — 최소 명령; 중등도 보조 — 최소 보조)

출처: Fell DW. Progressing therapeutic intervention in patients with neuromuscular disorders: a framework to assist clinical decision making. Journal of Neurologic Physical Therapy. 2004;28:35-46.

과정에서 보조사를 이끌기 위해, 작자는 Fell[32]에 의해 최근에 설명된 신경근 장애를 위한 치료적 개입의 개념적 틀을 추천한다. Fell은 운동 학습과 실행과 관련된 것, 움직임이나 과제의 특성에 관련된 것, 그리고 개입을 위한 다른 요소(이것은 짧게 설명될 것이다)로서 개입을 분류했다. 이 틀은 표 11-1에서 요약되었고, 뇌졸중 환자에게 물리치료 개입을 제공할 때, 문제-해결 과정을 합리화하는데 유용할 것이다.

뇌졸중 환자에게 물리치료 개입을 제공할 때, 다른 큰 도전은 뇌졸중 증후의 역동적 표현이다. 보조사는 증후에서 변화가 일어날 것을 예상하고, 그러므로 환자에게 개입을 수정하는 과정을 얻기 위해 엄격하게 자료를 모은다. 뇌졸중으로부터 증후에 의한 물리치료 개입에 반응 변화는 미묘하며 몇 일이 지나 관찰되거나 환자의 단일 물리치료 기간 내에 반복적으로 발생하기 위한 개입 진행을 요구하기에 유효할 것이다.

마지막으로, 개입은 각 환자를 위한 개별화된 상황 내에서 수행되어야 한다. 예를 들어, 환자의 건강이나 발병 전의 병리의 기초 수준은 개입 활동에 영향을 줄 것이다. 하지에 골관절염 변화를 가진 환자는 그렇지 않은 사람처럼 같은 운동에 참여할 수 없을 것이다. 또는 심혈관 질병의 병력을 가진 환자는 그들의 유산소 운동 능력과 상황에 특별히 주시한 운동 개입이 필요할 것이다. 다른 예는 환자의 예후 고려와 그들의 퇴원 목적지에 독특한 요구가 포함된다. 그것은 퇴원 계획이 독립의 어떤 수준에서 일상생활동작 수행을 예상한다면, 개입은 그 독립의 획득을 촉진하기 위해 구성되어진다. 그러나 환자가 보조가 요구될 것이 예상된다면, 개입은 필요한 활동의 획득을 위한 실습과 가족이나 보호자 교육을 위해 구성되어진다.

표 11-2
뇌졸중 환자를 위한 운동 프로그램 추천의 요약

운동 형태	중요한 목표	강도 / 횟수 / 기간
유산소 • 큰 근육 활동(예, 걷기, 트레드밀, 고정용 자전거, 복합된 팔-다리, 자전거, 팔 에르고메트리, 좌석화된 걷기).	• 일상생활동작에서 독립성 증가. • 보행속도/ 효율성 증가. • 지연된 신체 활동을 위한 지구력 향상. • 심혈관 질환의 위험 감소.	• 40~70 % 최대 산소 소비; 40~70 % 심박동률 예비; 50~80 % 최대 심박동률; RPE 11~14(6~20 등급). • 3~7일/ 주당. • 기간당 20~60분(또는 다발적 10분기간).
근력 • 순환 훈련. • 무게 기계. • 자유무게. • 등척성 운동.	• 일상생활동작에서 독립성 증가.	• 중요한 근육군을 포함하여 8~10 운동의 10~15번 반복을 1~3세트.
유연성 • 스트레칭.	• 손상된 사지의 가동범위 증가 . • 구축 예방.	• 주당 2~3일(유산소 또는 근력 훈련 전이나 후에). • 10~30초간 각 스트레칭 유지하기.
신경근 • 협응력과 균형활동.	• 일상생활 동작 동안 안정성 수준 향상.	• 주당 2~3일(근력활동과 같은 날에 수행함을 고려한다

출처: the American Heart Association. Gordon NF, Gulanick M, Costa F, Fletcher G, Franklin BA, Roth AJ, Shephard T. Physical activity and exercise recommendations for stroke survivors. Circulation. 2004;109:2031-2041.

유산소 훈련을 위한 치료적 운동 개입 (Therapeutic Exercise Interventions for Aerobic Training)

치료적 운동 개입을 수행할 때, 기대이상 고려하는 것은 손상된 운동 능력이다. 미국 심장 학회는 뇌졸중 후 중요한 재활 목표는 비활동과 사용하지 않음의 예방, 재발하는 뇌졸중의 위험이나 심혈관 장애를 감소하는 것 그리고 유산소 피트니스를 증가하는 것이라고 추천했다.[2] 이것을 획득하기 위해 각 환자는 그들의 전반적인 활동 수준을 향상하기 위해 가능한한 빨리 신체적 운동에 참여해야 한다. 보조사가 치료적 운동 개입을 제공할 때, 그들은 적절한 유산소 운동을 제공하고, 이 운동에 대한 환자의 반응을 주시하는 동안 똑바로 선 활동(예, 보행이나 계단 오르기를 위한 훈련)을 통해 우선적으로 고려되어야 한다.[2] 본보기 활동은 표 11-2에 설명되었다. 물리치료사는 유산소 훈련을 위한 예방책과 역치를 결정하기 위한 자료를 가질 것이다(예, 목표와 최대 심박률과 수용되는 혈압). 몇몇 환자는 계획된 운동 개입을 위해 부적절한 능력을 가질 것이고, 이 상황에서 보조사는 운동 기간의 횟수가 증가하는 동안 운동 강도 또는 기간 감소하기처럼 선택을 위해 물리치료사와 상의해야 한다.

신경근 전기자극 개입(Neuromuscular Electrical Stimulation Interventions, NMES)

NMES는 움직임 근력을 증가하거나 경련성을 감소하기에 효과적일 수 있고, 뇌졸중을 가진 몇몇 사람에게 적절한 물리치료개입이다. NMES의 개입 전략은 목표하는 손상이나 기능적 제한에 따라 다양하고, 이 개입은 일반적으로 치료적 운동 프로그램 내의 구성요소로 또는 부속된다. 앞서 설명한 것처럼, NMES는 상완와 관절 아탈구를 감소하기 위해 그리고 극상근과 후삼각근을 자극함으로써 통증 수반에 적용되어질 수 있다.[33,34] 다른 NMES 적용은 기능적 과제로 상지 수행을 향상함에 지시되어진다. 이 전략은 이 근육에 요구되는 과제로 협력을 수행하는 약화된 근육군에 자극을 요구한다. 이 적용은 수근관절과 손가락 신전을 위한 손상된 근력처럼,[35,36] 뇌졸중 후 약한 움직임 패턴을 향상시킬 것이다. 뇌졸중 후 하지에 NMES 개입 역할에 대한 몇 가지 보고가 있다. 이것은 근육 동원[37]과 보행(자극동안)[38] 향상에서 나타나나, 기능적 이익의 지속은 확립되지 않았다.

치료적 운동 개입을 위한 활동(Activities for Therapeutic Exercise Interventions)

CVA 환자와 일할 때, 하나의 도전은 기능적 활동의 재획득을 촉진하기에 필요한 실행을 위한 기초로서 사용되어질 자세 또는 활동 형태를 결정하는 것이다. 치료적 운동 개입을 결정하기 위해 자주-이용되는 틀은 발달적 진행이다. Fell에 의하면 이것은 전형적으로 생체 역학적으로 기초하고, BOS를 협소하게 하거나 COG를 높이는 것에 의해 진행된다.[32] 활동 예는 엎드린 자세 또는 주관절 복와위에서 운동, 구르기나 기기 활동, 사지기기에서 운동이나 기기동안 운동, 무릎서기 또는 반 무릎 서기에서 운동, 서기와 최종적으로 걷기 활동이 포함된다.[32] 예를 들어, 똑바로 누운 자세에서 앉기 자세로 이동하는 능력이 제한된 환자는 비슷한 성질의 활동을 하는 과제를 다룸으로써 운동 개입을 받을 것이다. 발달적 진행에서 낮은 운동은(예, 주관절 복와위) 향상을 촉진하기에 부적절한 도전을 제공할 것이고, 발달적 진행에서 높은 운동은(예, 서기) 실행동안 성공 가능성을 감소시킬 것이다.

치료적 운동 개입을 결정하기 위한 다른 틀은 환자에게 필요한 과제를 선택하는 것이고, 그 과제를 위한 향상된 활동으로 운동 개입을 구성하는 것이다. 이것은 그들의 퇴원 환경 내에서 개인에게 관련되어지는 활동의 넓은 영역에 주어지는 중요한 고려사항이다. 이 과제는 자가 치료(예, 바닥으로부터 일어나기 또는 외투 입기)로부터 오락(예, 낚시줄 잡기 또는 해변가 걷기)까지의 범위일 것이고, 그러므로 고려되어지는 잠재적 과제는 나열하기에 너무 광범위하다. 대신, 치료사는 운동 개입을 위한 자세 또는 활동을 선택할 때 다음을 고려해야 하고, 마음에 새겨두어야 한다: (1) 물리치료로부터 퇴원시 각 환자의 필요성의 독특한 요구와 과제 형태, (2) 환자의 현재 기능적 능력, (3) 환자가 실행하는 발달적 진행을 표현하는 자세 또는 활동.

치료적 운동 개입을 위한 활동의 선택은 다음 고려사항에 의해 이끌어지도록 추천한다:

활동은 환자에게 필요한(관련된) 과제이거나 비슷하다.

학습과 향상된 기능은 다음으로 촉진된다:

- 환자가 활동의 어떤 성공적인 수행을 할 수 있다.
- 활동은 실행기간 동안 환자에게 유효하게 도전한다(어렵다).

발달적 진행은 순차적인 진행 또는 뒤따라오게 될 활동의 향상이 아님을 주시하라. 또한 환자는 어떤 활동을 건너뛸 수 있을 것이고, 물리치료 목표와 아주 크게 관련된 활동으로 실행을 증가시킬 것이다.[32]

운동 학습을 위한 치료적 운동 개입 (Therapeutic Exercise Interventions for Motor Learning)

뇌졸중 환자를 위한 치료적 운동 개입의 한 구성요소는 운동 학습을 통한 능력에 변화를 촉진하는 것이다. 학습을 위한 필요성은 각 개인과 개인이 수행해야 하는 과제 형태에서 다양할 것이다. 예는 약화된 사지로부터 움직임을 획득하는 방법 학습, 어떤 새로운 것을 사용하는 방법 학습(예, 보조 도구), 밀집한 지역에서 이동을 위한 새로운 전략 학습이 포함된다. 학습을 촉진하기 위해, 치료사는 운동 학습을 위한 증명된 효과를 가지는 전략을 적용해야 한다. 이것을 위한 필수적인 전략은 실행, 움직임의 구성요소 실행, 과제집중, 피드백, 환경적 과정[32]에서 변하기 쉽다. 각 전략은 3장에서 설명했고, 여기에서 실행되어질 것이다; 임상에서 치료사는 개입을 제공할 때, 개별적으로 그리고 공동으로 고려해야 한다.

실행전략(Practice Strategies)

실행은 수행을 향상하기 위한 잘-인식된 기법이다. 이것은 학습자가 노젓기를 학습하는 뇌졸중 카누자인지, 걷기 방법을 단지 학습 하는 아이인지, 사지 움직임 방법을 학습하는데 필요한 뇌졸중으로부터 재활하는 사람이든 아니든 적용된다. 치료사는 제공된 물리치료 개입의 각 기간은 실행을 위한 환자의 기회이고, 실행은 운동과 기능에 대한 능력을 향상하는 것의 중요한 요소임을 인식해야 한다. 그러므로, 각 기간은 운동 학습을 위해 구성되어져야 하고, 환자에게 대부분 성공적으로 실행하는 활동이 될 전략을 포함해야 한다. 운동 학습과 실행 전략의 숙련된 적용은 모든치료적 운동 개입에 적용되어짐으로써 환자는 물리치료로부터 적절한 이익을 얻을 수 있다.

새로운 움직임이나 과제 실행을 구성할 때, 하나의 일반적인 전략은 동작의 단순한 요소를 반복하는 것이다. 예를 들어, 보조사는 뇌졸중 환자에게 앉기에서 서기, 앉기의 이동을 반복적으로 실행하도록 선택할 것이다. 또는 치료사는 편편하고, 부드러운 면에서 걷기 실행을 시킬 것이다. 이러한 실행 형태는 같은 상황 아래 과제의 같은 요소를 반복하는 것에 의존하고, 이것을 블록 실행이라 한다. ***블록 실행****(Blocked Practice)*은 움직임의 준비학습이나 과제의 구성요소로 보조한다; 그러므로, 이것은 학습의 초기 단계에 사용되어진다.

그러나 "학습, 보존, 기술의 정밀함 뿐만 아니라, 운동기술의 회상과 이동은 방해된 반복 위에 무작위 반복에 의해 가장 잘 촉진됨을 찾을 수 있다."[32] 이것은 실행되어지는 활동 다양성은(예, ***무작위 실행***) 학습으로 향상하는데 잠재력이 있음을 의미한다. 예를 들어, 치료사는 다른 높이의 의자로부터 앉기와 서기로 이동하는 실행을 할 것이다. 또는 치료사는 불규칙한 면이나 물체가 있는 곳을 걷도록 실행할 것이다. 개입의 적절한 진행은 블록 실행의 일관성에서 과제의 무작위 실행의 다양성까지 운동을 향상하는데 이용될 것이다.[32]

운동 학습 획득의 초기 단계에서 학습을 향상하기 위한 다른 전략은 ***부분 실행***(또는 부분-과제 훈련)이고, 이것은 과제를 구성하는 움직임이나 구성요소를 실행하는 것이다. 일단 이 구성요소가 실행되면, 개입은 운동 학습을 촉진하기 위해 ***전체 실행***(전체-과제훈련)으로 진행될 것이다. 예를 들어, 뇌졸중 환자는 서기 체중이동을 실행할 것이고, 부분 실행을 위해 왼쪽 다리로 발걸음이 진행된다. 이것은 후에 이동 활동으로 진행될 것이고, 전체 실행 전략을 표현한다.[32]

집중(Attention)

환자의 초기 운동 학습은 그들이 학습해야 하는 운동이나 과제에 밀접하게 ***집중***할 수 있다면, 아주 크게 될 것이다. 뇌졸중은 뇌손상이고 초반에 설명한 것처럼 변형된 인지 또는 집중 증후의 위험이 있다. 그러므로 치료사는 최소의 주의산만된 환경을 이용하고, 조용한 방에서 또는 치료실에서 조용한 기간동안 당신의 개입을 계획함을 의미할 것이다(그림 11-3). 학습이 향상됨으로써, 치료사는 또한 환자를 위한 예상된 결과를 고려해야 한다. 환자가 혼란된 환경(예, 사회적 모임, 음식점, 종교모임 참석)을 포함하여 퇴원을 준비한다면, 환자는 집중이 요구되는 복잡성을 관리할 능력을 요구할 것이다. 그러므로 적용된 개입은 복잡한 환경(예, 복잡한 복도에서 걷기) (그림 11-4) 쪽으로 실행기간을 진행함으로써 또는 인지적 요구(예, 이동 활동 동안 대화 유지하기)를 증가함에 의해 이 요구를 준비하게 된다.[32]

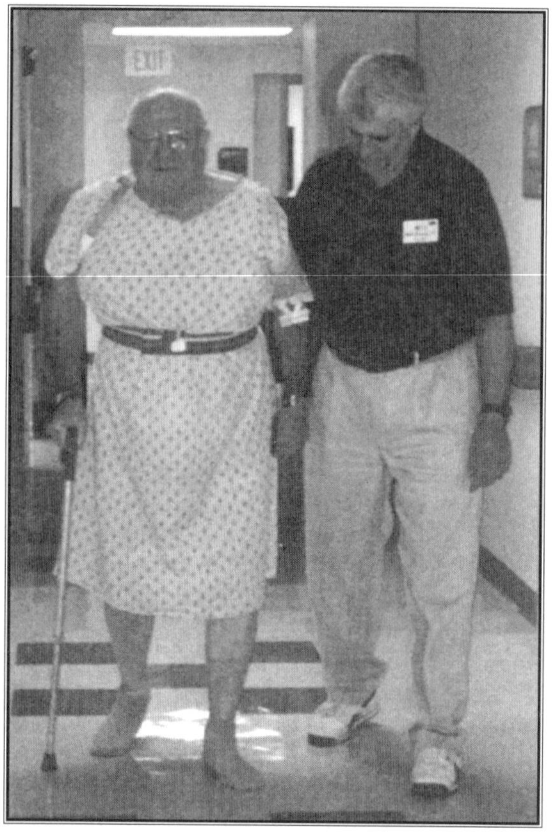

그림 11-3. 최소 방해된 환경에서 보행훈련하는 환자.

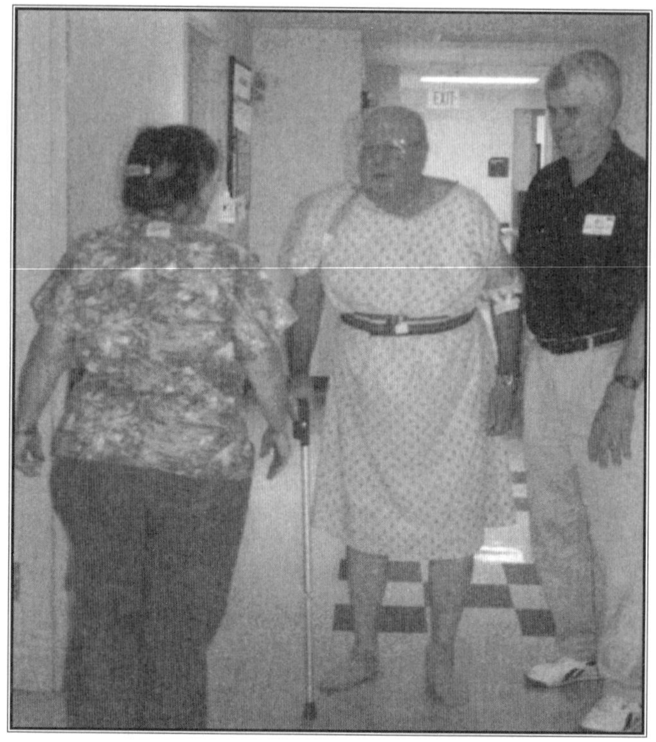

그림 11-4. 과제 향상을 위한 환자의 집중으로서 환경은 기능적 활동동안 더 복잡해진다.

피드백(Feedback)

피드백은 학습과 그들의 수행을 향상하기 위해 사용되는 어떤 감각 정보이다. ***내적 피드백***은 사지로부터 움직임의 운동 감각처럼 "그들 자신에서" 개인적으로 모아지는 정보이다. 이 피드백 형태는 그들의 자세를 관찰하거나 움직임의 결과로서 자세가 어떻게 변하는지 관찰하도록 환자에게 주어진 거울을 사용하는 것처럼 기법에 의해 증가되어질 수 있다. ***외재적 피드백***은 물리치료 제공자가 환자에게 수행을 향상하도록 정보를 줄 때이다. 외재적 피드백은 ***수행 지식***으로서 특징되고, 이것은 움직임의 구성요소 또는 질적인 면에 대한 정보이며 ***결과의 지식***, 이것은 움직임으로부터 획득된 결과에 관한 정보이다. 치료사는 그들의 환자의 운동 수행과 학습을 향상시키고, 형태화하는 도구로서 피드백을 사용해야 한다. 이것을 획득하기 위해, Fell은 학습을 촉진하기 위해[32] 개입이 "피드백의 형태와 근원에 관계없이, 거기에는 항상 제공된 외재적 피드백에 진행적인 감소가 있다"는 것으로 환자를 향상함을 충고한다. 치료사는 또한 과도한 피드백은 손에서 과제에 집중하는 환자의 능력으로부터 방해되기 때문에 제공된 피드백의 양을 고려해야 한다. 피드백의 타이밍은 또한 고려되어야 한다. 많은 상황에서 피드백의 적절한 시간은 과제의 성취 후에 몇 초간 지연된다. 피드백이 과제 수행의 평가와 환자의 영향을 논쟁하는데 사용되어질 수 있다.

환경적 진행(Environmental Progression)

물리치료 개입에서 제공된 상황은 학습과정동안 환자에게 주어진 요구에 기초해서 운동학습에 영향을 줄 것이다. 이것을 더 잘 이해하기 위해, 표 11-3에 제시된[39] Gentile에 의해 발달된 과제의 분류법을 살펴보는 것이 도움이 된다. 그녀는 증가하는 요구에 따라 정립했고, 이것은 과제 형태에 의존하고 있다(적은 것에서 더 많은 복잡성으로 진행되는 것으로 여기에 설명했다):

표 11-3
과제의 Gentile의 분류

	도수조작 없이 신체 안정성	도수조작으로 신체 안정성	도수조작 없이 신체이동	도수조작으로 신체이동
움직임이 없는 시행사이 변화없음	Closed Consistent Motionless Body stability	Closed Consistent Motionless Body stbility Manipulation	Closed Consistent Motionless Body transport	Closed Consistent Motionless Body transport Manipulation
움직임이 없는 시행사이 변화	variable Motionless Body stability	Variable Motionless Body stability Manipulation	Variable Motionless Body transport	Variable Motionless Body transport Manipulation
동작 시행사이 변화없음	Consistent Motion Body stability	Consistent Motion Body stability Manipulation	Consistent Motion Body transport	Consistent Motion Body transport Manipulation
동작 시행사이 변화	Open Variable Motion Body stability	Open Varible Motion Body stability Manipulation	Open Variable Motion Body transport	Open Variable Motion Body transport Manipulation

출처: Gentile AM. Skill acquisition: action, movement, and neuromotor processes. In: Carr J, Shepherd R, Gordon J, et al, eds. Movement Science: Foundations for Physical Therapy in Rehabilitation. *1987:93.*

- 사람은 움직이지 않는다 – 사람은 과제 수행동안 움직이거나 움직여지게 된다(예, 의자차에서 타기).
- 과제는 각 시간에 일관되게 주어진다 – 과제는 각 수행에서 다양하다.
- 사람의 자세는 안정적이다 – 사람은 과제동안 스스로 움직인다(예, 걷기).
- 과제는 도수조작을 요구하지 않는다 – 과제는 도수조작을 요구한다(예, 옷 단추끼기).

Gentile에 의해 설명된 것처럼, 이 측정 요소는 과제의 복잡성 수준을 정립하기 위해 그리고 과제의 다른 형태나 다른 치료적 운동 개입[39]에 의해 부과되는 요구의 형태를 분류하기 위해 결합되어질 수 있다(표 11-3).

이 분류법의 완전한 분석이 보조사 초기 능력을 벗어나는 반면, 이것은 뇌졸중 증후를 위해 물리치료 개입을 받는 환자에게 제공된 개입의 진행을 위한 전반적인 개념을 적용하기 위해 보조사에게 필요하다. 이것은 물리치료사에 의해 확립된 목표를 통해 환자들이 직면할 것 같은 요구와 환경 형태를 정립함에 의해 잘 획득되어진다. 운동 개입은 여기에 설명된 적은 요구의 요소로 시작하고, 환자의 반응과 수행성공에 따라 향상되어져야 한다. 향상은 물리치료사 목표의 환자 성취를 촉진하기 위한 이 개념이 뒤따른다.

예를 들어, 목표 또는 예상된 결과가 공공 지역(예, 음식점이나 예배 참석)에서 이동 활동의 예견이 포함되는 환자는 신체 이동을 위한 능력 성취가 요구될 것이고, 시행 사이 다양성이(예, 물체와 다른 사람이 걷는 것) 일어날 때 이것을 수행할 수 있다. 초기 개입이 성공적인 학습을 위해 집중을 촉진하도록 조용한 물리치료실에서 수행된다면, 이것은 환자가 지속적인(다양하지 않은) 환경에서 걷는 능력이 발달 될 것을 예상한다. 그러나, 다른 사람이 또한 걸음으로써 환자가 반응을 하고 이 사람을 피해야 하는 복도에서 걷기처럼, 다양성의 추가는 환자에게 더 큰 요구를 주는 더 복잡한 과제를 만든다. 이것이 실행되지 않는다면, 환자는 과제를 성공시키는데 필요한 능력을 발달시킬 것을 기대할 수 없다. 그러므로 치료적 운동 개입은 실행 형태를 포함하여 운동을 향상하도록 계획적으로 구성되어야 하고, 그러므로 환자는 과제를 준비하고 물리치료 환경 밖일 때[32] 더 성공하도록 한다.

움직임 또는 과제와 관련된 요소(Factors Relating to the Movement or Task)

사용되는 운동은 또한 신체 부분을 움직이는 능력을 향상하도록 지시되어지고, 움직임의 근력과 움직임의 질적인 면(기술)은 향상되어짐이 포함된다. 예를 들어, 뇌졸중 환자가 슬관절 신전근의 약화 손상을 가진다면, 이것은 의자에서 일어서기에 보조가 요구되는 기능적 제한에 기여하고, 슬관절 신전근의 근력 강화를 촉진할 많은 운동 선택이 있다. 그러나 치료적 운동을 위해, 개입은 구성되어져야 하고, 환자는 그 움직임이나 과제를 위한 수행을 향상하기 위해 각 개인의 도전 수준에서 운동하고 실행한다. 다음은 환자의 향상된 수행으로서 향상되어지거나, 진행되는 과제 또는 움직임의 특성 예이다:

- 발생하는 움직임의 크기(또는 양)(예, 작은 범위를 통해 움직이는 것에서 큰 범위 움직임까지 진행 또는 신체의 큰 범위 움직임에서 독립되거나 작은 움직임으로 진행).
- 움직임의 속도(예, 느린 보행속도 훈련부터 빠른 보행으로 진행).
- 수행되어지는 일의 양(예, 실행되어지는 과제의 운동 횟수, 강도, 기간 증가).
- 일을 위한 환자의 능력(지구력)이 향상되어진다(예, 반복 수행 증가 또는 보행훈련 동안 걷는 거리 증가).
- 진행은 다루어지는 신체 부분에 기초할 수 있다(예, 원위 움직임 전에 근위부 움직임을 위한 훈련 또는 다-관절 움직임 전에 단독 움직임의 수행을 위한 훈련에 의해 증가되어질 것이다).[32]

다른 요소(Other Parameters)

과제 수행 능력은 지지적이거나 적절한 도구 사용을 통해 향상되어질 것이고, 그 과제로 실행과 향상된 능력을 허용한다. 예를 들어, 환자는 걷는 능력을 향상하기 위해 족관절 보조기 또는 구르기 동안 부가적인 지지를 제공하기 위해 붙잡는 막대를 사용할 것이다. 진행은 지지량, 도구에 부가된 의지량을 감소함에 의해 또는 조정되거나 적응된 도구에 의해 성취되어질 것이다. 예를 들어, 환자는 평행봉에서 스스로 지지하는 동안 초기에 걸을 것이고, 사점 지팡이로 진행되고 일자 지팡이로 진행된다.[32]

치료적 운동 개입 제공동안 다른 고려사항은 보조사에 의해 제공된 보조량이나 형태이다. 이 진행은 일반적으로 신체적 보조로 인식되고, 보조사는 환자가 그들이 수행할 수 있는 일의 양을 증가하는 동안 제공된 지지양을 단계적으로 줄이는 것이다. 진행은 또한 과제 수행 동안 지도를 위해 제공된 구두 지시의 양처럼 다른 지지를 줄임으로써 성취될 수 있고, 진행은 환자에게 제공되는 실마리의 양을 단계적으로 줄임에 의해 성취되어진다.[32]

뇌졸중 재활에서 부가적인 개입 전략 (Additional Intervention Strategies in Stroke Rehabilitation)

최근에 뇌졸중의 결과로서 기능적 능력 소실의 회복을 촉진하는 어떤 독특한 개입을 지지하는 증거의 인상 깊은 성장이 있었다. 이 개입의 하나는 ***보행 훈련 동안 부분적 체중지지***이다. 이 기법은 트레드밀 또는 환자가 체간 하부와 하지 근위부를 지지하는 멜빵에 의해 매달려 있는 동안(그림 11-5A, B) 땅위에서 보행훈련이 포함된다. 이 멜빵은 사람 체중의 일부를 지지함으로써 그들은 낙상의

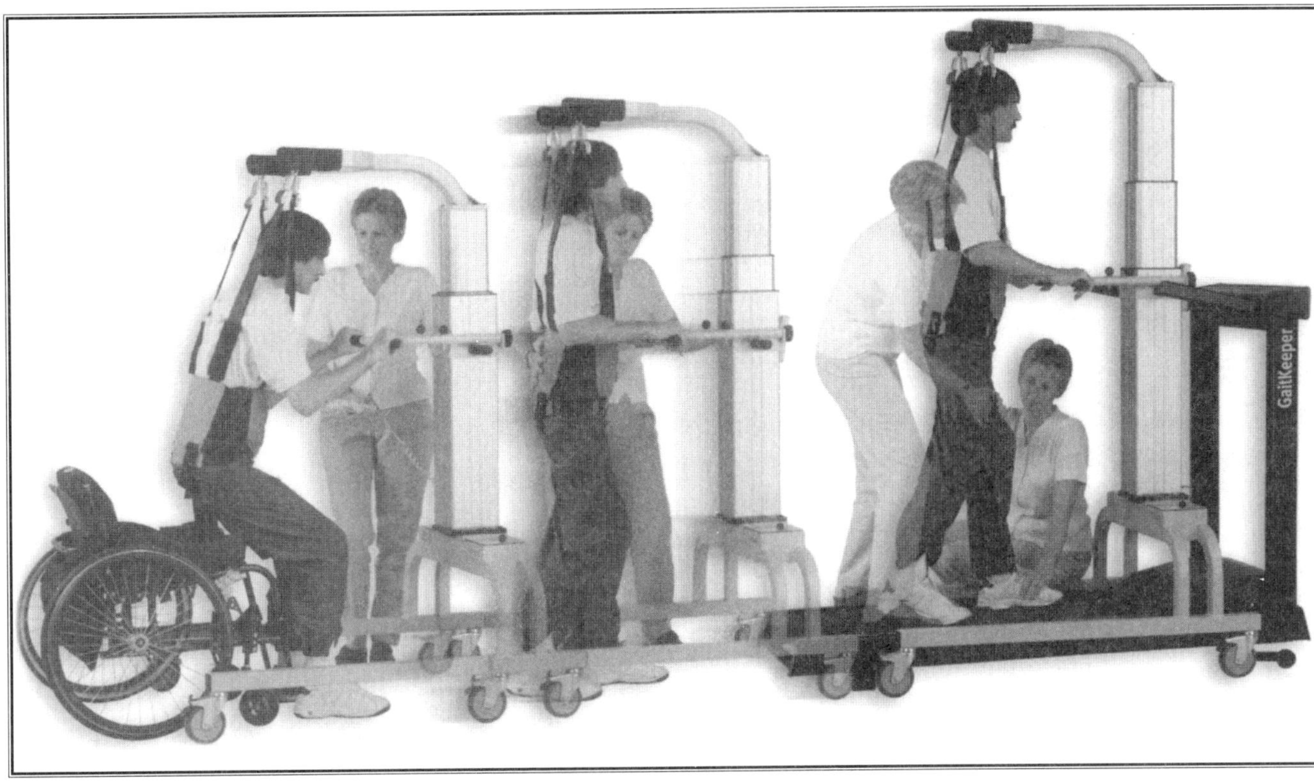

그림 11-5A. 트레드밀에서 체중지지 시스템으로 보행훈련(출처: Mobility Research, LLC; Tempe, Ariz. www.litegait.com).

작은 위험과 보행 변위의 감소로 걷기 과제를 실행할 것이다. 이 기법은 보조에서 유의하게 적은 의존, 더 큰 보행속도, 더 큰 보행 지구력[40,41]에 의해 설명되어지는 것처럼 더 큰 걷기 능력의 회복을 성취한다.

이 개입은 전형적으로 두명 또는 세명의 물리치료사와 보조사가 필요한 움직임을 성취하기 위해 환자를 보조하는 동안 멜빵에 의해 지지된 트레드밀에서 걷기가 포함된다. 그들의 도수 보조는 체중이동, 입각기, 그리고 더 손상된 하지의 유각기와 입각기 움직임을 지도한다. 이 개입의 진행은 (1) 환자의 기술이 향상됨으로써 보조의 양 감소하기, (2) 멜빵을 통해 적은 지지 제공하기(예, 환자의 하지에 체중지지 요구가 증가한다.) 그리고 (3) 트레드밀에서 걷는 속도 증가하기[40,41]에 의해 성취될 것이다. 기대를 보여주는 체중지지 보행 훈련의 다른 선택은 보행 실행동안 하지의 움직임과 지지를 제공하기 위한 로봇 도구의 사용이다.[40]

최근 연구는 체중지지도구로 보행훈련 개입을 받는 뇌졸중 환자는 일반적이지 않음을 발견한다.[42] 이 개입은 상대적으로 새롭기 때문에 드물게 선택되고, 많은 임상에서 장비 수락의 부족함이 있을 뿐만 아니라, 물리치료사가 이 개입에 익숙하지 않다. 그러나 이 개입은 다음 세대를 지나면 더 종종 사용될 것을 기대한다.

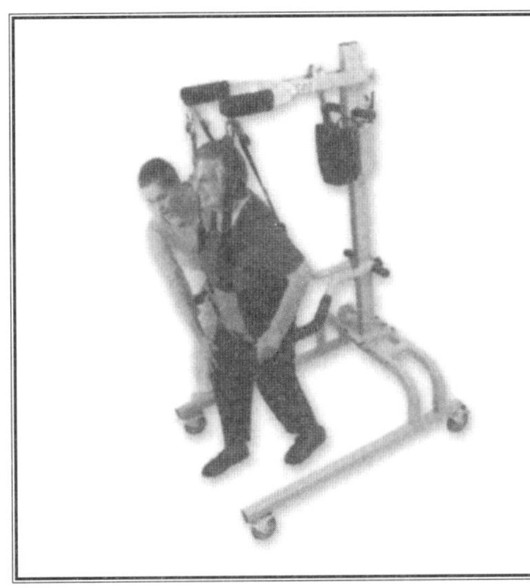

그림 11-5B. 땅에서 체중지지 시스템으로 보행훈련(출처: Mobility Research, LLC; Tempe, Ariz. www.litegait. com).

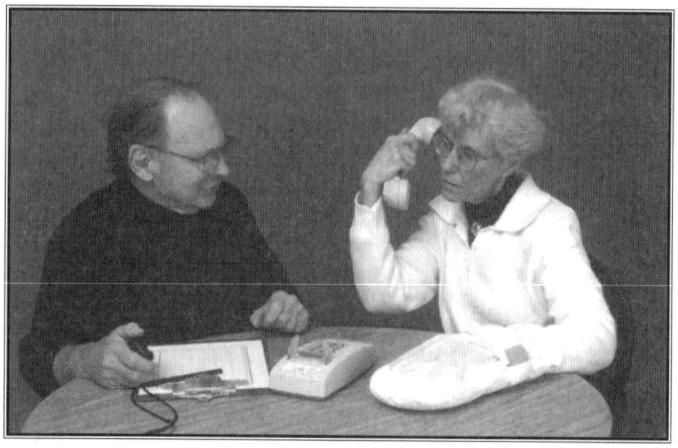

그림 11-6. 압박-감소 치료동안 기능적 활동의 집중적인 반복적 과제 수행에 참여하는 오른쪽 편마비 환자. (Used with permission from the Extremity constraint Induced Therapy Evaluation (EXCITE) Trial, Steven Wolf, Principal Investigator).

뇌졸중 후 운동(움직임)능력 재활을 위한 다른 전략은 ***압박-유도 움직임 치료(CIMT)***이다. 이 개입은 조사 연구의 매혹적인 시리즈로부터 학습된 비사용으로 발전시켰고, 이것은 상지에 감각 경감이 있는 원숭이가 그 팔 사용을 그만두게 될 Edward Taub 심리학자의 연구실에서 발견되었다. 원숭이는 팔 사용에 ***잠재성***을 가졌다. 그러나 그렇게 하는 것은 힘들었다. 그 노력 수준은 소극적인 재강화이고, 반면 감각이 손상된 사지의 사용은 쉽고 적극적인 재강화를 제공한다. 그 사지를 사용하는 것의 피함은 복합을 재강화하고, Taub는 학습된 비사용으로서 정의했다. Taub는 손상되지 않은 사지는 체간에 의해 그것을 감쌈에 의해 속박시키는 개입의 발달 이해로 적용했다. 그리고서 원숭이는 다른 필수적 기능을 수행하기 위해 그리고 스스로 먹기 위해 손상된 사지 사용이 요구되었다. 이것은 사지의 압박-감소 움직임과 기능적으로 사용하기 위한 능력의 회복[43]결과이다.

이 기법은 사지를 움직이고 사용하는 능력이 뇌졸중 후 손상되었을 때, 상지 또는 하지의 움직임 능력의 재활에 효과적으로 제공되어진다. 개입은 14일간 덜-손상된 사지의 압박이 포함되고, 이 기간 동안 환자는 매주 6시간 그리고 각 주말에 부가적인 운동 기간에 손상된 사지를 사용하는 활동과 과제 훈련에 참여한다(그림 11-6). 이 개입은 손상된 사지의 움직임 양과 질적인 면을 효과적으로 증가시키고, 기능적 과제를 위한 사지 사용을 증가시킨다; 개입으로부터 이익은 시간이 지나도 지속된다. 이 절차에서 연구는 대단위 실행이(덜 손상된 사지의 압박이 훈련 활동의 약 70시간과 짝이 된다) 환자에게 제공될 때[43-45] 이 개입의 효력을 확실히 하는데 감명깊다.

CIMT 개입은 이 개입에 특수화된 임상외에서 드물게 적용된다고 나타났다.[42] 이 개입의 광범위한 사용에 대한 장벽은 광범위한 실행기간의 필요성과 관련될 것이다. 이것은 2주간 활동의 완전한 하루가 포함된다.[44,45] 이것은 시간표된 치료기간을 위한 문제뿐만 아니라, 보험회사에 의해 배상 수행을 위한 문제가 나타난다. 다행히도, 시간표를 수정하는 것은 또한 향상된 움직임 조절과 사지의 기능적 사용이 10주 기간에 일주일에 3번, 1시간 훈련기간 후 설명되어지기 때문에 이익 성취의 최근 증거가 있다.[46]

결론
CONCLUSION

CVA 환자를 위한 개입의 준비는 치료계획에 기초하고 각 환자의 목표, 기능적 능력, 퇴원 계획을 고려한다. 자료수집은 뇌졸중의 증후가 물리치료기간 사이 그리고 심지어 기간 내에 변하기 때문에 중요하다. 숙련된 개입이 제공되는 동안 보조사는 변화가 일어날 때를 정립하고, 물리치료사에 의해 수립된 치료계획 내에 제공된 이 개입을 적절히 수정해야 한다. 특별한 집중은 개입의 진행을 거쳐야 하고, 치료적 운동이나 보행 훈련 기법처럼, 환자는 적절히 도전되고 적절한 기능적 능력성취 쪽으로 향상된다.

이 과정 동안 인지적 그리고 의사소통 결함을 위한 잠재력을 인식하는 것이 중요하다. 인지 손상을 조절하는 치료를 수정하기 위한 탁월한 전략은 Shumway-Cook과 Woollacott에 의해 설명되었다.

1. "혼동감소: 과제 목표가 환자에게 명확하게 하기 위해.
2. 동기향상: 환자와 관련되고 중요한 과제로 일하기.
3. 수행의 지속성 장려 : 목표와 일치하여 그리고 이 목표와 조화되는 행동 재강화.
4. 혼동 감소: 간단하고, 명백하고, 간결한 교육 사용.
5. 적절한 학습을 위해 각성의 중등도 수준 찾기: 환경에서 중등도 감각 자극; 화가 난 환자는 각성 수준을 줄이기 위해 자극 강도(부드러운 목소리, 낮은 불빛, 느린 접촉)를 줄이는 것이 요구된다; 무감각한 환자는 자극의 증가된 강도가 요구된다(짧고 큰 명령과 빠른 움직임 사용, 수직 자세에서 일하기).
6. 특별히 재훈련의 초기 단계동안, 감독 수준 증가가 제공된다.
7. 인지손상을 가진 환자와 일할 때 진행이 더 느려질 것을 인지하라.
8. 집중 향상: 과제에 필수적인 지각적 실마리 강조, 그리고 환경에서 관련없는 자극의 수 최소화하기.
9. 문제-해결 능력 향상: 비교적 간단한 과제로 시작하고, 단계적으로 과제-요구의 복잡성을 증가시킨다.
10. 절차상 학습뿐만 아니라, 서술적 학습을 장려: 과제 수행 때, 구두로 정신적으로 예행 과정을 가진다."[3]

마지막으로 이 과정에서 환자, 환자의 가족, 다른 보호자의 역할은 가치있다. 선택된 물리치료 개입제공은 단지 환자의 하루의 작은 부분을 포함할 것이다. 그러나 다른 것이 과정에 포함되기를 장려할 때, 팀 노력은 환자의 재활지지가 가능하다. 이것은 과정을 통해 적절한 결과를 성취하기 위해 환자들에게 필요한 활동과 운동을 확대하고, 재강화할 것이다.

질문
CHAPTER QUESTIONS

1. 허혈성 뇌졸중, 출혈성 뇌졸중, 열과성 허혈 사이 차이점을 설명하라.
2. 실행증이 기능적 과제 수행을 위한 환자의 능력을 어떻게 제한할 것인지 설명하라.
3. 감소된 심폐능력을 가진 환자에게 개입을 제공할 때, 수집될 수 있는 자료를 정립하라.
4. 다음을 정의하라:
   a. 현기증
   b. 평형장애
   c. 실조증
   d. 편마비
   e. 편측무시
   f. 질병부인
   g. 실어증
   h. 부전실어증
   i. 동측성 반맹증
   j. 학습된 비사용
5. 견관절 통증이 뇌졸중 후 왜 고려되는지 설명하고, 견관절 통증 발달을 예방하기 위한 전략을 설명하라.
6. 뇌졸중 후 밀기 행동이 무엇인지 설명하고, 이 행동을 바르게 하는 개입 전략 정립하기.
7. 뇌졸중 환자를 위한 물리치료사의 치료계획을 실행할 때, 환자의 기능적 제한, 균형, 지구력을 정립하고, 논의하기에 보조사가 사용되는 자료 수집 기법을 정립하라.
8. 뇌졸중 환자와 환자-관련된 의사전달과 교육의 비효율성을 향상시키는 전략을 설명하라.
9. 운동 학습을 향상시키고 움직임이나 기능을 교정하고 뇌졸중후 유산소 능력을 증가시키기 위한 치료적 운동 개입 설명하기.
10. 뇌졸중 환자 개입으로서 보행훈련동안 체중지지와 압박-감소 움직임 치료(CIMT), 신경근 전기자극(NMES)의 역할을 정립하라.

사례연구
CASE STUDIES

사례 # 1 (Case # 1)

64세 남자 환자는 CVA 후, 6일째 급성 재활 기관에 의뢰되었다. 그는 왼쪽 내낭 경색으로 진단되었다. 환자는 경증 오른쪽 사지와 체간 약화를 보였다. 환자는 또한 오른쪽 사지 전체에 감소된 감각을 보였다. 그는 손상된 균형과 운동 조절이 보이고, 실행증 때문에 보행활동에 최소 보조가 요구되었다. 환자는 이동활동 때, 일정한 구두 명령이 요구되고 어지러운 환경 또는 다른 사람이 그를 지나 걸어갈 때 쉽게 방해된다. 그는 그의 결함에 약한 통찰력을 가지고 있고, 안전 위험으로서 그에게 놓여진 충동성이 보인다. 환자는 앞서 현관에서 5발짝 들어가는 집에서 혼자 살았으며 그의 목표는 그 환경에 되돌아 가는 것이다. 물리치료사의 치료계획은 근력과 운동 조절을 향상하고, 편평한 면 그리고 편평하지 않은 면에서 보행 훈련 그리고 환자 교육이 요구된다.

질문(Questions)

1. 이 환자에서 보이는 손상, 기능적 제한, 장애를 열거하라.
2. 치료계획내에서, 어떤 활동이 오른쪽 상지 근력 결함을 다루는데 사용되어질 수 있는가? 어떤 변수가 이용될 것인가(횟수, 강도 등)?
3. 이 환자는 운동 실행증과 질병 부인 때문에 보행동안 안전문제를 보인다. 이 환자가 어떤 보행 활동을 실행할 때 환경적인 상황을 어떻게 진행하기를 원하는가?
4. 환자의 기능적 운동성 결함과 관련되어 사용되어지는 피드백 전략을 논의하라.
5. 발달적 순서 개념을 사용하여, 보행 동안 주시되는 운동 실행증의 결함을 다루기 위해 이 환자에게 사용되어지는 다른 자세와 활동선택을 논의하라.
6. 사용되어지는 개입 전략이 효과적인지 결정하기 위해 이 환자에게 관찰해야 할 것은 무엇인가?

사례 # 2 (Case # 2)

72세 여성은 왼쪽 중대뇌동맥 CVA로 여동생과 휴가를 갔다. 그녀는 호텔방에서 응급차를 통해 병원으로 이동되었다. 환자는 오른쪽 상지 전체에 0/5근력을 보였다. 환자는 고관절 신전과 내전 움직임을 시작하기에 적절한 근력을 가졌으나, 오른쪽 하지 근육 전체에 감소된 긴장과 심각한 약화를 보였다. 환자는 모든 운동성에, 구르기, 똑바로 누운 자세에서 앉기 그리고 서기활동을 포함하여, 침대로, 의자차로 이동하는 것에 최대 보조가 요구되었다. 서 있을 때 그녀는 최대 보조와 편지팡이가 필요하고, 오른쪽 하지를 통해 체중을 지지할 수 없다. 환자의 앉기 균형은 감소되었고, 똑바로 선 자세를 유지하기 위해 최소에서 중등도 보조가 요구된다.
환자는 경증 밀기 행동이 보이고, 종종 체중을 왼쪽으로 이동하기 위해 구두명령이 요구된다. 환자는 또한 전체적 실어증을 보인다. 그녀는 말하려고 시도하지 않고, 단지 머리를 끄덕이고 흔들어서 의사 전달한다. 언어치료사의 주시는 환자가 단지 머리를 끄덕이고, 흔드는 것의 50% 정확성을 지시했다. 환자는 90% 정확성으로 신체적 그리고 시각적 명령에 간단한 요구를 따를 수 있다. 퇴원계획은 환자가 집으로 돌아가는 이동으로 환자 아들이 와서 보조하는 것이다. 거기서 그녀는 급성재활기관에 들어갈 것이다. 그녀는 비행기로 이동할 것이다. 아들은 의자차로부터 차 밖으로 어떻게 이동하는지를 배울 필요가 있고, 의자차로 비행기 좌석 밖으로 흉내낸 이동 실행이 필요하다.

질문(Questions)

1. 이 환자에게 보이는 손상, 기능적 제한, 장애를 나열하라.
2. 의자차에 앉을 때 이 환자가 어떻게 자세 잡는 것이 요구 될 것인지 설명하라.
3. 그녀의 실어증과 관련하여 이 환자에게 어떻게 접근할 것인지 설명하라.

4. 그녀의 오른쪽 다리의 사용을 촉진하는데 도움을 주기 위해 사용되어질 수 있는 활동을 설명하라.

5. 이동 움직임을 다룰 때, 어떤 변수가 적절한지 설명하라(움직임의 구성요소, 변화성 등).

6. 환자를 이동할 때 어떻게 보조하는지 환자의 아들에게 가르칠 때 사용하게 될 접근법을 상세히 설명하라.

답은 www.slackbook.com/neuroquestions에 제시되었다.

참고문헌(REFERENCES)

1. Fuller KS. Stroke. In: Goodman CV, Boissonnault WG, Fuller KS, eds. *Pathology: Implications for the PT.* 2nd ed. Philadelphia, Pa: Saunders; 2003:1054-1071.
2. Gordon NF, Gulanick M, Costa F, Fletcher G, Franklin BA, Roth AJ, Shephard T. Physical activity and exercise recommendations for stroke survivors. *Circulation.* 2004;109:2031-2041.
3. Shumway-Cook A, Woollacott MH. *Motor Control Theory and Practical Applications.* 2nd ed. Philadelphia, Pa: Lippincott Williams and Wilkins; 2001.
4. Adams RD, Victor M, Ropper AH. *Principles of Neurology.* 6th ed. New York, NY: McGraw-Hill; 1997:57.
5. Kertesz A, Nicholsom I, Cancelliere A, Kassa K, Black SE. Motor impersistence: a right-hemisphere syndrome. *Neurology.* 1985;35,662-666.
6. Donkervoort M, Dekker J, van den Ende E, Stehmann-Saris JC, Deelman BG. Prevalence of apraxia among patients with a first left hemisphere stroke in rehabilitation centers and nursing homes. *Clin Rehabil.* 2000;14(2):130-136.
7. Van Heugten CM, Dekker J, Deelman BG, Stehmann-Saris JC, Kinebanian A. Rehabilitation of stroke patients with apraxia: the role of additional cognitive and motor impairments. *Disability and Rehabilitation.* 2000;22(12):547-554.
8. Kelly JO, Kilbreath SL, Davis GM, Zeman B, Raymond J. Cardiorespiratory fitness and walking ability in subacute stroke patients. *Archives of Physical Medicine and Rehabilitation.* 2003;84:1780-1785.
9. Mackay-Lyons MJ, Makrides L. Exercise capacity early after stroke. *Archives of Physical Medicine and Rehabilitation.* 2002;83:1697-1702.
10. Bernhardt J, Dewey H, Thrift A, Donnan G. Inactive and alone: physical activity within the first 14 days of acute stroke unit care. *Stroke.* 2004;35(4):1005-1009.
11. Hendricks HT, van Limbeck J, Geurts AC, Zwarts MJ. Motor recovery after stroke: a systematic review of the literature. *Archives of Physical Medicine and Rehabilitation.* 2002;83:1629-1637.
12. Andrews AW, Bohannon RW. Distribution of muscle strength impairment following stroke. *Clinical Rehabilitation.* 2000;14:79-87.
13. Vuagnat H, Chantraine A. Shoulder pain in hemiplegia revisited: contribution of functional electrical stimulation and other therapies. *Journal of Rehabilitation Medicine.* 2003;35:49-56.
14. Turner-Stokes L, Jackson D. Shoulder pain after stroke: a review of the evidence base to inform the development of an integrated care pathway. *Clinical Rehabilitation.* 2002;16:276-298.
15. Murphy MA, Roberts-Warrior D. A review of motor performance measures and treatment interventions for patients with stroke. *Topics in Geriatric Rehabilitation.* 2003;19(1):3-42.
16. Roller ML. The 'pusher syndrome.' *Journal of Neurological Physical Therapy.* 2004;28(1):29-34.
17. Pérennou DA, Amblard B, Laassel EM, Benaim C, Hérisson C, Pélissier J. Understanding the pusher behavior of some stroke patients with spatial deficits: a pilot study. *Archives of Physical Medicine and Rehabilitation.* 2002;83:570-575.
18. Pierce SR, Buxbaum LJ. Treatments of unilateral neglect. *Archives of Physical Medicine and Rehabilitation.* 2002;83:256-268.
19. Swan L. Unilateral spatial neglect. *Physical Therapy.* 2001;81(9):1572-1580.
20. Stone SP, Wilson B, Wroot A, Halligan PW, Lange LS, Marshall JC, Greenwood RJ. The assessment of visuo-spatial neglect after acute stroke. *J Neurol Neurosurg Psychiatry.* 1991;54(4):345-350.
21. Maeshima S, Dohi N, Funahashi K, Nakai K, Itakura T, Komai N. Rehabilitation of patients with anosognosia for hemiplegia due to intracerebral hemorrhage. *Brain Injury.* 1997;11(9):691-697.
22. Pedersen PM, Jørgensen HS, Nakayama H, Raaschou HO, Olsen TS. Frequency, determinants, and consequences of anosognosia in acute stroke. *Journal of Neurological Rehabilitation.* 1996;10:243-250.
23. Ross ED. Acute agitation and other behaviors associated with Wernicke aphasia and their possible neurological basis. *Neuropsychiatry, Neuropsychology, and Behavioral Neurology.* 1993;6(1):9-18.
24. Lundy-Ekman L. *Neuroscience: Fundamentals for Rehabilitation.* Philadelphia, Pa: WB Saunders; 2002.
25. Waxman SA. *Correlative Neuroanatomy.* 23rd ed. Stamford, Conn: Appleton and Lange; 1996.
26. Ghika-Schmid F, Bogousslavsky J. Affective disorders following stroke. *Eur Neurol.* 1997;38(2):75-81.

27. Bohannon RW. Evaluation and treatment of sensory and perceptual impairments following stroke. *Topics in Geriatric Rehabilitation.* 2003;19(2):87-97.

28. *Guide to Physical Therapy Practice.* 2nd ed. Alexandria, Va: American Physical Therapy Association; 2001.

29. Lewis CB, McNerney T. *The Functional Toolbox: Clinical Measures of Functional Outcomes.* Washington, DC: LEARN Publications; 1994.

30. Lewis CB, McNerney T. *The Functional Toolbox II: Clinical Measures of Functional Outcomes.* Washington, DC: LEARN Publications; 1997.

31. Bohannon RW. Measurement, nature, and implications of skeletal muscle strength in patients with neurological disorders. *Clinical Biomechanics.* 1995;10(6):283-292.

32. Fell DW. Progressing therapeutic intervention in patients with neuromuscular disorders: a framework to assist clinical decision making. *Journal of Neurological Physical Therapy.* 2004;28(1):35-46.

33. Faghri PD, Rodgers MM, Glaser RM, Bors JG, Ho C, Akuthota P. The effects of functional electrical stimulation on shoulder subluxation, arm function recovery, and shoulder pain in hemiplegic stroke patients. *Archives of Physical Medicine and Rehabilitation.* 1994;75:73-79.

34. Price CI, Pandyan AD, Electrical stimulation for preventing and treating post-stroke shoulder pain: a systematic Cochrane review. *Clinical Rehabilitation.* 2001;15,:5-19.

35. Gritsenko V, Prochazka A. A functional electrical stimulation-assisted exercise therapy system for hemiplegic hand function. *Archives of Physical Medicine and Rehabilitation.* 2004;85:881-885.

36. Sullivan JE, Hedman LD. A home program of sensory and neuromuscular electrical stimulation with upper-limb task practice in a patient 5 years after a stroke. *Physical Therapy.* 2004;84:1045-1054.

37. Newsam CJ, Baker LL. Effect of an electric stimulation facilitation program on quadriceps motor unit recruitment after stroke. *Arch Phys Med Rehabil.* 2004;85(12):2040-2045.

38. Burridge JH, Taylor PN, Hagan SA, Wood DE, Swain ID. The effects of common peroneal stimulation on the effort and speed of walking: a randomized controlled trial with chronic hemiplegic patients. *Clinical Rehabilitation.* 1997;11(3):201-210.

39. Gentile AM. Skill acquisition: action, movement and neuromotor processes. In: Carr J, Shepherd R, Gordon J, et al, eds. *Movement Science: Foundations for Physical Therapy in Rehabilitation.* 1987:93.

40. Hesse S. Rehabilitation of gait after stroke: evaluation, principles of therapy, novel treatment approaches, and assistive devices. *Topics in Geriatric Rehabilitation.* 2003;19(2):109-126.

41. Visintin M, Barbeau H, Korner-Bitensky N, Mayo NE. A new approach to retrain gait in stroke patients through body weight support and treadmill stimulation. *Stroke.* 1998;29(6):1122-1128.

42. Jette DU, Warren RL, Wirtalla C. The relation between therapy intensity and outcomes of rehabilitation in skilled nursing facilities. *Arch Phys Med Rehabil.* 2005;86(3):373-379.

43. Taub E, Uswatte G, Pidikiti R. Constraint-induced movement therapy: a new family of techniques with broad application to physical rehabilitation--a clinical review. *Journal of Rehabilitation Research and Development.* 1999;36:237-251.

44. Blanton S, Wolf SL. An application of upper-extremity constraint-induced movement therapy in a patient with subacute stroke. *Physical Therapy.* 1999;79(9):847-853.

45. Kunkel A, Kopp B, Müller G, Villringer K, Villringer A, Taub E, Flor H. Constraint-induced movement therapy for motor recovery in chronic stroke patients. *Archives of Physical Medicine and Rehabilitation.* 1999;80:624-628.

46. Page SJ, Sisto S, Levine P, McGrath RR. Efficacy of modified constraint-induced movement therapy in chronic stroke: a single-blinded randomized controlled trial. *Archives of Physical Medicine and Rehabilitation.* 2004;85:14-18.

제 12 장

퇴행성 질환 환자: 파킨슨 병, 다발성 경화증, 근위축성 측색 경화증

CLIENTS WITH DEGENERATIVE DISEASES : PARKINSON'S DISEASE, MULTIPLE SCLEROSIS, AND AMYOTROPHIC LATERAL SCLEROSIS

주요용어(KEY WORDS)

근위축성 측색 경화증(Amyotrophic lateral Sclerosis)
중추신경계의 퇴행성 질병(Degenerative disease of the Central Nervous System)
다발성 경화증(Multiple Sclerosis)
파킨슨 병(Parkinson' s Disease)
물리치료 검사(Physical Therapy Examination)
물리치료 개입(Physical Therapy Intervention)
치료적 운동(Therapeutic exercises)

목표(CHAPTER OBJECTIVES)

- 파킨슨 병, 다발성 경화증, 근위축성 측색 경화증의 증상과 증후를 논의하고, 물리치료 검사와 개입의 영향을 설명하기.
- 중추신경계의 퇴행성 질병을 가진 환자와 고객을 위한 공통된 개입 전략을 논의하기.
- 중추신경계의 퇴행성 상태의 환자 치료에서 보조사를 도울 수 있는 "임상적 귀중한 것" 정립하기

소개
INTRODUCTION

물리치료 개입에 의뢰된 많은 환자는 중추신경계의 특별한 부분의 퇴행이 원인인 상태를 가졌고, 특별히 움직임을 손상시키거나 영향을 준다. 퇴행성은 정상 노화 과정이 원인일 것이고, 성적 비정상에 의해 조정되며 환경적 요소에 의해 악화되거나 빨라지게 된다. 움직임 전문가로서, 물리치료사와 보조사는 아주 높은 기능적 능력과 적절한 건강을 성취하는 퇴행성 신경근 질병을 가진 환자와 고객을 돕는데 중요한 역할을 한다. 중추 신경의 다양한 구조의 특별한 기능의 충분한 이해는 임상가에게 손상된 구조에 기초해서 잠재적인 움직임 장애에 영향을 주는 것을 이해하게 할 것이다. 이것은 보조사에게 상태의 전형적인 표현을 가정하여 무엇을 기대하는지 결정하는 것을 허용할 것이다. 그 결과로 질병의 특별한 표현에 따르지 않는 환자 상태의 가능한 변화를 물리치료사에게 의사 전달하는 것을 허용한다. 예를 들어, ***파킨슨병***

*(PD)*을 가진 환자를 치료하는 보조사가 이 환자 신체의 한 쪽 면에 마비가 발달됨을 발견했다면, 보조사는 이것이 파킨슨병의 의료적 진단과 일치하지 않기 때문에 물리치료사에게 이 조사결과를 전달해야 한다.

이 장은 세 가지 일반적인 퇴행성 질병: 파킨슨병(PD), 다발성 경화증(MS), 근위축성 측색 경화증(ALS)에 초점을 둘 것이다.

파킨슨병
PARKINSON' S DISEASE

파킨슨병(PD)은 정상적인 일상과제를 수행하는 개인의 능력이 손상된 다양한 움직임 장애 결과로 나타나는 의료상태이다. 미국에서 100,000명당 100~150명이 PD에 영향을 받고, 60세 이상의 1%에서 영향을 받는다.[1]

PD 환자는 다음 운동 손상 중 하나 이상이 존재할 것이다: 운동완서(움직임의 과도한 느림), 강직, 휴식 시(의도적이지 않은) 진전, 자세불안정, 빨라지는 보행.[2] PD에서 운동 완서는 또한 "on-off 현상"과 연합되고, 공간에서 고정되거나 "막대기"로 나타나는 동결 현상에 의해 특징된다. 그리고 일반적으로 대단위 운동 활동[3] 동안 보인다. PD와 연합된 다른 신체적 특성은 증가된 흉추 후만증과 감소된 요추전만증; 구부정하고 굴곡된 자세가 포함된다.[2] 각각의 PD 표현은 모든 사지의 대단위 운동 기능을 손상시키고, 그래서 부정적으로 균형을 손상시킨다. 약한 균형은 낙상에 이르며 이것은 다른 노화 문제의 모든 것에다가, 삶을 위협하는 결과를 만들 수 있다. PD 환자에서 낙상의 횟수를 보고하는 질문을 이용하는 한 연구는 이 환자의 1/3이상에서 낙상을 보였고, 최소 일주일에 한 번 낙상을 한 경우가 10%이상이라고 주장했다. 낙상의 원인은 자세 불안정, 움직임 기능장애, 보행 비정상, 앉기와 일어서기의 어려움이다.[4] 약한 균형은 또한 낙상 위험을 증가시킨다. 낙상은 서기, 걷기, 회전하기, 등 지지없이 앉기 때, 지연된 운동 반응 때문에 일어날 것이다.[5] 정상 노화로서, 낙상은 증가된 문제가 된다. 노화와 PD와 같은 질병의 이미 존재한 진단으로, 낙상 위험뿐만 아니라, 낙상 후 결과적인 문제는 더 큰 결과를 가질 것이다.

PD는 기저핵의 진행성 퇴행이기 때문에, 시간은 점차적으로 변형된 자세와 강직과 운동 완서의 증가를 가져온다. 이것은 균형 능력의 감소에 이른다. 결국은 움직임은 너무 많은 에너지가 요구됨으로써 환자는 고정된 체간과 굴곡 구축으로 침대 안정이 될 것이다. 향상된 단계에서, 흡기는 감소하고, 기침은 어렵고, 기관지 폐렴이 죽음의 이유 중 하나가 될 것이다.[2]

전통적으로, 약물 치료는 PD와 관련된 손상, 기능적 제한, 장애의 진행을 지연하는 일차적인 개입이다. PD 약물의 전반적인 효과는 기저핵 기능에 중요한 신경 전달물인 도파민의 뇌공급을 계속 공급하는 것이다. PD의 일반적인 약물은 Sinemet(Merck and company, Whitehouse Station, NS), Levadopa - Carbidopa Combinaton이 포함된다. 허가된 "다음의 전반적인" 약물은 Permax(EliLilly and company, Indianapolis, Ind)와 Mirapex(Boehringer Ingelheim Pharmaceuticals, Ridgefield, Conn)을 포함한다. 이것은 운동 수행을 향상하기 위해 대뇌 도파민 수용기를 자극하고, 결합하는 도파민 작용약이다.[6] 이 약물 동안, 환자는 예상할 수 없는 on-off 에피소드를 일으키는 운동 파동을 경험할 것이고 이것은 일상생활동작과 이동활동 수행과 관련된다.

다발성 경화증
MULTIPLE SCLEROSIS

다발성 경화증(MS)는 젊은 성인에게 영향을 주는 가장 일반적인 신경학적 상태이다. 이것은 백질에 일차적으로 중추신경을 통해 흩뜨려진 수초의 소실과 퇴행에 의해 특징된다. 이 상태에서, 탈수초의 플라그는 중추신경의 지지구조를 형성하는 회돌기세포의 파괴와 염증에 의해 수반된다. 수초의 퇴행 때문에, 신경전달물은 붕괴되고 신경 자극의 전달이 지연되거나, 사라지는 것으로 나타난다.[7]

질병 패턴의 용어에서, 전통적인 표현은 악화(퇴보)와 경감(증후의 부분적 또는 전체 사라짐)기간에 의해 특징된다. 질병이 진행됨으로써 악화의 기간은 더 자주, 더 길어지게 되고, 반면 경감의 기간은 더 제한되어진다. 이 질병에 걸린 환자는 기능의 진행적인 퇴보를 보인다. 악화와 관련되는 요소는 과도한 피로, 더운 날씨, 열 때문에 신체 온도 상승, 외상, 뜨거운 목욕이나 샤워가 포함된다.[7]

지난 세대를 지나, 질병을 수정하는 약품 치료가 발달되었다. 이 약품은 퇴보의 횟수와 심각도를 줄이고, MRI에 보여지는 뇌병변 수를 감소시키고, 앞으로의 장애를 가능한 감소시키는 것으로 발견되었다. 약물은 두가지 분류로 나누어진다: (1)면역조절체, 이것은 면역계를 수정하고 Beta interferon la-intramuscular(Avonex[Biogen, Cambridge, Mass]), Beta interferon la-subcutaneous(Rebif[Serono, Rockland, Mass]), Beta interferon 1b(Betaseron[Berlex, Montville, NJ]) glatiramer acetate(Copaxone[Teva Pharmacentical, kansas City, Mo])를 포함한다. 그리고 (2)면역억제제, 이것은 면역계를 일시적으로 중지시키는 mitoxantrone(Novantrone [Serono, Rockland Mass])를 포함한다.[8]

근위축성 측색경화증
AMYOTROPHIC LATERAL SCRELOSIS

근위축성 측색경화증(ALS)은 또한 루게릭 질병으로 잘 알려져 있고, 성인에 영향을 주는 가장 일반적인 진행성 신경 퇴행성 질병이다. 이 질병은 뇌와 척수의 운동 신경원의 진행적 퇴행을 포함한다. 질병의 진행은 빠르고, 호흡계의 합병증 때문에 죽음이 2~5년 내에 발생한다.[9]

임상적 증후는 섬유속수축(근섬유의 불수의적 연축), 근육경련, 피로, 약화, 위축을 포함한다. ALS의 초기에는 아주 다양한 패턴이 있고, 가장 일반적인 패턴은 하지에서 시작하고, 두 번째로 가장 일반적인 패턴은 상지에서 시작하고, 연수 시작이 뒤따르고, 가장 늦게 일반적인 패턴은 상지와 하지의 원위 근육에서 증상이 보인다. 각 패턴의 시작으로, 결과적으로 완전한 마비에 이르는 다른 근육 약화 확대로 대부분 환자의 ALS의 결과적 진행은 비슷하다. 죽음의 원인은 일반적으로 호흡 소실과 관련된다.[9]

ALS의 진행을 특징짓는 몇 가지 단계와 시기가 있다.[9]

I 단계(Phase I)

I 단계는 ***독립 단계***라 하고, 어떤 제한없이 대부분 일상 활동을 수행하는 환자의 능력에 의해 특징된다. I 단계 아래 3시기가 있다. 1 시기에, 환자는 경증 약화가 있고 "서투름"을 호소한다. 2 시기는 어떤 근육 군에 영향을 주는 더 뚜렷한 약화에 의해 특징된다. 이것은 또한 ADL에 나타난 수행 능력에서 눈에 띄는 감소가 이 시기에 있다. 3 시기는 사지의 원위 부분에 더 심각한 선택적 약화가 보인다. 호흡은 또한 이 시기에 영향을 받기 시작하고 증가된 피로와 호흡노력의 가벼운 증가가 보인다.

II 단계(Phase II)

Ⅱ 단계는 ***부분적 독립***이라 한다. 이름이 의미하는 것처럼, 환자는 이 단계에서 몇 가지 일상생활 동작에 보조가 요구된다. Ⅱ 단계는 두 시기가 있다.: 4 시기와 5 시기. 4 시기에서 환자는 대부분 일상생활동작을 여전히 수행할 수 있으나, 쉽게 피곤해진다. 이동에서 환자는 이 지점에서 대부분 의자차를 이용한다. 근육약화는 뚜렷하고 긴장 비정상은(경련성) 뚜렷해질 것이다. 질병의 진행 때문에 기능적 수행에서 더 영향받는 것은 5 시기에 뚜렷하고, 이것은 하지의 의미있는 약화와 상지의 중등도에서 중증 약화에 의해 특성화된다. 감소된 운동성 때문에, 피부붕괴의 위험이 또한 이 시기에 뚜렷하다.

III 단계(Phase III)

Ⅲ 단계는 질병으로 ***의존***단계라 한다. 이 단계 아래에 한 시기가 있고, 이것은 6 시기이다. 이 시기에, 환자는

침대 범위에 있고, 일상생활 동작에서 최대보조가 요구된다. 호흡 기능은 이 시기에 심각하게 손상된다.

검사와 평가: 물리치료 보조사의 역할
EXAMINATION AND EVALUATION: THE ROLE OF THE PHYSICAL THERAPIST ASSISTANT

퇴행성 질병이 있는 환자의 ***물리치료 검사***는 몇 가지 요소에 의해 이끌어져야 한다. 첫 번째와 주요한 것은 기능에 대한 그들의 능력에서 증상과 증후의 손상을 환자의 관점으로부터 정립하는 것이 중요하다. 기능에서, 환자가 무엇을 할 수 있고, 할 수 없는지를 결정하는 것이 중요하며 정립된 기능적 제한을 일으키는 손상을 가설화한다. ***물리치료 실행 지침***[10]은 임상가들을 환자의 기능적 수준의 가장 좋은 표현을 제공하게 될 적절한 검사와 측정을 정립하는데 도움이 될 도구이다. 보조사는 재검사(4장 참조)의 부분에 위임될 것이고, 물리치료사에게 검사와 측정의 결과를 명백하게 의사전달하는 것이 최고로 중요하다.

보조사로서, 상황과 관련된 특별한 증상과 증후를 정립하고, 이 증상과 증후를 감독하고, 이 증상의 어떤 의미있는 변화를 물리치료사 감독관에게 의사전달하는 것이 중요하며 이것은 증후의 진행, 지시된 물리치료개입의 비효율성, 약물문제, 다른 중복이환의 가능성을 지시할 것이다. 재활팀은 다른 의료 참여자에게 의뢰할 필요가 있는 다른 증상과 증후의 인식이 있어야 한다. 예를 들어, 가슴 울혈 증후, 어려운 호흡, 증가된 기침, 점액은 흡기 폐렴을 지시할 것이고 편의상 해결되어야 한다. 이 울혈은 감소된 호흡기능(가슴 확장, 분비물을 깨끗하게 하는 능력 감소, 비효율적인 기침)에 의해 예견되어질 것이고, 퇴행성 질병이 있는 환자에서 꽤 일반적인 합병증이다.

검사에서 살펴보면, 시행되어질 운동과 활동에 관한 결정을 하기 위해 환자와 가족 목표 정립이 중요하다. 표준화된 기능적 검사는 종종 임상의에게 환자의 기능에서 질병 진행의 영향에 관해 유용한 정보를 제공한다. 기능의 연속적인 검사는 임상의에게 기능의 전반적인 객관적 기록을 허용한다.; 그러나 이것은 항상 물리치료사에 의해 할 수 있는 결과의 신중한 해석을 따르게 한다. PD, MS, ALS 환자에 관리되어 질수 있는 ***전반적인*** 기능적 검사의 예는 Performance Oriented Mobility Assessment(POMA)[11]", Berg Balance Scale(BBS)[12], Functional Reach Test(FR)[13], TUG[14]가 포함된다. 이 검사는 임상가에게 환자의 기능 수준과 낙상 위험에 관해 통찰력을 줄 수 있다. 몇 가지 질병-특수 검사는 또한 발달되었다; PD를 위해 United Parkinson's Disease Rating Scale(UPDRS)[15], 그리고 MS를 위해, kurtzke Extended Disability Status Scale(EDSS).[16]

4장에 언급한 모든 검사 영역은 환자의 기능적 제한, 손상, 장애의 명백한 모양을 제공하기 위해 퇴행성 질병 환자에서 평가되어져야 한다.

개입
INTERVENTION

퇴행성 질병 을 가진 환자를 위한 ***물리치료 개입***은 교정, 치료교육, 정립된 기능적 제한과 손상을 위한 보상작용에 기초하게 된다. ***지침***은[10] PD, MS, ALS 환자 치료할 때, 물리치료사에 의해 일반적으로 사용되는 절차상 개입을 정립한다. 다음의 모든 개입은 환자가 안정되고 개입 기간 동안 처치된(형식화된) 평가가 필요하지 않는 한 보조사에게 위임될 수 있다.

유산소와 지구력 컨디셔닝과 재건
(Aerobic and Endurance Conditioning and Reconditioning)

기능적 활동을 수행하는 능력에서 심폐능력을 가진 환자의 능력은 적절한 건강이 중심이다. 등급화된 운동은 환자에게 증가된 활동을 이겨내도록 허용하기 위해 심폐기능의 안정된 수준 내에서 활동을 수행하도록 허용해야 한다. 일상생활동작 훈련, 보행, 이동활동은 이것의 끝을 수행하도록 병합되어질 수 있다. 수중 운동 프로그램은 또한 환자에게 관절에 충격이 적으면서 이러한 활동을 수행하도록 허용한다: 그러나, 증가된 정수압 때문에 증가된 일량이 감독되어야 한다. 유산소와 지구력 컨디셔닝과 재건의 예는 상부 체간 에르고메티(UBE)의 사용, 하지 발판 운동기 또는 운동용 자전거, 트레드밀 훈련, 적절한 보조도구를 이용한 걷기, 신체 징후가 안정된 제한 내에서 만들어지는 동안 참을 수 있는 한 거리 증가가 포함된다.

일상생활동작 훈련에서, 치료사는 간단한 일상생활 동작 과제(예, 환자가 양말과 신발을 신는 동안 앉기 균형 유지하기) 촉진으로 시작하고서 자세조절, 협응, 지구력, 안정성에서 시스템의 더 높은 요구가 요구되는 활동으로 진행할 수 있다.

균형, 협응, 그리고 민첩성 훈련(Balance, Coordination, and Agility Training)

질병 후에 의료 합병증과 감소된 활동의 재건 효과를 피하기 위해 낙상 위험 감소를 강조해야 한다. 특수한 과제 수행훈련은 매일 과제 수행을 향상하고, 운동성 활동의 확신 증가, 삶의 질을 향상하도록 제시될 수 있다. 전정 훈련은 균형 과제에서 전정계의 역할을 높이도록 제시될 것이고, 체성 감각과 시각계의 소실을 대상하도록 한다. 예는 눈을 뜨고 감고서 선 자세 체중이동 활동; 스펀지 위에 서기 또는 균형잡기; 걷기; 실꼬기; Tai Chi; 양치질 같은 기능적 과제 수행동안 균형 유지하기, 냉장고나 부엌 찬장에서 뭔가를 잡기 또는 양말과 신발을 신는 동안 균형 유지하기가 포함된다. 균형 운동은 일상생활동작, 보행훈련, 지구력 훈련과 병행하여 수행되어야 할 것이다. 치료사는 환자가 똑바로 앉기에서 시작하고, 필요할 때 적절한 지지를 제공하고, 환자에게 똑바른 자세 "감각"에 대해 교육하고, 압박(견관절을 통한 압축은 협력수축을 허용하고 그러므로 안정화된다), PNF 율동적 안정화를 통해 이 자세에 안정성을 향상시킨 후 PNF를 이용하여 자세교육이나 도수 그리고 기계로 전반적인 저항을 이용하여 점차적인 저항을 주고, 근력 강화시킨다. 일단 환자가 정적 앉기 자세에서 비교적 안정성이 성취되면, 치료사는 동적 앉기로 작업이 진행될 수 있다. 이것을 성취하기 위해, 임상가는 일상생활동작 훈련과 병행할 수 있다. 예를 들어, 임상가는 환자에게 그들의 BOS 밖에 있는 물체를 잡도록 요구함으로써 균형을 유지하도록 이끌 수 있다. 환자가 기울이는 각도를 다양화할 때, 등척성 유지를 수행하는 것은 환자가 그 자세에서 고유수용성 입력 성취와 동작의 증가에서 안정성을 허용할 것이다. 환자는 더 많은 일상생활동작(예, 앉아있는 동안 신발과 양말신기) 또는 여가활동(예, 풍선치기, 공기, "농구"또는 다트 던지기)에서 새롭게 학습된 균형 전략을 이용할 수 있다. 같은 원리가 정적 그리고 동적 서기 균형을 촉진하는 동안 사용되어질 수 있다.

유연성 운동(Flexibility Exercises)

퇴행성 질병 환자에게 기능적 과제동안 신체의 정상 범위를 허용하기 위해 가동범위와 유연성을 유지하거나, 향상하는 것이 중요하다. 그러므로써 낙상의 위험을 줄인다. 유연성 운동은 또한 낮은 신체 위생과 화장하기처럼 일상생활동작의 쉬운 수행이나, 한 면에서 다른 면으로 쉽게 이동하기를 허용한다. 이 운동은 또한 긴장도를 정상화할 수 있고, 이것은 PD, MS, ALS 환자에게 중요한 문제이다. 매일 가동범위가 중요한 것처럼, 환자는 어떻게 자가 보조 가동범위 활동을 수행할 것인지 이 활동 수행에 가족을 어떻게 교육할 것인지가 가르쳐져야 한다. 예는 견관절 움직임(굴곡, 외전, 내-외회전), 주관절(굴곡과 신전), 전완(회내와 회외), 손목과 손(굴곡, 신전, 외전, 내전), 고관절(굴곡, 신전, 외전, 내-외회전), 슬관절(굴곡과 신전), 족관절과 발(배측굴곡, 저측굴곡, 내반, 외반)의 능동 가동 범위를 위해 수동에서 능동 보조가 포함된다.

이완(Relaxation)

퇴행성 질병을 가진 환자를 위한 성공적인 재활 프로그램에서 종종 잊어버리지만 그럼에도 불구하고, 중요한 구성요소는 이완훈련이다. 호흡운동의 형태로 이완은 근육과 생체기관의 증가된 산소화를 허용하고, 그럼으로 증가된 수행과 지구력에 이르게 된다. 이것은 향상된 삼키기와 말하기에 이르게 될 것이고, 반면 가슴 확장과 과정에서 향상된 자세를 허용한다. 활동 예는 율동적 호흡, 근육군의 수축과 이완에 의한 진행적인 이완, 상상이나 음악의 사용이 포함된다.

신경근 교육이나 재교육(Neuromuscular Education or Reeducation)

기능적 수행을 적절화하기 위해 정상 기능적 운동 프로그램을 수행하는 환자의 능력을 유지하는 것이 중요하다. 이것이 PD, MS, ALS 때문에 손상된다면, 보조사는 어떤 정상 긴장이 성취되었음을 허용하는 목표에 다양한 신경학적 접근을 이용하여 이 기능의 수행을 촉진할 수 있다. 관찰기회가 열려있는 동안 정상 움직임의 수행을 촉진하고, 의식적으로 지속적으로 그 창문을 열고 넓힘으로써 환자는 결과적으로 가장 능률적이고, 효과적이고, 가능한 기능적 방법에서 전체 프로그램 순서를 수행한다. 이 신경학적 접근의 예는 근육을 근력강화하고, 기능적 운동성, 이동, 보행을 촉진하는 PNF나 NDT의 사용이 포함된다.

보행과 이동훈련 (Gait and Locomotion Training)

위에 제시된 효과에다가, 보행이나 이동 훈련은 환자의 기능적 독립에 중요하다. 기능적 거리를 이동할 수 있는 것은 환자가 움직임에서 더 자유로움을 허용할 뿐만 아니라(예, 침실에서 부엌이나 욕실까지 걸을 수 있는 능력), 지역 사회의 생산적 구성원과 더 사회적인 구성원이 되도록 허용한다. 보행이 불가능하다면, 적절한 보조도구(예, 의자차)를 안전하게 그리고 독립적으로 사용하는 환자의 능력은 환자가 가능한 기능적이 되도록 허용하는 동안 힘과 지구력을 향상할 것이다. 예는 적절할 때, 점차적으로 보조를 줄이는 동안 편평하거나 편평하지 않은 면에서 적절한 보조도구를 사용하여 의자차 움직임 훈련과 보행훈련을 포함한다.

일상생활동작 훈련 (Activities of Daily Living Training)

위에서 언급한 모든 활동은 환자에게 가능한 더 높은 독립 수준을 허용하기 위해 일상생활동작 수행에서 향상을 촉진하는 최종목표를 가져야 한다. 예는 옷입기, 화장하기, 씻기, 이동, 침대 운동성처럼 활동을 위한 훈련이 포함된다.

임상적 귀중한 것 CLINICAL PEARLS

다음은 퇴행성 질병이 있는 환자를 돕는 접근 영역으로부터 제시된다.

초점 1 : 파킨슨 병 (Focus 1: Parkinson's Disease)

1. 회전은 중요하다. 체간 회전은 체간 회전이 금기증인 다른 상태이거나 척추상태나 수술 때문에 금기증이지 않는 한 PD를 위한 어떤 물리치료 개입의 한 부분이 된다. 회전은 축 근육의 긴장을 감소시켜 체간 강직이 감소되고, 더 정상적이고 기능적인 움직임을 수행하도록 허용하는 영역이 된다. 회전은 환자가 일어나기 전에 아침에 침대에서 똑바로 누운 자세에서 수행할 수 있고 (하부체간회전), 하루 동안 앉은 자세에서 그리고 선

자세에서 (이 자세에서 안전한 오래) 수행할 수 있다. 흔들기는 또한 긴장을 감소시킨다. 보조사는 신문을 읽거나 커피를 마시는 동안 아침에 흔들 의자에 앉도록 교육하기를 원할 것이다. 이것은 축 긴장을 감소하는 것을 도울 뿐만 아니라, 변비를 감소시킬 연동작용을 도울 것이다.

2. 환자는 그룹 운동에 참여하기를 장려한다. 그룹운동은 환자에게 사회적 활동에 참여를 허용한다. 비슷한 상태 또는 상황을 가진 다른 사람과 대화하기; 그리고 유연성, 근력, 지구력을 향상한다.
3. 상상하기를 도울 것이다. 시각적 상상의 병합은 수축이든 이완이든 운동 수행을 도울 것이다. "나무처럼 강하고 안정된 것"을 시각화하도록 환자에게 가르치는 것은 서기 균형 향상을 도울 것이다; 또한 시각 표상은 이완을 도울 것이다("당신이 좋아하는 곳에서 이완하고 있는 것을 상상하라....").
4. 음악과 리듬은 도움이 될 것이다. 음악은 종종 얼어있는 상태 위로 퍼지는 리듬감이 있는 비트가 주어진다. 그리고 걷기나 보행 개입에 매우 효과적으로 사용될 수 있다.

초점 2: 다발성경화증 (Focus 2: Multiple Sclerosis)

1. 환자는 적절한 건강을 성취하도록 장려된다. 다른 근육군의 근력 소실을 대상하는 손상 받지 않은 근육의 근력을 유지하는 목표와 함께, 피트니스의 전체적으로 높은 수준을 유지하도록 장려한다. 이것과 관계해서 환자는 일상적인 운동, 적절한 영양과 수분에 의해 그들의 건강을 위한 책임이 있음을 허용하고, 외과의에 의해 제공된 의료 충고를 따르고, 긍정적이고 낙천적인 정신사고 방식을 유지한다.
2. 피로와 고열을 조심하라. 초반에 언급한 것처럼, MS 환자와 고객을 위한 하나의 조심은 피로와 열에 대한 감소된 지구력이다. 항상 치료를 하는 곳의 환경을 고려하라. 고열을 최소화하기 위해 온도를 조절하고, 이것은 환자의 피로 원인이 될 것이다. 치료 시간과 순서 또한 중요하다. 환자는 하루에 더 어렵고, 잠재적으로 더 피로를 주는 활동 수행에서 가능한한 에너지를 보존하도록 장려한다.
3. 균형과 협응을 향상한다. 균형과 협응의 적절한 수준은 낙상 위험을 감소시키고, 이차적 합병증(이것은 환자에게 손해가 될 것이다)의 발달을 예방한다. 운동의 예는 위에서 제공하였다. 이 운동은 삶의 질을 향상시킬 기능적 훈련의 합병으로 행하도록 제시된다.
4. 기능적 과제를 위한 훈련에 긴장도를 정상화한다. (경련성 감소) 기능적 과제의 수행은 가능한 한 정상 긴장도와 패턴의 기초 위에 수행된다면 오래 수행할 것이다. 이것을 고려해서, 비정상 긴장도는 정상 움직임의 기초가 일어날 수 있는 것에 의해 "Open a window"에서 처음 감소되어야 한다. 신장, 이완, 긴장-억제 자세의 사용은 경련성을 감소시킬 수 있는 개입의 어떤 예이다.
5. 피부 파괴를 위한 피부 평가를 환자에게 가르침에 의해 손상된 감각을 대상하라. 보행 때 적절한 신발을 사용하기, 보호감각의 부족으로 위험하게 될 상황을 인식하기(예, 음식하기, 욕조로 가기, 편평하지 않은 면에서 걷기).
6. 환경에 적응하고, 기능과 안전성을 향상하고, 관절을 보호하기 위해 적절한 보조기 적용 사용하기. 환자의 환경은 에너지 보존을 돕고 더 효과적인 움직임을 돕기 위해 수정되어질 수 있다. AFO와 같은 보조도구는 환자에게 손상으로부터 관절을 보호하는 동안 더 효과적으로 더 안전하게 이동하고 보행하도록 허용한다.
7. 적절한 의료 전문가에게 환자를 의뢰할 필요를 물리치료 감독관과 논의한다. 환자는 다른 건강

치료전문가에 의해 더 잘 관리될 수 있는 다른 증상과 증후가 보일 것이다. 신경정신학자, 언어치료사, 작업치료사에게 의뢰는 기능을 향상하도록 환자를 도울 것이다.

초점 3 : 근위축성 측색 경화증 (Focus 3 : Amyotrophic Lateral Sclerosis)

1. 심폐기능을 적절화하기. 좋은 심폐 건강의 유지는 감소된 산소화로부터 발생하는 이차적 합병증 때문에 기능적 수준에서 빠른 악화를 피하기 위해 ALS 환자에게 매우 중요하다. 개입 예는 횡격막 호흡 운동, 보조로 기침(필요할 때)과 적절한 체간 배열을 유지하는 자세운동(이것은 효과적인 호흡에 중요하다)이 포함된다. 더 복잡한 장비와 개입은 질병의 더 진행될 상태에 있는 환자나 어떤 환자에게 필요할 것이고, 외과의와 호흡치료사에게 의뢰는 적절할 것이다.
2. 기능적 수행 최대화하기. 모든 환자의 재활을 논의할 때 이것은 사실일 수 있는 반면, 가장 높은 기능 수행의 유지는 ALS 환자와 고객에게 최대로 중요하다. 침대에서 움직임, 이동하기, 이동활동, 앉기와 서기 균형, 화장실 사용과 위생활동처럼 생체 활동을 수행하기 위한 능력의 성취나 유지가 강조되어야 한다. 환자는 구축을 예방하고 근력을 유지하고 향상하기 위해 가동범위와 근육강화 훈련 프로그램으로부터 유효할 것이다. 이 운동으로 구성된 가정 프로그램은 환자 또는 보호자에 의한 보조에 의해 독립적으로 수행되고 적절하다. 적응된 장비의 사용은 보조없이 활동의 수행을 위해 허용될 것이고 고려되어야 한다. 이 장비는 보조기 적용에서 이동이나 가동범위 향상을 보조하는 것까지의 범위이다(막대기에 닿기와 옷입기 보조물을 위한). 적응장비의 보호 속에서 개인적 치료 보조물이며 또한 사용할 때, 기능을 적절히 하는 것을 보조할 것이다.
3. 의사전달을 향상하기 위해 가능한 물리치료 선택을 논의하라. ALS 환자가 말하는 근육의 마비 때문에 구두로 의사 전달하는 능력의 상실이 있을 때, 변형된 의사전달 전략이 고려되어질 것이다. 이것은 기본적인 의사전달 보드의 형태에 있을 것이며 더 복잡한 컴퓨터 장비 형태가 될 것이다.
4. 적절한 정신적 건강은 중요하다. 긍정적 정신 사고방식을 유지하는 것은 신체의 면역반응에 유해한 스트레스를 감소시킨다. 좋은 정신적 건강을 성취하기 위한 접근의 예는 매일 운동, 지지 그룹에 참여, 정신적 상담, 좋은 영양, 다른 것의 협력이 포함된다. 기능적 수행에서 관찰된 악화의 잠재적인 이유가 우울임을 기억하는 것도 중요하다. 보조사는 물리치료사에게 조사 결과를 전달해야 한다.

결론
CONCLUSION

중추신경의 퇴행성 질병이 있는 환자와 고객은 종종 물리치료 서비스를 받고 효과를 보인다. 적절한 개입은 정립된 기능적 제한과 손상에 기초한다. 물리치료사에 의해 발달된 개별화된 치료 프로그램은 보조사에 의해 효과적으로 실행될 수 있다. 다양한 치료 접근이 이 장에서 제시되었다. 물리치료사와 보조사 사이의 의사전달은 환자의 건강 수준을 적절히 하기 위해, 적당하고 증거에 기초한 환자 치료를 향상하기 위해 중요하다.

질문
CHAPTER QUESTION

1. PD, MS, ALS의 일반적인 증상과 증후는 무엇인가?
2. PD, MS, ALS 환자와 일할 때, 보조사가 사용하는 일반적인 개입 전략은 무엇인가?
3. PD 환자와 일할 때, 회전은 왜 중요한 개입인가?
4. PD 환자와 일할 때, 보조사를 도울 수 있는 두 가지 "임상적 귀중한 것"은 무엇인가?
5. MS 환자와 일할 때, 치료기간동안 어떤 주의가 주어져야 하나?
6. MS 환자와 일할 때, 보조사를 도울 수 있는 4가지 "임상적 귀중한 것"은 무엇인가?
7. ALS 환자의 심폐 기능을 적절하게 하기 위해 사용할 수 있는 개입은 무엇인가?

사례연구
CASE STUDIES

각각 다음의 환자 경우에, 다음을 정립하라:

a. 존재하는 손상과 기능적 제한.

b. 환자의 기능적 수행을 향상하는 것에 도움을 주기 위해 보조사에 의해 수행될 수 있는 잠재적 개입.

사례 # 1 : 파킨슨병
(Case #1: Parkinson' s Disease)

MG는 12년 전에 PD로 진단받은 72세 남자이다. 고객은 그의 부인과 독립적 삶의 기관에 살고 있다. 환경은 고객에서 건강 치료를 위한 좋은 수락뿐만 아니라, 사회적 상호작용과 인지적 도전의 넓은 범위를 제공한다. MG는 인지적으로 그의 주변을 깨닫고, 그의 병의 효과를 깨닫는다. 그는 보행과 옷 입을 때, 불안정성, 약한 밤 시각, 그가 경험한 증후로서 때때로 침흘림을 언급했다.

환자는 최근에 Sinemet와 Mirapex를 복용한다. 그는 약이 줄어들 때, 동결 현상을 경험한다고 보고했다. 그 결과로서 그와 그의 아내는 조심스럽게 약 효과가 최고일 때 산책을 계획한다. 고객은 이동, 옷 입기, 씻기처럼 일상생활동작과 이동 활동에 점차적으로 어려움을 보고했다. 고객은 또한 지난 몇 주간 증가된 낙상을 기록했다. 그는 앞으로 연속적인 낙상 후에 심각한 손상이 지속될 것을 두려워한다.

환자는 구부정한 자세, 둥근 어깨, 흉추 후만증이 나타나며 빠르게 진행하는 보행으로 건물로 이동한다. 그는 또한 휴식 시에 환약을 굴리는 진전이 나타난다. 그는 침대에서 매트로 최소한의 보조로 이동한다. 기능적 운동성 검사는 고객이 침대 운동성에 독립적이나 똑바로 누운 자세에서 앉기로 최소 보조가 요구된다고 하였다. 그는 앉기에서 서기 수행에 최소 보조가 요구된다. 앉기 균형은 좋으나, 서기 균형은 나쁘다. 가동범위는 모든 사지에서 기능적 제한 내에 있다. 환자는 그의 양측 하지에서 약화를 보인다. 환자는 체간 강직을 보인다. 환자는 Tinetti Balance and Gait Test에서 17/28 점수를 보인다. 이것은 낙상 위험을 지시한다. 환자는 Functional Reach Test에서 6인치 점수를 보이고, 이것은 또한 낙상 위험을 제시한다: Berg Balance Test는 또한 수행되었고, 환자는 38/56점을 받았고, 또한 낙상 위험을 지시한다.

사례 # 2 : 다발성 경화증
(Case # 2 : Multiple Sclerosis)

P는 5년전에 MS로 진단받은 45세 여성이다. 그녀는 최근 전화국에서 시간제로 일했고, 전화와 컴퓨터 장착을 했다. 이것은 집에서 일하도록 허용한다. 그녀는 지난 몇 년간 기능적 능력에 점차적인 악화를 보고했다. 그녀는 진단 후에 악화와 경감의 몇 번의 기간을 가졌다. 그녀는 남편과 10대 딸과 살며 둘은 그녀의 일상 활동을 돕는다. 그녀의 최근 호소는 하지의 약화, 피로, 시

각 혼동의 기간(복시)을 포함한다. 그녀는 다리 경련 때문에 밤에 잠이 부족하다고 보고했다. 환자는 일반적으로 그녀가 화장실에 갈려고 일어날 때, 밤 동안 몇 번 낙상을 언급했다. 환자는 필요할 때, 지지를 위해 벽과 가구를 잡고 집에서 독립적으로 이동할 수 있다.

지역사회에서 그녀는 앞쪽에 바퀴가 있는 보행기를 사용하여 짧은 거리를 이동할 수 있으나, 쉽게 피로해진다. 그녀는 밖에 있을 때, 이동의 기본 도구로서 의자차를 이용한다.

가동범위 검사는 양측 슬괵근과 가자미근의 단축을 보인다. 수정된 Ashworth Scale을 이용한 긴장도 평가는 하지에서 2 등급을 보인다. 환자는 손상된 상지와 하지의 가벼운 접촉과 고유수용성 감각을 보이고 상지보다 하지가 더 영향을 받았다.

침대 운동성, 똑바로 누운 자세에서 앉기, 의자차로 이동은 독립적이나 환자는 이 움직임을 느리게 수행한다.

앉기 균형은 정적에서 좋으며 역동적에서 Fair+~G 이다. 서기 균형은 정적에서 G이고, 동적에서 F이다.

환자는 Tinetti Balance and Gait Test에서 16/28점을 Berg Balance Test에서 41/56점을 받았다. 이 두 가지 검사는 환자의 증가된 낙상 위험을 제시한다.

사례 # 3 : 근위축성 측색경화증 (Case # 3 : Amyotrophic Lateral Sclerosis)

환자는 ALS로 의료 진단을 받은 58세 남자이다. 그는 2년 전에 이 상태로 진단을 받았다. 환자는 트럭 운전사로 퇴직했고, 그의 일차 보호자인 여자친구와 2배 넓어진 이동차에서 산다. 환자는 가정 건강 지지적 서비스를 받는다: 간호사가 매달 방문하고, 가정 건강 보조사가 이틀에 한 번 자가 – 치료 활동을 돕기 위해 방문한다.

환자는 구두로 의사전달 할 수 있으나, 그의 보호자는 환자의 말이 나빠지고 있다고 보고했다. 환자는 또한 밤에 호흡의 어려움을 보고했고, 산소 보충을 한다. 검사시간 동안, 환자의 생체 징후는 다음과 같다;

혈압 120/90, 맥박 88, 호흡 20. 환자는 방광 실금이 있고, Foley 카테터를 가진다. 피부의 시진은 가볍게 붉어진 천골 부위가 나타난다. 그는 최소 보조와 머리 위 그네 막대 사용으로 침대에서 움직일 수 있다. 그는 똑바로 누운 자세에서 앉기로 일어나기와 침대에서 의자차로 이동하기에 최소 보조가 요구된다. 환자는 앉기와 서기에서 약한 균형을 보인다. 그는 최소 보조로 설 수 있고, 보조로 몇 발짝 걸을 수 있으나 기능적으로 이동할 수는 없다. 환자는 이동의 일차 방법으로 의자차를 사용한다.

환자는 양측 저측굴곡 구축을 보이고, 양쪽 슬괵근의 약간의 단축을 보인다. 그는 양쪽 하지의 경련성을 가졌다(수정된 Ashworth Scale의 2등급). 양쪽 하지와 상지의 근력은 전반적으로 3~3+/5이다. 환자는 양쪽 하지의 소실된 고유수용감각을 보이고, 양측으로 가벼운 접촉 감각 손상이 보인다.

답은
www.slackbook.com/neuroquestions에 제시되었다.

참고문헌(REFERENCES)

1. Schenkman M, Cutson TM, Kichibhatla M, Chandler J, Pieper C. Reliability of impairment and physical performance measures with Parkinson's disease. *Physical Therapy.* 1997;77(1):19-27.
2. Melnick ME. Basal ganglia disorders: metabolic, hereditary, and genetic disorders in adults. In: Umphred DA, ed. *Neurological Rehabilitation.* 4th ed. St. Louis, Mo: Mosby; 2001:669-670.
3. Marsden CD. On-off phenomena in Parkinson's disease. In: Rinne UK, Klinger M, Stamm G, eds. *Parkinson's Disease: Current Progress, Problems, and Management.* Amsterdam, The Netherlands: Biomedical Press; 1990.
4. Koller WC, Glatt S, Vetere-Overfield B, Hassanein R. Falls and Parkinson's disease. *Clin Neuropharm.* 1989;12(2):98-105.
5. Aita JF. Why patients with Parkinson's disease fall. *JAMA.* 1982;247(4):515-516.
6. *New Parkinson's Drug Receives Marketing Clearance.* Mirapex is the first new Parkinson's drug cleared in U.S. this decade. http://www.nyschp.org/the_pharmacist/aug97/parkdrug.html. Accessed May 31, 2005.

7. Frankel D. Multiple sclerosis. In: Umphred DA, ed. *Neurological Rehabilitation*. 4th ed. St. Louis, Mo: Mosby; 2001:595-599.

8. National Multiple Sclerosis Society. The National MS Society's disease management consensus statement. http://www.nationalmssociety.org/Sourcebook-Early.asp. Accessed June 2, 2005.

9. Hallum A. Neuromuscular diseases. In: Umphred DA, ed. *Neurological Rehabilitation*. 4th ed. St. Louis, Mo: Mosby; 2001:377-378.

10. *Guide to Physical Therapist Practice*, 2nd ed. Alexandria, Va: American Physical Therapy Association; 2001.

11. Tinetti ME. Performance-oriented assessment of mobility problems in the elderly. *J Am Geriatr Soc*. 1986;34:119-126.

12. Berg K. Measuring balance in the elderly: validation of an instrument. *Physiother Canada*. 1989;41:304.

13. Duncan PW, et al. Functional reach: a new clinical measure of balance. *J Gerontol*. 1990;45:M192.

14. Podsiadlo D, Richardson S. The timed "up and go": a test of basic functional mobility for frail elderly persons. *J Am Geriatr Soc*. 1991;39:142.

15. Stebbins GT, Goetz. Factor structure of the Unified Parkinson's Disease Rating Scale: motor examination section. *Mov Disord*. 1998;13(4):633-636.

16. Kurtzke JF. A new scale for evaluating disability in multiple sclerosis. *Neurology*. 1955;5:580.

제 13 장

신경재활 환자에게 동반되는 심폐문제

CARDIOPULMONARY ISSUES ASSOCIATED WITH NEUROREHABILITATION PATIENTS

주요용어(KEY WORDS)

유산소운동(aerobic exercise)
천식(asthma)
호흡재훈련(breathing retraining)
심장의(cardiac)
만성 폐쇄성 폐질환(chronic obstructive pulmonary disease(COPD))
울혈성 심질환(congestive Heart failure)
낭포성 섬유증(cystic fibrosis)
심근경색(myocardial infarction)
폐의(pulmonary)
혈관의(vascular)

목표(CHAPTER OBJECTIVES)

- 심혈관계와 폐 시스템의 해부학과 생리학을 설명하기.
- 신경근 병리가 심혈관과 폐기능에 주는 영향 설명하기.
- 신경 재활에서 보여지는 일반적인 심혈관과 폐 죽음을 설명하기.
- 일차적 또는 이차적 심혈관과 폐 문제가 있는 사람에게 사용되는 물리치료 검사, 평가, 개입 도구와 기술을 설명하고, 보조사에게 적절한 것을 설명하기.
- 운동을 중지하기 위한 환자를 교육하는 보조사가 제시할 증상과 증후를 설명하기.

소개
INTRODUCTION

움직임은 신경근육계가 적절한 산소를 받고 이산화탄소 배설물을 지속적으로 제거하지 않는 한 불가능하다.

심폐 시스템은 이 과제를 수행하는 책임이 있다: 폐 시스템을 통해 산소가 몸에 들어가고, 이산화탄소가 나간다. 그리고 혈액은 폐를 통해 주입되고, 심혈관계에 의해 신체의 나머지에 주입된다. 부적절한 산소 방출과 부적절한 이산화탄소제거의 결과로 ***폐*** 또는 ***심장*** 시스템에서의 어떤 문제는 신경 근육과 근골격계에 기능적 움직임을 어렵게 할 수 있다. 그러므로 치료사가 신경 재활에서 환자와 일할 때마다, 치료사는 심혈관계와 폐 시스템에 영향을 주는 병리적 변화에 집중할 필요가 있다. 이 문제는 움직임 능력을 방해하고, 존재하는 신경 근육 문제를 확대한다. 이 장의 목적은 (1) 신경근 병리가 어떻게 심장, 혈관, 호흡 기능에 직접적으로 영향을 주는지 검토하고; (2) 중요한 일차적 심혈관과 폐 죽음의 어떤 것을 논의하고 이것은 신경재활에서 볼 수 있을 것이다. 그리고 (3) 사용되어지는 검사, 평가, 개입 도구와 기술을 소개하는 것이다. 보조사는 초기 평가에 계속해서 어떤 기능적 검사 수행이 요구될 것이고, 위임된 개입에 책임이 있다. 이러한 이유로, 보조사는 평가과정을 이해해야 한다.

심혈관과 폐 시스템의 해부학과 생리학의 간단한 검토
BRIEF REVIEW OF ANATOMY AND PHYSIOLOGY OF CARDIOVASCULAR AND PULMONARY SYSTEMS

심혈관과 ***폐*** 시스템에 의해 분배된 주요한 외형의 하나는 요구되어진 펌핑 작용이다. 심장은 폐와 시스템 혈관을 통해 혈액을 펌프하기 위해 분당 약 80번 수축한다. 환기 근육과 흉복부 골격은 환기펌프를 형성하고 이것은 분당 약 15번 폐 안쪽과 밖으로 공기를 이동시킨다. 코와 입으로부터 인두, 후두, 기관을 통해 신체에 공기를 이동하고, 폐포에 도달할 때까지 점차적으로 작은 기포(기관지와 세기관지)로 이동한다. 폐포는 두개의 세포 형태로 구성된 얇은 벽이 있는 구조이다: 얇은 세포는 폐포의 구조를 형성하고 표면을 생성하는 세포이다. 표면은 폐포 면 긴장을 감소시키는 비누와 같은 물질이고, 폐 쪽으로 공기를 가져가기 위해 작은 압력을 생성하는 환기 펌프를 허용한다. 폐 모세혈관을 덮어싸는 폐포는 단지 산소와 이산화탄소 가스의 교환이 일어나는 곳에 위치한다. 폐포에 어떤 액체나 점액의 축적은 가스 교환을 방해할 것이다.

네 개의 방이 있는 심장은 혈액을 받는 심방과 심장 밖으로 혈액을 펌프하는 심실로 구성된다. 심장의 오른쪽 면은 조직 순환으로부터 약하게 산소화된 혈액을 받고, 폐 쪽으로 폐동맥을 통해 혈액을 펌프한다. 심장의 왼쪽은 폐정맥으로부터 잘 산소화된 혈액을 받고, 조직동맥, 소동맥, 모세혈관 쪽으로 대동맥을 통해 혈액을 펌프한다. 이것은 신체 나머지 부분에 혈액을 가져간다. 심장은 대동맥의 가지인 관상동맥을 통해 잘 산소화된 혈액 공급을 받는다. 조직 순환은 규칙적이어서 뇌는 휴식이나 운동 상황 아래 같은 혈액 흐름을 받을 것이다.[1,2] 심장으로부터 산소 교환 또는 펌핑 작용이 손상된다면, 뇌는 기능에 요구되는 혈액 양을 여전히 사용할 것이다. 그 결과로서 어떤 환자는 적절한 기능을 허용하기 위해 골격근에 부적절한 산소 공급을 가지고 그래서 빨리 피로해진다. 보조사는 환자가 움직임 동안 힘들게 호흡하는지 그리고 그 호흡이 피곤함의 호소 후에 나타나는지 근육 피로의 증상을 나타내는지 관찰할 필요가 있다.

심혈관과 폐 기능에 영향을 주는 신경근 병리
NEUROMUSCULAR PATHOLOGIES AFFECTING CARDIOVASCULAR AND PULMONARY FUNCTION

신경근 병리의 몇 가지 형태는 심혈관 기능에 직접적인 영향과 관련된다. SCI 는 혈관 수축과 혈관 이완을 조절하는 자율신경 섬유가 파괴될 수 있다. 정상적으로, 똑바로 누운 자세에서 똑바로 선 자세(앉기 또는 서기)로 이동할 때, 혈관은 다리에서 울혈로부터 혈액을 보호하기 위해 혈관 수축한다. 어떤 SCI 후에, 이 반사가 사라지고, 그 환자는 쉽게 자세 변화 동안 저혈압이 될 수 있다. 저혈압은 혈압이 낮음을 의미한다. 이것은 부적절한 대뇌 혈액 흐름 때문에 현기증을 일으킬 수 있고, 폐에서 부적절한 혈액 흐름과 가스 교환 때문에 호흡의 단축이 발생할 수 있다. 이러한 이유로, 환자는 종종 혈압 도구 사용을 통해 감독될 필요가 있을 것이다. 보조사는 개입 기간 동안 이 기능을 수행하도록 요구되어질 것이다.

적절한 환기 펌핑 작용은 (1) 뇌간 호흡조절 중추로부터 적절한 하행신경 운동 방출, (2) 환기 근육의 손상되지 않는 말초 신경-운동 신경지배, (3) 적절한 신경 전달물질 방출과 신경종말과 근육 사이 연접에서 결합, (4) 적절한 힘을 생성하는 환기 근육 수축이 요구된다. 이 지역의 어떤 곳의 문제는 정상 호흡을 방해할 수 있다. 예를 들어, 대뇌피질에 영향을 주는 오른쪽 뇌혈관 사고를 가진 환자는 신체의 왼쪽 면의 근육에 운동 신경지배가 왼쪽 가슴 벽의 감소된 환기 움직임을 가질 것이다. 이 환자는 적절한 호흡이나 강한 기침을 만드는 것이 어려울 것이다. 체벽근육은 체간의 양측 신경지배 때문에, CVA 환자는 환기 시스템 내에 양측 손상을 가질 것이다. 근이영양증을 가진 다른 환자는 환기 근육이 근육 자체의 변성 때문에 적절한 환기 펌핑 움직임을 일으키기에 너무 약하기 때문에 기계적 환기 사용이 필요할 것이다(8장 참조). 후만증이나 측만증처럼 의미있는 척추만곡을 일으키는 신경근 문제를 가진 어떤 환자는 적절한 기능을 위한 근육 능력에 영향을 주는 구조적 제한 때문에 적절한 환기 펌핑을 생성하는 것이 부가적으로 어려울 것이다. 명백하게, 이제까지 논의된 심폐 문제는 존재하는 병리에 이차적이고 질병과정은 물리치료결과에 영향을 줄 것이다. 이러한 이유로 물리치료사는 중추신경 결함이 있는 환자의 기능적 제한에 특별히 초점을 둔 기능적 활동 동안 호흡 운동과 병행하는 개입을 위임할 것이다.

일차적 심혈관과 폐 병리
PRIMARY CARDIOVASCULAR AND PULMONARY PATHOLOGIES

심혈관 병리
(Cardiovascular Pathologies)

증후군이 있는 그룹에 의뢰되는 ***울혈성 심부전*** 용어는 부적절한 심실 펌핑 작용에 의해 발생하고, 이것은 다양한 병리로부터 발생할 수 있다.[3-5] 펌핑 능력은 심장 근육의 손상에 의해 감소될 수 있고, 심근경색(일반적으로 심장사고라 불린다) 또는 심근 병리에 의해 일어나거나 심실에서 떠나는 혈액을 방해하는 혈관 협소에 의해 발생한다. 왼쪽 심장 부전이 발생할 때, 부적절한 심장 박출은 (분당 심장을 떠나는 혈액의 양) 뇌와 말초기간에 혈액 흐름을 감소시킬 수 있고, 가벼운 두통, 현기증, 그리고 저혈압을 일으킨다. 왼쪽 심실이 대동맥을 통해 충분히 혈액을 펌프할 수 없는 한, 혈액은 폐로 되돌아가게 되고, 폐 부종을 일으킨다(폐 혈관으로부터 심방으로 액체가 새어나오게 한다). 폐부종은 씨근거리는 소리, 흰색이나 분홍색 같은 (붉은 혈액 세포의 존재에 의해 발생) 거품 같은 분비물을 만드는 기침, 약한 동맥산화, 호흡장애(호흡의 짧음)와 관련된다. 오른쪽 심장 부전은 정맥계로 대정맥을 통해 혈액을 되돌아가게 한다. 이것은 경부정맥의 다양한 팽창, 사지의 부종, 간과 복부강(ascites)에 액체 정체(간비대를 일으킴)가 원인일 수 있다. 오른쪽 심장이 폐 쪽으로 산소 제거된 혈액을 적절히 펌프하지 못함으로 환자는 또한 호흡 단축의 증상을 보일 것이다. 보조사는 호흡 단축이 오른쪽 또는 왼쪽 심장부전, 근육 문제, 걱정 때문인지 구별할 책임이 없다. 보조사는 물리치료사에게 이것을 보고하고 증상과 증후를 인식할 책임이 있다. 물리치료사가 가능하지 않다면, 보조사는 이 문제를 특별한 임상상태에 의존해서 의사나 간호사에게 보고해야 한다. 동맥경화증은 가장 일반적으로 뇌, 심장, 하지에 공급하는 혈관으로 신체의 많은 부분에서 동맥혈관의 협소에 이를 수 있다.[3] 혈관 좁아짐은 허혈에 이를 수 있고(조직에 적절한 산소의 부족) 허혈이 지연되면, 산소를 빼앗긴 조직의 경색(죽음)이 있다. 뇌에 부적절한 혈액 공급은 (머리외상이나 뇌졸중 때문에) 이 책의 다른 장에서 설명한다; 그러므로 여기서는 관상동맥(이것은 심장을 공급한다)과 말초동맥(이것은 사지를 공급한다)을 포함한 병리를 논할 것이다.

심장 근육에 혈액이 부적절하게 분포(공급)되었을 때, 가슴에서 쥐어짜고 단단한 또는 통증을 느낄 것이고 턱, 등, 팔(특별히 왼쪽에)에 통증을 느낄 것이다. 다른 증후는 메스꺼움과 가슴앓이[4]가 포함된다. 심장 감각신경이 손상된 당뇨나 SCI 환자는 심장 허혈이나 경색이 발생할 때 통증이나 단단함을 경험하지 않을 것이다. 이것은 심장 허혈의 시작을 정립하는데 중요하며 (1) 심장의 부하가 활동을 중지함에 의해 즉각적으로 감소될 수 있고 (2) 관상혈액 흐름이 심장 근육에 영구적인 손상을 예방하기 위해 약물에 의해 증가될 수 있다. 심장 허혈의 병력을 가진 환자는 종종 증후가 나타날 때 복용하기 위해 nitroglycerin 약을 가지고 다닌다. 보조사는 이것이 그들에게 위임되어진다면 개입을 중지할 책임이 있다. 보조사는 이전에 교육되어지지 않는 한 어떤 약물을 주기 전에 물리치료사나 외과의를 불러야 한다. 가족 구성원은 외과의의 추천을 알아야 하고, 보조사가 가정 건강 환경에 있다면 약물을 준다.

부정맥(arrhythmia)과 *dysrhythmia*용어는 심장의 불규칙한 박동을 설명한다. 이것은 심장 허혈에 의해 또는 심방과 심실을 통해 전기적 충격을 전달하는 심장 내의 특별한 세포 손상에 의해 원인이 될 수 있다. 부정맥이 일어날 때, 어떤 환자는 가슴에 퍼덕거리거나 세게 치는 감각을 설명한다. 다른 것은 무호흡, 머리가 이상함, 어지러움을 느낄 것이고 어떤 환자는 아무런 증후를 갖기 않을 것이다. 부정맥이 심장 박출 감소가 원인이라면, 환자는 그들의 일반적인 활동 수준을 참을 수 없을 것이고 피곤한 느낌을 호소할 것이다. 맥박의 리듬이나 힘의 변화는 부정맥 발달을 지시할 수 있다. 활동 전과 후의 맥박과 혈압 주시는 활동을 견딜 수 없는 어떤 환자의 재활의 일상적인 부분이다. 치료사 또는 보조사는 개입시간동안 몇 번이나 심박동률과 혈압을 주시할 필요가 있을 것이다. 이것은 심장이나 폐 질환이 있는 환자와 일할 때 중요한 구성요소가 된다.

말초 동맥 질환은 동맥 혈관의 협소 또는 차단을 포함하고, 하지에 우세하게 영향을 준다. 부적절한 혈액 흐름은 일반적으로 증가된 하지 혈액 흐름을 요구하는 상황아래 발생한다. 예를 들어, 증후는 혈액 흐름이 근육을 수축하기 위해 적절한 산소와 영양분을 공급하도록 증가되어야 하기 때문에 하지의 어떤 형태의 활동 동안 일반적으로 발생한다. 말초동맥 질병환자는 어떤 거리를 걷고 난 후 다리 통증이나 불편함을 보고하고 있다. 환자가 걷기를 멈추면, 통증이나 불편함은 제거된다.

심부정맥혈전증(DVT)은 일반적으로 하지에 발생하는 혈액 덩어리이고, 붉어짐, 부종, 따뜻함, 압통을 일으킨다. 이것은 덩어리 부분이 부러지고, 색전을 형성하고, 정맥계를 통해 심장 쪽으로 이동하고, 폐동맥에 박히기 때문에 위험한 상태이다. 폐 내에서 혈관에 끼어들면, 이것을 폐 색전이라 부른다. 색전은 폐의 한 부분에 혈액이 들어가는 것을 방해하고, 저산소증(감소된 동맥산화), 무호흡(호흡곤란), 빠른 호흡, 가슴 통증을 일으킬 것이다. 폐색전이 치명적이 될 수 있기 때문에 어떤 예견되는 DVT는 처음부터 혈액 응고저지 치료를 위해 의사에 의해 신속하게 평가되어야 한다. DVT 환자는 덩어리의 실험실 혈액 검사를 통해 혈액 응고저지치료가 효과적이며 의료허가가 지시될 때까지 신체적 활동에 참여하지 않는다.

폐 병리 (Pulmonary Pathologies)

만성 폐쇄성 폐질환(COPD)은 미국에서 가장 일반적인 질병 중 하나이다.[5] 광범위하게 분류하면, COPD는 천식, 기관지 확장증, 만성기관지염, 폐기종, 낭성 섬유종으로 언급된다. 그러나 COPD 용어는 일반적으로 폐기종, 만성기관지염, 또는 두개가 복합된 특성이 있는 질병을 가진 환자를 설명하기 위해 임상적으로 사용된다. 폐기종은 폐의 탄력성 조직의 파괴에 의해 발생하는 질병이다.[5] 이것은 호기 공기 흐름을 일으키고, 폐에서 과도한 공기의 흐름을 막는 결과인(***초인플레***라 한다) 폐의 탄력성 되튐을 줄인다. 폐기종 환자는 거대한 흉곽(통가슴)을 가질 것이고 휴식 시 호흡동안 보조근육을 사용할 것이고 (특히 흉쇄유돌근과 상부승모근) 그리고 휴식 시 또는 운동 동안 호흡곤란을 호소할 것이다(호흡 불안). 만성기관지염은 개인이 2년 동안 일년에 3개월간 기침을 할때 임상적으로 진단한다(점액을 만드는 기침).[5] 초인플레를 일으키는데다가, 이 질병은 동맥 혈액의 산화를 감소하고 이것은 청색증이 되는 원인일 수 있고, 푸른 빛이 도는 입술, 점액막, 눈의 결막에 의해 증거가 된다.[3]

천식은 어린이와 성인에서 매우 일반적인 질병이다. 이것은 자발적으로 회복되거나 약물로 인한 염증에 의해

특징된다.[5,6] 천식환자는 정상 폐기능 기간 사이에 변형이 있고, 천식성 에피소드는 기도협소(작은 기도 주변의 평활근의 경축에 의해 발생), 씩씩거림이나 기침, 그리고 호흡곤란에 의해 특징된다. 이 에피소드는 알러지에 노출, 호흡감염, 찬 환경, 또는 운동에 의해 자극되어질 것이다. 천식의 이환률은 증가하고,[5] 이것은 현재 천식은 약물을 통해 잘 조절되거나, 천식 에피소드를 일으키는 사건을 피함으로써 잘 조절될 수 있음을 인식한다. 어린이와 일할 때, 부모는 아이가 천식이 진단된다면 물리치료사에게 정보를 주어야 한다. 어린이가 의료진단을 가지지 않고 개입이 보조사에게 위임된다면, 보조사는 아이가 호흡이 어려운지 정립할 필요가 있고, 즉시 이 문제를 물리치료사에게 보고한다. 환자가 성인이라면, 환자나 가족은 일반적으로 천식이 진단되었다면 보고할 수 있다.

기관지 확장증은 한번 이상 기도의 비정상 팽창에 의해 특징된다.[5] 질병은 급성 또는 만성일 수 있고, 질병 심각도는 일반적으로 손상된 기도 수에 의해 결정된다. 염증은 손상된 기도에 존재하고, 이것은 생산된 점액 양을 증가시키게 되고, 기도의 팽창된 부분에 점액이 둘러싸게 된다. 이 점액은 가스교환을 제한할 것이다. 환자는 휴식조차 어려울 것이나 증후는 운동 동안 과장되어질 것이다.

낭포성 섬유종은 유전적 질병이고 일반적으로 어린시절에 진단된다. 이것은 신체의 외분비선에 영향을 주고 폐와 위장경로에 점액의 과생산과 정체를 일으킨다. 이것은 초인플레를 일으키고, 만성적으로 기침을 하고, 위장효소에 결핍을 일으키고, 위장경로에 의해 지방 흡수 감소에 이른다.[3-5] 물리치료사는 폐 내에 과도한 점액을 제거하도록 아이를 돕기 위해 보조사에게 체위 배액 개입을 위임할 것이다.

심폐계의 일반적인 장애, 기능적 제한, 손상
COMMON DISABILITIES, FUNCTIONAL LIMITATIONS AND IMPAIRMENTS OF THE CARDIOPULMONARY SYSTEM

신체적 활동은 폐를 통해 혈액 흐름을 증가시키고, 근육 작업을 위해 심혈관계가 요구되고, 적절한 가스 교환을 제공하기 위해 호흡률과 깊이를 증가하기 위해 폐 시스템이 요구된다. 그러므로 심혈관과 폐 시스템 기능에서 어떤 감소는 운동 강도 증가에 따른 기능적 제한을 점차적으로 조정한다. 증후는 무호흡(호흡곤란), 피로, 씩씩거림, 가슴통증, 가벼운 어지러움, 현기증이 포함된다. 천식성 환자는 전통적인 씩씩거림 증상보다 오히려 기침이 발달될 것이다. 심폐 스트레스를 갖고 있는 환자는 청색증이 될 것이고, 증가된 보조근육 사용과 콧구멍 확장으로 빠르고 얕은 호흡 패턴을 가진다. 두통, 지남력 장애, 혼동이 환기가 부적절하다면 일어날 수 있다. 환자는 짧은 문장으로 말할 것이고, 몇 단어만 단지 사용하고, 일반적인 형태로 말하기에 충분한 공기를 가져갈 수 없기 때문에 빠르게 말한다. 환자는 매일 활동 수준이 감소하고, 활동 지구력이 감소한다. 그리고 만성 심혈관과 폐 문제를 가진 환자는 감소된 골격근 사용 때문에 근력과 지구력 모두 소실할 수 있다.

심혈관과 폐 기능을 평가하기 위해 사용된 검사도구, 검사와 측정
EXAMINATION TOOLS, TESTS AND MEASURES USED TO EVALUATE CARDIOVASCULAR AND PULMONARY FUNCTION

심혈관계와 폐 시스템의 신체적 평가는 4분류로 나뉘어진다. 관찰, 촉진, 타진, 청진.[7] 관찰은 환자의 시각적 평가로 언급되고 청색증, 부종, 자세, 보조적 환기 근육 사용(휴식 시 호흡 동안 흉쇄 유돌근, 상부 승모근, 복부근의 수축에 의해 증명된다), 그리고 휴식 시 호흡 동안 흉곽과 복부의 비정상적 동작이 포함된다. 촉진은 압통 지역을 위해 흉곽 촉진이 포함되고, 심박동률을 평가하기 위해 맥박을, 호흡률을 평가하기 위해 흉곽을 촉진한다. 게다가, 하지에서 말초 맥박의 촉진은 사지를 통해 혈액 흐름이 정상인지, 결정하는 것을 돕는데 수행된다. 타진은 심장 크기, 횡격막의 수준, 폐에서 과도한 공기 또는 액체 존재를 결정하기 위해 흉곽을 두드리는 것으로 언급된다. 청진은 심장소리와 호흡소리가 정상인지 잡음이나 씩씩거림처럼 특별한 소리가 있는 지를 결정하기 위해 심장과 폐에 청진기를 이용하여 듣는 것으로 언급된다. 때때로, 씩씩거림은 청진기 사용 없이 들을 수 있다.

폐기능 검사(PFTs)는 일반적으로 호흡계의 기능을 평가하기 위해 외과의에 의해 사용되는 일련의 검사이다. 때때로 PFTs는 약을 처방하는 것이 환기를 향상시킨다고 보이면, 기관지확장 약물을 환자가 흡입하기 전과 후에 수행한다. PFT 측정은 실제 값을 기록하고, 키, 성별, 나이에 따라 그 환자의 예견된 값의 백분율로서 기록한다. 두가지 일반적으로 사용되는 측정은 1초에 호기할 수 있는 공기양(강한 호기량, FEV1)과 호기할 수 있는 공기 전체양(FVC)이다. 정상 FEV1/FVC 률은 약 0.80이다.[8] 폐기능 검사는 또한 폐 부피의 측정, 호기흐름률, 확산능력(폐포로부터 폐 모세혈관으로 확산하는 산소능력)이 포함된다. 마지막으로 흡기와 호기(최대흡기압력〔MID〕와 최대 호기 압력〔MEP〕) 근육 압력 측정이 호흡 근육 근력에 관한 정보를 제공한다.[9] 보조사는 중추신경 문제에 일차적 질병 또는 이차적으로서 폐 문제를 가진 환자 기록지 내에서 이 측정을 하나 또는 전체를 조사할 것이다. 맥박 산소 농도계는 동맥 혈액의 산소 포화도의 어림셈이 주어지는데 사용되어질 수 있다.[10]

탐침은 일반적으로 손가락이나 귀에 놓고 모니터는 평균 포화값 SpO_2 ("P"는 값이 맥박 산소농도계를 이용하여 획득된 것을 지시한다)을 제공할 것이다. 정상 SpO_2는 거의 95%이고, 이것은 헤모글로빈 부위의 95%가 산소와 결합함을 의미한다. 맥박 산소 농도계는 집중치료실에서 외래나 가정까지 많은 곳에서 사용된다. 보조사는 개입기간동안 환자의 산소포화값을 주시하도록 요구되어질 것이다. 물리치료사는 보조사를 위해 치료 측정 값으로서 SpO_2의 수락범위를 정립해야 한다. 산소포화값이 낮은 제한 아래로 떨어진다면, 보조사는 치료를 멈추고 물리치료사와 상의한다.

운동 지구력은 몇몇 방법으로 평가될 수 있다. 스트레스 검사는(또한 운동 지구력 검사 또는 등급화된 운동 검사라 불린다) 얼마나 많은 운동을 참을 수 있는지 그리고 운동에 대해 심혈관과 폐 시스템이 어떻게 반응하는지 결정하기 위해 외과의에 의해 지도될 수 있다.[11,12] 스트레스 검사는 일반적으로 트레드밀이나 정적 자전거에서 행하나 팔 에르고메타나 의자차를 이용하여 수행될 수 있다. 12-전극 심전도는(ECG) 검사를 통해 주시됨으로서 어떤 심장 리듬 장애 또는 허혈을 발견할 수 있다. 게다가 혈압 판독은 검사를 통해 주기적으로 수행되고, 맥박 산소농도는 또한 사용된다. 환자는 Borg 등급(또는 Perceived Exercion의 등급이라 부른다) 또는 수정된 Borg 등급[13]을 이용하여 얼마나 어렵게 일하는지 평가하기 위해 주기적으로 요구된다. 보조사가 앞선 검사의 어떤 것을 측정하거나 해석할 책임이 없을지라도, 보조사는 위에서 언급한 검사와 직접적으로 관련된 환자 반응을 주시하도록 요구되어질 것이다. 물리치료사는 운동동안 수락할 요소를 정립해야 한다. 변수가 초과되면 보조사는 개입을 멈추고 물리치료사와 상의한다. 왜 이 값이 변하는지 결정하는 것은 보조사의 책임이 아니다.

물리치료사는 종종 보행능력의 기초 정보를 얻기 위해 6분 또는 12분 걷기검사(6 MWT, 12 MWT)를 사용한다. 이것은 할당된 시간에 가능한한 멀리 걷도록 요구되는 최대하 검사이고, 결과 측정은 걸은 거리이다.[13] 환자는 필요할 때, 검사 동안 앉아서 쉬거나 시시각각 보행을 멈출 것이다. 그 휴식은 검사 동안 걷게 되는 짧은 거리에 영향을 줄 것이다. 이 검사의 재현은 두 가지 실행검사를 수행하고, 검사가 수행되는 각 시간에 같은 환경 내에서 같은 경로를 걸음으로써 향상된다.

개입
INTERVENTION

신경학적 상태의 환자는 분비물을 깨끗하게 하기 위해 적절히 공기를 빨아들이는 것이 어렵고, 효과적인 기침 생성이 어렵거나 증가된 활동 동안 적절한 가스교환 제공이 어렵다. 동반하는 심혈관과 폐 상태를 가진 신경 재활에 참여하는 환자를 위해 구성된 개입 프로그램은 특별히 이 상태를 다루는 개입이 포함될 것이다. 이 개입은 호흡운동, 기침, 기도 깨끗이 하기, 흡기와 호기 근육의 근력강화와 지구력 훈련, 체벽운동성, 유산소 훈련이 포함될 것이다.[9, 13~16] 호흡운동은 흡기 동안 체벽의 다른 부분을 움직이도록 장려할 것이다(예, 상부 복부 부분〔***횡격막 호흡***〕, 하부늑골, 중간 체벽, 상부가슴과 흉골). 체벽의 다른 부분을 움직이도록 하는 것을 학습함에 의해, 환자는 더 깊이 호흡할 것이고, 이것은 가스 교환을 향상할 것이다. 다른 흡기 호흡 운동은 증가된 깊이의 성공적인 호흡과 몇 초간 최대 흡기를 유지하기가 포함된다. 초기 수술 후 기간에, 자극적인 폐활량계는 깊은 흡기를 장려하기 위해 사용되어질 것이다.[17] 이 일회용 도구는 각 호흡의 흡기된 양을 지시하고, 흡기 능력 향상으로써 수정될 수 있는 생체 목표를 제공한다. 천식과 COPD처럼 폐쇄성폐질환을 가진 환자는 입술 오므리기를 통해 부드럽게 숨을 내쉬도록 장려될 것이다. 이 기법은 입술 오므리기 호흡으로 알려졌다. 너무 빠르게 허탈해지는 것으로부터 작은 기도를 예방함으로써, 입술 오므리기 호흡은 더 완벽하게 내뱉기 위해 폐쇄성 폐질환을 가진 환자의 능력을 향상할 것이다. 그래서 보조사는 운동동안 또는 혼자서 호흡을 강조하도록 요구될 것이다. 환자가 매우 느리고 깊은 호흡을 하도록 요구되는 것과 그리고 입술 오므리기를 통해 내뱉는 것은 흡기와 호기에 모두 영향을 주고, 그 결과로서 환자의 산화과정이 증가된다.

기침은 손상시키는 미립자 또는 가스의 흡입을 예방하고, 폐에서 생산된 과도한 분비물을 방출하는 반사적 활동이다. 약한 기침을 하는 환자는 건강하게 폐를 유지할 수가 없다. 과도한 분비물을 생산(만성기관지염처럼)하는 폐질환 환자는 심지어 폐 감염 발달의 높은 위험이 있고 폐에 축적된 분비물을 예방하기 위해 수의적으로 규칙적으로 기침하도록 가르쳐진다. 효과적인 기침은 좋은 흡기를 요구한다; 성대주름을 함께 일으킨다(성문 닫힘), 복부근, 늑간근, 골반저근육의 강한 수축; 서로 떨어져서 성대주름의 움직임이 요구된다. 기침근력은 앞으로 기울이는 것처럼 척수를 굴곡하고, 위를 잡아당기고, 위를 안쪽으로 밀기 위해 손이나 전완을 이용하기의 압박 단계동안 다양한 움직임에 의해 향상되어질 것이다.[9, 13~16] 복부근을 적절히 수축할 수 없는 환자는 (SCI 환자처럼) 상부복부 위에 다른 사람의 손을 놓고, 압박 단계 동안 위로 안으로 누름에 의해 기침 보조가 될 것이다. 이러한 보조된 기침 방법은 때때로 4겹 기침으로 언급된다. 치료는 보조하는 개인의 손은 손상을 피하기 위해 검상돌기 아래에 놓아 안전하게 수행해야 한다. 때때로, 기침근력은 한 번의 흡기 후 2~3번의 기침에 의해 향상될 수 있다. 대부분의 환자는 아주 강한 기침에 앉은 자세에서 일어남을 볼 수 있으나 이것은 다양할 것이다. 약한 흡기가 약한 기침의 원인이라면, 흡기 깊이를 향상하기 위해 초기에 언급된 기법은 사용될 수 있다.

골반저 근육의 약화는 기침동안 소변 실금에 이를 수 있고, 많은 노인 환자에 의해 설명된 문제이다. 기능적 활동 동안 골반저 근육의 근력 강화는 제시될 것이고, 수의적 또는 반사적 기침이 발생할 때, 대중 앞에서 소변의 두려움을 줄일 것이다. 어떤 환자는 성대 주름 동작을 수의적으로 생산할 수 없다. 이것은 기침의 폭발적인 요소가 된다. 이 경우에 호통치기가 가르쳐진다. 호통치기는 빠르고, 강한 내뱉기를 포함하고 폐로부터 분비물을 제거하는데 매우 효과적일 수 있다.

만성 또는 재발하는 분비물 생성이 원인인 폐질환 환자는 규칙적인 체위 배액을 수행하도록 교육될 것이다.

체위 배액은 자세에서 몇 분 후에 분비물을 깨끗하게 하기 위해 수의적으로 기침하기와 폐의 정체된 부분을 배출하는 자세로 스스로 놓아두는 것이 포함된다. 환자는 분비물이 양쪽 폐를 통해 존재한다면, 많은 자세 사용이 요구될 것이다. 분비물 움직임은 타진, 진동, 환자가 위치해 있는 동안 정체된 폐 부분 위를 흔들기처럼 다른 사람이 도수기법을 수행함에 의해 촉진될 것이다. 타진은 호흡주기를 통해 체벽에 컵 모양의 손으로 두드림을 포함한다. 진동과 흔들기는 단지 호기동안 수행되고, 비교적 작고, 큰 진동 움직임을 만들기 위해 보조가 요구된다.

도수 기법이 사용될 때, 환자는 단지 분비물이 움직이고 제거되기 전에 약 2분간 자세로 누울 필요가 있다. 많은 기법이 환자의 호흡과 운동 지구력을 향상시킬 기대가 있는 보조사에게 위임될 것이다. 신경학적 장애를 가진 환자는 환기 근육의 약화를 가질 것이다. 흡기 근육 약화는 저산소증과 과탄산증과 연합될 것이고, 호기 근육 약화는 효과적인 기침 생산 능력을 방해할 것이다. 근력은 특별한 근력 측정기를 사용하여 측정되고, 이것은 공기 움직임을 예방하고 최대 흡기 또는 호기 방법 동안 생산된 압력을 측정한다. 최대 흡기 압력은 MIP, PImax, MSIP(최대 정적 흡기 압력)으로 언급되고, 최대 호기 압력은 MEP, PEmax, MSED(최대정적 호기압력)으로서 언급된다. 이 약자는 종종 기록지에서 발견된다. 환기 압력이 낮다면, 근육 훈련은 작은 구멍을 통해 (저항부하) 공기 움직임을 갖는 것 또는 공기 흐름이 일어나기 전에 어떤 압력을 생산하는 것(역치 부하도구)[9]에 의해 더 어렵게 흡기와 호기를 수행하는 도구를 사용하여 시작될 수 있다.

체벽을 움직이는 능력의 제한은 완전히 확장할 수 없거나 확장하기 위해 더 많은 근육 힘의 생산이 요구되는 뻣뻣한 흉곽을 만들 것이다. 이 문제는 일반적으로 중추신경계 손상 후 뿐만 아니라, 만성 폐 질병환자에서 발견된다. 그러므로 흉곽 유연성을 유지하거나 향상하는 것은 환자의 전체 향상의 중요한 요소가 될 것이다. 흉요추의 회전을 강조하는 활동은 늑간 공간의 넓이를 유지하는데 도움이 된다. 게다가, 견갑골, 척추, 머리, 목의 완전한 동작을 유지하는 것에 초점을 둔 개입은 환기 보조에 만성적으로 사용하게 될 보조근육 이완뿐만 아니라, 유연성 유지에 도움을 줄 것이다. 이 활동은 옆으로 누운 자세, 앉은 자세, 서기에서 행할 수 있다.

닿기 동안 체간과 머리 회전은 종종 보조사에게 위임된다. 강조는 기능적 활동의 성공에 주어지고 이것은 자동적으로 흉요추의 회전을 장려할 것이다. 바닥/천장, 오른쪽/왼쪽, 앞으로/뒤로 닿기를 하는 환자는 척추, 흉곽, 견갑대 근육, 목을 움직이는 것을 돕는다. 활동과 협응된 호흡을 하도록 장려하는 것은 호흡 유지하기를 어렵게 할 것이다. 하나의 기능적 활동에 두 가지 요소를 두는 것은 매일 삶으로 운동 프로그램의 통합을 적절히 할 것이다.

신경 재활에 참여하는 대부분 환자는 그들의 발병 전 활동 수준을 유지할 수 없다. 근섬유가 덜 효과적이 되고, 주어진 활동 수준을 지지하기 위해 더 많은 산소가 요구될 때 활동에서 감소는 근육의 상태 악화 상태에 이르게 된다. 만성 폐쇄성 폐질환이나 울혈성 심부전이 있는 환자에서 하지 근육의 생검은 산화(유산소) 효소의 수가 현저하게 이 근섬유에서 감소됨을 볼 수 있다. 그러므로 유산소(지구력) 훈련활동은 어떤 프로그램에 포함될 수 있다. 유산소 훈련 프로그램은 심호흡 피트니스를 향상하기 위해 연장된 시간에 큰 근육 덩어리의 운동이 포함된다. 걷기와 자전거 타기는 전형적인 예이다. 그러나 활동의 다른 형태는 훈련 프로그램과 병합될 수 있다(예, 의자차 추진). 유산소 훈련프로그램이 매우 낮은 수준에서 시작될 때(예, 60초간 느리게 걷고 30초간 휴식의 반복적인 기간으로 구성된 간헐적 프로그램), 활동기간은 피트니스를 향상하기 위해 단계적으로 진행한다. 보조사가 호흡, 유산소 훈련, 진행성 저항운동을 포함한 특별한 개입 절차가 위임될지라도, 모든 환자의 활동 지구력은 독특할 것이다. 심폐계 내에 일차적 또는 이차적 제한으로 물리치료사는 종종 반복적 실행으로 지구력 훈련을 지시할 것이다. 그리고 개입은 환자가 안정되어 있는 한 장기간 위임될 것이다. 보조사는 산소 포화도의 수락 값, 심박동률, 혈압에 관하여 명백한 교육이 주어져야 하고, 운동 비지구력을 지시하는 증상과 증후를 관찰한다.

결론
CONCLUSION

어렵게 내성이 있는 활동을 가진 신경 재활 프로그램 속의 환자는 작업근육까지 적절한 산소를 전달하는 것을 방해하는 심장, 혈관, 폐 문제에 의해 제한될 것이다. 보조사는 개입 프로그램을 지속하기에 안전한지, 개입이 물리치료사(또는 다른 건강 전문가)가 환자를 평가할 때까지 연기할 것인지를 결정하기 위해 이 문제와 동반되는 증상과 증후를 관찰해야 한다. 초기에 언급한 것처럼, 호흡의 단축, 현기증, 근육 경련 호소, 가슴 불안은 이미 생리적 피로수준에 도달했음을 지시하고, 운동을 멈출 필요가 있다. 보조사의 역할은 이 행동의 어떤 것을 인식하는 것이고, 즉각 물리치료사에게 보고하는 것이다. 보조사가 운동 동안 환자의 안전성에 관해 어떤 문제를 가졌다면, 개입은 멈추고 물리치료사에게 통지하여 기능적 운동을 다시 시작하기 전에 물리치료사에 의해 제거된다.

질문
CHAPTER QUESTIONS

심폐와 신경 근육계 사이의 상호작용에 관해:

1. 운동 기간 동안, 보조사는 운동에 대한 심혈관과 폐의 반응을 어떻게 주시할 수 있나?
2. 어떤 증상과 증후의 형태가 보조사가 환자에게 운동을 중지할 것인지를 지시하고, 물리치료사에게 증상과 증후를 보고하는가?
3. 만성 왼쪽 심부전을 가진 환자와 일한다. 무슨 증상과 증후가 심부전이 진행되는지(더 나빠지고 있는지) 지시하는가?
4. 환자에게 강한 기침을 할 것을 요구하나, 환자는 반복적으로 약한 기침을 한다. 왜 환자가 강한 기침을 할 수 없는지 가능한 이유는 무엇인가?
5. 운동 프로그램에서 환자와 일한다. 당신은 환자의 호흡이 씩씩거리는 소리에 의해 동반되는 것을 들었다. 씩씩거림의 원인은 무엇인가? 어떤 동작을 할 것인가?

사례연구
CASE STUDIES

사례 # 1 (Case # 1)

환자는 최근에 PD가 발달된 중간 정도로 심각한 폐기종이 있는 72세 남자이다. 환자는 독립적으로 이동할 수 있으나, 똑바로 누운 자세에서 앉기 자세로 그리고 앉은 자세에서 서기로 이동에 보조가 필요하다. 그는 또한 이 활동 동안 짧은 호흡이 된다. 물리치료사는 보조사에게 체간 회전을 증가시키도록 구성된 활동을 위임하고, 이것은 똑바로 누운 자세에서 옆으로 눕기로 움직이기 위해 필요하다. 활동은 환자가 똑바로 눕고, 슬관절을 구부리고, 견관절을 90° 외전하여 시작한다. 환자는 흡기가 요구되고, 그는 입술 오므리기를 통해 부드럽게 내뱉는다. 그의 무릎은 침대에서 쉬기 위해 오른쪽으로 단계적으로 떨어뜨린다. 그는 숨을 들이쉬고, 입술 오므리기를 통해 내뱉을 때, 그의 무릎은 시작자세로 움직인다. 그가 왼쪽으로 침대에 무릎이 닿을 때까지 움직임을 계속한다. 보조사는 필요하다면, 환자에게 손으로 보조를 제공하도록 요구한다.

질문(Questions)

1. 물리치료사는 왜 이 활동을 하도록 보조사에게 요구했는가? 그리고 물리치료사는 보조사에게 왜 이 활동으로 호흡교육이 포함되도록 요구했는가?
2. 보조사의 영역 내의 요구인가?
3. 이 활동을 시작하기 전에 어떤 기초 측정을 했는가?
4. 활동에 대한 환자의 지구력은 어떻게 결정하는가?
5. 언제 또는 왜 보조사는 위임된 개입을 변화하기 위해 재평가가 물리치료사에게 요구되는가?

사례 # 2 (Case # 2)

이 환자는 4주 전에 오른쪽 뇌혈관 사고를 가진 66세 여성이다. CVA 후 몇일 후에, 그녀는 확장된 치료 기관으로 이동했고, 거기서 두 번째 주에 박테리아성 폐렴이 발달했다. 그녀는 물리치료를 다시 시작할 수 있으나, 여전히 기침을 하고 이것은 얇고, 깨끗한 분비물을 만든다. 그녀는 의자에서 일어서고 보행기로 몇 발짝 이동하기 위해 중등도 보조가 요구되고, 왼쪽 다리에 어렵게 체중을 지지한다. 물리치료사는 보조사에게 호흡운동을 위임했다. 환자는 베개에 의해 왼쪽 팔을 지지하고, 오른쪽으로 누웠다. 보조사의 손은 왼쪽 하부 체벽과 늑골 위에 놓는다. 흡기 동안, 환자는 왼쪽 폐로 공기 이동을 하고, 보조사의 손으로 그녀의 늑골을 들어올리도록 요구한다. 보조사는 환자가 흡기 동안 왼쪽 하부 가슴의 능동 확장을 촉진하기 위해 흡기 시작 전에 바로 빠른 신장 기법을 수행할 것이다. 호흡운동은 그리고서 환자가 앉아서 수행하고, 보조사의 손은 하부 가슴의 오른쪽과 왼쪽면에 둔다. 심부 흡기 후, 환자는 강한 기침을 하도록 요구되어진다.

질문(Questions)

1. 왜 물리치료사는 이 활동을 하도록 보조사에게 요구했는가?
2. 보조사 영역 내의 요구인가?
3. 이 활동 시작 전에 어떤 기초 측정을 했는가?
4. 활동을 하기 위한 환자 능력에 무엇이 방해를 하는가?
5. 위임된 개입을 변화하기 위해 보조사는 언제 왜 물리치료사에게 재평가를 요구하는가?

답은
*www.slackbook.com/neuroquestions*에 제시되었다.

참고문헌(REFERENCES)

1. Berne RM, Levy MN. *Cardiovascular Physiology.* 8th ed. St. Louis, Mo: Mosby; 2001.
2. Powers SK, Howley ET. *Exercise Physiology Theory and Application to Fitness and Performance.* 5th ed. Boston, Mass: McGraw Hill; 2004.
3. McCance KL, Huether SE. *Pathophysiology: The Biologic Basis for Disease in Adults and Children.* 4th ed. St. Louis, Mo: Mosby; 2002.
4. Goodman CC, Boissonnault WG, Fuller KS. *Pathology: Implications for the Physical Therapist.* 2nd ed. Philadelphia, Pa: WB Saunders; 2003.
5. Porth CM. *Pathophysiology-Concepts of Altered Health States.* 7th ed. Philadelphia, Pa: Lippincott Williams and Wilkins; 2005.
6. West JB. *Pulmonary Pathophysiology: The Essentials.* 5th ed. Baltimore, Md: Williams and Wilkins; 1998.
7. Bates B. *A Guide to Physical Examination and History Taking.* 5th ed. Philadelphia, Pa: JB Lippincott; 1991.
8. West JB. *Respiratory Physiology: The Essentials.* 5th ed. Baltimore, Md: Williams and Wilkins; 1995.
9. Irwin S, Tecklin JS. *Cardiopulmonary Physical Therapy: A Guide to Practice.* 4th ed. St. Louis, Mo: Mosby; 2004.
10. Paz JC, West MP. *Acute Care Handbook for Physical Therapists.* 2nd ed. Boston, Mass: Butterworth Heinemann; 2002.
11. American College of Sports Medicine. *ACSM's Resources for Clinical Exercise Physiology: Musculoskeletal, Neuromusular, Neoplastic, Immunologic, and Hematologic Conditions.* Philadelphia, Pa: Lippincott Williams and Wilkins; 2002.
12. Weisman IM, Zeballos RJ, eds. *Clinical Exercise Testing.* Basel, Switzerland: Karger; 2002.
13. DeTurk WE, Cahalin LP. *Cardiovascular and Pulmonary Physical Therapy: An Evidence-Based Approach.* New York, NY: McGraw-Hill; 2004.
14. Frownfelter D, Dean E, eds. *Principles and Practice of Cardiopulmonary Physical Therapy.* 3rd ed. St. Louis, Mo: Mosby; 1996.
15. Hillegass EA, Sadowsky HS. *Essentials of Cardiopulmonary Physical Therapy.* 2nd ed. Philadelphia, Pa: WB Saunders; 2001.
16. Pryor JA, Prasad SA, eds. *Physiotherapy for Respiratory and Cardiac Problems: Adults and Pediatrics.* 3rd ed. Edinburgh, Scatland: Churchill Livingstone; 2002.
17. Jones M, Moffatt F. *Cardiopulmonary Physiotherapy.* Oxford, England: BIOS Scientific Publishers Ltd; 2002.

제 14 장

보완치료

COMPLEMENTARY THERAPIES

주요용어(KEY WORDS)

바디 워크(body work)
기(ch' i)
보완치료(complementary therapies)
에너지 워크(energy work)
전인적인(holistic)
정신 워크(mind work)

목표(CHAPTER OBJECTIVES)

- 다양한 형태의 보완치료를 정립하기.
- 전인의학(holistic medicine)과 전통적인 대증의학(allopathic medicine)을 구분하기.
- 전통적인 물리치료 프로그램에서 사용되어 온 다양한 보완치료를 정립하기.
- 전통적인 환경이나 대체 환경에서 치료의 일환으로서 보완치료를 사용하려 할 경우, 물리치료보조사의 적절한 역할을 논의하기.

소개
INTRODUCTION

새천년이 되면서 건강관리의 형태도 변하고 있다. 당연히, 건강관리는 질병을 찾아내고 치료만 하는 형태에서 벗어나, 만성질병을 예방하고 관리하는 형태로 바뀌어 왔다. 감염질환을 치료하기 위해 마법의 약제를 찾고자 하는 탐색은 결국 많은 만성 질환들 특히, 골관절염, 만성폐질환 및 심장질환, 당뇨, 비만 등의 질병을 예방하기 위하여 더 건강한 삶을 영위해야 할 필요가 있음을 깨닫게 하고 있다. ***더 건강한 삶을 산다는 것은*** 우리가 배워 온대로 충분한 양의 물을 마시고, 직접적인 태양빛을 피하고, 설탕, 소금, 카페인, 니코틴, 알콜, 붉은 색 고기 등과 같은 독소를 피하고, 노화를 방지하는 건강식품을 섭취하고, 충분히 휴식하며(수면은 8시간), 일주일에 4~5회 운동을 하는 것이다. 이렇게 건강한 삶을 살수록 우리는 더 나은 건강을 유지하게 된다. 따라서 질병을 예방하기 위하여 약을 먹을 필요가 없다.

건강관리에서 재활의 형태도 변해왔다. 급성이나 만성 질환에서 보완치료나 대체치료를 추구하는 환자가 증가하고 있으며[1,2] 보완치료나 대체치료를 실시하는 건강관련 전문가의 수가 증가하면서 재활의 방식에 영향을 주고 있다. 물리치료보조사는 전인치료를 시행하는 다른 치료사들로부터 이러한 치료를 배울 수 있으며, 현재 많은 물리치료보조사가 환자의 회복을 증진시키기 위하여 다양한 형태의 보완치료를 배우고 있다. 보완치료를 전통적인 치료에 도입하려고 할 때, 물리치료사와 물리치료보조사는 다음과 같이 질문할 수 있다. "***재활환경***에서 치료적인 방법의 일환으로 요가나 태극권(T'ai chi)을 도입하게 만든 요소는 무엇인가? " 이 장은 보완치료를 물리치료의 한 부분으로 인정하기 위한 당위성과 관련된 중요한 질문에 답할 것이다.

전인적인 건강
HOLISTIC HEALTH

보완치료는 종종 ***전인치료***라고도 한다. 전인치료 또는 전인적인 건강이 의미하는 것은 인간의 완전함을 위한 4개 영역이라 할 수 있는 ***신체***(전통적으로 신체와 운동), ***지성***(뇌와 마음의 작용), ***감정***(기분과 요구), ***정신***(나는 누구인가, 나는 왜 살고 있는가, 나는 왜 아픈가, 내가 할 수 있는 것은 무엇인가와 같은 끝이 없는 질문에 대해 의미를 세워감) 등의 영역을 통합하는 것이다.[3] 이러한 4개 영역이 상호관계를 이루기 위해 어떻게 기능하는가는 요구와 기능의 사회적 측면이라 할 수 있다. 따라서 ***사회적*** 측면은 다섯 번째 영역이 된다.

재활에서 환자를 치료하는 초점은 일차적으로 신체적 기능장애를 회복시키는 것이지만, 물리치료사와 물리치료보조사는 환자의 지성, 감정, 그리고 정신적인 요구에도 강한 관심을 가지고 있다. 이와 같이 전인적인 방법으로 환자를 치료하고자 하는 물리치료사나 물리치료보조사는 병력을 조사하면서 다섯 영역에서 채워지지 않은 요구나 문제를 찾아내는데 많은 관심을 기울이며, 그 다음으로 그러한 요구들을 해결하는데 역점을 두어야 한다고 주장한다.[3]

전통적으로, 전인치료의 반대라 할 수 있는 단편치료(fragmented care)는 각 전문분야 하에서 그 사람의 부분만을 치료하는 것이다. 단편치료의 결과는 환자가 병을 얻거나 장애가 생겼을 때에 비로소 인식할 수 있으며 치료사는 다음과 같은 질문에 대답해야 할 것이다. "1시 30분에 요통을 치료하고 그 다음은 누구를 치료해야 합니까?" 1990년대 초, 미국에서 전인치료의 사용 유형을 조사한 Eisenberg의 연구[1]에서는 전인치료의 빈도가 증가하는 이유를 전통적인 건강관리의 단편적인 측면이나 비인간적인 측면에서 오는 환자의 반감이 어느 정도 작용한 것으로 보고하였다. 이후 Astin의 연구[2]에서는 환자들이 전인치료와 보완치료로 회귀하는 현상을 근본적으로 이러한 접근법들이 건강과 치유의 개념에 더 어울리기 때문이라고 밝히고 있다.

보완치료와 대체치료
COMPLEMENTARY AND ALTERNATIVE THERAPIES

일반적으로, 보완치료와 대체치료는 ***전인치료***라는 용어로도 사용할 수 있으며, 몸과 마음 사이의 풀 수 없는 고리를 사용하는데 초점을 맞춘다. 이 치료는 인체의 에너지나 기의 흐름을 촉진하여 건강을 회복하거나 유지하는데 도움을 주고자 한다. 전인이론은 인체의 에너지가 균형을 이루거나 자유롭게 흐를 때 전체적인 항상성이 유지되고, 그 에너지가 차단되었을 때 건강에 문제가 생기며 몸과 마음이 병들거나 생화학적 불균형에 걸리기 쉽게 된다는 것이다. 즉, 인체의 자연적인 상태가 안정을 유지하여야 건강하게 된다는 것이다. 기의 막힘은 단지 신체적인 손상만으로 나타나는 것이 아니라 기능의 4가지 영역인 신체, 지성, 감정, 정신 중 하나라도 문제가 발생하면 나타날 수 있다. 일단 기의 항상성에 막힘이 발생하면 전인치료사는 막힌 부위를 찾을 수 있으며 약물이나 다른 의학적 치료 없이도 막힘을 해결할 수 있다. 사람들이 종종 스스로를 치료한다는 증거는 이중맹검위약을 사용한 임상실험에서도 확인할 수 있다.[4]

보완치료와 대체치료는 전통적인 대증치료를 대체하거나, 전통적인 치료와 동시에 사용하거나 또는 보완할 수 있는 비전통적인 방법이다. 치료는 ***시스템***, ***접근법***, 그리고 ***접근법 내의 기술***[5] 등으로 분류할 수 있다. 건강관리*시스템*의 예로는 카이로프랙틱, 아유르베다(Ayurveda), 전통적인 중의학, 유사요법(homeopathy), 자연요법(naturopathy) 등이 있다. 시스템 내의 ***접근법***에 해당하는 예로는 전통적인 중의학 시스템에서 사용하는 침, 지압, 한약 등의 접근법을 들 수 있다. 더 기초적인 단계로서 ***접근법 내의 기술***을 살펴보면, 전통적인 중의학 시스템에서 사용하는 이침(auricular acupuncture)과 아유르베다 시스템에서 사용하는 초월 명상(transcendental meditation), 참기름 마사지 등을 들 수 있다. 전인접근법을 처음으로 분류한 *NIH*[6]*의 Chantilly 보고서*에서는 대체치료를 다음과 같이 나열하고 있다.

의학치료의 대체시스템 (Alternative Systems of Medical Practice)

전 세계 모든 건강관리의 70~90%는 대체시스템을 서양의학인 대증요법으로 인정하고 있다. 대중건강관리, 지역공동체관리, 전문적인 건강관리, 전통적인 동양의학(침과 아유르베다), 유사요법, 인지학과 연계된 의학(유사요법과 자연요법의 요소), 자연의학 등은 모두 대체의학의 분류에 포함된다.

몸과 마음의 치료 (Mind-Body Interventions)

몸과 마음을 치료하기 위한 방법으로는 정신과치료, 지지그룹, 명상, 이미지 훈련, 최면, 바이오피드백, 댄스요법과 음악치료, 미술치료, 기도, 정신요법, 요가, 태극권, 기공, 알렉산더 기술, 펠덴크라이스 방법, 필라테스 등이 있다. 물리치료사나 물리치료 보조사가 사용하는 많은 방법들은 철학에서 이끌어낸 기술과 이러한 접근법에서 얻어진 기술을 통합한다.[6,7]

생체전자기학을 응용한 의학(Bioelectromagnetics Application to Medicine)

이 분류에 속하는 방법으로는 비이온화 방사선을 활용한 열치료, 고주파온열치료법, 레이저와 고주파를 이용한 수술, 저강도 레이저, 고주파 투열, 뼈의 유합을 촉진하기 위한 비이온화 방사선을 활용한 비열치료, 자석, 신경자극 등이 있다.[6,7]

도수 치유 방법(Manual Healing Methods)

이 방법으로는 터치, 교정, 정골요법, 카이로프랙틱, 마사지 치료, 롤핑, 신체치료(soma therapy), 신경근치료 등이 있으며, 생체자장이나 생체에너지를 활용한 치료로는 치유의 손길(healing touch), 비접촉성 치료적 접촉, 근막이완술(Barnes 방법), 두개천골치료, 레이키(Reiki), Jin Shin Do, 도수림프마사지 등이 있다. 생체자장을 이용하여 억눌려 있던 쇠약한 감성을 풀어줌으로써 정신신체 장애를 치료하는 방법인 Specific Human Energy Nexus (SHEN) 치료도 여기에 분류한다.

약물치료와 생물학적 치료(Pharmacological and Biological Treatments)

약물치료와 생물학적 치료는 대증의학에서 받아들여지지 않는 보충약물과 백신을 사용한다. 대체약물의 일부는 다음과 같다:

- **항종양제(antineo-plastons):** 정상인의 혈액과 요에서 얻어낸 펩티드 조각은 항암제가 자연스럽게 형성되

도록 한다.

- **연골제품(cartilage products)**
- **킬레이션 요법(chelation therapy):** 에틸렌디아민-테트라아세트산(employing ethylene diamine tetra-acetic acid, EDTA)을 사용.
- **면역증강요법(immuno-augmentive therapy):** 환자의 면역시스템에서 암을 찾아내지 못하도록 차단해버리는 단백질을 제거하기 위하여 디자인된 혈액제품으로 매일 주사를 맞아야 하는 암 면역제 치료법의 형태이지만 논쟁의 소지가 높다.
- **714-X:** 질소가 부족한 암세포를 정상세포로 바꾸기 위해 고안된 캄파(camphor)와 질소의 혼합물.
- **Coley' s toxins:** 암 환자의 면역시스템을 증진시키기 위하여 디자인된 죽은 박테리아 배양균 혼합물; 중국이나 독일에서는 사용하고 있지만 미국에서는 더 이상 사용하지 않음.
- **MTH-68:** 닭에서 뉴캐슬 질환을 일으키는 바이러스를 약하게 변형시킨 것으로 인체에 무해하며, 위약을 이용한 무작위임상시험에서는 암 환자에게 희망이 있는 것으로 나타났다.
- **신경치료(neural therapy):** 통증조절을 위하여 자율신경절, 말초신경, 반흔, 선, 침점, 유발점 등에 국소마취제를 주사하는 방법.
- **꿀벌 요법(apitherapy):** 신경학적인 질환의 만성통증, 염증, 증상을 완화시키기 위해 꿀벌의 다양한 산물을 의학적으로 이용하는 방법.
- **이스카도르(iscador):** 종양을 치료하기 위하여 겨우살이 식물에서 추출한 액.
- **생물학에 기반한 화학요법.**[6]

한약학(Herbal Medicines)

한약제를 이용하여 몸과 마음을 치료하는 방법으로 한약제로 쓰이는 식물에 대한 정보를 이해해야 한다. 가장 흔하게는 간장, 성 요한의 풀(St. John' s Wort), 에치나세와(echinacea), 은행나무, 톱팔메토(saw palmetto), 아르니카(arnica), 알로에 등이 사용된다.[6,7]

식이와 영양(Diet and Nutrition)

만성질환의 예방을 위한 프로그램으로는 Dean Ornish' s program, Pritikin-Plan, Adkins plan 등이 있으며 기본적으로 영양분의 섭취에 기초를 두고 있다. 따라서 식이는 건강의 유지를 위해서 뿐만 아니라, 일반적인 질병을 예방하는데 있어서도 필수적이다.[6,7]

재활에서 흔히 사용되는 보완치료 COMPLEMENTARY THERAPIES COMMONLY USED IN REHABILITATION

에너지 의학은 신경근촉진, 운동, work hardening(굳어진 부분을 풀어주는 방법)과 같은 전통적인 재활치료에서 보완적으로 사용되어온 전인치료의 또 다른 용어이다. 모든 의학과 건강관리에서 전통적이든 전인적이든 간에 에너지에 기초를 두고 있는데 그 이유는 혈액, 신경, 림프, 신경전달물질, 신경펩티드, 스테로이드, 호르몬, 생각 등의 흐름에서 어떠한 흐름이라도 에너지의 흐름에 영향을 주기 때문이다.[8] 보완치료나 전인치료를 사용하여 치유를 촉진하고자 하는 임상가의 목표는 신체 시스템에 정상적인 기능과 안정, 리듬을 회복시키는 것을 돕고 따라서 신체가 항상성이나 치유 또는 자기조절 상태를 다시 유지할 수 있도록 하는 것이다. 임상가로서 치료사는 환자와 임상가를 둘러싸는 치유 에너지의 전달자가 된다. 치료 목적에 의해 에너지는 임상가를 통해 환자에게 집중되어야 하며, 그 후 공명이 이루어져야 한다.[8]

"Complementary Therapies in Rehabilitation"[5]의 두 번째 판에서는 재활 환경에서 치료사들이 흔히 사용하는 접근법을 나열하고 있다.

바디워크(Body Work)

치료적 마사지(Therapeutic Massage)

치료적 마사지는 고대로부터 내려오는 도수치료의 일종으로 쓰다듬기(stroking), 가볍게 두드리기(tapping), 스트레칭, 흔들기(shaking), 진동회전(vibrating rolling), 문지르기(rubbing), 마찰(friction), 손바닥으로 치기(clapping), 미끄러지기(gliding), 주무르기(kneading), 타진(percussion), 조직의 교정 등이 있다. 치료적 마사지는 치료받는 사람의 기분과 조직의 구조를 변화시킬 목적으로 사용하며, 근골격계, 신경계, 림프계, 순환계에 영향을 준다.[9] 많은 전통적인 물리치료기법들이 신경-근-골격계에 대한 연구나 과학적 검증에 따라 밝혀져 왔지만 바디워크에 대한 연구도 이루어지고 있다.

두개천골치료(Craniosacral Therapy)

이 치료는 두개천골시스템에서 뇌척수액의 흐름을 에너지를 이용하여 조절하는 전인적인 도수치료로서 신체 전반에 걸쳐 치유를 증진시키고 자기교정을 돕는다.[10]

근막이완술
(Myofascial Release(Barnes Method))

근막이완술은 신체의 형태나 조직을 비틀어지게 만드는 부적절한 근막의 수축을 이완시키는데 초점을 맞춘다. 이러한 제한은 근육이나 근막층의 거시적인 수준에서 찾을 수 있으며, 세포수준으로 내려가면 물질의 흐름이나 정상적인 근막과 근육의 활주가 제한되면서 나타난다. 근막의 긴장은 생리적인 적응능력을 잃어버리게 하며 항상성을 파괴한다. 근막이완술은 피에조 효과(piezoelectric effect)를 통해 에너지를 사용하며, 주로 근막의 다당층(polysaccharide layer)을 이완시킴으로써 근막의 길이를 회복시키며 그 결과 연부조직이 원래의 형태로 되돌아오는 것으로 여겨진다.[11]

완전부종제거치료(도수림프배출)
(Complete Decongestive Therapy(Manual Lymph Drainage))

도수적인 림프배출은 림프부종을 관리하기 위한 종합적인 프로그램 중의 하나로 ***완전부종제거치료***라고도 한다. 유럽의 많은 나라에서는 이 방법을 전통적인 물리치료기법의 하나로 사용해 왔다. 미국에서는 림프배출을 암수술후 환자에게 일반적으로 사용하고 있다. 이 방법은 분자나 에너지의 흐름에 영향을 줄 수 있다. 완전부종제거치료는 피부관리, 림프마사지, 부종이 있는 사지에 대한 붕대법, 그리고 능동운동으로 구성된다.[12]

롤핑 또는 구조통합
(Rolfing or Structural Integration)

Ida Rolf에 의해 개발된 이 방법은 신체의 조직을 기계적으로 또는 에너지로 변화시키기 위하여 손으로 다루는 치료법이다. 근막시스템이 정렬되면 중력이 신체의 조직을 따라 흐르고, 이는 곧 수직자세와 운동을 지탱하게 된다. 이러한 방식으로 구조와 기능은 건강과 항상성을 증진시키기 위하여 재정렬된다. 자세의 변형과 조직의 제한이 기능장애를 유발한다. 치료는 10개의 체계적이며 권장하는 방법으로 구성되어 있으며, 조직의 적절한 길이와 수직 자세를 회복시키기 위하여 구조를 통합하고, 심부연부조직을 집중적으로 치료한다.[13]

심신 워크(Mind and Body Work)

태극권(T 'ai Chi)

몸과 마음의 안무법(choreography)으로 기술되어온 태극권은 호흡상태, 기능적인 균형, 유산소 조절 등을 증진시키는 것으로 여러 연구에 의해 입증되어 온 동작연습의 한 형태이다.[14] 원래 전쟁무술에서 태극권의 동작은 적에게 대항하는 기술이다. 방어자는 공격자를 옆으로 비켜서면서 공격자의 동작이나 에너지를 이용하여 균형을 무너뜨리는 방법이다. 태극권에는 108가지의 자세와 움직임이 있을 만큼 다양한 형태가 있으며, Wu, Ch'en, Ch'uan, Chih 등과 같은 가문의 성에 따라 여러 가지 형태로 나뉜다. 각각은 차이가 있지만, 동작에서 에너지의 흐름을 촉진하기 위하여 몸과 마음을 통합하는데 근본을 두는 태극권의 전통적인 원칙은 따르고 있다.[14]

바이오피드백(Biofeedback)

바이오피드백은 환자의 신체로부터 전기적으로 이용할 수 있는 정보를 얻어 자신의 신체, 뇌, 신경계, 근육 등 내부에서 발생하는 현상을 인식할 수 있게 가르치는 과정이다. 기계에는 의식적으로나 무의식적으로 나타날 수 있는 활동이 기록되며, 환자는 원하지 않은 활동을 변화시키기 위하여 이러한 감각피드백 정보를 사용하는 방법을 배운다. 이러한 방식으로 환자는 근긴장, 혈압, 편두통을 유발할 수 있는 뇌혈관의 울혈 등과 같이 원하지 않는 활동을 조절하는 방법을 배울 수 있다.[15] 치료사는 목소리, 시범, 도수접촉을 사용하여 언어, 시각, 운동감각 바이오피드백을 제공하며, 종종 하나의 시스템이 다른 시스템과 맞지 않으면 잘 인식할 수 없게 된다.

요가(Yoga)

요가에는 많은 형태와 방법이 있다. 재활에서 가장 흔하게 사용되는 것은 하타요가(hatha yoga)이다. 요가는 몸과 마음과 정신을 결합한다는 의미의 산스크리트어 동사에서 파생되었다. 전통적인 요가에서는 신체의 움직임과 자세 이외에 정신과 주의를 집중하고 특히 호흡조절을 통해 수련하는 아사나스(asanas) 방법이 행해졌다. 요가는 인간의 경험을 바탕으로 건강에 대해 폭넓은 철학적인 모델을 제시한다. 특히 하타요가는 완전 관절가동범위에 걸쳐 정신을 집중하여 움직이고 호흡을 중요하게 여김으로써 환자의 주의력을 촉진할 수 있기 때문에 재활에서 유용하다. 호흡에 주의를 기울임으로써 몸과 마음을 결합하고, 명상동작은 정신을 촉진시킨다.[16]

알렉산더 기법(Alexander Technique)

F. M. Alexander는 기능을 차단하는 자신의 습관적인 동작을 연구하여, 학생 스스로 목과 등에 대한 머리의 위치를 조절하여 근긴장도를 재분배하여 자각할 수 있도록 교사가 가르칠 수 있는 기술을 개발하였다. 교사는 나쁜 동작 습관에 대해 터치나 방향을 통해 학생에게 알려주고, 학생은 나쁜 동작 습관을 없애거나 동작을 의식적으로 조절하는 방법을 배움으로써 변화시켜 나간다. 따라서 학생들이 광범위한 의식분야를 강화할 수 있도록 동작을 가르쳐 주는 것이다.[17]

펠덴크라이스(Feldenkrais Method)

개인은 성장해가면서 자신에게 맞는 움직임 패턴을 최대한으로 발달시켜 나간다. 이렇게 고도로 형성된 각 개인의 움직임 패턴은 많은 부분이 숙련도, 유연성, 수행에서 제한되어 있다. 이러한 습관적인 패턴에는 정신이나 신체적인 측면이 혼합되어 있다. 어떤 움직임은 신체를 최적으로 사용하여 수행하지만, 그렇지 못한 움직임은 신체를 비효율적으로 사용한다. Moshe Feldenkrais는 고단위 수준의 기능을 필요로 하는 사람을 돕기 위한 운동방법을 개발하여, 비효율적인 자세로부터 멀어지는 효율적인 자세 패턴과 움직임을 가르쳤다. 이러한 패턴은 자각할 수 있는 잘 발달된 운동감각을 바탕으로 최소한의 노력으로 수행하는 것이다. 이 방식으로 개인은 어떠한 움직임이나 자세 변화 또는 외상으로부터 쉽게 회복된다. ***기능적인 통합***은 손을 사용하여 일대일로 접근해야 하며, ***움직임을 통한 자각***은 구두로 지시할 수 있는 움직임 과정이므로 집단 프로그램에서 실시할 수 있다.[18]

필라테스(Pilates)

Joseph Pilates는 자신의 신체적 약점을 극복하기 위하여 매트와 스프링 같은 몇 가지 장치를 활용하여 실시할 수 있는 매트 운동을 개발하였으며, 이 운동은 다른 방법으로는 수행하기 어려운 움직임을 성공적으로 성취할 수 있게 한다. 스프링의 긴장을 변화시키거나 중력의 요구를 증가시킴으로써 기능적인 움직임을 위한 근력을 늘릴 수 있다. 필라테스를 하기 위해서는 리포머(reformer), 캐딜락(cadillac) 또는 트라페 테이블(trapeze table), 의자, 래더바렐(ladder barrel), 매트 등이 필요하다. 운동의 초점은 핵심부(core) 또는 체간을 강화하는 것이며, 그렇게 되면 지절을 안정적으로 움직일 수 있다. 주의할 점은 움직임을 부드럽게 해야 하며 호흡조절을 잘 해야 한다.[19]

에너지 워크(Energy Work)

레이키(Reiki)

레이키는 모든 살아있는 것에 생명을 불어 넣는 우주의 생명력을 뜻하는 일본어이다. 레이키는 ***기(ch'i), 프라나(prana), 정신(pneuma), 령(ruah)*** 등과 같다. 레이키는 시술자의 손을 통해 대상자의 몸과 마음으로 우주생명력을 이동시키는 치유시스템으로 신체적, 마음적, 감정적, 정서적, 정신적 영역 내에서 에너지의 안정과 치유 및 웰빙 상태를 증진시키는 것이다. 누구나 레이키를 배울 수 있지만, attunement(조화기간)라 불리는 전수과정 동안 레이키 마스터로부터 수강생에게 령이 전달되어야 한다. 수강생은 에너지가 서로서로에게 흘러가도록 기의 통로를 열어놓아야 한다. 레이키 시술자는 에너지의 흐름을 통해 치유나 안정을 가져올 수 있도록 특정 방법에 집중하거나 생각을 기울이는데 초점을 둔다.[20]

기공(Qi Gong)

기공은 태극권을 포함한 모든 에너지 기술의 기반이 되는 기초 에너지이다. 기공은 고대 중의학의 철학을 바탕으로 생명 필수에너지의 안정, 평온한 마음, 감정 조절 등에 의해 건강과 치유를 이루고자 한다. 신체적 기능장애를 에너지의 이상 패턴이 지속되면서 초래되는 것으로 생각하며, 따라서 기공에서는 에너지의 흐름을 회복하고 균형을 잡기위하여 느리고 조절된 비충격성 움직임과 중력 중심(COG) 위에서 조절할 수 있는 자세를 사용하여 운동을 실시한다. 기공은 지지면의 벌림, 체간의 조절, 체간의 회전 증진 그리고 사지의 협응 등을 강조하여 심부호흡, 움직임, 자세를 통합한다. 명상은 자신의 신체를 더 잘 인식할 수 있게 하며, 근긴장, 자세, 움직임 그리고 전체적인 감각을 평안한 상태로 이끌어 마음의 평화를 촉진한다.[21]

자석(Magnets)

자석은 광석으로 종종 분류되지만, 대증요법의는 자석이 건강과 치유에 쓸모가 없는 것으로 생각한다. 하지만 제한적이지만 자석에 대한 연구를 살펴보면, 자석 에너지가 몸과 마음의 치유에 효과가 있다는 것을 알 수 있다. 자석은 자기장을 통해 몸과 마음에 의해 영향을 준다. 제작자들은 자석이 치료적으로 효과가 있다고 주장한다. 문헌상에서는 좋은 연구결과로 입증된 것은 아니지만, 효과가 있다는 주장들도 많이 있다. 하지만 일부 연구에서는 통증, 창상, 섬유근통(fibromyalgia) 등으로 진단받은 환자에게는 치료적인 효과가 있는 것으로 밝히고 있다. 앞으로 어느 정도 강도의 자석과 무슨 극성이 가장 효과적인지를 규명하기 위한 주의 깊은 연구가 이루어져야 할 것이다.[22] 치료단체에서도 통증 완화를 원하는 환자들에게 도움을 주기 위해 이러한 연구에 관심을 가져볼 필요가 있다.

침(Acupuncture)

침은 2000년 이상 치료방법으로 존재해 왔으며 전통적인 중의학 시스템 중 가장 중요한 부분을 차지한다. 침의 이론은 기의 안정이나 흐름을 회복하기 위하여 경혈을 따라 놓여있는 침점을 기계적으로 또는 에너지로 자극한다는 개념이다. 질병은 기의 흐름 부족으로 나타난다. 침구사는 기의 형태인 음과 양의 에너지에 불균형이 나타나는 징후를 연구하여, 경혈 또는 기가 흐르는 경로를 따라 놓여 있는 침점에 침을 놓음으로써 기의 흐름을 촉진하는 방법을 배운다.[23]

치료적 접촉(Therapeutic Touch)

간호사인 Delores Kreiger와 Dora Kunz에 의해 개발

된 도수치료인 치료적 접촉(therapeutic touch)은 환자가 치료사에 의해 도움을 받을 수 없는 간호 환경에서 사용되며, 환자의 에너지 영역을 차단하거나 왜곡시키는 장애물을 제거하는 방법이다. 이러한 방식으로 비접촉성 치료적 접촉은 환자의 주변 환경에 대한 에너지의 흐름을 증진시키며, 따라서 자연적인 치유력을 최대화 할 수 있다. 이 전인적인 치료는 학자로서 Dr. Kreiger의 위치 때문에 대학의 교과과정으로 강의되고 있는 몇 안되는 과목 중의 하나이다.[24]

재활에서 사용되는 보완치료와 대체치료에서 물리치료보조사의 역할

THE ROLE OF THE PHYSICAL THERAPIST ASSISTANT IN THE USE OF COMPLEMENTARY AND ALTERNATIVE THERAPIES IN REHABILITATION

위에서 소개한 각각의 보완치료는 그 이론이나 기술을 가르치는 학교나 학원에서 배워야 한다. 일부는 시험이나 자격증을 취득해야 하는 광범위한 학습과정(course-work)을 거쳐야 하지만, 기술만 배우고 공식적인 자격증을 필요로 하지는 않는 치료기술도 있다. ***재활환경에서 적용하고자 할 때***, 물리치료사의 보조 역할을 수행하는 물리치료보조사는 보완치료를 실시하는 물리치료사와 함께 일해야 한다. 침, 레이키, 도수림프마사지, 알렉산더 기법, 펠덴크라이스 방법, 롤핑 등과 같은 치료는 치료에 대한 책임이 모두 물리치료보조사에게 있기 때문에 물리치료보조사가 교육과정을 제공하는 학원을 통해 ***면허증***이나 ***자격증***을 취득해야 한다.

물리치료사의 감독없이 ***자격증을 필요로*** 하는 치료를 실시할 경우, 물리치료보조사의 수행 영역을 넘어서기 때문에, 보완치료를 시행하는 면허나 자격의 약정에 따라야 한다. 바꾸어 말하면, 물리치료보조사는 보완치료사 면허나 자격증을 취득해서 시행해야 하며 물리치료보조사 자격으로는 시행할 수 없다는 것이다. 그리고 위험관리차원에서 물리치료보조사는 전통적인 대증건강관리 환경을 벗어나 이러한 치료를 제공해야 한다. 급성기, 재활, 또는 장기간의 관리를 필요로 하는 환경에서 물리치료보조사는 물리치료사의 위임으로 치료를 제공할 수 있다. 그러한 이유로 재활환경에서 보완치료를 단독으로 사용하고자 하는 물리치료보조사의 자율권은 적절하지 못하며, 그렇게 되면 물리치료보조사의 면허 또는 자격이 위험상태에 놓이게 될 수 있다. 물리치료사가 이러한 치료를 제공할 수 있는 면허나 자격증을 소지하고 있다면, 물리치료보조사는 재활 환경에서 물리치료사의 지도에 따라 보조할 수 있다. 이러한 원칙은 모든 보완치료에 적용된다.

전통적인 서양의학의 환경에서는 보완치료의 사용에 위험이 있다. 예를 들어, 물리치료사가 환자에게 요가 운동이 도움이 될 수 있다고 결정하면, 물리치료보조사는 운동으로 요가를 적용하는 것을 배워야 하며, 그렇더라도 물리치료보조사에게는 물리치료사의 전체적인 지도가 여전히 필요하며 심지어 물리치료보조사가 물리치료사보다 요가에 대해 더 많이 안다고 할지라도 마찬가지이다. 그 이유는 보완치료가 물리치료의 환경에 도입되어 물리치료프로그램의 일부가 될 수 있지만, 물리치료사가 여전히 환자의 치료과정을 책임지고 있기 때문이다.

물리치료사와 물리치료보조사 사이의 훌륭한 의사소통관계의 중요성

THE IMPORTANCE OF A GOOD COMMUNICATING RELATIONSHIP BETWEEN PHYSICAL THERAPIST AND PHYSICAL THERAPIST ASSISTANT

환자 치료를 위하여 물리치료사와 물리치료보조사 사이에는 지속적인 의사소통과 의사결정을 통하여 적절한 관계가 유지되어야 한다. 이러한 관계는 보완치료나 대체치료의 도입에서도 마찬가지이다. 에너지를 기반으로 하는 기술을 적용하고자 할 경우, 이 방법을 성공적으로 활용하고자 하는 물리치료사와 물리치료보조사의 의지가 있어야 하며, 아울러 특수한 교육도 필요하다. 예를 들어 물리치료사와 물리치료보조사는 근막이완술이나 필라테스 또는 두개천골치료를 함께 배울 수 있으며, 이러한 전인적인 방법들을 재활과정에서 보완치료로 환자에게 적용할 수 있다. 의사소통은 물리치료사와 물리치료보조사가 효과적인 파트너십을 발휘하는데 있어서 필수적이다. 하지만 물리치료보조사가 보완치료 기술을 가지고 있을지라도 치료를 재활환경에서 시행하고자 한다면, 그것이 자석이든, 근막이완술이든, 치료적 접촉이든, 도수림프마사지이든지 간에 물리치료사의 특별 관리하에서 시행해야 한다.

결론
CONCLUSION

전인적인 치료는 삶의 질을 더 높은 수준으로 회복시키고 더 나은 건강을 제공한다. 적어도 이러한 접근법들은 모든 전통적인 치료법들이 실패했을 때 에너지를 기초로 한 방법을 제공한다. 보완치료를 적용하는 과정에서 신성불가침은 물리치료사와 물리치료보조사 간의 위임지도 관계이다. 물리치료보조사가 전인치료에 대해 아무리 많은 지식을 가지고 있더라도 서양의학 환경에서 치료하고자 할 때에는 물리치료사가 환자에 대한 감독을 담당한다. 바라건대, 물리치료사, 물리치료보조사 그리고 환자 사이의 적절한 의사소통이 치료를 마무리 지을 수 있으며 따라서 그 경험을 각각의 환자를 위해 실행해야 한다.

사례연구
CASE STUDIES

사례 #1 (Case #1)

전통적인 재활환경에서 보완치료

J 부인은 균형장애의 평가와 검진을 위해 DPT인 Hagen 박사에게 의뢰되었다. Hagen 박사는 대형교육병원의 신경재활센터에서 외래환자를 치료하는 물리치료사였다.

검사에서 Hagen은 J 부인이 전체적으로 양호한 건강상태를 보이고 있지만, 2층집에서 계단을 올라갈 필요가 없는 아파트로 이사한 후 불안정한 보행을 보이는 것으로 진단했다. 엘리베이터의 사용으로 편평한 지면만 걸음으로써 균형장애가 시작되었고, 고관절과 슬관절의 약화를 불러온 것으로 추정하였다. 전방 뻗기, 도수근력검사를 포함한 Berg Balance Scale에서는 문제가 근육의 약화인 것으로 나타났다. 고관절 신전근, 슬관절 신전근, 족관절 배측굴곡근은 모두 양측으로 3(-)이다. 내이에는 문제를 보이지 않았지만, 시각과 청각에는 다소 장애를 보였다.

Hagen은 환자를 신경재활센터에서 함께 일하는 물리치료보조사인 PD에게 의뢰하였다. 두 사람은 환자의 골반과 하지의 근력을 체계적으로 강화시키기 위하여 운동프로그램을 함께 고안하였으며, 물리치료사인 PD가 가르치는 태극권 수련반에 월요일, 수요일, 금요일 오전 10시 30분부터 12시까지 참여하기를 제안하였다.

PD는 태극권 명수에게 태극권을 배워 왔으며 재활센터에서 DPT의 감독하에서 물리치료보조사로서 태극권을 가르칠 수 있을 정도의 실력을 갖추고 있다. 이들은 그룹 수련을 위해 감독 물리치료사의 시야 밖에서 수련이 가능하도록 허가를 받은 상태였으며, 재활치료실 근처의 조용한 장소에서 수련하였다. PD는 그룹치료 동안 환자 도우미로서 환자의 가족들과 몇 명의 보조사를 고용하였다.

J 부인은 운동과 태극권을 통하여 매우 빠르게 근력을 회복하였다. PD는 J 부인의 균형을 재평가하여 안전하게 기능할 수 있음을 보고하였으며, 최종 퇴원 평가를 위하여 Hagen에게 보낼 준비가 되었음을 느꼈다. J 부인은 태극권 수련을 너무 좋아하여 건강센터에서 운영하는 태극권 그룹 수련에 수 개월 동안 참여하였다.

질문(Questions)

1. 태극권 강좌를 위임받은 물리치료보조사와 물리치료사 사이에는 적절한 절차가 있었는가?
2. J 부인이 전통적인 치료뿐만 아니라 균형 증진을 위하여 태극권 수련에도 참여하였다면, 물리치료보조사는 퇴원을 위한 최종 검사를 물리치료사에게 의뢰하는 것이 적합한가? 그렇지 않으면 태극권 강사로서 물리치료보조사가 독립적으로 결정할 수 있는가?

사례 #2 (Case #2)

재활환경 밖에서의 보완치료

K씨는 65세로 은행에서 중역으로 근무하고 있으며 파킨슨병의 증상을 보여 물리치료사인 Connie W에게 평가받았다. 검사에서 K씨는 글쓰기에서는 문제가 없었지만, 등과 어깨에서 중등도의 경직을 보였다. 주관절은 왼쪽이 더 굴곡되어 있었고, 왼쪽 손의 손가락은 중수지절관절이 약간 골곡된 상태로 펴져 있었다. 머리는 6인치 정도 전방으로 굴곡되어 있었으며, 왼쪽 팔은 보행시 흔들림이 감소되어 있고, 보폭은 12인치로 짧았다. 왼쪽으로 도는 시간은 오른쪽으로 회전하는 시간보다 느렸으며 몇 번의 발걸음을 더 옮겨야 가능했다. 질질 끄는 보행(shuffling gait)은 관찰되지 않았다. 관찰 가능한 진전은 보이지 않았지만, K씨는 어느 날 아침에 깨어보면, 왼쪽 손에서 약한 진전이 나타난다고 하였다. 얼굴은 완전히 만화 같았지만, 피질과 잉분비(지루, seborrhea)는 보이지 않았다. 말은 분명하고 쉽게 이해할 수 있었지만 소리가 작았다. 자조관리에는 문제가 없다고 하였다. 그는 이러한 진단이 자신을 믿고 돈을 맡기러 오는 재력가들을 상담해야 하는 자신의 은행근무에 어떻게 영향을 미칠지에 대해 많은 걱정을 하였다. 그는 근심이 많았으나 약화나 병리적인 징후는 보이지 않았다.

근력은 전반적으로 정상이었으며, 관절가동범위는 왼쪽 견관절 굴곡에서만 150° 정도로 약간 감소되어 있었다. 체간 회전과 경추 회전은 정상 범위의 약 2/3 정도로 감소를 보였다. 균형능력에서는 한쪽 다리로 서기에서 양쪽 모두 10초 이하를 보였다. 의자에서 일어서기는 지지하기 위하여 팔을 사용하지 않고 30초에 10회 가능하였다. 바닥에 떨어진 볼펜을 집을 수 있었지만 직렬로 서기(tandem stand)는 할 수 없었다.

물리치료사인 Connie W는 치료 프로그램으로 후두부, 흉곽입구, 가슴영역, 그리고 체간의 회전과 견관절의 굴곡에 대해 근막의 길이를 늘려주는데 초점을 맞춘 근막이완술을 적용하였다. 운동은 척추 회전의 유연성과 보행을 증진시키는 방법을 처방하였다. 아울러 집의 싱크대에서 직렬서기와 한쪽 다리로 서기를 연습하도록 하였으며 주거지에서 정기적으로 요가를 시작하도록 하였다.

재활센터에서 Connie W와 함께 근무하는 물리치료보조사인 Estelle F는 요가 강사자격증을 가지고 있으며, 재활센터 부근에 위치한 작은 건물에서 저녁과 주말에 요가 강좌를 열고 있다. K씨의 물리치료사도 물리치료보조사인 Estelle F가 치료적 호흡을 중요시하며 지지 타월을 사용하여 자세를 취하게 하는 방법으로 장애 환자를 돕는 우수한 요가 강사라는 것을 알고 있었다. Estelle F는 K씨에게 화요일과 목요일 저녁에 자신의 요가 수련에 참여하기를 제안하였다. 따라서 물리치료사인 Connie W는 월요일과 금요일에 재활센터에서 외래 환자로 K씨를 만나고, K씨는 화요일과 목요일 저녁에는 요가에 참여하였다. 이 계획은 K씨가 요가를 물리치료의 일부로 받아들임으로써 자신이 정말로 완전한 장애 상태에 놓여 있는 것이 아님을 느끼도록 확신을 주었다.

물리치료보조사인 Estelle F는 K씨가 저녁에 자신의 요가 강좌에 참석하자 Connie W에게 이야기 하였다. Connie W는 Estelle F가 검사한 K씨에 대한 평가 및 검사 정보를 공유할 수 있었으며, 요가의 호흡운동과 더불어 체간의 회전과 상지의 관절가동범위에 신경 써 줄 것을 부탁하였다. Estelle F는 K씨의 요가 수련에 이러한 부분들을 추가함으로써 K씨의 재활을 도울 수 있었다.

질문(Questions)

1. 근막이완술과 전통적인 운동이 물리치료의 분야로 인정되는가?
2. 생활 활동으로서의 요가를 물리치료로 간주한다면 물리치료보조사는 자신의 요가강좌를 물리치료사에 의해 고안된 물리치료의 일부분으로 인정해야 하는가? 만약 그렇다면, 물리치료사와 물리치료보조사는 감독의 개념을 어떻게 다루어야 하는가? 반면 그렇지 않다면, 물리치료사는 왜 요가 강좌에 참여하기를 추천하는가?
3. 물리치료를 받으면서 치료환경 밖에서 지속적으로 요가에 참여하였다면 요가를 여전히 물리치료로 간주할 수 있는가?

답은 www.slackbook.com/neuroquestions에 제시되었다.

참고문헌(REFERENCES)

1. Eisenberg DM. Unconventional medicine in the United States: prevalence, costs, and patterns of use. *N Engl J Med.* 1993;328:4.
2. Astin JA. Why patients use alternative medicine: results of a national study. *JAMA.* 1998;279:1548-1553.
3. Davis CM. *Patient Practitioner Interaction: An Experiential Manual for Developing the Art of Health Care.* 3rd ed. Thorofare, NJ: Slack Incorporated; 1998.
4. Davis CM. Complementary therapies in rehabilitation. In: Gonzalez EG, Myers SM, Edelstein JE, et al, eds. *Downey and Darling's Physiological Basis of Rehabilitation Medicine.* 3rd ed. Boston, Mass: Butterworth–Heinemann; 2001:777-793.
5. Davis CM. *Complementary Therapies in Rehabilitation: Evidence for Efficacy in Therapy, Prevention, and Wellness.* Thorofare, NJ: SLACK Incorporated; 2004.
6. *Alternative Medicine: Expanding Medical Horizons.* The Chantilly, Virginia workshop report on alternative medical systems and practices in the United States to the National Institutes of Health. Pittsburgh, Pa: Superintendent of Documents; 1992.
7. Spencer JW, Jacobs JJ. *Complementary/Alternative Medicine: An Evidence-Based Approach.* 2nd ed. St. Louis, Mo: Mosby, 2002.
8. Oschman JL. *Energy Medicine: The Scientific Basis.* New York, NY: Churchill-Livingstone; 2000.
9. Kahn J. Therapeutic massage and rehabilitation. In: Davis CM. *Complementary Therapies in Rehabilitation: Evidence for Efficacy in Therapy, Prevention, and Wellness.* Thorofare, NJ: SLACK Incorporated; 2004:27-44.
10. Wahl DG. Craniosacral therapy. In: Davis CM. *Complementary Therapies in Rehabilitation: Evidence for Efficacy in Therapy, Prevention and Wellness.* Thorofare, NJ: SLACK Incorporated; 2004:45-58.
11. Barnes JF. Myofascial release: the missing link in traditional treatment. In: Davis CM. *Complementary Therapies in Rehabilitation: Evidence for Efficacy in Therapy, Prevention, and Wellness.* Thorofare, NJ: SLACK Incorporated; 2004:59-81.
12. Funk B. Complete decongestive therapy. In: Davis CM. *Complementary Therapies in Rehabilitation: Evidence for Efficacy in Therapy, Prevention, and Wellness.* Thorofare, NJ: SLACK Incorporated; 2004:82-97.
13. Deutsch J. The Ida Rolf method of structural integration. In: Davis CM. *Complementary Therapies in Rehabilitation: Evidence for Efficacy in Therapy, Prevention, and Wellness.* Thorofare, NJ: SLACK Incorporated; 2004:100-105.

14. Bottomley JM. T'ai chi: choreography of body and mind. In: Davis CM. *Complementary Therapies in Rehabilitation: Evidence for Efficacy in Therapy, Prevention, and Wellness.* Thorofare, NJ: SLACK Incorporated; 2004:109-130.

15. Bottomley JM. Biofeedback: connecting the body and mind. In: Davis CM. *Complementary Therapies in Rehabilitation: Evidence for Efficacy in Therapy, Prevention, and Wellness.* Thorofare, NJ: Slack Incorporated; 2004:131-155.

16. Taylor MJ. Yoga therapeutics: an ancient practice in a 21st century setting. In: Davis CM. *Complementary Therapies in Rehabilitation: Evidence for Efficacy in Therapy, Prevention, and Wellness.* Thorofare, NJ: SLACK Incorporated; 2004:157-178.

17. Zuck D. The Alexander technique. In: Davis CM. *Complementary Therapies in Rehabilitation: Evidence for Efficacy in Therapy, Prevention, and Wellness.* Thorofare, NJ: SLACK Incorporated; 2004:179-199.

18. Stephens J, Miller TM. Feldenkrais method in rehabilitation: using functional integration and awareness through movement to explore new possibilities. In: Davis CM. *Complementary Therapies in Rehabilitation: Evidence for Efficacy in Therapy, Prevention, and Wellness.* Thorofare, NJ: SLACK Incorporated; 2004:201-218.

19. Anderson B. Pilates rehabilitation. In: Davis CM. *Complementary Therapies in Rehabilitation: Evidence for Efficacy in Therapy, Prevention, and Wellness.* Thorofare, NJ: SLACK Incorporated; 2004:219-231.

20. Singg S. Reiki: an alternative and complementary healing therapy. In: Davis CM. *Complementary Therapies in Rehabilitation: Evidence for Efficacy in Therapy, Prevention, and Wellness.* Thorofare, NJ: SLACK Incorporated; 2004:236-252.

21. Bottomley JM. Qi gong for health and healing. In: Davis CM. *Complementary Therapies in Rehabilitation: Evidence for Efficacy in Therapy, Prevention, and Wellness.* Thorofare, NJ: SLACK Incorporated; 2004:253-282.

22. Spielholz NI. Magnets: what is the evidence of efficacy? In: Davis CM. *Complementary Therapies in Rehabilitation: Evidence for Efficacy in Therapy, Prevention, and Wellness.* Thorofare, NJ: SLACK Incorporated; 2004:283-306.

23. LaRiccia PJ, Galantino ML. Acupuncture theory and acupuncture: like therapeutics in physical therapy. In: Davis CM. *Complementary Therapies in Rehabilitation: Evidence for Efficacy in Therapy, Prevention, and Wellness.* Thorofare, NJ: SLACK Incorporated; 2004:307-320.

24. Anderson EZ. Therapeutic touch. In: Davis CM. *Complementary Therapies in Rehabilitation: Evidence for Efficacy in Therapy, Prevention, and Wellness.* Thorofare, NJ: SLACK Incorporated; 2004:321-331.

용어해설

GLOSSARY

acceptance(수락): 수락행동. 엘리자베스 쿠블러-로스 박사에 의한 죽음의 5단계에서, 마지막 단계. 이 단계에 이르는 사람은 닥쳐오는 죽음이란 용어에 이르고 평온한 기대로 끝을 기다린다.

adaptation(적응): 내적 또는 외적 상태 또는 상황에서 변화에 대한 기관의 조정.

adjustment(조정): 삶의 모든 면에 관해 성장과 성숙으로 사람과 의미있는 다른 것을 허용하는 긍정적 적응반응으로 완전한 반응의 진행 과정.

aerobic exercise(유산소운동): 활동이나 작업 동안 산소 소비의 효율성을 향상시키는 적절한 강도, 기간, 횟수의 운동. 에너지 생성의 중요 근원으로서 산소대사에 의존하는 지구력-형태 운동.

affective disorder(정서적 장애): 어떤 다른 신체적 또는 정서적 장애에 의해 발생하지 않은 완전한 또는 부분적 조병이나 우울증상에 의해 수반되는 감정활동에 의해 두드러진 장애.

amyotrophic lateral sclerosis(근위축성 측색경화증): 척수, 연수, 피질의 운동신경원의 변성에 의해 유발된 변성질병. 증상은 경련성과 과반사와 근육약화 그리고 위축이 포함된다.

anger(화): 사람, 상황, 또는 물체에 대한 반응에서 극도의 불쾌 또는 격분된 기본 감정. 화는 반대 상황에 반응하는 우리의 능력을 움직이고 향상하도록 하는데 유효하다; 그 이유로, 이것은 어떤 상황에서 생존에 필수적일 것이다.

anosognosia(질병부인): 자신의 신경학적 결함을 명백하게 부정하거나 깨닫지 못함.

anoxic brain injury(무산소성 뇌손상): 뇌가 잠시 모든 산소를 빼앗기는 것으로 말미암아 손상이 발생되는 뇌손상의 형태.

anxiety(걱정): 종종 개인에서 특별하지 않거나 잘 알려져 있지 않은 염려, 걱정, 불안, 두려움의 애매한 느낌. 걱정은 신체, 삶의 방식, 가치, 사랑하는 사람을 위협하는 어떤 것에 대한 정상반응이다. 과도한 걱정은 개인의 효과적인 기능을 방해한다.

aphasia(실어증): 뇌 기능장애 때문에 말하기, 쓰기, 또는 신호를 통한 대화 능력의 소실 또는 손상.

apraxia(실행증): 감각이나 운동손상이 없음에도 불구하고, 목적 있는 움직임 수행이 불능. 운동계획, 물체조작 또는 적절히 물체 사용하기가 불능.

assertiveness(단정): 독단적인 상태 또는 특성. 이것은 자가-확신, 결정, 의견 주장에 대담하거나 다른 방법으로 자기존재를 알거나 영향을 받는 것에 의해 특징된다.

asthma(천식): 다양한 자극에 공기통로의 증가된 반응에 의해 발생되는 가역성 폐쇄성 폐질병. 이것은 급성 악화가 되는 만성염증 상태이다.

athetosis(무정위성): Greek으로부터 용어가 시작되었다: "자세 없이"사지와 체간에서 부적절한 시간, 힘, 정확성, 움직임의 협응이 포함된 운동장애 상태.

avoidance(회피): 스트레스 원인을 무시하거나 피하는 심리학적 대처전략.

autonomic dysreflexia or hyperreflexia(자율성 반사부전 또는 과반사): 척수 T6 이상 손상환자에서 일반적으로 보여지는 상태. 이것은 자율신경계로부터 자극의 대량적 교감신경 전위에 의해 발생한다. 증상은 갑작스런 고혈압, 서맥, 발한, 심각한 두통, 소름이 포함된다.

balance(균형): 정적으로 그리고 동적으로, 신체의 중력 중심 주위로 체중을 분배하는 운동작용을 통해 기능적 자세를 유지하는 능력.

balance examination(균형검사): 균형의 평가.

belief(신념): 신뢰, 확신, 또는 믿음이 어떤 사람이나 사물에 있다는 마음의 상태 또는 습관. 어떤 것을 믿는다; 진술이나 진술형태는 관점의 어떤 분류를 주장함에 의해 유지된다.

body-weight support during gait training (보행훈련 동안 체중지지): 환자가 트레드밀이나 땅위에서 보행훈련하는 동안 환자 몸무게의 일부를(체간과 근위하지) 멜빵에 의해 지지한 CVA, BI, SCI 환자 재활에 사용된 기법. 멜빵은 체중을 지지함으로써 환자는 낙상위험이 적고, 보행편위를 감소하며 보행 과제를 수행할 것이다.

body work(바디워크): 바디워크는 고대와 현대의 적절한 움직임, 자세 재교육, 운동, 마사지, 다른 형태의 신체 도수기법의 교육을 통해 병(특히 근골격계)의 치료와 이완을 촉진하는 많은 기법에 관한 포괄적인 용어이다.

breathing retraining(호흡재훈련): 호흡 패턴을 향상하는 방법, 더 깊이 호흡하는 법, 더 완전하게 내쉬는 법을 환자에게 가르치는데 이용되는 기법.

cardiac(심장의): 심장에 관한.

cerebral palsy(뇌성마비(CP)): 출생과정 전, 출생동안, 출생 후 그리고 2세까지 다양한 이유로 짧게 무산소 병력에 원칙적으로 적용되는 진단적 용어. 같은 상태 또는 경험은 종종 지역적 영역과 임상정책으로 다양한 변형된 진단적 용어로 분류한다.

cerebrovaascular accident(뇌혈관사고(CVA)): 허혈(색전이나 혈전 때문에 뇌에 혈액 흐름의 소실), 뇌에 출혈이거나 지주막하 출혈을 일으키는 뇌의 동맥의 열상에 수반되는 뇌혈관 상태에 가장 공통적으로 적용되는 전반적인 용어.

ch'i(기): 중국에서 Qi(기라 발음), 일본에서 ki, Ayurveda에서 Prana로 불리는 에너지의 지속적인 흐름이다. 이 에너지는 각각 Yang과 Yin이라 불리는 양성과 음성 요소가 있다. 정상인에서, 이 두가지 요소는 균형을 이룬다. 에너지 흐름이 막힐 때마다, 특별한 기관에서 에너지의 부족이나 과도함 또는 양성과 음성 요소의 불균형이 있고 사람은 아프게 된다.

chronic obstructive pulmonary disease(만성 폐쇄성 폐질환): 특별히 작은 기도 내에서, 폐의 공기가 들어가고 나가는 움직임에 영향을 주는 많은 장애를 언급하는 용어이다. 이 질병의 가장 중요한 것은 폐쇄성 기관지염, 폐기종, 만성 지속성 천식이 있다. 또한 만성 폐쇄성 폐질병이라 부른다.

cognition(인지): 의식, 인식, 학습, 기업, 사고, 문제해결, 판단, 추론, 직관, 예견, 지각, 감정, 감각과 같은 정신과정. 지식의 작용 또는 과정.

coma(혼수상태): 대뇌기능의 완전한 마비: 무반응의 상태. 혼수상태에서 환자는 명령, 말하기, 눈뜨기를 따라할 수 없고 외적 자극에 의해 깨어날 수 없다. 지속적으로 한 단계 명령을 따라할 수 없는 능력으로서 임상적으로 정의했다: 글라스고우 혼수척도 7이하.

complementtary therapies/medicine(보완치료/의료): 보완의료는 일반적으로 서구 의료학교나 병원에서 가르쳐지거나 사용되지 않는다. 보완의료는 다양한 문화적, 사회적, 경제적, 과학적인 이유로 서구 의학의 중심에 받아들여지지 않은 건강치료의 아주 많은 실습과 시스템을 포함한다. 보완의료는 변형적인 의료와 다르다. 보완의료가 전통적인 의료와 함께 사용되는 반면, 변형된 의료는 전통적인 의료대용으로 이용된다.

concomitant(공존): 부가적: 같은 시간에 일어남.

congestive heart failure(울혈성 심질환): 심장이 신체의 필요성을 제공하기에 충분한 혈액을 뿜어낼 수 없는 상태. 폐정맥으로 혈액의 정체와 폐모세혈관의 고혈압은 결과적으로 폐울혈에 이르고 폐고혈압에 이른다. 파괴는 심장의 양쪽 면에서 일어나거나 한쪽 또는 다른 쪽에 우세하게 영향을 줄 것이다.

constraint-induced movement therapy(압박 유도움직임치료): 뇌손상(CVA 또는 TBI로부터)에 따른 재활전략으로 손상되지 않은 사지는 금기증으로써 사용될 수 없고, 하루에 몇 시간, 일주일에 몇 일, 몇 주간 손상된 사지 사용이 요구된다.

contralateral(반대 쪽의): 동측과 편측의 반대로써 신체의 반대면에서 시작되거나 영향을 준다.

contre-coup injury(반충손상): 일차적 손상의 반대쪽에 위치한 뇌의 손상. 머리 뒤쪽에 강타가 두개관의 앞쪽 부분의 불규칙한 뼈에 반대해서 전두엽과 측두엽에 힘이 주어질 때처럼.

coping(대처능력): 개인이 삶에서 직면하는 다양한 사회적, 환경적 요소를 다루는 과정.

coup injury(충손상): 충격쪽의 뇌 손상.

crede(크레데): 이완성 방광을 비우기 위해, 소변을 정기적으로 배출하기 위해 치골결합부 위에 압력을 적용하는 방법. 이 기법은 때때로 SCI 후 마비로 방광 정체에서 배설을 시작하기 위해 치료적으로 사용된다.

crisis(위기): 갑자기 빠져드는 사고로부터 일어나는 변화에 적응하지 못하는 것에 의해 특징되는 삶의 불안정한 시기.

culture(문화): 인종, 종교, 사회적 집단의 전통의 다른 복잡성을 구성하는 관습적인 믿음, 사회형식, 물질특성. 특별한 그룹, 직업이나 업무, 성별, 나이, 계급, 사회적 분류에 독특한 표준화된 사회 특성이나 전형적인 행동의 복잡성.

cystic fibrosis(낭포성 섬유증): 간장, 소화기, 남성생식, 호흡 시스템에 영향을 주는 외분비선에 나트륨과 염화 이온 전달의 유전적 장애, 기본적 결합은 거의 모든 사람들이 폐기능의 점차적인 소실이 발달되는 만성적 박테리아 기도 감염에 걸리기 쉽다.

degenerative disease of the CNS(중추신경계의 퇴행성 질병): 개개의 상태가 단계적으로 악화되는 중추신경계 구성요소의 질병.

denial(부정): 어떤 것의 존재나 실재를 인정하는 것을 거부하거나 현실 인정을 거부함: 의식적인 앎으로부터 화를 만드는 현실성의 유지. 이것은 방어기전이다.

dependence(의존): 결정할 수 없음을 제시하는 행동형태. 다른 것에 의지 상태.

depression(우울): 거의 매일 감정이 변화됨에 의해 유명한 정신 장애. 음식, 성, 일, 친구, 취미, 연예처럼 모든 일반적으로 즐거울 수 있는 출구에서 흥미의 현저한 소실이 있다.

development(발달): 출생에서 죽을 때까지 개인의 일생을 통해 일어나는 변화.

developmental coordination disorder(발달적 협응장애): 약한 협응과 서투름에 의해 특징된 어린시절 장애를 설명하는데 사용되는 용어. 비협응된 움직임은 비정상적인 근육조절이나 미세하게 협응되는 움직임의 불능이고, 체간이나 사지의 앞 · 뒤로의 동작, 불안정한 동작, 움찔하는 동작을 일으킨다.

developmental delay(발달지연): 발달의 하나 이상의 부분에서(예, 운동, 감각-인지, 지능) 예상되는 나이의 특별한 수행에 도달하는 것의 실패이다. 연대적 나이의 전형적인 발달과제를 수행할 수 없는 광범위한 어린시절 장애와 환경적 상황.

developmental disabilities(발달불능): 22세 전에 뚜렷하게 되는 두가지의 혼합이나 신체적 또는 정신적 장애가 아마 불명확하게 지속되고 삶의 중요 영역에서 의미있는 기능적 제한을 일으킨다.

diffuse axonal shearing(미만성 축삭절단): 제한되지 않는 움직임 동안 뇌의 외상성 회전 가속과 동반된 신경적 손상에 언급되는 용어. 펼쳐진 힘은 축삭면에 평행하게 그러나 힘이 존재하는 방향에서 반대로 적용된다.

diplegia(이중마비): 신체의 양쪽 면에서 사지의 비슷한 마비를 설명하는데 이용된 용어. 뇌성마비에서, 모든 사지에서 일반적으로 과도한 뻣뻣함이 있다. 그러나 팔에서 보다 다리에서 더 큰 뻣뻣함이 있다.

disablement(장애): 질병과 병리가 신체 시스템의 기능을 가지고 인간 수행에서 그리고 사회적 역할에서 인간 기능을 가지는 다양한 손상에 언급된 용어, 개인이 성취할 수 없는 것에 중점을 둠.

disengagement(이탈): 습관적인 사회활동이나 개인이 의미를 가지는 활동에 참여하는 것으로부터 어떤 도피.

Down syndrome(다운증후군): 염색체 비정상, 일반적으로 21번 염색체의 과복제 때문이다. 항상은 아닐지라도 이 증후군은 일반적으로 출생 시에 감소된 근육 긴장을 보이고 비대칭적 또는 난원형 두개, 관절 과유동성, 위로 치켜올라간 눈(소수 인종에게는 일반적이지 않음), 돌출된 혀로 작은 입, 넓고 짧은 손, 정신지체와 사회적 기술 지체, 심장 잡음이 있다.

dynamic systems theory(역동적 시스템 이론): 목표를 획득하기 위해 수행되는 움직임의 패턴과 순서는 다발적, 비계층적 하부시스템의 상호작용으로부터 발생한다는 움직임 체계의 이론.

dysfunctional(기능장애): 비정상적, 부적절한, 손상된 활동이나 기능과 관련된 용어.

dysphagia(연하곤란): 삼키기를 할 수 없거나 어려움.

dysphasia(부전실어증): 뇌병변으로 발생하는 말하기의손상.

empowerment(권한): 할 수 있는 것.

enablement(가능함): 개인이 성취할 수 있는 것에 중점을 두고 질병과 병리가 신체 시스템의 기능, 인간 수행과 기능, 사회적 역할에 어떻게 손상되는지 언급된 개념.

energy work(에너지워크): 에너지워크는 인간의 몸이 건강을 추구하기 위해 다양한 기법을 통해 자극될 수 있는 에너지 영역으로 구성되어 있다는 생각에 기초한 양식의 전반적인 용어이다. 생체 삶의 힘으로써 에너지영역의 개념은 오래된 의료 시스템으로 돌아갈 수 있고 중국에서 Qi, 일본에서 Ki, 인도에서 Prana로 알려져 있다. 침과 Shiatsu처럼 어떤 에너지 양식은 고대의료에 근원을 두고 있다. 반면, therapeutic touch와 polarity therapy처럼 다른 것은 하나 이상의 고대 실행의 보완적, 절충적 해석이다. 그러나 이 모든 양식의 기초이해는 신체에 에너지 흐름 생각이다.

engagement(이행, 약속): 행동과학에서, 종종 개인적으로 의미가 있는 매일의 활동에서 능동적 참여를 표시하는데 이용되는 용어.

extrinsic feedback(외적피드백): 외부 또는 밖의 원인에 의해 주어지는 피드백 또는 정보.

facilitation(촉진): 활동이나 과정의 촉진: 특별히 동시에 활동된 다른 자극에 신경 자극 에너지의 추가. 신경근 재활에서, 반사활동을 통한 근육 수축을 이끌어 내는 다양한 기법에 언급되는 전반적인 용어.

family-centered care(가족 중심치료): 건강치료 제공자, 환자, 가족사이에 서로간의 이익이 되는 협력에 의해 다스려지는 건강치료의 계획, 전달, 평가에 대한 접근. 가족 중심치료는 모든 연령의 환자에게 적용되고 어떤 건강치료 설치에서도 실행될 것이다.

functional training(기능적 훈련): 신체적 활동, 과제, 효과적이고 전형적으로 예상되는 활동, 또는 유능한 방법을 수행하는 능력을 향상시키는 도구적 ADL과 ADL에서 환자/고객의 교육과 훈련.

genetic disorders(유전적 장애): 유전자에서 변화 또는 변이에 의해 발생되는 의료적 장애.

Glasgow Coma Scale(글라스고우 혼수척도): 표준화된 자극에 대한 운동, 구두, 개안 반응을 결정함에 의해 혼수정도를 평가하고 양적화하는 척도. 혼수는 운동, 개안, 구두반응의 소실에 의해 진단된다. 7 이하 점수는 혼수를 지시한다; 9 이상은 혼수 진단에 제외된다.

handling techniques(조정기술): 이 상황에서, 더 정상패턴으로 움직임과 자세 적응을 직접적으로 이끌기 위해 환자의 신체와 신체적 접촉기술로 언급된다; 일반적으로 일상적인 치료에 사용되는 기능적 움직임 패턴으로 언급된다.

hemiparesis(편부전마비): 신체의 한쪽에서 약화 또는 불완전 마비.

hemiplegia(편마비): 신체 한쪽의 마비.

hemorrhagic stroke(출혈성 뇌졸중): 뇌 부위에 순환소실과 주위의 뇌조직의 압박을 일으키는 뇌혈관 파괴인 CVA를 설명하기 위해 이용된 용어; 이것은 손상원인이고 신경세포를 가능한 죽게 한다.

helplessness(무력함): 무능한 감각 또는 완전하게 환경적 요구와 만날 수 없는 믿음에 의해 특성화된 심리적 상태.

holistic(전인적인): 전체로써 일하는 모든 부분의 검사에 의해 이해를 얻어내는 개념; 과정 동안 모든 내적, 외적 영향을 고려하는 건강 치료 모델 또는 접근.

homonymous hemianopia(동측성 반맹증): 두 눈에서 시야의 같은 쪽의 소실.

hope(희망): 어떤 요구된 것이 발생할 것 같은 기대.

hostility(적개심): 정신병학에서, 화의 표현, 증오 또는 어떤 반응이 부당한 상황에서 반항. 적개심은 자신, 다른 사람, 생명이 없는 물체 쪽으로 향하게 된다. 이것은 일반적으로 우울 증후이다.

hypoxic brain injury(저산소증 뇌손상): 손상이 뇌의 혈액에 산소의 감소된 농도 또는 산소 결핍에 의해 발생되는 뇌손상의 형태.

impairment(손상): 해부학적, 생리학적, 정신적, 심리적 구조 또는 기능의 소실 또는 비정상.

impairment training(손상훈련): 손상을 향상하거

나 제거하는데 중점을 둔 특별한 시스템 개입.

infarct(경색): 혈액 공급의 정지에 따른 괴사를 일으키는 부분 또는 기관에서 조직부위. 이것은 공급되는 동맥의 폐색이나 협착을 일으키거나, 뇌로 배출되는 정맥의 폐색을 일으킬 것이다.

inhibition(억제): 기능이나 과정의 억제 또는 제한. 신경근 재활에서, 근수축을 방해하는 다양한 기법에 언급되는 전반적인 용어.

innate motor behaviors(선천적 운동 행동): 빨기, 삼키기, 저측 또는 장측 잡기, 굴곡 회피, 긴장성 미로반사처럼 출생 시에 존재하는 운동 행동. 앞서, 이 운동 행동은 원시반사로서 언급되었다.

intrinsic feedback(내적피드백): 요구된 움직임 때문에 다양한 감각시스템을 통해 개별화되는 피드백.

ipsilateral(동측의): 같은 쪽; 신체의 같은 쪽이 영향을 받음. 반대 편의 반대.

ischemic stroke(허혈성 뇌졸중): 폐색 때문에 혈관에 공급되는 혈액의 국소 결핍에 의해 발생되는 CVA.

lacunar infarction(열공성 경색): 신경세포가 죽은 작은 초승달 형태의 구멍을 남기고, 뇌의 심부에서 일어나는 작은 CVA를 설명하는 데 사용된 용어.

learning disability(학습 불능): 이해하기 또는 말하거나 쓰기 언어 사용을 포함한 하나 이상의 기본적 생리학적 과정의 장애. 이것은 듣기, 사고, 말하기, 읽기, 쓰기, 철자, 계산하기의 장애로 명시될 것이다. 예를 들어, 인지불능, 뇌손상, 최소 뇌 기능장애, 독서장애, 발달적 실어증으로 언급되는 상태가 포함된다. 시각, 듣기, 운동 불능, 정신지체 또는 감정혼동, 환경적 단점에 의해 일차적으로 발생되는 학습문제는 포함되지 않는다.

learned nonuse(학습포기): 원숭이가 한 사지에 외과적으로 심각한 감각 입력을 가질 때 관찰되는 현상, 그리고 사지의 운동요소의 잘못이 없을지라도, 원숭이는 짧은 시간 후에 손상된 사지 사용 시도를 중지한다. 동물이 손상되지 않은 사지로 대상 기법을 성공적으로 사용할 때, 전략은 포기를 재강화한다.

locomotion(이동): 한 장소에서 다음으로 움직이는 능력.

magical thinking(이상한 생각): 하나의 생각, 말, 동작이 원인과 결과의 정상 법칙에 반항하는 결과를 산출하게 될 믿음; 하나의 말은 어떤 것이 일어나게 하는 힘을 가졌다는 믿음. 예를 들어, 고객은 지진이 발생할 수 있다는 그들의 생각을 믿을 것이다.

maladaptive(부적응): 약하거나 부적절한 적응에 의해 현저한.

mental retardation(정신지체): 발달기간 동안 그리고 일반적으로 출생 후 첫 2년에 시작되거나 원인을 가진 정상 이하의 지적 기능을 설명하는 용어. 원인은 있을 것이나 유전되지는 않고, 임신 첫 3개월에 풍진, 자궁내 외상, 감염을 가지지 않는다. 이 용어는 열의 결과로 발생한다. 우선적인 용어는 발달지연이다.

mind work(정신워크): 생각하는 방법을 변화함에 의한신체 에너지의 변형. 특별히, 직선의 왼쪽 뇌로부터 생각 움직이기와 신체를 통해 무엇이 발생하는지 느끼거나 신체의 다른 부분에 집중하기 위해 신체 아래로 주의 집중하기. 또한 "주의 깊은" 집중으로 알려졌다. 정신워크의 예는 대부분 보완치료에서 사람들이 그들의 호흡에 집중하도록 요구될 때이다. 직선의, 분석적 왼쪽 뇌에서 벗어나기와 신체 또는 호흡으로 들어가기 그래서 에너지는 더 쉽게 흐를 수 있다.

mitochondrial disease(미토콘드리아 질병): 삶을 유지하고 성장을 지지하는 신체에 필요한 에너지의 90% 이상을 만드는 책임이 있는 미토콘드리아 파괴 결과로 생기는 질병. 이 질병은 뇌, 심장, 간, 골격근, 신장, 내분비계와 호흡계 세포의 대부분 파괴로 발생한다. 세포가 영향을 받음에 따라, 증상은 운동조절의 소실, 근육약화와 통증, 위장장애, 삼키기 어려움, 약한 성장, 심장질병, 간질병, 당뇨, 호흡 합병증, 간질, 시각 또는 청각 문제, 젖산증, 발달지연, 감염에 걸리기 쉬움이 포함될 것이다.

motor control(운동조절): 적절한 관절 분절을 통해 근육 긴장의 선택적인 배당에 의해 목적 있는 움직임과 자세 적응에서 신경운동 시스템을 조절하거나 조작하는 CNS의 능력.

motor development(운동발달): 일어나 앉기, 서기, 걷기, 뛰기, 달리기, 던지기처럼 신체적 활동을 수행하는 능력에서 성장과 변화.

motor learning(운동학습): 앞선 경험에 기초해서 숙련된 움직임의 획득. 실행 또는 경험과 연합된 과정과 숙련된 행동을 만들기 위한 능력에서 비교적 영구적인 변화에 이른다. 운동학습 단계 참조.

motor program(운동 프로그램): 걷기처럼 움직임을 형성하기 위한 법칙을 저장하고 전형화하고, 고정화하는 특별한 신경회로 또는 신경연결.

multiple sclerosis(다발성 경화증): 염증, 탈수초, 딱딱한 플라그의 발달에 의해 특징되는 CNS 백질의 퇴행적, 만성질병. 증상과 증후는 다양하다; 과정은 일정하지 않다; 병인은 자동면역적으로 나타난다.

muscular dystrophy(근이영양증(MD)): 유전적으로 발생하는 어린시절의 진행성 신경근 장애의 가장 크고 가장 일반적인 그룹. MD는 신경이나 감각 결함 없이 계속되는 대칭성 근육 약화가 특징이다.

myocardial infarction(심근경색): 심근 조직의 괴사를 일으키는 하나 이상의 관상동맥의 부분적 또는 완전한 폐색에 의해 발생하는 상태. 또한 심장마비 또는 관상동맥으로 알려졌다.

neuroplasticity(신경가소성): 내적, 외적 환경으로부터 요구에 반응하고, 어떤 나이에 세포 죽음 때문에 앞서 소실될 기능을 학습 또는 재학습을 허용하는 뇌의 해부학적 전기생리적 적응변화.

neuromechanism(신경기전): CNS 기능을 만드는데 함께 일하는 구성요소로 신경학적 시스템.

neuromuscular examination(신경근검사): 신경과 근육시스템 그리고 그들의 상호작용의 포괄적인 검사와 특별한 검사 과정. 진단적 분류에 이르고 또는 적절하게 다른 실행자에 의뢰된다.

neurorehabilitation(신경재활): CNS 또는 말초신경계에 영향을 주는 질병, 병리, 외상을 가진 개인의 재활.

osteogenesis imperfecta(골유전 결함(OI)): I형 콜라겐의 구조나 양이 부족해서 발생하는 뼈의 비정상적 허약의 선천적인 상태. OI의 세가지 전통적인 증후는 깨지기 쉬운 뼈, 초기 청각 소실, 푸른 빛이 나타나는 눈의 흰자위가 포함된다. OI가 있는 모든 사람이 청각 소실이나 푸른 공막을 가지는 것은 아니지만 모두가 깨지기 쉬운 뼈는 가질 것이다. OI가 있는 모든 환자는 골절이 발달되는 것도 아니다.

paraplegia(하반신 마비): 체간과 다리의 아래쪽 부분에 영향을 주는 마비를 설명하는데 사용되는 용어. 척수의 흉수, 요수, 천수(그러나 경수는 아님) 부분에 운동이나 감각 기능의 손상이나 소실이 있고, 척추관 내에 신경요소의 손상에 종속적이다.

Parkinson's disease(파킨슨병(PD)): 흑질의 퇴행성 질병; 원인은 특발성 파킨슨병으로 잘 알려지지 않았다; 질병은 느린 운동, 강직, 휴식 시 진전, 자세 불안정에 의해 특징된다.

persistent vegetative state(지속적인 식물인간 상태): 환자가 말을 하지 못하고 명령을 따를 수 없거나 의미 있는 어떤 반응을 할 수 없는 오랜 기간의 상태(일년 또는 그 이상). "혼수" 상태에서 "식물인간적 행동"으로 전이는 내적 또는 외적 환경에 (반사는 제외) 반응이 없는 상태에서 의식(피질기능)을 지시하는 것은 아니지만 깨어 있는 상태까지 몇 주에 걸쳐 미묘한 변화에 영향을 준다. 이 상태에서 환자는 피질하에서 생물학적 반응범위를 가질 것이다.

pervasive developmental disorder(침투적 발달장애): 어린이의 대화 능력, 언어 이해, 계획, 다른 것과 관계에 영향을 주는 신경학적 장애를 설명하는데 사용된 진단적 용어. 장애는 자폐와 (자폐성 장애) 같은 것은 아니다. 그러나 두 진단 사이 행동의 유사성은 있다.

physical therapist assistant(물리치료 보조사(PTA)): 승인된 PTA 교육 프로그램을 졸업한 사람은 면허 또는 증명된다. 물리치료 준비에서 PT를 보조한다. PTA는 물리치료 개입, 검사와 측정, PT감독에 의해 선택되고 위임되는 관련된 작업을 수행한다.

physical therapy diagnosis(물리치료 진단): 물리치료 검사 자료를 평가하고 시스템 수준 그리고 사람 전체 수준에서 기능에 영향을 주는지 정립하는 레벨을 결정하는 과정과 결과.

physical therapy examination(물리치료 검사): PT에 의해 수행되는 포괄적인 검사와 특별한 검사 과정 그리고 진단적 분류에 이르고, 적절하게 다른 실행자에게 의뢰되어 진다.

physical therapy intervention(물리치료개입): PT 또는 PTA와 환자/고객의 목적 있는 상호 작용, 적절할 때, 환자/고객 치료에 포함된 다른 사람과의 상호 작용, 상태에서 변화를 만들기 위해 다양한 물리치료 절차와 기법을 이용한다.

practice context(실행상황): 운동활동을 가르치기 위해 치료사가 선택한 상황 또는 방법.

practice schedule(실행시간표): 환자가 한 운동 과제를 실행하는 횟수; 과제 또는 활동의 실행을 위한 시간표.

premorbid(발병전): 질병의 발달 전에

prognosis(예후): 환자/고객에 의해 성취되어질 적절한 향상 수준 결정, 그 수준에 도달하는데 필요한 시간.

pulmonary(폐의): 폐에 관한 또는 포함된.

pusher syndrome(밀기증후군): 편마비된 부분이 아닌 쪽으로 멀리 능동적으로 밀어서 자세 균형의 소실에 이르는 왼쪽 또는 오른쪽 뇌 손상 후의 임상적 장애. 이 장애의 기초가 되는 기전과 그것과 관계된 해부학은 단지 최근에 정립되었다. 심각한 밀기 행동을 가진 환자의 연구는 중력과 관련된 자세의 인지가 변형되게 보인다. 환자는 그들의 신체가 실제적으로 뇌병변 쪽으로(동측병변 쪽으로) 기울어져 있을 때 "똑바로"된 것처럼 경험을 한다. 반대로, 밀기증후군 환자는 시각적으로 수직을 결정하는 시각과 전정입력 과정의 혼돈이 없다.

quadriplegia(사지마비): 모든 사지의 마비를 설명하는데 이용되는 용어: 종종 경추 목 SCI나 CP 형태 후의 움직임 기능장애를 설명할 때 사용된다.

quality of life(삶의 질): 개인이 삶의 특별한 양식에 관해 가지는 만족 정도. 신체적 상태와 능력, 심리적 건강, 사회적 상호작용, 경제적 상태를 포함하여 그들의 삶의 환경에서 전체적인 만족도의 개인의 인지에 의해 정의된다.

Rancho Los Amigos Levels of Cognitive Function(인지기능의 란초 로스 아미고 레벨): 행동에 따른 인지적 기능 장애의 신경학적인 환자 수준을 분류하는데 광범위하게 사용되는 척도. 이 척도는 서술로서 8 수준을 제공한다.

role-playing(역할-놀이): 다른 사람이 그들을 보는 것처럼 스스로 볼 수 있는 기회를 제공하기 위해 치료실에서 역할 지정과 실행하기. 이것은 또한 다른 사람과 상호작용할 때 필요하게 될 기술을 가르치기 위해 이용된다.

sacral sparing(천골보존): 운동기능, 감각기능, 또는 SCI 후 척수의 S4와 S5 척수분절에서 부분적 또는 완전한 보존을 설명하는데 사용된 용어. 천골 보존의 존재는 불완전한 SCI를 지시한다.

sensory retraining or sensory training(감각 재훈련): 그들의 환경과 접촉을 재획득하게 하도록 중점을 둔 치료의 전반적인 용어: 신체-인식 활동과 물체를 이용한 감각 활동이 포함된다.

sensory testing(감각검사): 감각 시스템의 평가.

shock(충격): 정신적 또는 감정적 능력의 갑작스런 또는 격렬한 혼동. 난폭, 공포, 망연자실, 혼동, 흥분을 일으키는 어떤 것.

shoulder pain after stroke(뇌졸중 후 견관절 통증): CVA 후 자주 발생하는 합병증. 정신감정적 고민과 기능제한이 원인일 수 있다. 이 장애에 관해 단일 원인은 없으나, 근육 불균형, 유착성 낭염, 관절아탈구, 신경손상, 반사성 교감 이영양증에 의해 발생되어진다고 가설한다.

spiritual(정신적인): 윤리적 느낌과 관련되거나 외적 활동으로부터 구별되는 정신 상태를 설명하기 위해 사용된 용어.

spirituality(정신적임): 남자가 더 신체적 몸을 가졌다는 신념에 초점을 둔 인간 사고와 대화 측면 그리고 그 측면은 어떤 개인보다 더 높은 힘 근원을 가진 우주의 에너지와 연합될 것이다. 이것은 형식적인 종교와 직접 연결되거나 그렇지 않을 것이다.

spondylosis(척추 강직): 추골 구조의 부숴짐.

stages of motor learning(운동학습단계): 새로운 기술을 학습하는 단계와 관련된 운동학습이론. 이 단계는 인식/획득단계, 연합/정밀단계, andautonomous/보존단계.

stroke(뇌졸중): 뇌혈관사고와 동의어.

systems model(시스템 모델): CNS 내의 중요한 기능적 분배 또는 시스템과 혼합되는 개념적 설명, 기능적 완전체를 만드는 것과 상호관련되고 맞물린다. 각 분배가 그 속에서 그리고 그 자체로 전체로 고려되어 질지라도, 완전한 분배를 형성하기 위해 다양한 하부 시스템과 맞물림으로, 각각의 중요한 구성요소 또는 분배는 모든 다른 것에 영향을 주고 영향을 받는다. 그래서 CNS의 완전함은 개개의 기능이 아닌 상호작용의 합에 기초한다.

tetraplegia(사지마비): 모든 4개의 사지와 체간에 마비를 설명하는데 사용된 용어. 척추관 내의 신경요소 손상 때문에 척수의 경수분절에 운동과 감각 기능의 손상 또는 소실. 현재 Quadriplegia 용어로 언급된다.

therapeutic exercise(치료적 운동): 계획된 신체 움직임, 자세 또는 활동의 체계적 수행이나 실행은 환자/고객이 손상을 예방하거나 개선할 수 있고, 기능을 향상시키고, 위험을 감소시키고, 전체 건강을 적절히 하고, 피트니스와 건강을 향상시키도록 한다.

transient ischemic attack(일과성허혈(TIA)): 뇌에 공급되는 혈액의 일시적 방해. 증상은 단지 몇 분 또는 몇 시간 지속될 것이다. 손상 후에, 잔여 뇌손상이나 신경학적 손상 증상이 남아 있지 않는다. TIA를 경험한 모든 사람은 아니지만, 예견할 수 있는 미래에서 경색성 뇌졸중이 발달될 것이다.

trauma(외상): 외부 힘이나 폭력에 의해 발생된 신체적 손상 또는 상처. 장애 느낌이나 행동을 일으킬 수 있는 감정적 또는 심리적 충격.

traumatic brain injury(외상성 뇌손상(TBI)): 외상(외부 힘이나 폭력)에 의해 발생되는 뇌손상을 설명하는데 사용되는 용어.

triplegia(삼지마비): 신체의 한쪽 면과 반대쪽의 하나의 사지의 마비를 설명하는데 사용되는 용어: 세 지절의 마비.

unilateral neglect(편측무시): 신체의 한쪽을 인지적으로 깨닫지 못하고 집중하지 못하는 상태로 환자가 편측부위는 직접 볼 수 있다.

vascular(혈관의): 혈관에 속하거나 구성하는.

참고문헌(REFERENCES)

1. Aarogya.com. Available at: http://www.aarogya.com/Complementary/Bodywork/index.asp. Accessed November 19, 2005.
2. Alternative Medicine Foundation. Available at: http://www.amfoundation.org/energywork.htm. Accessed November 19, 2005.
3. American Physical Therapy Association. Guide to physical therapy practice. 2nd ed. J Am Phys Assoc. 2001;81(1).
4. Blanton S, Wolf SL. An application of upper-extremity constraint-induced movement therapy in a patient with subacute stroke. *Phys Ther.* 1999;79:847-853.
5. Bottomley JM. Quick Reference Dictionary for Physical Therapists. 2nd ed. Thorofare, NJ: SLACK Incorporated; 2003.
6. Goodman CC, Boissonnault WG, Fuller KS. Pathology: Implications for the Physical Therapist. 2nd ed. Philadelphia, Pa: Saunders; 2003.
7. Gove PB, ed. Webster's Third New International Dictionary of the English Language, Unabridged. Springfield, Mass: Merriam-Webster Inc; 1986.
8. Institute for family centered care. Family-centered care: questions and answers. Available at: http://www.familycenteredcare.org/pdf/fcc_qa.pdf. Accessed November 19, 2005.
9. Karnath HO, Broetz D. Understanding and treating "pusher syndrome." J of Am Phys Assoc. 2003;83(12). Available at: http://www.ptjournal.org/PTJournal/Dec2003/v83n12p1119.cfm. Accessed November 20, 2005.
10. NICHCY, the National Dissemination Center for Children with Disabilities. Available at: http://www.nichcy.org/pubs/factshe/fs1txt.htm. Accessed November 19, 2005.
11. National Library of Medicine and National Institutes of Health. Medline Plus Medical Encyclopedia. Available at: http://www.nlm.nih.gov/medlineplus/encyclopedia.html. Accessed November 19, 2005.
12. Philpot DJ. Special Education Glossary. Available at: http://www.dphilpotlaw.com/html/glossary.html. Accessed November 19, 2005.
13. Shumway-Cook A, Woollacott MH. Motor Control: Theory and Practical Applications. 2nd ed. Philadelphia, Pa: Lippincott Williams and Wilkins; 2001.
14. Umphred DA, ed. Neurological Rehabilitation. 4th ed. St. Louis, Mo: Mosby Inc; 2001.
15. United Mitochondrial Disease Foundation. What is mitochondrial disease? Available at: http://www.umdf.org/mito_info/whatismito.aspx. Accessed November 19, 2005.
16. While you are waiting. About brain injury: a glossary of terms. Available at: http://www.biausa.org/Pages/definitions.html. Accessed November 19, 2005.
17. Zollman C, Vickers A. ABCs of complementary medicine: what is complementary medicine? BMJ. 1999;319:693-696.

찾아보기

INDEX